艾瑞克森催眠教学实录 II

HYPNOTHERAPY: An Exploratory Casebook

催 眠 疗 法
——探索性案例集锦

［美］ Milton H. Erickson, Ernest L. Rossi 著

于收 译

中国轻工业出版社

图书在版编目（CIP）数据

催眠疗法：探索性案例集锦／（美）艾瑞克森
（Erickson, M.）等著；于收译. —北京：中国轻工业
出版社，2015.9（2024.7重印）
（艾瑞克森催眠教学实录）
ISBN 978-7-5184-0227-4

Ⅰ. ①催…　Ⅱ. ①艾… ②于…　Ⅲ. ①催眠治
疗－案例　Ⅳ. ①R749.057

中国版本图书馆CIP数据核字（2015）第039956号

版权声明

责任编辑：朱胜寒　　　责任终审：杜文勇
策划编辑：阎　兰　　　责任校对：刘志颖　　　责任监印：吴维斌

出版发行：中国轻工业出版社（北京鲁谷东街5号，邮编：100040）
印　　刷：三河市鑫金马印装有限公司
经　　销：各地新华书店
版　　次：2024年7月第1版第7次印刷
开　　本：710×1000　1/16　印张：34
字　　数：350千字
书　　号：ISBN 978-7-5184-0227-4　定价：88.00元
读者热线：010-65181109
发行电话：010-85119832　　010-85119912
网　　址：http://www.chlip.com.cn　http://www.wqedu.com
电子信箱：1012305542@qq.com
版权所有　侵权必究
如发现图书残缺请拨打读者热线联系调换
240968Y2C107ZYW

推荐序
——人生无处不催眠

大脑影像学研究显示，催眠是有别于清醒与睡眠的第三种意识状态。

在清醒状态下，人类个体用各种防御机制，维持自身的精神的边界，从事各种有目的的活动。人与人的交流，部分是在意识层面进行的，这些交流确保了人类社会的正常运作。但是，清醒状态下的活着与交流，也有相当大的部分是潜意识的，不理解潜意识，就不能够理解个人和社会层面上的诸多"事与愿违"。

比如，一个人希望自己有较好的人际关系，但实际的情况却是四面楚歌。他在意识层面做了很多改善关系的努力，但在潜意识支配的情绪和行为层面，又做着破坏关系的事情。来自心理治疗师的一些不恰当的治疗手段，不仅不能够帮助他，反而会强化他的问题，或者成为他的问题的一部分。所以清醒并非全部的"觉醒"状态，这就是那么多人追求完全觉醒的"觉悟"的状态的原因。

在睡眠状态中，大脑寻求着整合，为第二天的清醒状态做准备。这也是潜意识高度活跃的状态，人格的影像投射在梦里，通过梦我们可以了解隐藏最深的自己和他人。当然这也是真正封闭的状态，超过阈值的外界干扰，可以使睡眠迅速转变为清醒。

催眠，英文为 hypnosis，源自希腊语睡神 Hypnos。这个名字是一个误导，混淆了催眠与睡眠的边界，使催眠变成了"通向睡眠的过程"。中文的"催眠"，更有"促使""命令"进入睡眠的味道，离其本义也更加远了。

催眠的本意是"单一意念"，英文 mono-ideoism，意思是意念高度关注到某一点，有点类似中国成语"全神贯注"。德国催眠师 Trenkle 博士说，他花了 17 年时间，想给 mono-ideoism 取一个好的德文名字，但最后还是放弃了；我也想给它取个好的中文名字，也以失败告终。看来催眠这个叫法，把我们"催眠"到了不能改变它的程度。

十年前我在北京的街头请加拿大催眠师 Glen 先生吃肉喝酒。我问他怎么看艾瑞克森，他说，艾瑞克森之后的催眠师，无论哪个派别，都受到了他深刻的影响。后来我知道，岂止是催眠，所有关于人类心理的领域，都留下了艾瑞克森不朽的印记。

从有文字记载的历史中，我们知道巫婆神汉也创造过惊人的奇迹，但却无从考证那些事情的真假。即便是真的，他们也不过是借助了一系列几近失控的言行，如愿以偿地或者出乎意料地解决了一些问题，就像用发射散弹的枪械击中了某一个目标一样。但从艾瑞克森开始，情况变得不一样了。他清楚地知道要达到什么目标，尤其知道使用什么手段去达到。这一套系列丛书就是他使用科学而不是耍魔术的证明。

艾瑞克森的相当多的理论和方法都具有前无古人的原创性，到目前为止，甚至可以说后无来者。我听过他的几个学生的课，感觉他们仍然生活在师傅的巨大光影之中，对他的工作和生活的小事津津乐道，全无青出于蓝而胜于蓝的雄心壮志。我不知道这样说是否在抱怨艾瑞克森不是一个好师傅，因为好师傅应该提供弟子超越自己的可能性。

不过也许是因为艾瑞克森实在太特殊了。

无数人谈论过艾瑞克森，我们现在正在谈论。简洁地说，艾瑞克森有两个重要的特点使他成为无与伦比的催眠师。一是他进入他人内心世界的能力。很多的治疗情境让我们看到，他几乎完全"成为了"将要被他催眠的那个病人，能感受到那个病人当下的一切。有这个"进入"垫底子，就是真正"知己知彼"了，催眠师此时哪怕只是轻轻呵一口气，都能直达病人心弦，并产生雷鸣般的巨大回应。

病人对催眠或者心理治疗的阻抗，是一件自然而然的事情。如何处理阻抗，几乎直接等于一个治疗师的能力。面对阻抗，艾瑞克森从来不正面"进攻"。艾瑞克森基金会会长 Zeig 博士在讲台上经常展现的一个动作，就是用整个手和手臂做包抄状，意思是从侧面或后面进入。弗洛伊德是修通阻抗，艾瑞克森是绕过，谁更高明一点，就见仁见智了。从某种意义上来说，病人的阻抗相当于对治疗师说：这个地方我很痛，请不要从这个地方进入。很显然，艾瑞克森接收到了这个信息，而弗洛伊德没有。

催眠师或治疗师自己也有阻抗，它来自跟他人交流的恐惧，或者说来自害怕被他人吞噬了自我的恐惧。这涉及艾瑞克森第二个重要的特点，即婴儿般的专注与强大。

婴儿是不害怕交流和融合的，因为他就在融合中，没有跟母亲的融合，他无法活下去。成长的过程，就是跟母亲分离的过程。如果分离中有太多创伤性体验，他的自我就会破碎，为了维护幻想层面的整合感，就需要使用一些心理防御机制，这些机制像城墙一样，导致了跟他人交流的障碍。我猜测艾瑞克森成长过程中受到的是"恰到好处的挫折"，这使得他能够既保持婴儿般的圆润完整的自我，又通过长大获得了成人的经验与智慧。这是在维持自我和与他人融合两个状态中进退自如的境界。而经历了创伤性挫折所导致的不完整的人格，总是在用各种初级的防御来维持人格的边界与稳定，无暇也无力进入到他人的内心。这就是严重人格障碍的人不能共情他人的原因。

老子看清楚了婴儿的强大，所以他说：专气致柔，能婴儿乎？婴儿般的高度内敛的人格，像高度凝聚的物质形成的黑洞，其强大的引力场可以吸进去周围的一切。艾瑞克森似乎做到了这一点。

治疗师的阻抗来自他的人格。比如，他如果不能做到婴儿般的专气致柔，就需要自我防御，带有共性的防御来自过度依赖其理论取向。理论像是横亘在治疗师和病人之间的高墙，使彼此都看不见也听不到。佛教谈放下我执，而我执的真正原因，是我执不够。强大如释迦牟尼的人格，的确是没有什么需要防御了。

催眠不仅仅是医学手段，它还存在于我们每天的生活之中。北大的方新教授说，一个人的一生，就是不断被催眠的过程。在催眠的眼光下，很多事情的本质会一览无遗。

文化可以是催眠的一种形式。中国传统文化中的孝，是两代人甚至是几代人之间的相互催眠。在这样的催眠配对关系中，下一代人接受的暗示是：你是强大的，你是想成为自己的，所以你要隐藏你的强大而表现出弱小与顺从。上一代接受的暗示是：你是弱小的，你快要死了，所以你需要被顺从，需要无条件地占一些便宜。这一催眠，使得小的更小，老的更老，都不在相称的年龄上。仅仅一个"孝"字，就制造了关系中跨越千年的虚伪与恶意，使所有人都处于未分化的、共生的链接中。所以"孝"是一个负性催眠。正性的、更加健康的催眠是——爱。

日常的人际交往中，也时时刻刻有催眠。我们中国人习惯性的客气话是"你辛苦了"，这其实就是在催眠他人。隐藏的暗示是，我像你的一部分一样了解你。这显然也是把独立个体的关系"治疗"成了未分化的关系。而这是否也是疲劳如此渗透性蔓延的原因之一呢？读艾瑞克森可以知道，催眠的目标是使他人的心灵变得更加独立、自由和强大，而不是相反。

最近十几年，中国心理治疗各个学派，尤其是精神分析学派发展得如火如荼。这总的来说是一件可喜的事情。但我们也知道，很多问题如影随形。其中之一就是理论与实践的脱节。包括我在内的一些治疗师，有时候是穿着理论的铠甲进入医患关系的，可以想见这会有什么样的治疗效果。读艾瑞克森，实可以破我执、理论执、各种执，相信被艾瑞克森风吹过后的心理治疗界，一定是一片盎然生机。

赵旭东博士说，20世纪90年代初他在德国海德堡大学攻读学位，三年里相当多的时间是在看艾瑞克森的治疗录像。我观看过赵教授的治疗，觉得他不囿于理论的、灵动的风格，大有艾瑞克森的味道。

杭州电子科大心理咨询中心的陈洁去年去艾瑞克森的故居参加了5天催

眠培训。她说艾瑞克森能把石头的沉重变成泡沫的轻盈，而我们很多时候是把泡沫的轻盈变成了石头的沉重。精神的力量可以如此"改变"物质属性，真的令人神往。

本丛书的译者于收是我认识多年的朋友。他精研催眠20多年，此次翻译这个系列丛书，一定"专气致柔"般投入了大量时间和精力。在此向他致以略带嫉羡的敬意。

最后想说的是：相对艾瑞克森，我们也许更有优势，因为我们可以读他的书、看他的治疗录像，站在他的肩膀上；而他不能。在一门学科的发展轨迹上，某个杰出的人物可以空前，但不可能也不应该绝后。

曾奇峰

2015年4月20日于武汉

译 者 序

　　这套书以案例教学的形式，呈现了艾瑞克森催眠治疗的理念和"途径"，甚至包括很多催眠爱好者孜孜以求的快速或瞬间催眠技术。仅从书名看，这套书似乎是给心理咨询师，特别是催眠取向的心理咨询师学习艾瑞克森催眠治疗技术用的。

　　如果你是一位有心的普通读者，或许无须从心理专业的角度，你便会发现，本书对于所有人在日常生活中人与人的沟通交流方面都会有莫大的帮助，因为书中很多内容是在讲间接沟通和间接暗示的。间接暗示可以在平常意识状态下实施，说其间接，是因为它以绕过当事人意识认知的方式对其无意识发挥作用。日常生活中，很多人已经在自己未意识到的情况下，对自己周围的人，特别是对自己的孩子进行间接暗示，这些暗示有正面的，也有负面的。较多负面暗示的结果是孩子对待事情的态度、兴趣、方式等方面与父母的期望反差越来越大。通过阅读本书，或许你会不断地检视和改善自己在沟通交流中的负面间接暗示，会有意地练习和增加正面的间接暗示，营造良好的亲子关系、夫妻关系、增强你在人际关系中的影响力，甚至提高的你商业谈判能力。

　　如果你是一位心理咨询师，即使对催眠了解不多，你也会知道，心理咨询本质是一种沟通，是一种至少在意识和无意识两个层面的沟通。去年与曾奇峰先生说起催眠时，他再次提到2007年说过的一句话：催眠是精神分析的"爸爸"。因为，弗洛伊德正是在学习和应用催眠的过程中，更深地"窥见"了意识深处的某些东西，并由此发展了他的精神分析理论。所有的心理学大家，弗洛伊德、荣格、罗杰斯、皮尔斯等等，无不深谙催眠。通过阅读本书，或许你可以从介绍的案例中看到精神分析、完形、人本、认知等心理学流派的影子，看到艾瑞克森既博采众长，又融会贯通，还有其独特的创新性发展。当然，熟悉 NLP、意象对话、萨提亚、家庭系统排列的咨询师更会知道，这些方法的应用基础便是催眠。

如果你是一位接受过传统催眠训练的心理咨询师，或许在实践过程中会发现有些患者确实难以进入传统意义上的催眠状态，或许会发现有些患者的问题在催眠状态中已经得到了解决，但在实际生活中，问题还是会呈现。怎样把当事人在催眠中的改变整合到日常生活中，怎样与阻抗型患者打交道，怎样让患者在不知不觉中进入催眠，怎样发挥催眠的长久治疗效果，这些问题或许你可以从本书中找到答案或受到启发。

这是国内首次翻译出版艾瑞克森为第一作者的书，更是第一套以案例教学形式介绍艾瑞克森催眠的书，所以，如果你已经读过其他介绍艾瑞克森催眠的书，再来阅读这套书时，或许你可以从中品尝到更多艾瑞克森催眠原汁原味的东西，对艾瑞克森催眠的理念和"途径"有更深入的理解，并在实践中尝试加以运用。

艾瑞克森有言：学习催眠的最佳途径是体验催眠。此书的翻译应感谢二十多年来在催眠之路上与我相伴成长的诸多催眠被试、催眠工作坊学员和催眠培训合作机构，是这些年积累的催眠经验和自身体验，让我能够更深一些地理解和品味书中艾瑞克森催眠的味道。

翻译此书当属偶然，原本只为自己学习精进催眠之用，想从原著中体验艾瑞克森催眠的精妙之处。粗读原著之后，如走马观花未能尽兴，遂萌生逐字逐句品味此书之意，边学边用，历时四年多，完成译稿。在此，特别感谢阎兰编辑对这套书的热忱，几费周折才联系到版权，让这套书得以出版，也感谢她的细心校对，让这套书可读性更强。

　　艾瑞克森催眠实在是太过精妙，作为译者，虽有二十七年的催眠经验，但囿于自己学识，翻译中有时会感到艾瑞克森的某些话语难以用中文合意地表达。译文中有不当之处，还请同道不吝赐教。

于收

2015 年春　济南

序

"没有不透风的墙"——索菲

每个了解米尔顿·艾瑞克森（Milton H. Erickon）的人都知道，他做每件事都有明确的目的性。事实上，他的目标导向性可能是他生活和工作最重要的个性特征。

为什么在与欧内斯特·罗西（Emest L. Rossi）共著《催眠实务》之前，他一直避免在书中展现他的工作呢？为什么他选择与欧内斯特·罗西合著？最后我禁不住猜想，"为什么他要我来写序言？"

不管怎么说，艾瑞克森在长达15年间发表了将近150篇文章，却只有少得可怜的两本书，一本是1954年与库伯合著的《催眠中的时间扭曲》；另一本是1961年与医学博士赫什曼和牙科博士赛科特合著的《催眠术在内科和牙科实践中的应用》。很容易理解在他70多岁时，他很渴望留下一份遗产，一份最后的总结，一个最终他人可以真正了解他和（有可能）仿效他的机会。

作为合著者，罗西是一个很好的人选。他是一位经验丰富的临床医生，他与很多精神病学的巨匠有交往——弗朗茨·亚历山大是其中之一。他是一位荣格学派的受训分析师。他是一位多产作家，并且在过去的6年中，他把他主要的时间奉献给了辛勤地观察、记录和讨论艾瑞克森的工作。

再者，"为什么找我？"我也是一位受训分析师，但来自不同的组织团体——美国精神分析学会（凯恩·霍尼）。我是一个执业近30年的精神科医师。差不多15年的时间，我做了很多残疾患者的心理治疗工作。从我第一次听说当时住在密歇根州埃勒维兹的米尔顿·艾瑞克森算起，我与催眠的联系有超过35年的时间。

罗西和我两人都有着丰富而不同的临床和理论背景，我们两个人的主要工作都与催眠无关。因此，在弘扬发展某一催眠理论的过程中，我们都没有既得利益。我们真诚地致力于展现艾瑞克森催眠的理论和理念这一目标，不仅针对催眠实践者，也针对不甚了解催眠的精神治疗医师和心理分析师群体。朝着这个目标，罗西为了我们其他人的利益，摆出一副很天真的学生姿态，代表其他人扮演角色。

玛格丽特·米德也把自己看成米尔顿·艾瑞克森的学生，她在他75岁生日时，在《美国临床催眠杂志》刊文"米尔顿·艾瑞克森的独创性"（*Mead, M. The Originality of Milton Erickson*, AJCH, Vol. 20, No. 1, July 1977, pp. 4-5）作为生日礼物送给他。她解释说，自从她在1940年夏天第一次遇见艾瑞克森在通过陈述表达他的理念之后，她对他的独创性便有了浓厚的兴趣。"可以肯定地说，米尔顿·艾瑞克森如果能想到新方法——而通常他都能，就绝不会用老方法解决问题。"但是，她感觉"他难以抑制的、强烈的独创性成为传播他所知道的许多东西的障碍"，并且"那些爱刨根问底的学生会因为他每个示范中非凡而又意想不到的才能而沉思其中，在试图模仿复杂的特异性反应和他正在阐释的基本原理之间感到迷失。"在《催眠实务》和这本书中，欧内斯特·罗西用一些大篇幅来阐述这些基本原理。他最为直接地通过从艾瑞克森的案例中组织和选取相关材料来做这件事。但更有助益的是，他鼓动艾瑞克森清晰地阐明这些原理。

那些像我这样仔细研读这本书的学生将会发现，迄今为止，作者在澄清艾瑞克森在催眠性质和催眠治疗理念、催眠诱导技巧、诱导治疗性变化以及验证这些变化的方法等方面已经做了最好的工作。在这个过程中，他们也披露了很多关于艾瑞克森生活和治疗理念的有益资料。许多治疗师，包括心理分析师和其他人，将会发现艾瑞克森的方式和他们自己的方法可以兼容并存，并与他们关于"催眠术"的先入之见相去甚远。就像作者所指出的，催眠不会改变一个人也不会改变过去的经验性生活。这有助于允许他对自己了解更多，并更充分地表达自己……治疗性催眠帮助人们绕过他们自身的习得性限制，让他们可以更完全地探索和利用其潜能。

那些阅读了艾瑞克森慷慨提供的吸引人的案例然后试图模仿他的人，肯定会发现他们无法取得可与他相提并论的成就。他们可能会放弃，并宣称艾瑞克森的方式是独一无二的。他们可能会强调艾瑞克森患有好几种残疾使得他与其他人不一样，并且肯定会承认他有着独特的观察和回应方式。他天生患有色盲、听力障碍、阅读障碍，还缺乏节奏感。他遭受过两次严重的小儿麻痹症侵袭。他因为神经损伤，再加上关节炎和肌炎的影响，使他在轮椅上度过了很多年。然而，有些人不会满足于艾瑞克森是一个无法模仿的治疗学天才这种解释。他们将会发现在欧内斯特·罗西这样的澄清者和推动者的帮助下，艾瑞克森的工作方式有很多可以被他人学习、传授和利用。

在《催眠实务》中，艾瑞克森自己曾建议"针对困难问题进行工作，你可以在处理过程中，尝试进行有趣的设计。通过这种方式你会得到解决这种困难问题的答案。这会让你对构思设计感兴趣，而忽略令人辛苦的具体工作。"在处理分析和传授艾瑞克森式催眠这个困难问题的过程中，罗西的方案可能是最有帮助的。每个读者是否会选择接受罗西的建议，运用这本书里所推荐的这些练习，这完全是个人问题；从我的经验来看，练习其中的一部分还是很有价值的。事实上，一个明显的结果是：通过慎重而有计划地运用一些罗西用下划线所强调的艾瑞克森方式，我发现我已经能够帮助患者体验更深的催眠状态，并且似乎更容易接受作为其结果的变化。我发现设置治疗性双重制约、给予间接后催眠暗示、通过询问助长治疗性反应，以及建立复合暗示是特别有用的。艾瑞克森和罗西再三强调他们所称的利用方式，无疑是事出有因的。在这本书里，他们举了很多生动实用的关于"接受和利用患者的显在反应、利用患者的内部现实、利用患者的阻抗、利用患者的消极情感和症状"

的案例。艾瑞克森对笑话、双关、隐喻和象征的创造性使用，已被其他人分析过，尤其是哈雷、班德勒和格瑞德，但本书里的很多例子和讨论都极大地增进了我们的理解。

有时候，艾瑞克森会与患者在他称之为常见日常恍惚的浅催眠状态下工作，或完全不用催眠。他并不把自己局限在短期治疗中。这在他与彼得，一个嘴唇肿胀的笛子演奏者，为期9个月的艰苦工作中得到了说明，这在本书中，罗西以一种生动的案例梗概形式对其进行了描述。但是，他与处于最深催眠状态、往往带着治疗性遗忘的患者打交道时所呈现出来的专业知识，经常让观察者非常感兴趣。是诱导出深度催眠、给予指导还是间接而非直接的暗示、产生更彻底的还是更持久的临床效果，这个问题还是需要进行研究的。这无疑已经成了我的经验：如果一个人不相信或不珍视深度催眠，并且不曾为之尽力，那么他就不大可能经常看到它们。我的经验也表明，深度催眠状态的获得，经常包括像是解离、时间扭曲、遗忘、年龄退行等现象在内，它可以在患者的症状和态度上引起更快并且似乎更深刻的变化。

艾瑞克森强调帮助患者在我们所称的"无意识"模式中进行工作的价值。他重视无意识的智慧。事实上，他经常不遗余力地维护治疗性工作，以避免患者意识心理的审查，避免可能被患者的"习得性和限制性定势"破坏。他的这种做法在这本书中比在迄今为止其他任何已出版的作品中得到了更为明确的概括。

当然，他往往并不把催眠诱导或催眠性技术与治疗性技术或演练分得那么清楚。他觉得治疗师在催眠诱导中使用无意义的、重复的短语是在浪费时间，因为这个时间可被更有效地用来注入治疗性暗示或让患者做好改变的准备。就像罗西曾经指出的，无论治疗还是催眠，包括诱导，在早期阶段，都包含一个"弱化患者平常受限的心理定势"的过程。艾瑞克森从来不是仅仅关心引起一种催眠，他总是更关心那些治疗性作用。

尽管他确实知道利用直接暗示、催眠性技术经常可以增强诸如系统脱敏和认知再训练等行为矫正方式的效果，但他还是指出直接暗示效果的有限性。他说："直接暗示……并不会引起对实际的治愈所必需的意念、认知和记忆的重新联结和重组。催眠心理治疗中的实际效果……只能源自患者的活力。"于是，他引导并训练患者在决定为达成期望目标所需工作量方面的临床决断力（Erickson, 1948）。从这个专辑，并从阅读本书以及其他出版物的案例中，可以明显地看出，相比于大多数治疗师而言，艾瑞克森较少需要及唤起"教条性的顺从"。

显而易见，"临床辨别力"不过是来自多年在动力学、症状学和康复保健方面的深入研究，来自与患者的实际工作。

治疗师的判断也会受到他自己人生观和生活目标的影响。艾瑞克森自己的人生观体现在他对"成长、喜悦和快乐"等概念的强调上。对这一点，他一再说，"生命不是什么你今天可以给它一个答案的东西。你应当享受这个等待的过程，这个你正在变得如其所是的过程。最令人欣喜的事莫过于种下一粒花籽，而不知道什么种类的花将会破土而出。"我自己关于此事的经验在1970年对他的拜访中得到了启示，当时我与他交谈了4小时，留下的感觉是我花费这个时间主要是在听关于他的家庭和患者的故事。直到1977年的夏天我才再次见到他。当时，早上5点在凤凰城的一个旅馆里，当我在回看艾瑞克森工作的一些录像带时，一些重要的顿悟逐渐生动地呈现在我眼前。它们明显地与我们1970年对话期间开始的工作有关，也与中间七年我所做的自我分析有关。那天早上之后，当我兴奋地向艾瑞克森提及这些顿悟时，他只是报以他经典的微笑，而无意以任何方式对它们详加解释。

当我们在阅读诸如家庭疗法或完形疗法等一些其他疗法的著作时，我们会为他们如此多地受到艾瑞克森的影响而感到惊讶。决不偶然，这些学校里许多早期的治疗师曾从事催眠治疗工作，甚至与艾瑞克森本人一起工作过。我希望罗西在他将来的著作中，将会追踪其中的某些影响。在我的文章《对会心完形和催眠技术的新近体验》（Rosen, S. *Am J. Psychoanalysis*, Vol. 32, No. 1, 1972, pp. 90-105）中，我提到过了其中的部分影响。

与艾瑞克森和罗西合著的第一本书《催眠实务》一起，《催眠疗法：探索性案例集锦》，为艾瑞克森式治疗或艾瑞克森式催眠奠定了坚实的基础。这些课程可能会辅以其他书籍，包括杰·哈雷以及班德勒和格瑞德所写的。另外，我们现在很幸运地有一个可资利用的目录，它由艾瑞克森亲自所写的

147篇文章（见 Gravitz, M.A. 和 Gravitz, R.F.，《美国临床催眠杂志》1977，20, 84-94"完整目录 1929 － 1977,"）组成。

罗西曾告诉我，在与艾瑞克森一起工作的过程中，他常常受到艾瑞克森似乎是"非理论的"这样一个事实的打击。我注意到，这符合艾瑞克森的开放性，却肯定不符合他对成长的强调或他的人本主义的或社会取向的观点。罗西以及其他人时常重新认识艾瑞克森工作一贯所朝向的目标——那些患者的目标，而不是他自己的。今天这似乎不算是一个多么革命性的理念，这已经是几乎所有治疗师都公开承认的一个意旨，但或许我们中的很多人都受到我们落实这个意旨的能力的限制。值得注意的是，意旨和实践两者在那些可能是世界级临床催眠大师的人的工作中，都得到了最为成功的协调和利用，可是，催眠术几乎在每个人眼中仍然与操纵和暗示紧密联系在一起——一个典型的艾瑞克森式悖论。

这个"操纵大师"容许并激发最大的自由！

西德尼·罗斯 医学博士

纽约

2012年2月21日

在我原来给这本书写的序言里，我表达过这个观点，就米尔顿·艾瑞克森来说，罗西"在澄清艾瑞克森在催眠性质和催眠治疗理念、催眠诱导技巧、诱导治疗性变化以及验证这些转变的方法等方面已经做了最好的工作。"

在本书出版已经过去的33年间，很多书描写过艾瑞克森的治疗方式，但我仍将坚持上面的观点。

在阅读和重读由恩内斯特·罗西编辑或合著的这本书和其他书的过程中，我们无法不被罗西的理念所打动，例如关于利用方式和发展新参考框架。这些理念已经在不同心理治疗流派中深入人心，以至于它们似乎已经是显而易见的，并且已经一直存在着。

艾瑞克森的不可思议和有时在遣词造句方面的过分讲究让我们很受打击。以至于保罗·瓦兹拉伟克曾给艾瑞克森冠以"言语治愈"的标签。

西德尼·罗斯

1979 年第一版前言

这本书是作者所著系列版本中的第二本，两人先出版过《催眠实务》（Irvington，1976）。同第一本书一样，这本书完全是第一作者在临床催眠治疗领域训练第二作者所做的工作记录。就其本身而论，这本书不是理论性或学术性的，而是对现代催眠治疗师所需的某些态度、取向和技巧的实用研究。

第一章，我们概述了催眠治疗的利用方式，这是我们工作的基本取向。第二章，我们尝试对间接暗示方式进行更系统的展示，这些展示是从第一本书中的案例介绍中挑选出来的。现在我们认为*利用方式*和*间接暗示方式*是第一作者过去五十多年间治疗性创新的精华，也导致了他作为一个催眠治疗师的众多独特技巧。

在第三章，我们举例说明利用方式和间接暗示方式可怎样被整合在一起，以一种能够同时将患者定向到治疗性变化方向上的方式，助长治疗性催眠诱导。第四章，我们举例说明第一作者所发现的在日常临床应用中最为有效的后催眠暗示方式。

前面这四章，概述了第一作者催眠方式的一些基本原理。我们希望这种展示会为其他临床医生提供一个对第一作者工作进行观察的广泛而实用的视角，并对研究人员做更多严格受控的实验研究，检验关于治疗性催眠性质的假设，起到一种抛砖引玉的作用。

我们已经在这前四章之每一章的最后都推荐了大量的练习，用以促进学习的取向、态度和技巧，这都是每一个想要把其中某些内容应用到实际操作中的人所需要的。对这些内容仅有阅读和理解是不够的，还需要大量的努力，以获得新的观察习惯和人际互动习惯。当我们想要锤炼自己的技巧和教给别人时，所有推荐的练习都应该落到实处。

余下六章中的每一章都提供了用以举例说明和进一步探索第一作者与患者进行临床工作的案例研究。其中的六个案例（案例1、5、8、10、11、12）是主要研究，如同在我们第一本书《催眠实务》里的那些研究，在那里，我们记录了第一作者与患者真实对话的录音和他们之间的互动模式。这些研究的录音设备由美国临床催眠协会的一个研究基金——"教育与研究基金会"提供。在我们对这些晤谈的评论中，呈现了我们对催眠治疗过程的动力学理解，并且讨论了若干诸如创造性过程的助长和左右脑的功能等议题。

其他多数较短的案例是从第一作者在他个人执业工作未公开发表的录音资料中获得的，其中有些来自超过四分之一个世纪前的、内含泛黄页面的、长久未开封的文件夹中。这些案例都被重新修订，再用新的评注重新进行编辑，它们为自发的创造性和治疗师在临床实践中所需的勇气方面提供了一个恰如其分的视角。此外，我们浏览了第一作者在美国临床催眠协会会议上的很多演讲和工作坊的磁带录音记录。其中一些已被铅印，并被哲学博士佛洛伦斯·夏普和协会其他成员部分地编辑过。这些大部分出现在"精选简短案例：分析练习"标题下。其中很多案例经常被转述和出版，以至于在过去的半个世纪中，它们作为催眠民间传说的一部分，似乎成了趣闻轶事。但它们仍可作为用来分析的绝妙案例。在每一个这种案例的最后，我们插入了一些我们认为相关的原理，读者或许会喜欢发现一些不同的东西。

我们的印象是催眠治疗的临床应用最近正在从一个相对沉寂的阶段脱颖而出，进入到一个充满新发现和令人陶醉的、具有发展潜力的振奋人心的时代。那些熟知催眠历史的人已经了解这个领域所特有的兴盛和沉寂的循环模式。现在，一些科技史学家认为这种循环模式具有所有科学艺术分支的特征：

兴盛从新发现过程开始，当这些被同化和适应时，便出现沉寂。当第二作者逐渐与第一作者一起投入到这本书中时，他经常有一种恍若新见的主观感觉。但是这种新只是对他，还是对其他人也会是新的？我们必须依靠你，我们的读者，来对这个事情做出一种独立的评估，并且或许会更进一步地推动这项工作。

米尔顿·艾瑞克森 医学博士

恩内斯·罗西 哲学博士

2012 年修订版前言

我父亲米尔顿·艾瑞克森去世已有30多年的时间。然而，就在昨天，我听一个同事说起她与他在凤凰城那段时间的生动细节。她当时是来参加一个为期一周的工作坊，这次工作坊出乎预料地改变了她的一生——那是我父亲产生的影响。我所知道的是，她的经历很不寻常。欧内斯特·罗西，杰夫·泽格，我的兄弟姐妹，和许多其他一直设法保护米尔顿·艾瑞克森遗产的人，经常因他的智慧和效力的不断被验证而感到满足。

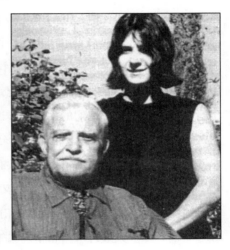

我父亲在他职业生涯初期，就决意要把催眠提升到医学界受人敬重的专业地位。在他的整个职业生涯中，他教健康专家认识到催眠的力量可以超越其他康复治疗的局限。虽然他的文字作品主要是由就特定问题进行实践和应用的演讲短文组成，他的教义却产生了深远的影响。艾瑞克森关于催眠的教学讨论会提供了一个窗口，可以一窥围绕他技术应用的这个动力过程。在他创造性的教学中，充满了常常唤起转换性体验的模棱两可和暗示。他治疗的性质和意图，以一种一次捉摸不透，需要多次品味的方式得到阐释。

催眠疗法融合了简洁和清晰的特点，米尔顿·艾瑞克森用这种风格书写他的文章，欧内斯特·罗西用这种风格提供一种理解艾瑞克森教学基本结构所需要的洞察力。这种融合表面看是一个简单的任务，但实际上如同它的难以估量一样，它非常难以把握。米尔顿·艾瑞克森的临床教学风格，凭借体验式航行无缝地漫游，但很少返回到说教的言辞上。问他一个问题，从他那里得到的极有可能是一个眼神、手势，或进入一段趣闻轶事的旅程，而不是以一个直接答案作为结果。事实上，这个体验过程是真正的艾瑞克森式催眠。

幸运的是，欧内斯特·罗西和米尔顿·艾瑞克森花时间一道工作，配合学生的渴求让他们对大师令人费解的离题有了更清晰的了解。罗西从接受辅导的体验中成长，因为他信守个人承诺，用准确的写作发扬光大艾瑞克森催眠。目睹罗西和我父亲之间的一些晤谈，我想起我自己的挫折感。有很多次我心里回想，"欧内斯特刚刚问了一个明确的问题，但爸爸不会给他一个明确的答案。"我对他们两人的毅力、耐心和坚韧感到困惑。然而，他们似乎都很享受这个过程。在我年轻天真的记忆中，我不能完全理解像他们这样的一种合作的价值，我把他们的辛勤工作误以为"只是在一起玩乐。"我相信这是它的一部分，甚至是它一个很大的部分。

无论我父亲和欧内斯特·罗西共有的乐趣是不是他们合作的动力，回报却来了。他们一起做的工作既清晰又有力。本书是一本使完整结构框架与以漫游方式直达心灵的体验性内容相结合的书。最重要的是，它是用米尔顿·艾瑞克森本人亲自审阅和精确编辑的文字进行表达的，所以，他与罗西两人都认可。欧内斯特·罗西把米尔顿·艾瑞克森带到了现在，所以，那些没见过我父亲的人也能够以独特的方式从他的著作中受益。催眠治疗的无限价值在于它为当代读者提供了走上他们自己无意识旅程的机会。

洛克斯安娜·艾瑞克森—克莱恩 博士

致　谢

　　这本书可被认为是一个真正的团体努力的结果，有太多的人对之做出了贡献，远多于我们可通过指名道姓来答谢的人。其中首先是我们的患者，他们常常对我们与他们的探索性工作表示认可并密切合作。他们自发的创造性才真正是创新性治疗工作的基础：我们只是报告了那些他们学着处理的东西，希望他们的成功对其他人有一定的指导作用。

　　许多老师和美国临床催眠协会研讨会和工作坊的参加者提供了一系列持续不断的基于他们参与这项工作的思考、解释和评论。其中突出的有：利奥·亚历山大，艾斯特·巴特利特，弗朗茨·鲍曼，大卫·奇克，科恩，杰里·德恩，T.E.A.冯·德登罗斯，洛葛仙妮和克里斯蒂·艾瑞克森，弗瑞德里克·弗赖塔格，梅尔文·格瑞韦茨，H.克拉格特·哈丁，麦克道尔，苏珊·米罗，马里恩·摩尔，罗伯特·皮尔森，柏莎·罗杰，佛洛伦斯·夏普，凯·汤普森，保罗·凡·蒂凯，M.艾瑞克·赖特。

　　我们特别感谢罗伯特·皮尔森，是他首先提出这本书的基本框架，在本书的酝酿过程中不断地给予鼓励，为本书最后的定稿进行评鉴性阅读。露丝·英厄姆和玛格丽特·瑞恩做了重要的编辑工作，使本书能够得以出版。

最后，我们想对以下出版商表示感谢，是它们慷慨容许五篇文章在本书中再版。它们是：美国临床催眠协会期刊出版社，W.B.桑德斯公司和施普林格出版社。

目　录

第 一 章

催眠治疗的"利用方式"*

我们把催眠治疗视为一个过程，它可以帮助人们利用他们自己的心理联结、回忆和生命潜能实现他们自己的治疗目标。催眠暗示可以助长对能力和潜能的利用，它们早已存在于人们内心，但却由于缺乏训练和了解而处于未被使用或未被开发状态。催眠治疗师精心探索患者的个性，探明什么样的生活知识、经验和心理能力可被用于处理这个问题。然后，治疗师助长一种催眠体验方式，使患者可以利用这些独特的个人内心反应来实现治疗目标。

我们的方式可被看作三个步骤：（1）准备阶段，在此期间，治疗师探索患者所储存的生活经验，助长建设性参考框架，以便将患者定向到治疗性改变上；（2）在*治疗性催眠*期间对患者自己心理能力的活化和利用；（3）对所发生的*治疗性变化*的精心识别、评估和确认。在本章，我们将介绍一些有助于成功体验这三个阶段之每一阶段的相关因素。在随后的几章中，我们将更为详尽地解释和讨论它们。

---

* "利用方式"（utilization approach）：艾瑞克森的催眠方法可以说是一种"利用"式催眠，是利用当事人既有的症状、参考框架及各种模式深化和发展催眠。——译者注

1. 准备

第一阶段的催眠治疗工作包含一段精心观察和准备的时间。起初，在治疗性访谈中，最重要的因素是建立一种充分融洽的关系——那就是：一种带有积极情感的认知以及治疗师与患者之间的相互尊重。通过这种融洽关系，治疗师和患者共同创造一种新的治疗性参考框架，它会成为一种成长的媒介，患者的反应将会从中发展起来。这种融洽关系是一种手段，它可以确保治疗师与患者相互关注。双方都发展出一种"是定势"（"yes set"）或者对彼此的接纳。治疗师想必已经有很强的观察和共情能力；患者在学着观察，并达到一种*反应专注*（reponse attentiveness）状态，那样一种极度专注的状态，可以对治疗师所提供的有细微差别的信息做出反应。

治疗师在刚开始的观察中进行资料收集，他要了解患者的问题、*储存的生活经验以及将用于治疗性目的的知识*。患者之所以有问题，是由于其习得性限制。他们被困在那些不允许他们探索和利用他们自己的能力以达到最佳效果的心理定势、参考框架和信念系统中。人类一直还处于学着利用他们潜能的过程中。理想的治疗性变化创造了一个新的非凡的世界，患者可以从中探索他们的潜能，在一定程度上解除他们的习得性限制。以后我们将会知道，*治疗性催眠是一段患者可以突破其限制性框架和信念系统的时间（经历），这样，他们可以在他们自己的内心体验到其他的运行模式*。这些其他的模式通常是反应潜能，它们是从先前的生活经验中习得的，但出于这样或那样的原因，却不为患者所用。治疗师可以探索患者的个人经历、性格和情感动力、他们的工作领域、兴趣、爱好等，评估对实现治疗性目标有用的生活经验和反应能力的范围。这本书中很多案例将会阐释这个过程。

当治疗师探索患者的内心世界并助长融洽关系时，*新的参考框架和信念系统被建立起来*，这是不可避免的。只要人们相遇并发生密切的互动，这种情形就会发生。在催眠治疗中，心理框架和信念系统的这种自发的开放和转变被精心地研究、助长和利用。治疗师处于一个持续的探索过程中，探索患者的问题在其本源上的限制是什么，探索可以打开什么新视野，帮助患者摆脱那些限制。在催眠性工作的准备阶段，心理框架被以一种能够使患者对稍后在催眠期间所接受到的暗示做出反应的方式所助长。在催眠期间，暗示经常起到类似钥匙的作用，可以打开早已建立起来的某些心理框架的锁中患者联结过程的锁栓。许多催眠工作者（Weitzenhoffer, 1957, Schneck, 1970, 1975）已经描述过正式催眠诱导之前所说的话可以怎样增加催眠性暗示。我们同意并强调，有效的催眠工作通常是在我们帮助患者为达成治疗性目标而创造一种最佳的态度和信念系统的准备阶段之后。

最佳的态度，它的一个非常重要的方面便是*期待*。患者对治疗性变化的期待允许他们搁置其问题本源上的习得性限制和负性生活经验。信念的搁置和对于治愈异常高的期待，常常会引起这种有时在一种信仰系统中所可能达到的不可思议的康复。在下面的章节，对治疗性催眠动力的全面分析中将会看到，这种不可思议的康复，可被理解为我们在催眠治疗中为助长治疗性反应所利用的常规过程的一种特殊呈现。

2. 治疗性催眠

治疗性催眠是个体平常的参考框架和信念被暂时改变的一个时期，这期间，个体更易于接受有利于问题解决的其他联结模式和心理功能。我们认为催眠诱导和利用的心理动力是一种非常个性化的体验，治疗师可以借此帮助患者发现他们自己的独特方式。催眠诱导并不是一个标准化过程，没有任何方法或技术可以对于每一个人总是有效，或对同一个人在不同的情境中总是有效。鉴于此，对于催眠体验，我们说的是它的"方式"。因此，我们强调，我们有很多手段可以助长、引导、或教导一个人如何被引领到体验我们称之为治疗性催眠的接受状态。但是，我们并没有可在每个人身上引起相同的始终如一效果的通用方法。大部分有问题的人，当他认为它可能有帮助时，可被引导去体验他们自己独特的治疗性催眠。催眠治疗师的艺术，便是帮助患者达成一个共识：催眠治疗将帮助他们放弃他们日常生活世界观中的某些限制，以便他们能够达到一种易于接受他们自己内部新的创造性的状态。

出于教学的需要，我们已经把催眠诱导和暗示的心理动力概念化成如**图1**所概述的一个五阶段的过程。

同时，我们可以把这个范式当作一个非常方便的框架，来分析我们将在这本书中阐释的诸多催眠治疗方式，必须知道的是，个体在这个过程中的临床表现，就像人们对之体验的本质一样，具有独特性和多样性。我们将概述我们对这五个阶段的理解。

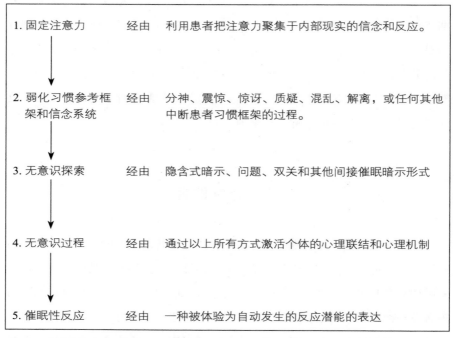

1. 固定注意力	经由	利用患者把注意力聚集于内部现实的信念和反应。
2. 弱化习惯参考框架和信念系统	经由	分神、震惊、惊讶、质疑、混乱、解离，或任何其他中断患者习惯框架的过程。
3. 无意识探索	经由	隐含式暗示、问题、双关和其他间接催眠暗示形式
4. 无意识过程	经由	通过以上所有方式激活个体的心理联结和心理机制
5. 催眠性反应	经由	一种被体验为自动发生的反应潜能的表达

图1 关于催眠诱导和暗示心理动力的一个五阶段范式(Erickson and Rossi, 1976.)。

固定注意力

固定注意力已经成了开启治疗性催眠或催眠术的经典方式。治疗师会要求患者注视着一个点或蜡烛的火焰、一个发光的灯泡、一面旋转的镜子、治疗师的眼睛、手指，或诸如此类的东西。随着经验的积累，很显然这个固定的点可以变为能够吸引患者注意力的任何东西。再进一步，这个固定的点并不必须在外部，甚至聚焦于患者自己身体或内心体验会更有效。如手的漂浮和身体放松这样的方式也被发展出来。鼓励患者聚焦于感觉或内部意向，把他的注意力导向内部甚至更为有效。许多这样的方式在与催眠相关的工作中，已经有标准化的方法，并被很好地描述过（Weitzenhoffer, 1957; Hartland, 1966; Haley, 1967）。

催眠治疗的初学者可以很好地研究这些标准化方式，并以一种标准化的方式紧紧跟随它们中的某一些来开始进行催眠。它们往往让患者感觉印象深刻，并在诱导催眠过程中非常有效。但是，实习治疗师，如果他们试图只利用一种方式来当作统一的方法，并且看不见每个人身上催眠发展的独特动机和临床表现的话，则往往会犯错误。那些在日常生活以及治疗室中精心研究注意过程的治疗师很快便会认识到，一个有趣的故事、或一个令人陶醉的事实或白日梦，就可以如正式诱导一般，非常有效地锁定注意力。任何使人着迷以及保持或吸引一个人注意力的事情，都可被定义为催眠性的。我们把日常生活中一些那样的时间赋予一个"常见日常恍惚"的概念，那时，我们如此专心或全神贯注于这样或那样的一件事情，我们暂时寻不到外部环境的踪迹。

在临床实践中，固定和聚焦注意力最有效的手段是识别和了解患者当下的体验。当治疗师正确地描述出患者此时此地的体验时，患者常常会立刻心存感激，并且也会对治疗师可能说的任何其他事情保持开放。承认患者目前的现实，这样便会为治疗师希望诱导的所有暗示打开一种"是定势"。这是催眠诱导"利用方式"的基础，借此治疗师通过聚焦于他们目前的反应和体验来捕获患者的注意力（Erickson, 1958,1959）。关于这种催眠诱导利用方式的详细说明我们将在第三章中提供。

弱化习惯框架和信念系统

我们认为，固定注意力最有用的心理效应是，它往往会弱化患者的习惯心理定势和普通日常参考框架。他们的信念系统或多或少会被中断和搁置一到两秒钟。意识心理已经分心。在那个搁置的瞬间，潜在的联结模式和感知觉过程有机会以一种可以开启被称为"恍惚"或"催眠"的变动意识状态方式，来评估它们自己。

有很多方法可以弱化习惯参考框架。任何震惊或惊讶的体验都可以瞬间固定注意力，并搁置先前的联结模式。任何非现实的、不同寻常的、或奇妙的体验都会为改变理解模式提供机会。作者已经描述了分心、疑问、解离和失衡怎样全都成了弱化患者习得性限制的方法，它们可以让新的体验和学习方式变得易于接受和有效，这是催眠治疗的本质（Erickson, Rossi, and Rossi, 1976）。

我们一般日常信念系统的中断和搁置已被第二作者描述为一种*创造性瞬间*（Rossi, 1972a）：

> 但什么是创造性瞬间？这个瞬间已被科学工作者誉为激动人心的"预感"，被从事艺术的人们誉为"灵感"（Barron, 1969）。*当一种习惯联结模式被搁置时，一个创造性瞬间便会出现*，这时，人们的习惯联结过程可能出现自发的失效或松弛，可能会有一种*心灵的震撼*、一种淹没性的感觉或情感体验；致幻剂毒品、中毒条件或知觉丧失可能起到催化作用；瑜伽、坐禅、宗教和冥想练习同样也可以中断我们的习惯联结，并且引出一种短暂的意识虚无状态。当习惯性的意识内容被中断时，在那几分之一秒的时间里，纯粹的觉知、纯粹虚空的灵光便有机会闪现（Evans-Wentz, 1960）。这几分之一秒的时间可被体验为一种"神秘状态"、顿悟、一种高峰体验或一种变动意识状态（Tart, 1969）。当一个人意识的缺口被它自己突然闯入的*新的*东西填满时，它可被体验为一个"入迷"或"坠入情网"的瞬间。
>
> *创造性瞬间就是这样一个个体习惯意识模式中的缺口。*巴特利特（1958）曾经描述过原型思维的产生如何能被理解为心理缺口的填充物。*出现在创*

造性瞬间中的新内容，就是原型思维和洞察力的基本单元，也是个性改变的基本单元。对一种创造性瞬间的体验，可能与大脑中与学习有关的蛋白质分子结构发生临界变化（Gaito, 1972; Rossi, 1973b）或一个新的细胞组合和位相序列（Hebb, 1963）的创建有着某种现象学联系。

心理上的震惊和创造性瞬间之间的关系是很明显的："心理震惊"会中断个体的习惯性联结，这样某些新的东西便会呈现出来。心理上的震惊可以很理想地为创造性瞬间创造条件，此时，一种新的洞察、态度或行为变化便可以在被试身上发生。艾瑞克森（1948）也曾把催眠性恍惚本身描述成一种特殊的心理状态，它在被试的意识和习惯性联结中产生一种类似的中断效果，这样，创造性学习便可以发生。

在日常生活中，个体会不断地遇到难以对付和让人迷惑的情境，它们适度震动和中断了个体平常的思维方式。这些问题情境将会很理想地开启一种沉思的创造性瞬间，这可以为某些新东西的呈现提供机会。当人们不允许生活环境自然改变，中断他们旧的和不再有用的联结和体验模式以便新的解决方案和意向浮现时，心理问题就会产生。

无意识搜索和无意识过程

在日常生活中，有很多方式可以固定注意力，弱化习惯性联结，从而引发一种*无意识搜索*，产生对问题新的体验和解决方案。例如，在困难情境中，有人会说个笑话或用一个双关来中断这个情境，并从一种不同的视角来重新组织这个情境。你可以用典故或隐含式暗示来强加另一种对同一情境的理解方式。像隐喻和类比（Jaynes, 1976）一样，这些都是瞬间捕捉注意力并促成一种搜索——一种本质上在无意识层面的搜索——的手段，形成一种新的联结或参考框架。这些都是日常生活中达成创造性瞬间的机会，必要的个体体验便是在这期间重组发生。

在治疗性催眠中，我们利用相似的手段在无意识层面开启一种搜索。这些便是第一作者曾描述过的*间接暗示形式*（Erickson and Rossi, 1976; Erickson, Rossi, and Rossi, 1976）。在本质上，间接暗示开启无意识搜索，助长患者内在的无意识过程，所以，他们常常会对他们自己的反应感到有点惊讶。间接暗示形式帮助患者绕过他们的习得性限制，从而使他们能够完成得比他们平常所能做到的更多一些。这些间接暗示形式是心理*联结*和*无意识过程*的助长因素。在下一章，我们将概述我们目前所了解的这些不同种类的间接暗示形式。

催眠性反应

催眠性反应是治疗师开启无意识搜索和无意识过程的自然结果。因为它主要由患者内心的无意识过程所中介，所以，从表面上看，催眠性反应是自发或自动发生的；它似乎完全由它自己以一种异于患者平常自主层面反应模式性质的方式或从中解离出来的方式在发生。大多数患者，当他们发现他们自己在以一种自动的和不随意的方式进行反应时，通常会体验到一种轻微的令人愉悦的惊喜。事实上，那种惊喜感常常可被视为一个指征，表明其反应真正具有自发的性质。

其实，催眠性反应无须由治疗师开启。实际上，大多数经典催眠现象，作为人类反应的自然呈现，完全是被偶然发现的，它们在催眠中自动地发生，无须经由任何暗示或任何其他东西。传统的催眠现象，例如类僵、感觉缺失、遗忘、幻觉、年龄退行、时间扭曲等，都是完全自发的催眠现象，对于早期的研究者来说，它们是诧异和困惑的来源。只是当他们后来试图诱导催眠和系统地研究催眠现象时，这些研究者才发现他们可以"暗示"这种种的催眠现象。一经发现他们可以做到这一点，他们便开始用暗示感受性本身来作为催眠体验有效性和深度的标准。

当下一步开始利用催眠体验作为一种治疗方式时，催眠暗示感受性甚至被强调成催眠工作成功的首要因素。对暗示感受性的这种强调，它的一个令人遗憾的副作用，体现在催眠师用暗示控制行为的威力这种传说上。这时候，我们关于催眠现象的概念，确实已经远远偏离了它们当初被发现的样子，当时它们被当作一种自然的和自发的心理呈现。催眠术被赋予了操纵和控制的内涵。利用自然发生的催眠现象来作为威力、声望、影响力和控制力（就像它被用于舞台催眠时的样子）的证明，这在催眠历史上是一个最令人遗憾的变化。

在努力纠正这种错误概念的过程中，第一作者（Erickson, 1948）对于催眠治疗中直接和间接暗示的优劣描述如下：

> 下一个考虑因素涉及暗示在催眠中的一般作用。由于催眠状态是由暗示引起和保持的，并且由于催眠的临床表现也可以由暗示引起，所以，无论从催眠术中发展出什么，都必定完全是暗示的结果和主要表现，这种无根据的错误假定广泛地被人提起。与这种错误观念全然不同的是，被催眠的人还是原来的那个人。只是他的反应被催眠状态改变了，但即使如此，这个改变了的反应还是来自患者的生活体验，而不是催眠师的。治疗师可以影响的，至多只是其自我表达的方式。催眠的诱导和保持有助于提供一种特殊心理状态，患者可以从中重新聚集并重新组织他内心的心理情结，是以一种与他自己生活经验相一致的方式，利用他自己的能力实现的。催眠术并不能改变一个人，也不能改变他过去的生活经验。催眠有助于允许他更多地了解自己，并更充分地表达自己。

> 如果不经意地说，直接暗示主要是基于催眠中发展出的所有东西都来自所给予的暗示这种认识。这意味着，治疗师具有在患者身上产生治疗性变化的神奇威力，但这忽视了一个事实：由患者内部再合成的反应所导致的治疗结果是由患者自己完成的。的确，直接暗示可以让患者产生一种反应上的改变，导致症状治愈，至少是暂时性的治愈。但是，这样一种"治愈"只是对暗示的一种反应，并不一定蕴含对真正的治愈来说必不可少的对意念、认知和记忆的重新联结和重新组织。正是对他的生活经验进行重新联结和重新组织，才导致一种治愈，而并不是这种应答性反应的临床表现，后者至多只能够让观察者满意。

> 例如，你可以直接暗示手部的麻木，并且从表面上看它可以有充分的反应。但是，如果患者没能自发地把这个指令解读为包括对内部重组需求的一种领悟，那么，这种麻木将不能满足临床测试的要求，将是一种假麻木。

> 例如，通过暗示他回忆起在局部麻醉之后、或一条腿或胳膊发麻之后所

体验到的那种麻木的感觉，在患者自己内心启动一连串的心理活动，然后暗示他现在可以在他的手上体验到一种相似的感觉，这样可更好地诱导出一种有效的感觉缺失。经由这样一种间接暗示，患者可以历经那些艰难的瓦解、重组、重新联结的内心过程，将内心真实的体验投射出来，满足暗示的要求。这样，诱导出的麻木变成他自己生活经验的一部分，而不再只是一种简单的、表面化的反应。

同样的原则也适应于心理治疗。长期酗酒者，你可以经过直接暗示诱导他暂时性地改正他的习惯；但直到他历经重新联结和重新组织的内心过程之后，他的生活经验才可能产生有效的结果。

换句话说，催眠式心理治疗对患者来说是一个学习的过程、一个再教育的过程。在催眠式心理治疗或催眠治疗中，有效的结果只能来源于患者的内在原动力。治疗师只是激发患者进入其内在动力中，却常常并不知道那种内在动力是什么，然后，他引导患者，并练习临床辨别力，确定为达到满意治疗效果所需做的工作数量。如何引导和辨别便是治疗师的问题了，而患者的任务就是学习通过他自己的努力，以新的方式理解他的生活经验。当然，这种再教育必须用患者的生活体验、他的认知、记忆、态度和理念的语言来说，而不能从治疗师的理念和观点出发。

因此，在我们的工作中，我们更喜欢强调治疗性催眠如何帮助人们避开他们自己的习得性限制，以便他们可以更充分地发掘和利用他们的潜能。催眠治疗师创造出很多方式，通往对患者有用的变动运行状态。大多数患者无法在催眠体验中真正有意识地指导他们自己，因为有意识的指导只能来自他们先前习得的正在抑制其潜能充分利用的运行习惯。因此，患者必须学习在催眠中允许他们自己的无意识反应潜能变成显能。治疗师也必须依靠患者的无意识，把它当作一个问题解决的创造性的源泉。经由我们称之为治疗性催眠的变动意识状态，治疗师帮助患者发现通往这种创造性的通道。因此，治疗性催眠可被认为是一段心理探索的自由时间，治疗师和患者在这段时间相互合作来搜寻那些将会导致治疗性改变的催眠性反应。现在，我们将把我们的注意力转到评估和助长这种改变上。

3. 治疗性变化的确认

对治疗性催眠所助长的变动运行模式进行识别和评估，是治疗师最微妙、也是最重要的任务之一。许多患者会很容易地觉察到并承认他们所体验到的变化。另外一些内省能力较弱的患者在评估发生变化的过程中则需要治疗师的帮助。对催眠工作的识别和评价是必要的，以免患者旧的否定性态度中断和破坏仍处于脆弱发展状态中的新的治疗性反应。

催眠的识别和确认

不同的人以不同的方式体验催眠。治疗师的任务是识别这些个体的模式，并在需要时，把它们向患者指出来，核实和确认他们的催眠变动意识状态。意识并不总是能够识别它自己的变动状态。我们会多么经常地没有意识到我们实际上正在做梦？意识到刚才在做梦，这种情况通常只是在我们感觉到我们在一种沉思或白日梦状态这个事实之后。缺乏经验的酒精和致幻剂毒品使用者也必须学着识别这种状态，然后"陪同"这种状态一起发展，以便增强和充分体验它的效果。因为治疗性催眠实际上只是常见日常恍惚或白日梦的一个变种，对于它们，每个人都熟悉但却未必都把它看作变动意识状态，所以，有些患者并不相信他们曾以各种方式体验过。对于这些患者，确认催眠是一种变动意识状态尤其重要。如果没有这些证明，患者的负性态度和信念会经常性地破坏催眠性暗示的价值，并使已经开始的治疗性过程中断。

所以，我们将会在**表1**中列出一些催眠体验的一般指征（Erickson, Rossi, and Rossi, 1976），对此我们以前已经相当详细地讨论和阐释过。因为催眠体验是非常具有个人特色的，患者将以不同的组合、不同限度地呈现这些指征。

表 1　催眠体验的一般指征

	呼吸
自发的意念作用和内心体验	吞咽
	惊跳反射
平衡的肌肉紧张度（类僵）	
身体静止不动	客观而不带情感的意念过程
催眠后的身体重新调整	身心失调反应
音质的改变	瞳孔变化
舒适、放松	反应的专注度
动作的经济性（指不浪费气力）	身体感觉和肌肉方面的变化（感觉异常）
期待	
眼睛变化并闭上	脉搏变慢
面部表情平静松弛	
	自发的催眠现象
	遗忘
感觉冷淡或解离	感觉缺失
	身体错觉
催眠之后感觉良好	类僵
	退行
拘泥于字句反应	时间扭曲，等等
眨眼反射的减少或延迟	运动和概念反应的时间延迟

以上这些指征中的大多数，将会在案例中得到详细的说明。

我们把年龄退行、遗忘、类僵等自动产生的催眠现象，视为比这些相同现象被"暗示"时更为真实的催眠指征。当它们被直接暗示时，我们会遇到患者的意识意向和信念系统所制造的麻烦。当它们自发地产生时，它们便是（催眠所特有的）患者平常参考框架和一般现实定向重新联结或重新组织的结果。

某些研究人员曾选择这些自发现象中的某一些作为催眠基本性质的最典型特征。例如，米尔斯（1957）和希奥（1959）曾将退行作为催眠的一个基本特征。但是，从我们的观点看，尽管当患者在学着放弃他们平常参考框架和运行模式时，退行经常作为催眠发展初期阶段的一种现象出现，但它本身并不是催眠的一个基本特征。在学习体验变动意识状态的第一个阶段会发生许多不受控制的事情，包括自发的年龄退行、感觉异常、感觉缺失、躯体变形幻觉、身心反应、时间扭曲，等等。一旦患者学会稳定这些多余的副反应，那么，他们就会允许无意识心理在与治疗师暗示的相互作用中自由地运行，而不受其平常参考框架的限制。

意念动力和意念感觉信号

既然大部分催眠治疗工作不需要戏剧性的经典催眠现象体验，治疗师学着识别患者的*感知觉、情绪*和*认知功能*的变化这些催眠中最为细微的临床表现，就显得更加重要了。评估这些变化的有效手段是利用意念动力和意念感觉信号（Erickson, 1961; Cheek and Le Cron, 1968）。作为变动意识状态的催眠体验，可以通过探求下列任意一种意念动力反应进行确认：

如果你在我们今天的工作中体验过某些片刻的催眠，你的右手（或你的一个手指）可以完全由它自己抬起来。

如果你今天在催眠中待过而没有意识到，你的头将完全由它自己点头说是（或者你的眼睛将会闭上）。

一种治疗性变化的发生，也可以用类似的方式给出信号。

如果你的无意识不再需要你去体验 ***（某种的症状），你的头将会点动。

你的无意识可以回顾那个问题的原因，并且当它以一种可以让你轻松讨论的方式把它的来源传达给你的意识心理时，你右手食指可以完全地由它自己抬起来。

有些被试可以比另外一些被试更容易地体验意念感觉反应。因此他们可以在身体的特定部位体验到一种变轻、变重、凉爽、或刺痛的感觉。

在要求这种反应的过程中，可以认为，我们是在允许患者的无意识以一种被患者体验为不自主的方式进行反应。这种动作或感觉的非自主性是一个标志，表明它来自一个从患者自愿或有意的习惯反应模式中解离出来的反应系统。这样，患者和治疗师便有了表明某件事情独立于患者的意识意愿而发生了的证据。那个"某件事情"可以是催眠，或被渴望的任何一种治疗性反应。

关于意念动力和意念感觉信号，一种非评判性的观点把这种反应看成是"无意识的真实声音"。在我们现阶段的认识中，我们更喜欢把它们看作只是另一个反应系统，就像任何其他语言或非语言反应系统一样，必须受到检查和交叉验证。我们更喜欢以一种患者意识心理不能亲眼见到它们的方式（例如，当一个手指或手的信号被给出时，让眼睛闭上或将目光移开），引发意念动力反应。当然，要做到让意识心理意识不到所给出的反应是什么，并且这种反应实际上要独立于意识意愿而做出，这是非常困难的。有些患者觉得意念动力和意念感觉信号完全是在不自主层面上的，而另外一些患者则觉得他们必须帮助它，或至少提前知道它将要反应的时间。

意念动力和意念感觉信号的第二个主要用途是，帮助患者重新建构他们的信念系统。对治疗性变化的怀疑在经由催眠探索和处理了问题之后的一段时间内，仍然可能存在。当患者把意念动力或意念感觉反应当作治疗性工作有效性的一个指标来相信时，这些怀疑便常常可以放下。例如，治疗师可以用下列暗示继续：

> *如果你的无意识认为一个治疗性改变的过程已经开始，你的头会点一下。*
>
> *当你确信你不再需要被那个问题打扰时，你的食指可以抬起来，或变得温暖［或诸如此类的］。*

在这种用法中，它的价值是让患者的意识心理承认这种真实的反应。意念动力和意念感觉信号越自主或越不随意，它对患者就越有说服力。

目前，我们还无法区分一种意念动力或意念感觉反应何时是（1）一个反映某些事情正在无意识中发生（超出患者现时意识范围）的有效和可靠指标，或者（2）只是重建意识心理信念系统的一种手段。在这一领域，有大量精心受控的实验性工作需要去做。要确定在某种独特情境中，（意念动力和意念感觉反应）哪一个过程在运行，或者这两个过程中的哪一个正在什么程度上运行，这仍然是一个需要临床判断的问题。

总　结

我们的催眠治疗"利用方式"强调，治疗性催眠是我们借以帮助患者学会利用他们的心理技能和潜能来实现他们自己治疗目标的一种手段。我们的方式以患者为中心，非常重视个体的即时性需要，出于教学目的，有三个基本阶段需要概述和讨论：准备阶段，治疗性催眠阶段，治疗性变化的确认阶段。

初期准备阶段的目标是建立一个最佳的参考框架，使患者朝着治疗性改变方向发展。这得益于以下几个因素，对此我们在本章讨论过，并将在本书的案例中详细说明。

融洽关系

反应专注度

可以利用的自我评价能力

助长治疗性参考框架

创设期待

治疗性催眠是一段患者的习惯参考框架被暂时改变的时间，使他易于接受更充分的运行模式。由于这种催眠体验是非常多变的，催眠性治疗和暗示的整体动力可被概述为一个五步过程：（1）固定注意力；（2）弱化习惯性框架；（3）无意识搜索；（4）无意识过程；（5）治疗性反应。

*"利用方式"和间接暗示形式*是两种主要手段，用以助长全部这些治疗性催眠和暗示的动力。"利用方式"强调每个患者的独特能力和储藏潜能的持续性参与；而间接暗示形式是治疗师助长这些参与的主要手段。

我们相信，治疗性催眠的诱导和保持提供了一种特殊心理状态，患者可以从中重新联结、重新组织他们的内心体验，这样，疗效便会从其自身反应的再合成中产生。

确认治疗性变化的过程是我们催眠治疗方式不可分割的一部分。这通常包含一份特殊的努力，帮助患者了解和证实他们的变动意识状态。治疗师必须发展特殊的技巧，以学会辨识感知觉、情感和认知过程中功能的最细微变化。意念动力和意念感觉信号被专门当作治疗性变化的一个指标和改变患者信念系统的一种手段。

练　习

新的*观察技能*是催眠治疗师训练的第一阶段。你需要学会识别他人心理活动的即时变化。这些技能，可经由在日常生活和治疗室中仔细观察人们的心理状态而得以发展。从最明显到最细微进行分类，至少可划分四个层次。

①角色关系

②参考框架

③常见日常恍惚反应

④反应的专注度

①*角色关系*：仔细留意各行各业的人们进入角色的程度，以及脱离角色作为一个独特个体与你联结的灵活程度。例如，超市里的职员对其角色的认同达到什么程度？留意那些显示其角色反应最细微的声音和身体姿势。他们的语气和举止是否意味着他们认为他们是一个可以操纵你的权威，或者他们是否试图发现某些关于你和你真实需要的东西？在警察、各种类型的官员、护士、公交司机、老师等各类人身上探索这个相同的问题。

②*参考框架*：在以上角色关系的研究中，加上一种对正在引导被试反应的显性参考框架的探究。公交司机或出租车司机是否更多地被一个安全性的

参考框架所主导？哪一个店员更关心保住他现在的工作，哪一个显然在关心怎样千方百计地升职？这个医生做手术，更明显地是在一个金钱的还是在一个治疗的参考框架内？

③*常见日常恍惚反应*：表1可被当作一个指南，用来评估一个人日常催眠反应中应关注些什么。即使在平常对话中，你也可以仔细留意当另一个人似乎正在向内沉思、眼睛看向远方或盯住某个东西时所出现的短暂停顿。你也可以通过讲很多话，分散另一个人的注意力，使他忙于内部探索和无意识过程，此时，你可以忽略并实际上打破这些珍贵的瞬间。就这样自己保持安静，仔细地观察其他人日常催眠反应的独特临床表现，这该是多好啊。要特别留意那个人眨眼是否变慢，或完全未眨眼。是否在某刻闭上了眼睛？身体不能保持完全地静止不动？也许四肢明显呈类僵状，定格成做某事的中间姿势（如锯术头被中断时的姿势）？

在心理治疗过程中，对这些瞬间和停顿的观察是特别重要的。当我们观察到患者正在进入这种内部聚焦状态时，我们有时也会定格在一句话的中间。我们认为我们在说的事情或许比不上让患者进入这种内部探索瞬间重要。有时，我们可以通过简单地说一些这样的话来助长这种内部探索：

就是这样，就像你刚才那样，继续。

接着来。

很有趣，是吗？

或许稍后你可以告诉我一些那种情况。

过一会儿，患者就会开始习惯这种不寻常的宽容和对他们内部探索瞬间的强化；停顿时间变得更长，并形成我们所称的治疗性催眠。这时，患者体验到越来越彻底的放松和舒适，并且随着他们对其催眠状态越来越认可，他们更愿意对意念动力信号进行回应。

④*反应的专注度*：这是最为有趣和有用的催眠标志。第二作者可以清楚地回忆起那个幸运的日子，当时他碰巧看到一连串三名患者分别在相连的数个小时都呈现出一种相似的两眼睁大的期待眼神，目不转睛地盯着他的眼

睛。他们还有一种沉思和轻微的困惑所带来的类似有趣的短暂微笑（或咯咯地笑）。就是那样！他突然意识到在过去的五年间，第一作者试图教他的是什么：反应的专注度！患者自己可能并没有意识到，在那个瞬间，他们在多么专注地看着第二作者，期待着指导。那便是诱导治疗性暗示或参考框架的最佳时刻！那便是诱导直接或间接催眠的最佳时刻！第二作者可以回忆起，在那个瞬间内面对每个患者都有相同的轻微不适感。当目光突然相遇时，患者不加掩饰的期待表情显示出一种令人惊讶并有点儿令人不安的开放性和脆弱性。在日常生活情境中，我们往往会移开视线，并把我们自己的注意力从这种微妙的瞬间移开。最多，在与孩子在一起或邂逅爱情时，我们会让自己短暂地享受那些片刻。在治疗中，这种创造性瞬间是弥足珍贵的"是定势"和正性移情的开端。当催眠治疗师提供尝试性的治疗性暗示时，他们允许自己对这些瞬间保持开放，并且或许会进入与患者同等的脆弱状态。关于反应专注度的识别和利用，更详细的练习将在第三章末尾呈现。

第 二 章
间接暗示形式

1. 直接和间接暗示

一个直接暗示，当我们认同它并有能力以一种自愿的方式实际执行它时，它便会对意识心理产生吸引力，并成功开启反应。如果有人直接暗示："请关上窗，"如果我有体力能做到，并且我认为它是一个好的提议，我就会关上它。如果意识心理有种类似的能力，可以用一种欣然同意和自愿的方式执行各种各样的心理暗示，那么心理治疗就成了一件过于简单的事情。治疗师只需暗示患者放弃这样那样的恐惧或忧愁，就没事了。

显然，这是不现实的。心理问题的存在，恰恰是因为意识心理不知道如何把心理体验和反应变化开启到个体所希望的程度。在很多这样的情况下，患者有一些可以达到理想反应模式的能力，但它们只能在无意识过程的帮助下得以实现，而这个过程是在不随意（非自主）层面上发生的。例如，我们可以有意识地努力去回忆一个被遗忘的名字，但是，如果我们还是想不起来，我们就会在片刻徒劳的努力之后停止这种尝试。五分钟之后，这个名字可能突然从我们的脑海中蹦出来。这是怎么回事？很明显，一种搜索在意识层面被开启，但它只能靠一个无意识进程来完成，甚至在意识心理放弃它的努力之后，这个进程还在由它自己持续进行。斯腾伯格（1975）的实验数据支持这样一个观点：即使在意识心理转到别的事情上之后，无意识搜索还是会以大约每秒30条的速度继续进行。

间接暗示形式便是在无意识层面上开启和助长这种搜索的方式。当发现意识心理不能执行直接暗示时，那么我们可以做一种治疗性的努力，通过间接暗示开启一个找寻解决方案的无意识搜索。直接暗示强调保持控制，它天真地认为，患者只是被动地做治疗师所要求做的所有事情。但是，在我们对间接暗示的应用中，我们了解到被暗示的反应实际上是在患者内心综合而成的一种主观反应。它是一种主观反应，它利用了患者独特的生活经验和知识储存。暗示的精髓不在于治疗师所说的话，而是患者对治疗师的话所做出的反应。在催眠治疗中，治疗师的话在患者内心引起一系列复杂的内部反应，这些内部反应是"暗示"的基础。间接暗示并不是告诉患者去做什么；相反，它在一个自发的层面上，在不真的引起意识努力对它自己进行指导的情况下，探索和助长患者反应系统可以做的事情。

间接暗示形式是助长个体体验新反应的可能性的语义环境。它们自动唤起我们内心深处不依赖于我们意识意愿的无意识探索和无意识进程。

在这一章，我们将讨论大量在助长催眠反应方面具有实用价值的间接暗示形式。这些间接形式，多数与日常生活中的用法有共同之处。实际上，这正是第一作者在寻找助长催眠工作更有效的手段时，所常常意识到的它们的价值所在。

因为我们已经从理论角度讨论了这些间接暗示形式的一大部分（Erickson and Rossi, 1976; Erickson, Rossi, and Rossi, 1976），在这一章，我们的重点将放在它们的治疗性应用上。读者将看到，这些间接形式大多数彼此联系紧密，几种形式可用在同一个短语或句子中，有时难以把它们彼此区分开来。正因为如此，它可能有助于读者意识到，正在随这个内容呈现的是一种"态度"或"方式"，而不是一种实现确定和可预测结果的"技术"。*间接暗示形式最有用*

的是探索潜能和助长患者的自然反应趋势，而不是对反应的有力控制。

2. 散布其间方式

与他对暗示实践最重要的贡献"非重复性技术"（nonrepetition）一起，第一作者曾经描述过*散布其间方式*（interspersal）（Erickson, 1966; Erickson and Rossi, 1976）[*]。在更老一些、更传统一些的直接暗示形式中，催眠治疗师常常喋喋不休，一遍又一遍地重复相同的暗示。这种努力似乎是在指导着把一个准备好的观念编排或深深铭刻到被试大脑中。但是，随着现代精神动力心理学的出现，我们认识到心理是一种持续发展和变化的状态，创造性反应便存在于这种持续发展的过程中。虽然直接编排可以明显地影响反应（例如，刻意重复的自我暗示、广告），但它不能帮助我们探索和助长患者独特的潜能。另一方面，散布其间方式是一种适于提供暗示的手段，它采用某种方式，使得患者的无意识以它自己独特的方式去利用它们。

散布其间方式可在很多层面上实施。我们可以在一个简单句中点缀一个单一的可以促发患者联想的词语。

你可以如你所愿地自由地描述那些感觉。

这个点缀性的单词"*自由地*"，它自动地将一种具有积极作用的自由与患者可能已经压抑下去的感觉相联结。借此它可以帮助患者释放那些他们真的想要揭示的感觉。但是，每个患者的个性仍然受到了尊重，因为他认为自己有自由选择权。第一作者（Erickson, 1966）曾经举例说明完整的治疗性晤谈如何在不经正式催眠诱导的情况下，经由点缀性的词语和概念来暗示舒适，利用患者自己的参考框架，达到减轻痛苦的目的。本书中的案例1将对这种

---

[*] 那是 1976 年 7 月 2 日晚，在第七届国际催眠术大会上，74 岁的第一作者被授予本杰明·富兰克林金质奖章，以表彰他对催眠工作的创新性贡献，当时他与安妮丝蕾·米尔斯、戈登·安布罗斯以及其他人的交谈中提到上述技术。

方式给出其他清晰的说明。在接下来的章节中，我们将讨论和阐释作为散布其间方式的两个方面：*间接联结聚焦*（indirect associative focusing）和*间接意念动力聚焦*（indirect ideodynamic focusing）。

2a. 间接联结聚焦

间接暗示的一种基本形式是在不用任何明显方式对患者进行指导的情况下引起相关话题。第一作者常常指出，让患者谈论他母亲的最简单的方法是谈论你自己的母亲或一般意义上的母亲。因此，一个自然的间接联结过程开始在患者内心启动，它似乎调动了关于他们母亲的自动联结。由于我们不直接询问关于患者母亲的事，这样，直接问询可能唤起的意识定势和习惯参考框架（包括心理防御）的常见限制便可以被绕过。班德勒和葛瑞德（1975）曾经把这个过程描述为一种转移派生现象——一个基本的语言学过程，主语和宾语借此在一种深层的（无意识的）结构层面上被自动地互换。

在治疗中，我们可以利用间接联结聚焦帮助患者觉察问题。例如，第一作者经常会点缀一些议论，或以一种看似随便交谈的方式讲许多故事和趣闻轶事。即使当时他的"故事"似乎无关，但它们都有一种他猜测可能与患者某方面问题有关的共同特性或"共同的聚焦性联结"。患者可能不知道这个治疗师为什么在这个治疗小时里，进行这种有趣但似乎又毫不相干的谈话。但是，如果这种共同的聚焦性联结确实是与他们问题相关的一个方面，患者将频频发现他们自己在用一种令人惊讶的揭露性方式谈论它。如果治疗师猜错了，也没什么损失。患者将只是不会谈论这种聚焦性联结，因为在患者自己的联结过程中，没有什么特别的认识和影响可以把它提升到语言层面。

散布其间方式最主要的价值，在于治疗师可以在某种程度上避免把他们自己的理论观点和先入之见强加到他们的患者身上。如果聚焦性联结对患者有用，他们自己的无意识探索和评估过程将会允许他们把它看作他们问题的一个方面，并以他们自己的方式利用它找到他们自己的解决方案。这种间接联结聚焦帮助患者认识和解决心理动力问题的例子，将在本书的很多案例说明（例如，案例5中的"症状反应的一般方式"）中得以呈现。

2b. 间接意念动力聚焦

最早的催眠反应性学说之一是由伯恩海姆（1895）阐述的，他把它描述为"*一种把接收到的意念转换为行动的特殊能力*"。例如，他认为在类僵的催眠体验中，"*有一种意念动力反射兴奋性的提升，它影响着意识不曾知晓的、从想法到动作的无意识转换。在感觉到幻觉的催眠体验中，他猜测感觉的记忆［是］伴随意念感觉反射兴奋性的提升而复苏的，这种兴奋性影响着从想法到感觉或到一种感觉意象的无意识转换*"。这种意念动力反应的观点（意念可以不依赖于意识意向而转换为一种动作、感觉、知觉、情绪等方面的真实体验）至今仍然是成立的。我们催眠暗示的"利用理论"强调，"暗示是一个以超出患者平常自我控制范围的方式，唤起和利用其自身心理过程的过程（Erickson and Rossi, 1976）。"

意念动力过程可以用散布其间方式引发，它利用了上一节所描述的间接联结聚焦。例如，当第一作者向专业团体介绍催眠现象时，他经常点缀一些有趣的案例，并讲一些关于手的漂浮和幻觉感的"故事"。这些生动有趣的事例，在观众没有觉察的情况下，在其内心开启了自然的意念动力过程和意念动力反应。于是，当他需要从观众中寻找志愿者来示范催眠反应时，经过在他们内心已经以一种自动方式在无意识层面上发生的意念动力过程，他们已经处于反应的"蓄势待发"状态，这些无法辨识的意念动力过程常常可以借助电子仪器测量到（Prokasy and Raskin, 1973）。

以类似方式，当遇到有"阻抗"的被试时，我们安排一个或多个我们要进行诱导的好催眠被试围绕着他。当这个有阻抗的被试在听那些暗示并观察其他人的反应时，一种间接意念动力反应会在他内心自动发生。很快，他就会惊讶地发现这些"催眠性氛围"如何影响到了他，因此，他变得比以前更加敏感一些。

在本书的案例中将对散布其间间接意念动力暗示这个过程提供很多清晰的阐释。例如，在我们的第一个案例中，第一作者谈到了他的朋友约翰，他像这个患者一样，脚上有种幻肢疼痛：

约翰很了不起。我与他讨论在你木制的脚、你木制的膝盖上产生良好感觉的重要性……在木制的脚、木制的膝盖、木制的腿上产生良好感觉的重要性。感觉它变得温暖、凉爽、平静……你可以产生一种*幻觉性的快乐。*

甚至在不经正式催眠诱导的情况下，在大量关于其他人如何学着体验虚幻的快乐而非疼痛的趣闻轶事和故事的背景之中，点缀一些类似上面所提到的开始自动开启无意识搜索和无意识进程的间接意念动力性暗示，就会导致*幻觉性疼痛的减轻。*

3. 利用意念动力过程的事实陈述

意念动力聚焦的基本要素是事实陈述：一种关于患者反应事实的简单描述，这种反应由于他已经如此经常地体验过，所以他无法否认。在我们的多数案例描述中，读者会发现第一作者常常谈论某种心理生理学过程或心理机制，好像他只是在向患者描述客观事实。其实，联结和习得性模式是早已存在于患者内心的生活经验，而当这些口头描述把意念动力反应从那些联结和模式中断开时，它们可以起到间接暗示的作用。当我们忙于日常交谈时，这种"一般现实定向"（Shor, 1959）在相应的检查中常常保持这些主观反应。但是，当催眠中注意力被固定和聚焦时，使得患者某些习惯心理定势的限制被削弱，下列事实陈述可以实际激活对被暗示反应产生的刻板的、具体的体验，那些反应在书中以*斜体字*印刷。

3a. 意念动力过程

多数人可以体验到一只手好像比另一只手轻。

每个人都有过在没觉察到的情况下点头表达"是"或摇头表达"不"的体验。

当我们疲倦时，我们的眼睛会眨得慢一些，并且有时会在我们没有完全意识到的情况下闭上。

有时，当我们放松或进入睡眠时，某处的肌肉会抽动，所以，我们的胳膊和腿会做出一种轻微的不随意动作（Overlade，1976）。

3b. 意念感觉过程

你已经知道怎样去体验一种像阳光照在你皮肤上那种温暖的愉快感觉。

大多数人喜欢清新凉爽的微风。

有的人可以如此逼真地想象他们最喜欢的东西，如同他们真的尝到了一样。

咸味和海洋微风淡淡的味道让大多数人感觉欣喜宜人。

3c. 意念情感过程

有些人在他们承认某些关于他们自己的感情时，很容易会脸红。

当有人给我们造成一种愚蠢的感觉时，我们很容易感到愤怒和仇恨。当我们回忆起实在太痛苦的记忆时，我们常常会皱眉。

我们大多数人会尽量避免可能带来眼泪的思考和回忆，但它们常常与最重要的事情有关。

我们都喜欢注意某个人独自思考时的微笑，并且我们常常会发现，我们自己在对他们的微笑报以微笑。

在构想这种意念感觉暗示过程中，只要有可能，包含一个反应的标志（脸红、皱眉、流泪、微笑）还是很有帮助的，它可以给治疗师提供某些可能的反馈，让治疗师知道患者收到和执行的是什么。

3d. 意念认知过程

我们知道，当你睡觉时，你的无意识会做梦。

你醒来时，你又会很容易忘记那个梦。

有时你会记住你感兴趣的那个梦的某个重要部分。

有时，我们可能知道一个名字，它就在我们的舌尖上，但就是不能说出这个名字是什么。

4. 利用时间的事实陈述

在催眠治疗工作中，利用时间的事实陈述非常重要，因为催眠反应的完成常常会有时间延迟。导致催眠性反应的这段无意识探索和无意识过程，对于不同的患者，需要不同的持续时间。通常最好由患者自己的无意识来决定某种反应所需要的适宜时间长度。

迟早你的手将会抬起来（眼睛闭上，或诸如此类的）。

一旦你的身体系统准备好让它离开，你的头疼（或诸如此类的）就可以马上离开。

一旦你的无意识知道你可以用一种更具建设性的方式处理（如此这般）问题，你的症状马上就可以消失。

5. 不知道，不做

事实陈述是用意识心理能够接受的积极方式诱发催眠的一种极好的手段，有效的催眠性体验都会与无意识过程有关联。催眠性治疗的一个基本方面是安排暗示情境，以便建设性心理过程在其自身发生中得以体验，而无须患者努力推动和指导。像多数典型的催眠体验那样，当一个人放松时，在生理方面，副交感神经系统使个体倾向于*不做*，不去做任何想做什么的主动努力。同样，当我们放松并交由无意识接管时，我们常常会感觉很舒服，并且根本"*不知道*"无意识如何执行它的活动。"不知道"和"不做"等同于无意识的或自动的反应，这也是催眠体验的本质。所以，一种不知道和不做的态度非常有助于促进催眠反应。这在催眠诱导的开始阶段是特别可靠的，这时下列暗示可能是适宜的。

你不必讲话、不必移动或做任何形式的努力。你甚至不必保持眼睛睁着。

你不必那么费心地听我说话，因为你的无意识可以听到并由它自己做出反应。

人们可以睡觉并且不知道他们在睡觉。

他们可以做梦并且不记得做过的梦。

你根本不知道他们的眼皮什么时候会完全由它们自己闭上。

你可能不知道哪只手恰巧会先抬起来。

这些例子非常清楚地阐释了我们的间接催眠形式是如何不同于直接方式

的，后者一般开始于，"现在密切注意我的声音，并准确地按我所说的去做。"直接方式聚集意识注意，它倾向于引起来自患者有意识的合作。在敏感催眠被试身上开启某些种类的敏感反应，这种方式是有一定价值的，但对于一般的患者，直接方式可能会把意识过程激活到无意识被抑制而非增强的程度。

当我们希望在探寻最佳治疗性反应形式过程中唤起患者自己的个性时，"不知道"和"不做"在催眠工作中具有特殊的价值。

你真的不知道，究竟你的无意识会怎样帮助你解决那个问题。但当答案真的冒出来时，你的意识心理可以悦纳它。

你的意识心理肯定有很多问题，但它不见得知道，何时你的无意识将让你放弃那种不良习惯。你不知道它会更迟一些，还是会更早一些。你不知道它将是突然发生，还是慢慢地、逐渐发生。但你可以学会尊重你自己自然的做事方式。

6. 开放式暗示

治疗师以及患者并不总是知道表达他们自己创造性过程的最好方式是什么。人类的天性和潜能非常复杂，我们甚至会认为它自以为是地假定，任何人都有可能提前知道，究竟什么才是最具创造性的方式，让我们达到不断超越自我的新境界。的确，对适应不良的一种解释是，其实我们常常把旧的观点和解决方案强加到它们已不再适合的变化了的生活环境中（Rossi, 1972）。开放式暗示便是处理这种问题的一种手段。开放式暗示允许我们探索和利用所有最适合于患者的反应可能性。它可以应用于意识层面，也可以应用于无意识层面。当患者清醒并有意识地指导自己的反应时，开放式暗示允许自我决定。当患者在催眠中时，开放式暗示允许无意识选择最适合的手段执行治疗性反应。

就像我们已经看到的，"不知道"和"不做"自然地导向开放式暗示。以下是进一步的阐述。

我们都有我们所不知道的潜能，而且我们通常也不知道它们会如何表达。

你的大脑可以回顾很多与那个问题有关的感觉、记忆和想法，但你仍然不知道哪个对你现在正在处理的问题最有帮助。

当你无意识选择最适合处理那个问题的手段时，你可以发现自己可以在过去、现在或将来自在地漫游。

他不知道他正在学些什么，但他确实在学习。让我告诉你，"你学这个或者你学那个！"则有些不合适。让他以任何他所希望的方式去学习任何他想学的东西。

当给予大量表面的自由去探索和表达患者自己的个性时，这种开放式暗示携带一个强有力的隐含式暗示：治疗性反应即将发生。

7. 涵盖一类反应的所有可能性

既然开放式暗示允许治疗性反应的表达有尽可能广的回旋余地，当治疗师希望把患者的反应聚集在一个特定的方向上时，涵盖一类反应所有可能性的暗示便更显示出其价值。例如，在开始催眠时，下列表达可能是适宜的。

很快你就会发现一个手指或一个拇指会动一下，或许是它自己在动。它可以向上或向下动，向一边或向下压。它可以或慢、或快，或者根本就不动。真正重要的事情是，去全身心地体验慢慢涌现出的所有感觉。

手指动作的所有可能性已经全被涵盖了，包括根本不动在内。这个暗示便是这种万无一失的暗示。无论什么感觉发生，患者都是成功的。当经由聚焦注意力而开始催眠时，治疗师只是在探索患者最初的反应性。

当患者已经体验到治疗性催眠，并且已经准备好去处理某个问题时，就完全可以应用同样的方式。

不久你会发现，通过更多或更少地吃一些你可以享受的健康食品，体重问题正在得到处理。当你了解了关于你自己真正重要的事情时，一段时间之内，你可以先增加体重、或减轻体重、或维持相同的体重。

在这两个例子中，我们可以注意到，我们正在如何利用位于句末（用*斜体字*表示，第二个例子的后置定语从句翻译成汉语时在句中）的一个有趣的想法，从反应的重要领域中，分散患者的意识心理，这样无意识便有更多机会来决定哪种反应可能性（不用斜体字）可被表达出来。这与传统催眠术同时聚焦和分散注意力的观点是一致的。

8. 可以助长新反应可能性的问题

最近的研究（Steinberg, 1975）表明，当被提问时，人类的大脑会持续地在无意识层面，在它整个记忆系统中进行全程搜索，甚至会持续到它已经找到一个意识心理层面似乎满意的答案之后。这种无意识搜索和心理过程在一个自动层面上的激活，是我们这种间接方式产生作用的本质，它利用患者未知的潜能唤起催眠现象和治疗性反应。

这个无意识搜索和自动的信息处理过程，在很多日常生活现象中是显而易见的。就像俗话所说的"早晨比晚上聪明。"我们心里揣着一个问题睡了一觉之后，我们发现解决方案更容易在早晨出现。显然，在意识心理处于休息状态时，无意识搜索和问题解决过程一直在发生。这表明，梦可以是一个心理的实验剧场，在那里，问题可以得到解答，各种可能的新生活方式得以合成（Ross, 1971—1973）。

老师向学生提出一系列有针对性问题的这种苏格拉底式教育方式，就是一个经典例证，它利用问题来当作心理过程的引子。事实上，我们可能不知道，如果没有把问题当作助长内部探究过程吊胃口的句法形式加以发展和利用，意识能否进化到它目前的水平。在这一节，我们将阐述问题如何能够聚焦注意力和暗示，并增加新反应的可能性。

8a. 问题聚集联结

关于问题何以能够聚焦内部体验的不同方面，一个有趣的观点来自对催眠被试主观报告的研究（Barber, Dalal, and Calverley, 1968）。当被问道，"你是否体验到与清醒状态基本上*相似*的催眠状态？"大多数被试（83%）给出肯定的回答。另一方面，当被问道，"你是否体验到与清醒状态根本*不同*的催眠状态？"72% 的被试给出了肯定的回答。我们可以把这些明显矛盾的反应当作患者催眠体验报告不可靠的一个标志。从另一个角度来说，无论怎样，我们可以知道这种问题如何把患者聚焦到其体验的不同方面。第一个问题，把他们的注意力聚焦到清醒和催眠状态间的相似之处；第二个问题则聚焦于不同之处。这两个问题都可以在被试内部体验的不同方面开启有效的反应；两者并不矛盾。

在催眠治疗中，它常常有助于帮助患者区分他们内心世界的不同方面，或者从明显不同的体验中找出其共同之处。治疗师可以精心设计像上面那样可以助长这个过程的问题。

8b. 催眠诱导中的问题

当问题不能被意识心理回答时，它们便成了一种特别有用的间接暗示形式。这种问题激活无意识过程，并开启自动反应，这也是催眠反应的本质。下面是一些实例，说明一连串问题是如何经由两种不同的诱导方式——视觉固着和手的漂浮，被用于开启和加深催眠的。在每个实例中，开始的几个问题可以经由有意地选择所指导的应答性反应进行回答。接下来的几个问题既可经由意识意向又可经由无意识选择进行回答。最后的几个问题只能在一个无意识或自动的反应层面上进行回答。这一连串问题不能以固定和僵化的方式被使用，而必须结合和利用患者正在发生的反应。可以这样认为，患者不必以一种传统的语言方式对这些问题做出反应，但要用被暗示的应答性反应。患者通常并不知道一种非常重要而微妙的变化正在发生。他们不再只是以一种社交方式带着他们特有的防御在进行着言语上的互动。它们被强烈聚焦到他们自己关于他们将如何进行反应的疑惑中。这意味着，在他们的意识想法（它的控制感）和他们表面上对治疗师问题所做出的自发反应之间有一种解离。他们表面上行为反应的自发性，通常被认为是"催眠性的"。这样，更加自发和无意识地测定治疗性反应的舞台便被搭建了起来。

视觉固着

1．你想找一个可以舒服地盯着看的点吗？

2．当你持续地盯着那个点看了一会儿，你的眼皮想要眨动吗？

3．两个眼皮将要眨动着合到一起还是分开？

4．是慢还是快？

5．它们将立刻完全闭上，还是任由它们自己在震颤？

6．当你感觉越来越舒服时，眼睛将闭得越来越紧吗？

7．非常好。当你像你进入睡眠那样，舒服感加深时，眼睛现在会保持闭着吗？

8．那种舒服感会持续得越来越深，甚至让你都不愿再试图睁开眼睛了吗？

9．或者你想要试着发现你不能这样吗？

10．因为你的无意识想要做梦，你会多么快地完全忘掉它们？（当患者闭上眼睛跟随他们内心梦境的变化时，治疗师可以观察到轻微的眼球转动。）

这一连串问题，从一个需要患者意识方面的选择权和意志力参与的问题开始，到一个只需由无意识过程执行的问题结束。这种方式的一个重要特征是：它是万无一失的，因为任何失败的反应都可作为对问题有效而有意义的一种反应被接受。另一个重要特征是：每个问题都暗示一种*可观察的*

反应，它可以为治疗师提供重要信息，表明这个患者在多么好地跟随暗示。这些可观察的反应也与催眠体验重要的内部方面相联结，并且可被当作它们的*指示器*。

如果出现反应不充分的现象，治疗师可以用几个别的问题在同一个层面上继续问，直到再次出现应答性反应为止，或者治疗师可以针对探索所有不寻常的反应模式或者他们可能有的麻烦等方面向患者询问他们的内心体验。例如，对有些患者来说，在被暗示眼睛将保持闭着之后，偶然睁开眼睛，也并不罕见。这似乎是某些患者在未意识到的情况下所使用的一种自动检查措施。它并不影响治疗性催眠工作。这种问题设计便给了每个患者自己的个性一个机会，去用一种有治疗作用的建设性方式进行反应。这些特点也出现在我们现在将要举例说明的手的漂浮这种方式中。

手的漂浮

1. 你能感觉舒服地把双手轻轻地停放在你的腿上吗？［治疗师进行示范］非常好，不让它们彼此接触。

2. 你能让那些手非常轻地停在那里，使你的手指刚好勉强地触到你的大腿吗？

3. 非常好。当它们非常轻地停在那里时，你是否注意到每当你呼吸时，它们往往会怎样完全自发地抬起来一点？

4. 当你的身体越来越放松时，它们是否由它们自己，开始更轻更容易地抬起来？

5. 当那些在发生时，是否一只手或另一只或者可能两只手会继续地抬得更高？

6. 那只手会停在上面，并且一点一点地，完全由它们自己，抬得越来越高吗？另一只手是想向上赶上它，还是它将会在你的大腿上放松？

7. 非常好。当这只手继续向你脸的方向运动时，那只手是带着这些轻微的抽动性动作继续向上抬，还是这种向上抬起的动作变得越来越平稳？

8. 当它带着深深的舒服感靠近你的脸时，它是越来越快还是越来越慢？在它最终触到你的脸之前，它是否需要停顿一下，这样你会知道你将进入到催眠中？并且，在你的无意识真正让你进入更深的催眠状态之前，它将不会触到，是吗？

9. 随着你真正地放松，并体验到自己越来越深地进入催眠状态，当那只手触到你的脸时，你的身体会自动地做一个深呼吸吗？

10. 非常好。当那只手慢慢地完全由它自己，返回到你的膝盖时，你会劳神去注意这种更深的舒适感吗？到那只手逐渐停下来时，你的无意识会进入到梦境中吗？

8c. 问题助长治疗的反应性

问题可以与"不知道"及开放式暗示相结合，助长多种模式的反应性。

什么是减重的有效手段？它会是因为你只是忘记吃饭和没有什么耐心吃难以消化的食物，因为它们妨碍了你做更多有趣的事情吗？无论出于什么原因，某些增加体重的食物将不会再吸引到你了吗？你能从新的食物以及准备和吃它们时的新方式中发现乐趣，以便你惊讶地发现你能够减重，因为你真的没有错失什么吗？

这一连串问题中的最后一个问题是一种说明，它阐释了复合问句怎样可以由*和*和*以便*组合起来，以助长所有对患者来说最为自然的趋势。

复合问句的多义性和"暗示"效应早已得到法学研究的确认。因此，法庭禁止律师使用复合问句盘问他们的证人。在激烈辩论的案例中，法官或对方律师会经常提出对复合问句的抗议，通过复合问句，一个缺德律师可以迷惑一个不警惕的证人，甚至会把他诱入陷阱。在我们对复合问句的临床应用中，其特有的多义性对于弱化患者的习得性限制非常有用，这样被试可体验到许多新的可能性。

现在我们将对复合暗示进行更为详尽的研究。

9. 复合暗示

从我们前面的阐述中，我们已经看到，两个或多个暗示可以如何结合起来相互支持。在这一小节，我们将更为详尽地研究各种已被发现在催眠治疗工作中很有价值的复合暗示。在最简单的层次上，复合暗示由两个句子用一个语法上的连接词结合到一起，或者用一个使它们形成紧密联结的短停顿构成。传统语法把连接词概括地分为*并列连词*和*从属连词*。并列连词，像"和"（and）、"但是"（but）和"或者"（or），连接逻辑上并列或等级上相同的陈述句；从属连词，像"经过"（though）、"如果"（if）"那么"（so）、"在…之后"（after）、"因为"（because）、"既然"（since）和"直到"（until），把一个语句与作为其附加的或从属的另一个语句连接起来。语言上连接和分离的表达，明显与数学和逻辑学中的相似过程是一致的，也与心理联结和解离的心理过程是一致的，后者便是催眠治疗的本质。符号逻辑学的创始人之一，乔治·布尔（1815—1864）认为他是在用他的等式阐释思维定律。但是，今天我们知道，当逻辑学、自然语言和心理过程共享某些耐人寻味的联系时，它们之间没有可以完全对应的方法。当一个逻辑学或数学系统被完整地定义时，*自然语言和心理过程永远处于一种创造性的自由连接转换状态之中*。原则上，没有任何逻辑的或语言的公式或方法能够完全地决定和控制心理过程。所以，如果我们想要用我们的间接暗示形式，去找到一种完全确定的方式，可以操纵心理过程并控制反应，那一定是我们自欺欺人。但是，我们可以利用它们来探索和助长患者内在的反应潜能。在这一小节，我们将详细说明在催眠治疗中特别有用的五类复合暗示：(a)"是定势"和强化；(b)条件性暗示和联结网络；(c)对立面并列；(d)否定；以及(e)震惊、惊讶和创造性瞬间。间接暗示的其他形式，例如隐含式暗示、制约和双重制约，因其过于复杂，将在不同的章节进行讨论。

9a. "是定势"和强化

有一种基本的复合语句形式被广泛应用于日常生活中，它是一种在确定明显的有益想法与可能的合意暗示之间的简单连接。

天气这么好，我们游泳去吧。

这是个假日，那么我们为什么不做我们想做的呢？

你做得很好，并且可以继续。

在上面的每个句子中，一个开头的积极联想（"好天气""假日""做得很好"）引出一种"是定势"，它助长对跟随其后的暗示的接受性。此前，我们了解过事实陈述如何成为开启"是定势"助长暗示的另一种手段。

当一种事实陈述或积极的激励性联想**跟随**在一个暗示之后时，我们有办法强化它。于是就有：

咱们游泳去吧，今天天气真好。

9b. 条件性暗示和联结网络

当我们把暗示与一个持续进行或不可避免的反应模式绑定在一起时，便形成一个有用的复合语句。当它与熟悉的反应相联结时，对患者来说接受起来可能有些困难的催眠性暗示就会变得更容易些。催眠性暗示"搭便车"在那些自然或自发的正好在患者正常反应模式之内的反应上。条件性暗示在下面的例子中以*斜体字*表示。

随着你所做的每一次呼吸，你可以觉察到你身体的自然节奏和不断发展的舒适感。

当你继续坐在这里时，你会发现你自己越来越放松，越来越舒服。

当你的手向下落时，你会发现你自己正在舒服地回到那个问题发生时的时间。

当你在心里回顾那个问题的来源时，你的无意识可以发展出一些尝试性地处理它的方法。

当你的意识心理觉察到一种似乎可信并值得一试的解决方案时，你的手指可以自动地抬起来。

当你觉得已经准备好来谈论它时，你会发现你自己，会带着对你已经有能力做好工作的欣赏，逐渐醒过来，感觉精神恢复，意识清醒。

从最后的四个例句中可以看出，条件性暗示可以绑定进联结网络中，这样可以为开启和执行治疗性反应模式形成一种系统性的相互支持和推动力。从更广泛的观点来说，整个治疗晤谈——甚至，全部的治疗过程——都可被认为是一系列条件性反应，其中每一个成功的治疗步骤都是从其前一个条件性反应中演化来的。哈利（1974）曾提供过大量第一作者阐述这一过程的临床案例。

9c. 对立面并列

复合暗示的另一种间接形式被我们描述为对立面平衡或并列。对立系统之间的平衡，是进化成我们神经系统结构的一个基本生理过程（Kinsbourne, 1974）。大多数生理系统可以概念化为一个自我平衡的过程，它可以防止整个系统偏离最佳运行状态，并为系统提供所需的一个相对狭小的波动范围。为了解释某些催眠现象，有人认为，在各种对立系统中都存在对立的选择性，例如交感和副交感系统，左右脑半球，皮层与皮层下过程，第一和第二信号系统等（Platonov, 1959）。

这种对立过程的平衡或并列，在心理和社会层面也是显而易见的。有紧张和放松、兴奋和抑制、意识和无意识、欲望和理性、命题和反命题。对这种对立过程的动力学认识和理解，在任何形式的心理治疗中都具有极大的意义。在这一小节，我们仅提供几个例子，说明我们可以怎样通过语言暗示来平衡对立过程。例如，在催眠诱导过程中，我们可以做如下表达：

当拳头握得更紧、更密实时，你身体的其他部分放松。当你的右手抬起时，你的左手向下落。

当那只胳膊感觉越来越轻并抬起来时，你的眼皮会感觉越来越沉、越来

越低，直到完全闭上。

治疗师可以构建相似的暗示来表达在感觉、知觉、情感和认知领域中几乎所有对立过程。

当你的额头变得更凉爽时，你的手会变得更热。

当你的下巴变得越来越麻木而无觉知时，留意你的左手怎样变得越来越敏感。

你可以在想不起是什么引起了那些感觉的情况下，体验到与你 X 岁时所发生事情有关的所有感觉。

当你下次睁开眼时，你会在感觉不到那时你所具有的感觉的情况下，对那件事情的全部有一种异常清晰的记忆。

当你回顾那件事情时，你可以马上体验到对于整个事情在认知和感觉上的一种适当的平衡。

从最后三个例句中可以看到，在对立系统的这两个方面被一起放到一个更为适合的整合层面上之前，可以首先用一个解离过程来帮助患者非常彻底地分别体验它们。

9d. 否定

与对立面并列密切相关的是第一作者对卸载否定或阻抗的重要性的强调，那些否定和阻抗是患者在跟随一系列暗示时随时都可能产生的。在日常生活中，我们可以了解到，那些习惯于否定和阻抗的人通常是怎样的，他们往往都有一段他们无法承受的被欺骗的感情经历。正因为如此，他们现在想"随它去吧！"他们抗拒过分指导，并经常做一些与他们所认为的他人想让他们做的事情相对立的事。当然，这种对抗的趋势实际上是对他们早年经历的一种有益补偿。人的本性似乎想让我们成为独特的，并且许多人相信，人的文化和心理发展历史，对于自由的、无拘无束的、真实的自我表达，一直力图达到愈来愈包容的程度。

在试验性研究中，心理学家已经发展出反应性抑制的概念来解释相似的反应现象（Woodworth and Schlosberg, 1954）。在重复某些任务之后（走迷宫、解决一个性质相似的问题），无论是老鼠还是人，似乎都越来越不愿意继续重复，而更容易接受一个替代性的路径和其他行为模式。这种抑制显然具有一种自适应功能，它可以阻止以前的行为，以利于反应的出现带来新的可能性。

在第一作者与患者的实际工作中，他已经探索出各种手段，用以处理和实际利用这种抑制或对抗的趋势。他认为治疗师用言语简单地表达出这个否定，这常常起到一种避雷针的作用，它可以自动卸载患者内心已经建立起来的尚不严重的抑制和阻抗。于是他会用以下这些短语来表述：

你可以的，不是吗？

你可以小心地尝试，不是吗？

你不能阻止它，是吗？

你会的，不是吗？

你做到了，不是吗？

为什么不让那个发生？

研究已经证明了这种肯定和否定紧密并列的另一个用处。人们发现，理解一个否定句比理解一个肯定句要难30%（Donaldson, 1959）。因此否定的使用可以引起困惑，这往往会弱化患者受限的意识定势，这样可以开启内部工作。

否定的应用也与另一种间接形式有关——"不知道"和"不做"。这种否定的应用可以非常有效地、不经意地插入到条件暗示中，比如下面对连接词"除非（until）"的利用。

你不必进入催眠，除非你真的准备好了。

你不会真的做个深呼吸，除非那只手触到你的脸。

你不见得会知道你在催眠中会是多么地舒服，除非那只胳膊慢慢地下落，完全落下，停在你的大腿上。

你真的不必去做 [治疗性反应]，除非 [在患者不久之将来的必然反应]。

你不会去做，除非你的无意识已经准备好了。

后面否定的应用，实际上是一种意识－无意识双重制约形式，我们在后面的章节中会进行讨论。

9e. 震惊、惊讶和创造性瞬间

复合暗示最有趣的形式，在一种震惊突袭患者习惯心理框架时得到了说明，在这种突袭之下，他们平常的心理定势被弱化，并且在他们的意识心理出现一个短暂的裂缝，可以被一个适当的暗示填充（Rossi, 1973; Erickson and Rossi, 1976）。这种震惊打开了一个可能的创造性瞬间，让患者的无意识忙于一种内部搜索，去寻找答案或可以恢复心理平衡的想法。如果患者自己的无意识过程没有提供出答案，治疗师便有机会插入一个可以起到相同作用的暗示。

震惊和惊讶有时可以自动地促成通常不在随意控制之下的反应。在谈话中的某个微妙时刻，当无意识情绪过程被触及时，有人有时会不由自主地脸红。如果那人在这样一个无防备的瞬间并不脸红，你可以通过时不时简单地问"你为什么脸红"，促成一个脸红的反应。这个*问题*——作为在观众习惯心理框架刚开始熔化这个"敏感"（潜在的创造性）瞬间所给予的一种间接暗示形式——很容易唤起被暗示的自发过程。

日常生活中，一个很大的噪音会让我们吓一跳，使我们愣在那里，暂时抑制了身体的所有动作；我们被扔进了一种瞬间催眠中，因为无意识高速运转，在寻找一种方法弄明白正在发生的是什么。答案可能是汽车引擎回火的闪爆声，这时我们就放松下来了。但是，如果就在那个时刻，有人大声喊叫，"炸弹！"我们几乎肯定会畏缩不前，惊慌失措地环顾四周，或者趴到地上保护我们自己。日常生活中很少出现这种意外冲击的戏剧性例子，一旦出现，它会让人惊恐、惊讶并或许导致"发愣"，回过神来时，我们不得不再次回顾或再次察看，弄明白实际上正在发生的是什么。我们可以推想，粗话其实是一种震惊形式，在大多数文化中它已经发展到让听者震惊的程度，这样他们会对正在说的话更在意，并且会更容易受到它的影响。

如果人们因习得性限制而出现问题，某种形式的心理冲击可以发挥治疗作用，它可以即刻弱化那些限制。于是他们可以经由在他们内心开启的自动的无意识搜索过程，重新评估他们的情境。在这种情况下，震惊、惊讶和创造性瞬间的过程是开放式的；患者自己的无意识过程提供浮现的所有重组或解决方案。如果没有满意的方案浮现，那么在这个短暂的裂缝期间，治疗师可以加入暗示，作为进一步的刺激，希望它们能够催化治疗性反应。

在治疗性对话中，瞬时冲击可经由*插*入使人震惊的话语、禁忌语和令人激动的事情而引发。像*性*、*秘密*、和*悄悄话*等话语可以瞬间吸引注意力，并且听者更容易接受。震惊之后的一个短暂的停顿，让一种内部探索得以发生。它后面可以跟随一种安慰或一个适当的暗示。

你的性生活

[停顿]

正是你需要了解和认识的事情。

私底下你想要什么

[停顿]

对你来说是最重要的。

你可以离婚

[停顿]

除非你们两个真的弄明白在这种关系中你们到底需要什么。

在这些例句的每一个句子中，斜体字表示的震惊开启一种内部搜索，它可以导致在停顿期间一种重要反应的出现。治疗师要学会辨识和评估对这种心理冲击所做出的非言语性身体反应。如果有迹象表明患者已经沉浸在内部搜索中，在患者涌现出任何被刺激到的事情之前，治疗师只需保持平静。如果没有任何迹象表明有来自患者的事情，治疗师可以用如上所述的一个安慰或暗示来终止这个停顿。震惊最有效的启动利用了患者自己的参考框架、禁忌和需要，达到对旧参考框架的一种突破，以便一种创造性的重组可以发生。

对这个问题的说明已经在别处发表过（Rossi, 1973b），其详细的临床实例将在本书的大量案例中呈现。

10. 隐含式暗示和隐含式指令

隐含式暗示是一种基本的语言－心理学形式，它为我们提供了间接暗示心理动力最清晰的模型。大多数心理治疗师赞同，治疗师说了什么并不重要，重要的是患者听到了什么。就是说，治疗师的语言只是起到一种刺激作用，它在患者内心引起许多一连串的个人联想。实际上，正是患者内心这些一连串的个人联想，在治疗过程中发挥了主要的媒介作用。当治疗师无心的评论对患者具有不良暗示时，这个过程便可能被中断，而当治疗师的言语带有唤起患者内在潜能的隐含式暗示时，它便可以得到极大的助长。

在日常生活以及心理治疗中，大量的沟通经由隐含式暗示，以一种多数情况下参与者未经有意的计划甚或不曾意识到的方式，得以实现。我们经常会在日常生活中目睹这种事情，例如，一个家庭妇女生她丈夫的气时，她会稍微大声地摔她的盘子，而当她感到高兴时，她只是轻声地对她自己哼哼。她可能并没意识到她在做什么，并且她丈夫可能并不总是能够清楚地知道他如何得到的信息，但他在某种程度上能感觉得到。身体语言和姿态（Birdwhistell, 1952, 1971; Scheflen, 1974）是沟通的非语言形式，它常常具有不同的隐含式暗示功能。在这种隐含式暗示中，信息并不是被直接阐明的，而是通过一种内部探索和推理过程被唤起的。这种内部探索牢牢抓住患者自己的无意识过程，所以说，对于浮现的反应，患者所发挥的作用不亚于治疗师。像所有其他间接暗示形式一样，我们利用隐含式暗示在心理治疗中很好地唤起和助长了患者自己的创造性过程。最简单的隐含式暗示可由"*如果…那么*"短语构成。

如果你坐下来，那么你就可以进入催眠。

现在如果你打开交叉的双腿，把手舒服地放在你的大腿上，那么你将准

备好进入催眠。

那些经由确实坐了下来，*打开交叉的双腿，把手舒服地放在腿上*，跟随这个暗示的患者，也是在接受"他们将进入催眠"这个隐含式暗示，尽管他们可能并没真正地意识到。

这种隐含式暗示的用处是什么？这种隐含式暗示理想地绕过意识心理并自动唤起渴望的无意识过程，它将用一种意识心理因其不知道怎么做而无法做到的方式，助长催眠诱导。我们可以让我们自己准备去睡觉，但意识心理却无法使它发生。因此，如果我们直接命令一个无经验的患者，"坐下并进入催眠，*"他或她很可能乖乖地坐下来，同时在礼貌地坚称，"但是我并没有进入催眠，而且我担心我不知道怎样进入。"由于*催眠性*暗示的本质是：反应是在自动或无意识层面上被执行，所以期待经由直接暗示让意识心理来执行它，那是徒劳的。当直接暗示取得成功时，它们一般都与催眠工作的准备情况有关，在同样意义上，刷牙并躺在床上是有意识有准备的行为，它为进入随后由无意识过程中介的睡眠打下基础。对于隐含式暗示和其他间接暗示形式，我们认为可以做更多的事情：我们正在努力唤起和助长这种无意识过程，它们将会产生所期望的反应。

随着我们对隐含式暗示过程的回顾，我们逐渐意识到我们所说的任何事情都有隐含式暗示。甚至最普通的对话都可被拿来分析，研究其中的隐含式暗示——说话者的话语如何能在听者心中引起各种各样的联想。在日常生活及心理治疗中，*隐含式暗示作为暗示，通常比直接说出的话更有效*。在公共场合的对话中，参与者常常受到约束，并且用比陈词滥调更空泛的联想进行回应。在比较私人性的相互交流中，如催眠治疗，参与者获准以他们更私人性或更特异性的联想进行回应。在这种私人性的交流中，有时我们会惊讶于我们所体验到的联想和感觉。当我们的意识心理以这种方式感到惊讶时，

---

* 读者可能会注意到，即便这种明显的直接暗示实际上也包含一种间接暗示形式：一个复合条件性暗示，"并进入催眠"是建立在"坐下"这个条件之上的。因此对于某些特别敏感或催眠经验丰富的被试，这种陈述可以助长一种有效的诱导。

说明治疗在助长我们以前从未意识到的个性化表达方面已经取得了成功。我们可以说，潜能已得到释放，或者更新维度的洞察和意识状态已被合成。

下面是一些应用隐含式暗示的例子，为的是在催眠期间用患者自己的内部现实加深他们的卷入。

现在，在这种状态中，你自己的记忆、想象和感觉对你来说是更重要的。

这个陈述，在给出关于记忆、想象和感觉一个似乎直接暗示的同时，也传递了一个重要的隐含式暗示：催眠状态不同于平常的清醒状态，并且在催眠状态，其他的一切事情都成了无关紧要的（外部的噪音、当前的情形、办公室的环境等。）

我们通常并不知道是在哪一刻入睡的，甚至有时并不知道我们睡着过。

这个陈述含有明显的隐含式暗示，它暗示人们缺乏对催眠意义方面的认识，缺乏对可以进一步弱化限制性意识心理定势的认识。这个隐含式暗示主要强调了接下来的独白，它建构了可以助长自发无意识反应的参考框架。

现在你知道，你整天在做着很多事情，却并未意识到它们。你的心脏就这样一直在跳动，而无须你的任何帮助或指导。就像你常常在未意识到的情况下进行呼吸一样。甚至当你走路时，你的双腿似乎是自己在移动，并将你带到你想去的任何地方。你的双手做了大多数你想让它们做的事情，而不用你告诉它们说：现在两手来做这个，两手来做那个。你的双手在自动地为你工作，通常你无须留意它们。甚至当你说话时，你自动地就说出来了，你不必有意识地注意每个单词怎样发音。甚至在不了解它的情况时你都可以说出来。甚至不经考虑，你就知道怎样自动地去做。同样，当你看或听时，或者当你触摸或感觉时，你无须意识到它们，它们都在自动地工作。它们由它们自己来工作，你不必注意。在你不去打扰它们的情况下，它们就这样照顾它们自己。

10a. 隐含式指令

与条件性暗示密切相关的一种特殊形式的隐含式暗示，就是我们所称的*隐含式指令*（Erickson and Rossi, 1976）。隐含式指令是一种间接暗示形式，其最常见的应用是在临床催眠术中（Cheek and LeCron, 1968），尽管它还未接受详细的心理学分析。如同其他间接暗示形式，由于人们对它在日常生活中价值的认识，它的应用已经得到了发展。隐含式指令有三个可以识别的部分：

1. 一种时间制约的导引；
2. 发生在患者内心的隐含式暗示；
3. 显示这个隐含式暗示已经完成的行为反应。

如下，

一旦

1. 时间制约导引

你的无意识触及了那个问题的根源，

2. 隐含式暗示开启一种发生在患者内心的无意识探索

你的手指可以抬起来。

3. 显示这个隐含式暗示何时已经完成的行为反应。

从这个例子中可以看到，隐含式指令是一种间接暗示形式，它开启内部探索和无意识过程，然后当一个治疗性反应完成时，让我们知道。当我们需要开启并助长一种广泛的内部探索以及当我们试图揭示症状形成的心理动力时，它特别有用。

其他特别适合于在催眠中开启无意识探索的间接暗示形式还有如下所示的隐含式指令：

当你找到一种放松和舒适的感觉时，你的眼睛会自己闭上。

在这个例子中，患者明显要在无意识层面进行探索，通常这会引发可被体验为舒适和放松的副交感神经系统反应。闭眼是与这种内部舒适感相关联的一种自然的反应，并因此起到一种意念信号的作用，表明这个内部过程已经发生。

随着那种舒适感的加深，当你的无意识检视这个问题的性质时，你的意识心理可以放松下来。并且当一个相关的有趣念头浮现到你的意识心理时，你的眼睛会因为你对它的仔细思考而睁开。

这个例子以第一次无意识探索为基础，为寻找探究问题的一般途径，开启另一次无意识探索。

从这些例子中可以看到，无意识探索可以开启一个无意识过程，它可以真正解决意识心理无法处理的问题。这些无意识过程不仅是日常生活中也是催眠中创造性和问题解决的本质。特别是，催眠治疗取决于成功利用这种无意识过程助长治疗性反应。奇克和理克龙（1968）已经给出大量实例，说明在隐含式指令这种方式中，可以怎样把一连串的问题应用于症状探索和症状辨析中。

11. 制约和双重制约

很多作者已经探讨过心理的制约和双重制约在治疗情境中的应用（Haley, 1963; Watzlawick et al., 1967, 1974;Erickson and Rossi, 1975）。"制约"的概念似乎有一种令人着迷的潜在力量，可以把我们对新治疗方式的探索扩展到科学的语言学、逻辑学、语义学、认识论和哲学领域。因为它们是我们治疗性意识状态新模式的先导者，所以我们对它们的了解还很不完全。我们并不一定能确定制约和双重制约是什么，或者我们怎样能够最好地表达和应用它们。我们对它们的认知大部分来自临床研究和理论性构想（Bateson，1972），极少有精确指定其参数的控制性实验研究。

因此，我们将只在非常特殊和有限的方向上，使用*制约*（bind）和*双重制约*（double bind）这两个术语，来描述某些为患者提供治疗反应机会的暗示形式。*制约*为患者在两个或更多可替代选择中提供一种自由的、有意的选择。但是，无论做出哪种选择，都会引导患者通往治疗性方向。与此相对比，*双重制约*提供超出患者平常意识选择和意志控制范围的反应可能性。双重制约来自多于一个层面上的沟通可能性。在日常生活中，我们经常口头上说某件事情，同时额外口头上对之加以评论。我们可以说，"我们一起去看电影吧。"但是，我们可以用千变万化的语调和意图说这句话，其中可以包含有很多隐含式暗示。这些变化全都是在我们初级言语信息层面关于去看电影的评论或*元沟通*（metacommunications）。如同在下一小节我们将看到的，制约和双重制约功能的发挥很大程度上取决于信息接受人是谁。是什么东西使一种制约或双重制约对一个人有效，而对另一个人无效。如同所有其他间接暗示形式的情形一样，制约和双重制约利用了患者独特的联结库和长期学习模式。大多数制约和双重制约不能以机械或僵化的方式去运用。治疗师必须了解他们的信息会被怎样接受，会产生什么效果。

11a. 模仿双避和双趋冲突的制约

心理学上的制约是一些生活情境，它使我们在我们的行为中体验到一种约束。非常典型的是，我们被困在让我们只有不愉快可选择的环境中。我们被困在"进退维谷"之地。于是，我们体验到一种*双避冲突*；尽管我们想要避免所有的可选项，但我们不得不做出选择。在这种情况下，我们通常两"害"相权取其轻。

心理的制约也可以构建在一种*双趋冲突*模型上。在这种情形中，人们被约束在不得不从大量合意的行动路线中仅选其一，并且排除所有其他合意的可选项。这也就是俗话所说的，"鱼与熊掌不可兼得。"

由于我们都有无数的这种制约体验，双避和双趋冲突经常存在，它们成了控制我们行为的既定过程。在我们研究患者时，我们要学会弄明白有些人是怎样被双避冲突控制的，而另外一些人，可能更幸运些（但也未必如此），是怎样似乎长久地在双趋选择中颠来倒去的。利用这些冲突模型的临床艺术，是要了解对某一特定患者来说，哪种趋势在其内心占主导地位，尔后构建只提供治疗性反应选择的制约。当我们不知道哪种趋势更具优势时，我们可以提供适合于任何人的一般制约，比如下例。

你想现在还是稍后进入催眠状态？

你想坐着还是躺着进入催眠状态？

你想进入浅度、中度还是深度催眠状态？

患者拥有自由，可以有意地对上面所提供选项中的任何一项做出反应。但是，一旦做了选择，患者便被制约进催眠状态中。从这些例子中可以看出，这种问题形式特别适合于提供制约。当与意念动力信号一起使用这种制约时，我们经常可以形成一种结构化探询的联结网络，它可以快速揭示问题的心理动力并一定程度地解决它。奇克和理克龙（1968）早已开创了这种线式探询结构，用以了解许多心理问题或身心疾病的情况。

有一个双避制约治疗性应用的例子，它被用来解决失眠症状，那是一个谨小慎微的老年男人的案例，他对做所有他自己的家务深感自豪，不过，他讨厌给地板打蜡。在对他的个性进行评估之后，第一作者告诉这位老先生，对失眠症有个效果显著的解决方案，只是他"可能不喜欢"。这位老先生礼貌地强调，只要能睡好觉，他什么都可以做。第一作者不断提出异议，同时让这位老先生列举大量例子，说明在处理困难问题过程中，一旦决定了要做，他会多么地坚持，让他进一步对自己做出承诺。他坚持他的"话就是他的承诺"，并且，他习惯于处理令人不悦的事情。实际上，这无疑确认了这个人具有令人钦佩的品质，他可以很好地通过双避冲突来进行工作。他面对这种冲突时选择的决心，被利用来建构一种治疗性的双避制约。他被告知，如果在上床15分钟之内他没睡着，他必须起床并给地板打蜡，直到他感觉他能够睡着为止。如果15分钟之内他还没有睡着，他必须再次起来，并继续这个过程，直到他睡着。后来，这位老先生报告说他已经很擅长给地板打蜡，并且睡得相当不错。

我们可以称这种情况为治疗性双避*制约*，因为这位老先生对治疗师提供的负面选项，他可以有意地、自愿地进行选择。他可以在失眠和给地板打蜡这两个负面选项中进行选择。不管怎样，随着我们对这个案例再深一些地研究，它开始显现出*双重制约*的某些方面。我们可以给这位老先生的性格结构贴上标签，这不但可以使他*在困难面前坚持住*，而且他的"话就是他的承诺"作为元认知，可以把他自动地约束到他的治疗性任务中。对他人品的这些元认知，以一种超出他平常意识选择和控制范围的方式被加以利用。

这个例子阐释了在实际临床实践中精确设计和理解制约和双重制约操作时可能遇到的难题。但是，一般说来，我们可以说，我们触及患者自己的联结和习得性反应模式越多，他们就越有可能把制约、双重制约或三重制约体验成有效的催化剂，促成被体验为在自发（无意识的，催眠性的）层面上发生的反应变化。

11b. 意识 - 无意识双重制约

最有趣和最实用的双重制约是涉及意识和无意识过程接口的那些（Erickson, 1964; Erickson and Rossi, 1975）。这些双重制约都基于这样一个事实：当我们不能控制我们的无意识时，我们可以有意识地接收一个可以开启无意识过程的信息。意识无意识双重制约旨在绕过我们意识认知和能力的局限，使反应可被存在于更自发或更深无意识层面的隐藏潜能所催化。例如，对下列话语的任何反应，都需要患者先能体验到以超出其意识控制的方式开启无意识过程的内部聚焦和内部搜索。

如果你的无意识想让你进入催眠，你的右手它自己将会抬起来。否则，你的左手将会抬起来。

对这个暗示，无论他的反应是"是"（右手）还是"否"（左手），他都已经开始引起了催眠，因为任何真正的自动反应（无论抬起哪只手）都意味着一种催眠的存在。如果患者只是安静地坐着，经过几分钟后，两只手都没有反应，治疗师可以用下面的补充诱导更深的双重制约。

既然你一直在安静地坐着，而且仍未出现手的反应，你会感到疑惑，是否在你进入催眠时，你的无意识根本不愿意做任何努力。不必移动，也不必说话，甚至不用费事地保持眼睛睁着，这会是更舒服的。

这时候，患者的眼睛可能闭着，催眠迹象会逐渐显现出来。眼睛也可能一直睁着，带着一种空洞的凝视，继续施加身体固定不动的暗示来进一步发展催眠。但是，如果患者体验到不自在，便会出现一种不舒服和身体移动、面部动作，并且最后会以某种方式谈论这种不自在。

与提问、隐含式暗示、不做－不知道和意念动力信号相联系的意识无意识双重制约是开启催眠并探索患者反应模式的极佳手段。

意识无意识双重制约在治疗中用途无限，这全部以它调动无意识过程的能力为基础。先前已描述过的否定的应用在这里非常有用。

你不必听我说，因为你的无意识在这里，它会听到它需要听的，并且恰好以正确的方式进行反应。

你的意识心理做什么真的并不重要，因为你的无意识可以找到处理疼痛[或诸如此类的]的正确方法。

你曾说过，你不知道如何解决那个问题。你不确定并感到疑惑。你的意识心理真的不知道该做什么。但是，我们知道，为了解决那个问题，无意识的确可以用可能最令人惊讶的方式，去利用很多可为你所用的记忆、想象和经验。你还不知道你所有的可能性会是什么。你的无意识可以完全由它自己对它们发挥作用。而你怎样会知道问题已经被解决了呢？解决方案会出现在一个你将会想起的梦中，或是，你将会忘记这个梦，但会发现这个问题正在由它自己以你意识心理不可能理解的方式逐渐解决？解决方案会在你完全清醒时，在一个沉思的安静时刻，还是在白日梦中快速出现？你最终意识到它

时，你会是在工作中，还是游戏中、购物中，还是在开车过程中？你真的并不知道，但当解决方案出现时，你一定会非常高兴。

从这些例子中可以看出，与提问和开放式暗示相联系的意识无意识双重制约，可以怎样助长所有最适合于患者个性的反应。本书中所有重要案例都阐释了这种双重制约可被怎样应用于各种不同的问题和情境中。在所有的这些情境中，我们都是在弱化患者的意识、习惯和可能的更为局限的模式，以利于无意识过程和潜能发挥作用。如果我们愿意把这些无意识过程看成非优势脑半球的活动（通常是右半球）（Galin, 1974; Hoppe, 1977），把意识的自我指导和理性过程看成优势脑半球的活动（通常是左半球），我们可以说，意识无意识双重制约趋向于弱化优势半球的局限，由此便可能助长非优势半球的潜能。这是非常独特的双重解离双重制约的案例，下面我们将把注意力转到它们上面。

11c. 双重解离双重制约

传统意义上的解离概念已经被用于对催眠的解释。催眠性的或自发的反应发生在患者的即时意识范围之外，因而被从意识心理中解离出来。第一作者已经逐渐发展出许多精妙的间接方式，用来助长解离，这种解离似乎利用了许多完全正常但可导致相同结果的可以替代的反应路径。条条大路通罗马是一句老话，它体现了这种方式强烈的显著性和有效性。恰恰由于对相同反应的可替代路径很显然是真实的，充分尊重了患者的个性，所以，对它们加以利用的暗示才非常容易被接受。

双重解离双重制约是在我们分析下列句子时，由两位作者（Erickson, Rossi, and Rossi, 1976）发现的。

你可以以人的身份醒来，但你不必以身体的身份醒来。

[停顿]

在你的身体醒来时，你可以醒来，但对你的身体没有任何认知。

在这个暗示的第一部分，"以人的身份醒来"与"以身体的身份醒来"是解离的。第二部分"以人和身体的身份醒来"与"对身体的认知"是解离的。包含这种解离的暗示会助长催眠反应，同时也是在探索每个个体独特的反应能力。双重解离双重制约常常会扰乱患者的意识心理，并因此弱化他的习惯定势、偏见和习得性限制。这为催化创造性反应的无意识搜索和无意识过程打下了基础。下列例子显示了它的应用范围。

尽管你在催眠中，但你可以梦见你是清醒的。

[停顿]

或者，甚至当你醒来时，你可以假装你在催眠中。

你可以发现，你的手在抬起，却不知道要去哪里。

[停顿]

或者，你可以感觉到，即使你不见得在指导它，它也正在朝某个地方抬。

你可以在不知道它是什么的情况下，画一幅抽象画。

[停顿]

尽管它似乎与你个人并不相干，但过后你也可以从中发现某些意义。

即使你并不总是能了解你话语的意义，你也可以在催眠中讲话。

[停顿]

或者，当你的头完全由它自己非常缓慢地点头表达"是"或摇头表达"不"对我的问题做出反应时，你可以保持沉默。

从这些例子中可以看出，双重解离双重制约常常是所有各种间接暗示形式——隐含式暗示、条件性暗示、否定、开放式暗示、涵盖一类反应所有可能性、不知道、不做等的混合。它们的共同特征是对解离的助长，这常常可以弱化患者的习惯意识定势，使更多自发层面的反应得以表达。作者（Erickson, Rossi, and Rossi, 1976）讨论了这种双重制约形式可以怎样与鲁利亚（1973）所创造的神经心理学概念联系起来。

关于患者对精心设计的双重解离双重制约进行反应的一个详细的研究和评估报告，对于进一步的催眠工作非常有用。琢磨一下下面的例子，它既提供了一种进入梦游式催眠的开始，又至少提供了一种对催眠的确认。

很好，在某个时间，你的眼睛会睁开，但你却不必醒过来。

[停顿]

或者，当你的眼睛睁开时，你可以醒过来，但却不记得它们闭着时发生了什么。

这个双重解离双重制约有一种表明暗示已被接受并正在被执行的明确标记，这就是：眼睛睁开。当眼睛睁开时，治疗师要注意观察是（1）有一种同步的身体动作表明患者醒了，还是（2）患者保持不动，表明催眠还是继续。当眼睛睁开时，如果患者的身体保持不动，这表明患者将对所有催眠中的事情有完整的记忆，因为那个催眠还在继续。治疗师可以通过提问，然后要求患者给出一种意念动力反应来评估这个情况，这样患者的无意识可以坚定地确认催眠是仍然存在的（例如，如果你仍在催眠中，你的手指可以抬起来表示"是"，你的头可以缓慢地点动表示"是"，等等）。一种肯定的意念动力反应，表明患者即使眼睛睁开，他也仍在继续体验催眠，这是一个有力的标志，表明患者已经进入梦游式训练的第一个阶段：在这个阶段中的患者，通常可以像他们醒着一样行动，但他们像在深度催眠状态中一样，还在继续跟随暗示。这时，治疗师只需通过提供进一步的暗示，加深他们的专注并扩展他们的催眠反应范围（自动说话和自动书写、视幻觉和听幻觉，等等），来继续这种梦游式训练。

另一方面，如果当他们眼睛睁开时，这些患者像他们完全清醒时那样移动和说话，他们显然是在按第二个可选项行事，这时，我们将通过促成一种对催眠事件的遗忘来评估催眠的有效性。但如果患者醒来但却没有遗忘，这是怎么回事？这意味着催眠没有被体验到吗？或许吧。但是，更有可能的是，这样的患者只能忆起催眠过程中引起他们有意注意致使在催眠后容易记起的、对他们来说具有这种特殊意义的一两件事情。但是，对于其他很多催眠内容常常会产生遗忘；还有一种可能性是，对这类患者来说，遗忘可能是一种特别困难的反应。他们可能已经体验到了一种真正的催眠，但出于某种原因，不能体验到遗忘反应。要评估这种可能性，治疗师可以再次诱导催眠，然后，在另一种双重解离双重制约之后，采用另一种形式来作为催眠的标志。例如，在下文中，身体动作（或一种有抑制作用的口头反应）取代遗忘，被用作一种催眠标志。

现在，在某个时间，你的眼睛会睁开，但不必醒过来。

或者当你的眼睛睁开时，你可以醒过来，但几分钟之内你不会想要移动你的胳膊 [或者几分钟之内你不会想要说话]。

接受第二个可选项并醒来的患者，可能通过在几分钟之内不移动其胳膊（或不说话）来确认催眠。用这种许可方式（你不会*想要*移动你的胳膊），而不是用一种挑战（你将*不能*移动你的胳膊）来提供催眠标志，这是很明智的，因为这种挑战经常被我们现代意识理解为一种有意的冒犯，因为现代意识会从挑战表面的独立和力量中领会到这种傲慢。

12. 多层含义和沟通：笑话、双关、隐喻和象征中的意识演变

我们关于催眠诱导和利用的心理动力五阶段范式（图1）阐述了在我们所称的"多层含义和沟通"（Erickson and Rossi, 1976）中的一些基本过程。大多数文学手法实际上是一种手段，用以启动引起多层含义的无意识搜索和无意识过程。这是心理动力充分利用和意识演变的一个最为有趣而意义深远的方面。弗洛伊德曾论述过初级言语的"对偶含义"（Freud, 1910）以及笑话和双关与无意识的关系（Freud, 1905）。在我们的方法中，笑话是特别有价值的，因为它们帮助患者打破他们过于受限的心理定势，从而开启无意识搜索，寻找其他层面且或许是新层面的含义。荣格曾经论述过*象征*的概念，不是把它

当作用一个事情表达另一个事情的简单符号，而是把它当作依然还处于意识化过程之中的某个事情的最好的表达形式（Jung, 1956）。在所有的这些概念中，最重要的因素是*意识演变*的思想。如果患者因习得性限制而出现问题，那么，很显然，治疗过程可以经由帮助他们开发反应潜能和可以绕过那些限制的新的意识模式而得以开启。

从这个角度看，我们可以理解，隐喻和比喻为什么能够比艺术手法略胜一筹：他们可以引发意识心理新的模式和维度。*隐喻*（metaphor）这个词的词源［*变换*（meta）指"超越、超出"，*转化*（pherin）指"带来、延伸"］正好暗示在无意识中发展出来的新含义是怎样通过隐喻方式转入到意识中的。隐喻的传统定义是，它是一个单词或短语，其字面上的意义是一回事，但通过类推使人联想到另外的意思（例如，*轮船犁开大海——乘风破浪，迸发的咒语——舌剑唇枪*）。但是，在我们的心理学应用中，这种传统的文学手法，像是隐喻、类比、直喻，它们都被理解为在治疗性互动中促进洞察力或新意识状态发展的手段。它们本质上是开启导致产生新的含义和意识维度的无意识搜索和无意识过程的刺激物。最近，杰尼斯（1976）已经整合了来自心理学、语言学、神经心理学和人类学的大范围的资料，肯定了关于隐喻和类比产生新意识层次的假设。

第一作者已经率先应用这些方式，助长催眠治疗中的治疗过程。他逐渐发展出来的散布其间方式，已经成为他学习培养多层含义和沟通以及增进意识心理演变的最有效因素。在这里，确定性过程和非确定性过程，两者都是显而易见的。在本书的许多案例中，第一作者用这种方式助长某些他觉得是患者问题核心的心理动力的意识化。他以一种高度确定性的方式利用多层沟通，帮助患者识别某些确定的心理动力。但是，在大多数这些案例中，患者也彻底学会了一些他们和第一作者都没有预料到的新东西。在助长意识演变过程中最令人鼓舞的正是这些方式中不确定的方面。荣格已经系统地阐述过这些动力，他称之为*超越功能*（transcendent function）：意识和无意识内容以一种助长新意识模式演变的方式整合在一起（Jung, 1960）。我们认为本书所阐述的许多实践性方法，实际上是助长这种新意识模式演变的手段。

练　习

1. 我们先前已经提供了大量的练习，促使读者掌握本书中所讨论的大多数间接暗示方式的应用技能（Erickson, Rossi, and Rossi, 1976）。但是，这些间接方式可能有的层面实在太多，以至于你会感觉被逼到你不想系统地开始实际应用它们的地步。所以，我们强烈建议读者在一段时间之内只学着用其中的几种。例如，*散布其间方式*，连同所有形式的*问话*和*事实陈述*一起，可被应用于任何治疗性访谈中，即使是未经正式催眠诱导的访谈。当这些方式使用患者自己的词语和*参考框架*时，只是观察*是定势*的发展，便会非常有益。在这个层面上，我们的方式似乎与罗杰斯非指导性的来访者中心疗法很相似（1951）。

2. 即使不经正式催眠诱导，你也可以只是通过对患者将要体验的东西保持一种期待的态度，以一种对患者*开放的方式*，探索*意念动力过程*的有效性。很有益处的是，留意这5 ～ 20分钟的闭眼练习之后，当他们睁开眼睛结束内部工作时，大多数被试将会怎样伸懒腰、打哈欠、并重新调整他们的身体——好像他们刚才已经睡着或在催眠中。也可能他们一直这样。至于是好像还是他们真的如此，我们真的并没有什么独立的评价标准。

3. 下一阶段的能力大致包括有计划地使用各种*复合暗示*。治疗师需要时间和耐心去提前仔细地写出*条件性暗示*和*联结网络*的模式。*震惊、惊讶和创造性瞬间*的应用，可以包含对日常生活中这些现象是怎样自发运转的一种仔细的研究和回顾分析。

4. 隐含式暗示的应用可以通过对某个人的治疗性晤谈录音进行仔细研究而得到助长。治疗师和患者双方的话语在意识和无意识的隐含式暗示是什么？一段时间的这种学习之后，像你张口就说那样，你逐渐发展出更多有意识的隐含式暗示话语。随后，你就可以开始计划把隐含式暗示当作一种治疗性方式来用。这时，*经由笑话、双关和隐喻所传递的多层含义*就会更容易获得。

5. 这一章所讨论的治疗性制约和双重制约，是很容易学会的，它们为探索心理动力和助长催眠反应，提供了几乎无限的可能性。刚开始对这个领域感兴趣的治疗师，可以像其他人把他们的时间花费在填字游戏上一样，用很多愉快的时间，去设计似是而非的*意识－无意识*和*双重解离双重制约，*它们*似乎涵盖了所有反应可能性。*在临床实践中对个体进行充分测试是一种万无一失的安全策略，因为在最坏的情况下，患者很可能会忽略它，并且什么事都不会发生。瓦茨拉维克等人（1967）、哈利（1963、1973）和本书作者（Erickson and Rossi, 1975）所论述的其他形式的双重制约，仍然只是幸运地归功于第一作者。在这里，我们是我们元理解的先锋。需要有一些受控的试验研究和有趣的临床案例能够发表出来。

6. 间接暗示形式可以为目前关于编写计算机程序做心理治疗（Weizenbaum, 1976; Nichols, 1978）的有趣辩论做出贡献。有适当经验的读者，可以探索这种可能性：一台用这些催眠形式编程的计算机，可以产生新的暗示组合，让它独特地适用于特定症候群、人格问题和变动意识状态。

第 三 章

利用方式：催眠诱导和暗示

第一作者（Erickson, 1958, 1959）已经把"形式化的有固定程序的催眠诱导"与"自然方式"区别开来，前者把相同的方法机械地应用于每个人身上，在后一种方式中患者的独特个性被*利用*来助长催眠。在这种利用方式中，患者的*注意力*，以一种我们称之为治疗性催眠的导向内部聚焦的方式，*被固定*到他自己个性和反应的某个重要方面上。患者的习惯性意识定势或多或少得以弱化，并且助长治疗性反应的无意识搜索和无意识过程被开启。在这一章，我们将利用大量来自临床实践的案例，说明这种催眠诱导和暗示的利用方式。我们将分析一些使患者做好体验催眠的准备以及实际诱导和确认催眠的典型方式。在这些例子中，我们将聚焦于*利用方式*和*间接暗示形式*的相互作用怎样能在治疗师和患者可以发现他们自己的任何情境中，实质地助长一种治疗性结果。

1. 接纳和利用患者的显在反应

如同在大多数其他形式的心理治疗中一样，在利用方式中，第一步是接纳患者的显在反应（manifest behavior）并承认他们的参考框架。对患者的世界的这种开放和接纳，可以助长患者对治疗师相应的开放和接纳。下列例子来自第一作者未发表和已发表的录音（Erickson 1958, 1959），它说明了融洽关系可以怎样逐渐形成并快速引起一种治疗性催眠体验。

催眠状态的发展是一种内部心理现象，它取决于内心过程，而催眠师的活动所提供的仅仅是创造一个良好的情境。打个比方，孵化器为鸡蛋的孵化提供一个良好的环境，但实际的孵化源于鸡蛋内部生命历程的发展。

在催眠诱导中，经验不足的催眠师经常试图指导或致力于使被试的反应迎合他的想法，由他决定被试应该怎样反应。实际上应该不断地把催眠师的作用减至最低，不断地把被试的作用放大到最大。一个稍后被用来向医科学生传授催眠术的志愿被试的例子可被引用来说明这个问题。在一般性的讨论之后，志愿者表示愿意立即进入催眠状态。催眠师暗示她，她可以选择她感觉最舒服的椅子和位置。当她把她自己安顿好时，她说她想吸支烟。马上她接到了一支烟，接着她懒洋洋地抽了起来，沉思状地看着烟向上飘散。催眠师便开始了日常交流性的谈话，说起吸烟的乐趣，观察烟圈的乐趣，把烟送往嘴的过程中的那份悠闲，完全沉浸在舒适的吸烟中无须留意任何外部事情的那种心满意足的内部感觉。不久，日常谈话变成了吸入和呼出，这些词语正好与她的实际呼吸同步。其他的话是针对她的那份悠闲，她几乎毫不费力地把烟放到嘴上，然后把手放在椅子扶手上。这些话语也与她实际的行为同步。很快，由于这种表面上看似日常对话性质的暗示，"吸气""呼气""抬起""放下"这些词语起到了她意识不到的条件反射的作用。同样，所提供的夹杂着睡、困乏、睡觉等词语的非正式暗示与她的眼睑反应同步。

在她吸完这支烟之前，她已经发展出了浅催眠状态。这时，催眠师暗示：

当她睡得越来越香时，她可以继续享受吸烟；当她让她自己越来越完全地沉浸在深深的睡眠中时，这支香烟会由催眠师接过来，当她睡着时，她可以继续体验这种满意的感觉和吸烟的感觉。一种令人满意的完全的催眠随之发生，她被给以全面的训练，被教会以符合她自己无意识反应模式的方式进行反应。

在这个例子中，在被试聆听关于催眠的一般性讨论时，同时也在准备和助长一种理想的参考框架。第一作者，作为一名导师，在他对催眠的一般谈论中，不由自主地使用间接联结聚焦和意念动力聚焦。如同我们在以前章节所看到的，所有的这些一般性讨论都自动开启了可以作为催眠体验基础的意念动力过程。

这名被试自愿来催眠这一事实表明初期的准备对她来说特别有效。与来自这种团体的志愿者工作的乐趣之一，恰恰是他们对催眠准备度的这种自我认知形式。

一旦她被安排来接受催眠治疗，她令人惊讶的想要吸烟的要求，可能会被经验不足的催眠师体验为一种令人不安的阻抗迹象。实际上，稍后，当这同一名被试被学生催眠时，那些不接受她吸烟要求的学生无法对她诱导催眠。但是，第一作者马上接受了她的行为，甚至递给她一支香烟。这增进了他们之间的融洽关系，因为现在他们很合作地共同为她吸烟忙碌着。当她继续"懒洋洋地沉思状地"吸着烟时，我们可以开始欣赏她这一明显带有某些破坏性的吸烟行为怎样成为一种决定性的与催眠过程相配合的无意识方式。对这个被试来说，吸烟导致一种与催眠诱导相一致的完全的内心沉思的心境。第一作者意识到这种沉思的心境，并且用平常交流的话语，通过把*她的注意力更多地固定在她吸烟上*，对之加以利用，以达到助长催眠的效果。当然，这种随意的交谈，为第一作者提供了一种常规语境，他可以把有关"愉快""轻松""舒适的内心感觉"*"变得完全地专注"*于*"舒适"*地吸烟，*"而无须留意任何外部事情"*等暗示点缀到这个语境中。这些散布其间的暗示往往会更进一步弱化她习惯的清醒定向。当我们无须留意外部事情时所发生的这个*不知道*和*不做*的过程，把她引导到一种对新指导和定向形式的无意识探索中。

这种新指导由第一作者通过他对她吸烟行为所表现出来的明显兴趣所提供。然后，他利用她的吸烟行为，形成一种无意识的条件反射过程；她的吸气、呼气、抬起和降低她胳膊等动作逐渐变得以跟随他的声音和暗示为条件。这种无意识的条件反射是一种评估和增强其反应专注度的方式。最后，类似"睡眠"这种具有意念动力性联结价值的词语，便与暗示睡眠（眼皮闭上、颤抖等）所引起的她实际的眼睑反应联结起来。尽管治疗师和患者都完全清楚催眠并不是睡眠，但唤起睡眠念头的词语，常常会唤起与之关联的反应（像是舒适和不做），这种反应往往会助长催眠。

随着他拿过她的香烟，并暗示她"在她睡得越来越香时她可以继续享受吸烟"，这个关系融洽的过程得到了进一步地增强。她非常喜欢的某些东西，例如吸烟，所引起的一种幻觉性的愿望满足，被弄成以睡得"越来越香"为条件。她在更深地进入催眠状态时，他给她赋予一份期待，期待继续拥有"令人满意的感觉"。于是，对她吸烟行为的这种充分利用，连同唤起她自己联结过程的很多间接暗示形式一起，导致了更全面的催眠训练。

我们的下一个例子，特别生动地描写了一个常常指向外部事物的高度理性化的参考框架，可以怎样逐渐地转换到一种更加适合于治疗性催眠的内部聚焦上的。

这名患者以一种最具活力的方式进入治疗室，同时宣称他不知道他是否能够被催眠。假如作者能以一种理性方式而非神秘的仪式化方式着手处理整个事情，如果这是完全可能的话，他会很乐意进入催眠状态。他声称，由于种种原因，他需要心理治疗，并且，他曾尝试过各种获取全面心理治疗的方式而没有什么成效。催眠术已经在许多情况下被尝试过，并且由于其"神秘性"和"缺乏对理性方式的欣赏"而失败得很惨。

经过询问得知，他认为他所指的"理性"方式是不进行意念暗示，而是向他提问涉及现实问题的他自己的想法和感觉。他说，作者应该意识到他正坐在椅子里，那把椅子位于桌子的前面，并且这些构成了绝对的事实真相。因此，它们不能被忽略、遗忘、否认或忽视。在进一步的说明中，他指出，他有明显的紧张、焦虑的感觉，并且担心放在椅子扶手上的双手的紧张颤抖，他也处在一种高度的心神不安状态，留意着有关他自己的每一件事。

作者迅速抓住最后这句话，把它作为与他开始合作的基础。告诉他"请继续探究你的想法和认知，*正好让我充分地歇息一会儿，以保证我能完全地理解并真正跟随你。*例如，你提到了那把椅子，但很明显你已经看到了我的桌子，并一直被它上面的物件弄得精力不集中。请详细说明一下。"

他用很多或多或少与眼前每件事有关的陈述来啰里啰嗦地反应着。在每个轻微的停顿时，作者都插入一个单词或一个短语来重新引导他的注意力。这种插入被使用的频率在逐渐加大，如下所示："那个镇纸，文件柜，你在地毯上的脚，吸顶灯，窗帘，你放在椅子扶手上的右手，墙上的画，当你四处扫视时你眼睛视焦的改变，有趣的书的标题，你肩膀的紧张，对椅子的感觉，烦人的噪音和想法，双手和双脚的重量，问题的重量，桌子的重量，立着的文具，许多患者的记录，生命、疾病、情感、躯体和心理反应现象，放松的宁静，倾听他人需要的需要，关注一个人看着桌子、镇纸或文件柜时所呈现出的紧张的需要，从环境中退出的舒适，疲倦及其发展，桌子的不变特征，千篇一律的文件柜，休息一下的需要，闭上眼睛的舒适，深呼吸的放松感觉，被动学习的快乐，无意识进行智力学习的能力。"他提供了各种各样其他类似的简短插入，开始频次少，接下来越来越频繁。

开始时，这些插入语仅仅是患者自己思路和话语的补充。起初，其效果只是刺激他进一步努力。随着这种反应的产生，它便有可能经由在插入完成过程中一个停顿和迟疑的步骤，充分利用他对他反应刺激的接纳。这有助于在他内心产生一种依靠作者提供更进一步和更完整刺激的期待。

当这个过程继续时，作者渐渐不动声色地把患者的注意力逐步引导到内心主观体验的事情上。这时，便有可能用几乎直接的一种简单的渐进式放松催眠技术来达成一种浅中度催眠状态。

在治疗的各个阶段，尽管这个过程渐次缩短，但其效果基本上可媲美于更深的催眠诱导。

患者开始的话"他以前不知道他是否可以被催眠"是一个重要的坦白，

承认了他的催眠可用性。在前一章，我们知道，"不知道和不做"确实是催眠体验的一个重要条件。这个高度理性化的个体正在承认有他不知道的领域，有一个他的习惯定势和参考框架不稳固的领域——催眠便是这样一个领域，这些习惯的和在某些方面明显不适当的心理框架可以在这里被绕过，所需的心理治疗就可以发生。

当时，患者开始讲述他体验催眠的条件。作者（第一作者）必须避免使用所有神秘的仪式化方式，只能用理性方式。患者的理性化取向显然是任何明智的治疗师都会将其评估为最适合加以利用的一种能力。

于是，患者描述他"心烦意乱"的状态，而第一作者立即把它当作一个开始与他合作的基础对之加以利用。他鼓励患者继续讲述对其想法的说明，以"确保我能够完全理解并真正跟随你"。这是一个未被认出的散布其间暗示，它表达的意思是*理解*和*跟随*在治疗中是很重要的。就像治疗师在开始时理解和跟随患者那样，不久，患者将会理解和跟随治疗师。为创造治疗性参考框架的融洽关系、反应专注度和最佳态度全都是隐含的，并因这种开头的暗示和对患者反应的接纳得到助长。

第一作者请求患者"详细说明"，这实际上是一种未被认出的手段，它把患者的注意力聚集并固定到他自己前面指出的他自己反应的一个显著方面（被桌上物件分神）上。既然患者指出了他自己这方面的反应，它一定"抓住"了他的某些特殊兴趣，因此它可以作为一种保持其注意力的理想手段。这是一种有些微妙的情境，它可以包含一种对这个特定患者的双重制约：他的心烦意乱被用来摆脱注意分散以聚焦注意力。

现在，第一作者通过在每个停顿上重新定向他的注意力，并且同时增强其反应专注度，以此当作与他合作的手段，小心谨慎地与患者打交道。通过循序渐进的步骤，第一作者建立了一个联结网络，它引导患者从镇纸和文件柜到"令人高兴的被动学习"和"经无意识的理性学习能力。"焦点的转变是从外部到与催眠治疗有关的内部。随着对"被动学习"和"无意识"学习的强调，对患者理性方式的持续利用促进了这种转变。如此一来，催眠体验方面的被动性和无意识性与患者已经接受并熟悉如何去做的学习方式联结起来，于是，当它与学习相联结时，对这个患者来说，接受被动性和无意识也就更容易。在从外部聚焦到内部聚焦的这种转变中，第一作者有非常好的机会点缀多种形式的间接联结性聚焦（例如，"生命的、疾病的、情感的、躯体的和精神反应的现象"）和间接意念动力聚焦（例如，"放松的宁静……注意力从外部环境中退出的舒适，疲劳及其发展"）。这可以通过启动可以唤起部分催眠体验和对患者问题进行检视的无意识搜索和无意识过程促进催眠诱导。

当治疗师持续利用"患者自己的思维链和说话方式"时，患者的反应专注度得到进一步的增强，并且他体验到了一种更大程度的"期待的依赖关系"，因为他现在开始看着治疗师，想要得到进一步的指导，以进入"内部主观体验的事件"中，那正是他心理问题的所在。

类似的方式被应用于下列案例中，读者现在应该会发现按照我们已经介绍过的心理动力很容易分析它。

差不多同样的过程被用于一个30岁出头的男性患者，他进入治疗室，开始在地板上踱步。他反复多次地说明，他不能够忍受安静地坐着或躺在沙发上讲述。他曾经屡次被各种各样的精神科医生转诊过，因为他们"指责"他缺乏合作。他请求，如果可能的话，采用一下催眠疗法，因为他的焦虑令他几乎无法忍受，并且在精神医生的治疗室里，他不断增加的紧张使得他必须不断地在地板上踱步。

对于他需要在地板踱步的更进一步的唠叨性说明最终被这样一个问题成功地打断了，"你愿意通过继续在地板上踱步，就像你现在正在做的这样，来与我合作吗？"他的回答是一副大吃一惊的样子，"愿意？天啊，好人！在治疗室里，我不得不这么做。"

他被请求允许作者参与到他的踱步中，并一定程度上对它进行指导。对此，他非常不解地同意了。他被要求来回踱步，转向右，转向左，从椅子走开，再走向椅子。开始时这些指令以一种与他的步伐相匹配的节奏给出。渐渐地，指令的节奏放慢，措辞变为"现在向右转，离开那把你可以坐的椅子，向左转，朝向你可以坐的那把椅子，从你可以坐的那把椅子走开，走向你可以坐的那把椅子……"。通过这些话语，为更具合作性的反应打下基础。

节奏变得更慢了，这时，指令又变了，包含了短语“那把你很快将会走近好像可以让你很舒服地坐下的椅子”。这次又被反过来，变成“那把你很快将会发现你自己在舒服地坐着的椅子”。

他的节奏渐渐变得越来越慢，越来越多地依赖于作者的语言指令，直到可以给出直接暗示，当他讲述他的历史时，让他使自己坐到那把椅子里，并且越来越深地进入到一种意味深长的催眠状态中。

以这种方式诱导一种可以明显减少患者的紧张焦虑，使他以后能够很容易与治疗师合作的中等深度的催眠大约用了45分钟的时间。

这种利用技术的价值在于它对患者有效的示范作用，它证明他完全是可接受的，不管他的反应如何，治疗师都可以有效地对他进行处理。它*满足了患者所呈现的两个方面的需要，并且它把对患者起主导作用的特有反应当作诱导程序的有效部分加以利用*。

第一作者的问题，“你愿意通过*继续在地板上踱步，就像你现在正在做的这样*，来与我合作吗？”这实在是一个极富创造力的例子，它在简单句中应用了大量间接催眠形式。作为一个*问题*，它马上*吸引了患者的注意力*，并且把他送入一种内部探索中，去寻找适当的反应。这是一种非常好的*复合暗示*，它把一个关于合作的重要暗示与他在地板上踱步的行为联结了起来。在地板上踱步是患者自己的能力，它被迅速地*评估*、*接受*、*并利用来*助长一种*是定势*。这个问题带着一点儿*震惊和惊讶，它弱化了*对与他自己阻抗有关的*主导性心理定势*，并把它“惊吓”到一种强烈感叹中，感觉到他需要好好配合。这样，*融洽关系*便牢固地建立起来，并且治疗成了一种共同的努力。随着这种牢固而密切的融洽关系的建立，一种高期待得以启动，它提升了患者对他自己内部状态以及治疗师进一步暗示的*反应专注度*。通过一种循序渐进的联结过程和无意识的条件反射，这种反应专注度得到了进一步的增强，于是，患者可以接受暗示坐下来，并更深地进入自己的内心，这样，他可以在一种深度专注的状态中讲述自己的历史，这种状态也被描述为“意味深长的催眠”。

那些正在学习整合利用方式和间接暗示形式的初级治疗师，最初可能会对这些似乎需要如此快速机智和对材料完全驾驭的例子感到有些难以招架。但是，在实践中，大多数患者正在拼命地寻求帮助，像下面例子所显示的那样，如果给他们机会，他们会非常愿意合作。

另一个被试，一位心理学研究生，在进入深度催眠状态过程中体验到很大的困难。在几个小时的集中努力之后，她怯生生地问，如果她对催眠术从来没什么经验，她是否可以在技术上提出建议。她的提议被欣然接受了，于是她给出建议，"在那个点上你说得太快了，你应该讲得非常慢，并进行强调和不断地重复。非常快地说一遍，等一会儿，再非常慢地重复一遍，并且请不时地停顿一下，让我有喘息的时间，并且请不要分开说你的不定式。"

在她的帮助下，在不到30分钟的时间内，一种非常深的、几乎不省人事的催眠已然稳固地达成。此后，她广泛地受雇于大量体验性工作，并且常常作教学被试，使他人如何诱导深度催眠状态。

接受这种帮助，既不是无知的表现，也不是无能的表现；相反，它是一种诚实，承认深度催眠是一种共同努力的结果，这其中，是被试在工作，而催眠师只是设法刺激被试做必要的努力。这是对没有人能够真正理解他人独特学习模式和反应模式的一种坦率的承认。这种方式非常适合于高度理性、兴趣浓厚的被试，同时，它对其他人也非常有效。它营造了一种信任感、信心和在共同任务中的积极参与。除此之外，它有助于消除对催眠术神秘影响力的误解，间接地界定了被试和催眠师各自的作用。

接受和利用患者的帮助，是我们利用方式的主要特征，它明显不同于在外行人的想象及大众媒体中仍然根深蒂固的老的权威方式。不幸的是，把催眠体验等同于被动服从的这种早先被误导的方式，一直在被舞台催眠术散播着。但是，约三十年前，第一作者便阐述过，正如下面章节所描述的对紧急状态的利用，读者可以看到患者的合作和自我控制是如何成为好的催眠性工作的本质的。

2. 利用紧急状态

紧急状态（emergency situations）一定是有催眠诱导作用的。奇克（Cheek and LeCron, 1968; Cheek, 1959, 1966, 1969, 1974）曾经阐述过，有多少医源性心理疾患和神经症，可能是通过在急救和紧急状况中，当患者陷入自发催眠（作为对危险的一种简单的保护性反应）并因此处于一种异常增高的暗示感受性中时，无意中听到令人可悲的负面议论造成的。

第一作者曾经阐述过这种紧急状态怎样可被利用来逐渐诱导成治疗性暗示。以下是发生在他自己孩子身上的两个例子。

7岁的艾伦跌倒在一个碎了的瓶子上，他的腿被划破，伤得挺重。由于疼痛和恐惧，他急忙跑进厨房，大声叫喊着，"流血了，流血了！"

进了厨房，他抓起一条毛巾，开始使劲地擦，想要擦干净腿上的血。当他停止喊叫，屏住呼吸时，他被急切地告知，"擦干净血，擦干净血，用浴巾，用浴巾，用浴巾，用浴巾，别用擦手用的毛巾，用浴巾，"并且有人递给他一条浴巾。他扔下他已经用过的毛巾。他当即被急切并一再重复地告知，"现在把它缠在你的腿上，缠紧些，缠紧些。"

他笨拙地照着做了，但效果还是很明显。随即，由于情况仍很紧急，他被告知，"抓紧一些，抓紧一些，赶紧上车，去医生诊所，把它抓紧一些。"

在到外科诊所的路上，作者向他仔细地解释，他的伤真的并未严重到像他妹妹在她手部受伤时需要缝的那么多针。另一方面，也给他强烈的建议和忠告："确保让外科医生尽可能多缝几针，这是他的责任。"一路上，作者从头至尾都在指导他怎样毅然要求他自己的绝对权利。

未等任何询问，艾伦特意告诉外科诊所的护士，他想缝100针。她只是说，"先生，到手术室，走这条路。"作者告诉艾伦，她只是个护士，是个服从者。医生在隔壁房间。不要忘了告诉他刚才路上提到的每一件你想要让他做的事情。

当艾伦进入手术室，他向医生宣称，"我想要缝100针。知道吧！"打开毛巾，他指着他的腿说，"就在这里，100针。这远远超过贝蒂·艾丽丝曾经缝过的针数。并且不要把它们缝得太疏了，不要忽视了我要求的方式。我想看看，我必须好好数数。我想要用黑线，这样你可以看见它。嘿，我不想要绷带，我要成行的针脚。"

作者向医生解释，艾伦知道他自己的情况，他不需要麻醉。对艾伦，作者解释说，他的腿先要被清洗一下。然后，他要仔细地观察他手术缝合线的排列，确保它们不是太疏，他必须仔细地去数每一针，在数的过程中不能有任何差错。

当医生在茫然的沉默中实施手术时，艾伦开始数缝合的针数，并检查他的计数。他要求缝合线要更密一些，并抱怨地惋惜实际上他缝合的线数没有他妹妹的多。他临别时的声明大意是，医生再稍微努力一点儿，其实是可以给他多缝几针的。

在回家的路上，关于缝合线一事，艾伦受到了安慰，他如此好地监督整个过程的能力也得到了充分的赞美。他还被建议晚上吃一顿大餐，然后美美地睡上一觉。这样，他的腿就会愈合得更快，而且他就不必像他妹妹那样再去医院。艾伦满怀热情，依建议去做。

在所有时间，都没有提到疼痛或麻醉，也没有令人宽心的安慰。没有任何催眠诱导的正式努力。相反，整个情境的各个方面都被利用来转移艾伦的注意力，使之从对疼痛的关心中转移开，并把它聚焦到对一个7岁男孩来说具有重要意义的事情上，确保在充分处理这整个问题的过程中他能够完全积极地合作和强烈地参与。

在类似这样的情形中，患者体验到一种非常迫切的需要，想要让人做点儿什么。对这种需要的识别，以及通过做点儿直接与这种需要源头有关的事情来对它加以利用的心理准备度，这两者为确保患者对适当措施的全面合作，构建了一种最为有效的暗示。

小罗克丝安娜哭着进到屋里，因一种并无大碍（不是对她而言）的膝盖擦伤而紧张。恰当的治疗并不是安慰她说伤很小不需要治疗，也不是说她是妈妈勇敢的小宝贝，妈妈会亲亲她，这样疼痛将会停止，擦伤便会愈合。相反，有效的治疗是基于对她个性化需要的利用，她需要有人做点与擦伤有直接关系的事情。于是，*右边一个吻，左边一个吻，正好在擦伤之处上端一个吻*，对罗克丝来说，这产生了一种对伤口的瞬时治疗效果，而这整个事件变成了她令人兴奋的历史往事的一部分。

这种技术基于对强烈个性化需要的利用，它对儿童和成人都是有效的。它可以很容易地适合于需要患者以某种坚决、积极、强烈的方式进行反应和参与的情境。

从这些例子中可以看出，催眠治疗师在不断地利用患者自己的内部参考框架，即使在这种外部紧急情况下也是如此。对患者内部现实非常重要的利用，其进一步的说明呈现在下一小节。

3. 利用患者的内部现实

对患者外部显在行为的利用，可被推广到对其内部现实——他们的思想、感觉和生活体验——的接纳和利用上。第一作者对此详述如下：

与外显行为相对应，另外一种利用技术是对患者内心世界的利用，就是说，利用他的思想和认知作为诱导程序的基础。这种技术已经被实验性地应用过，也曾被应用于治疗性情境中，使患者的典型阻抗变得可以接受。它也被非常有效地应用于没有经验的被试。通常，良好的智力和某种程度的成熟，还有真诚的目的，都是需要的。

这个过程是比较简单的。实验的被试或治疗的患者可以接受提问，也可以自由地表达自己的思想、认识和看法。此时，如果他想发展一种催眠状态，他会被鼓励越来越广泛地对他的思想和感觉过程可能是什么进行大胆的推测。当患者在这样做时，或者即使他只是断言这种推测的不可能性，他的表达会在他说完后接着被重复，从本质上看，好像施术者既是在认真地寻求进一步的理解，也在确认他的话。这样，患者进一步的陈述便被施术者依次引发和重复。在更有经验的被试身上，这往往具有更大的自发性，但有时天真、甚至无知的被试也可被证明具有非常高的感受性。

用这种技术，患者的表达方式从一种情况到另一种情况可以发生非常大的变化，下面所举的例子从更充分的细节方面对这种方式进行了阐述。

这个正在寻求心理医生帮助的患者声称，"在三年的精神分析中我没有任何进展，而今年我在催眠治疗中的花费也全部是一种浪费。我甚至就没进入过催眠状态。我足够努力地尝试，但我还是毫无进展。我已经向你提到过，我从中看不到什么希望。不过当作另一次失败吧。我就是不能够想象我自己会进入催眠状态。我甚至不知道催眠状态是什么样。"这些言论，连同以前从转介医生那里接收到的信息，都在暗示利用这个女人自己的言语表达作为诱导过程的可能性。

作者的话语用斜字印出：

你真的不能想象催眠状态是什么——是的，我不能，它是什么？——是的，它是什么呢！——一种心理状态，我想，——一种心理状态，你认为，还会是什么！——我不知道——你真的不知道——是的，我不知道。——你不知道，你感到疑惑，你认为——认为什么——是的，你认为、觉得、感觉到了什么？——（停顿）——我不知道——但你会想要知道——你指睡觉吗？——不，疲倦、放松、困倦——真有点儿疲倦——非常非常疲倦、放松，还有什么？——我被搞糊涂了——你糊涂了，你感到困惑，你想，你感觉，你感觉到了什么？——我的眼睛——是的，你的眼睛，怎么了？——它们好像有点儿模糊不清。——模糊不清，正在闭上——（停顿）——它们正在闭上——正在闭上，呼吸正在变深——（停顿）——疲倦和放松，还有什么？——（停顿）——睡觉、疲倦、放松、睡觉、呼吸更深——（停顿）——还有什么——我觉得挺滑稽——滑稽，如此地舒服，真正的学习——（停顿）——学习，是的，学得越来越多——（停顿）——眼睛已经闭上，呼吸正在变深，放松，舒服，非常非常舒服，还有什么？——（停顿）——我不知道——你真的不知道，但真的正在学着进入得越来越深——（停顿）——太困了，不想说话，只想睡觉——或许一两个词——我不知道（说得很吃力）——呼吸越来越深，并且你真的不知道，只想进入得更深，睡得更香，越来越香，不再操心，只是学习，一直继续、越来越深，并且学得越来越多，用你的无意识心理。

如此看来，不用任何特别精巧的暗示，简单和直接地对她进行催眠是可能的。通过后催眠暗示的应用，随后的催眠有了保证。

上面只是利用被试语言表达诱导催眠这种形式的一种缩写版。一般来说，这中间会有非常多的重复，通常只是某些想法，而这些想法，患者与患者之间是不同的。有时，这种技术被明显证明是非常快速的。经常地，对于焦虑和恐惧的患者，它可以用一种保证来安慰他们，使他们相信他们是安全的，并没有对他们做什么事情，也没有强加给他们什么东西，并且他们可以很舒服地知道这个过程的每一个步骤。因此，他们可以给予充分的合作，而如果他们觉得你在把一种行为模式强加给他们，这种合作就难有保证。

从上可以看出，患者的*不知道*体验，"我不知道催眠是什么"，可以成为很理想的开启催眠和内部现实探索的起点。下面更进一步地阐述了患者的生活体验可以如何被用于助长催眠诱导。

一名志愿被试在一个大学团体前声称，"我几年前曾被催眠过。那是一种浅度催眠，不是很令人满意，尽管我很想与你合作，但我非常肯定我不能被催眠。""你能想起那次催眠的环境布置吗？""哦，是的，那是在大学的心理学实验室，我正在那里参加实验，""当你坐在这里时，你是否能够回忆并向我描述那次催眠情境的物理环境呢？"

他继续愉快地详细描述那个他曾被轻度催眠的实验室房间，包括对他曾经坐过的椅子的详细描述，也包括对那个曾对他诱导催眠的教授的详细描述。紧接着，作者请他尽可能按顺序，并尽可能以一种全面的方式，描述他对那个时间实际接受的暗示和他对暗示所做反应的回忆。

被试慢慢地、若有所思地描述了一种用放松、疲劳、困倦等暗示诱导的闭眼技术。随着对回忆的不断叙说，他的眼睛慢慢闭上，他的身体放松了下来，他说话变得越来越慢，越发地迟疑，他越来越需要更多的提示，直到他越来越明显地处于一种催眠状态。接着，他被要求描述他在哪里，以及谁在现场，他说出先前那个大学和先前那个教授的名字。当下，他被要求仔细听作者还会说些什么，然后，他被利用来示范深度催眠现象。

第二作者已经发现，聚焦在回忆方面的问题，可以成为评估患者催眠可能性的一种可靠手段，并且经常也是助长实际催眠诱导的一种良好手段。例如，有个女人，当被问到她最早的记忆时，她首先想到一个她很熟悉的人。当鼓励她进一步探索时，她停顿了一会儿，呈现出我们称为之常见日常恍惚的内部聚焦状态，然后悄悄地谈起她是如何看起来像是向上看着一盏明灯，视焦中空无一物。稍过一会儿，她的左腿开始抬起，而身体的其他部分保持不动，但已经明显地放松了。这时，她报告说她感觉一种尖叫正在她喉咙中酝酿生成。接着，她突然摇了摇头，身体坐立不安，显然是在重新调整到清醒状态。在她对于一种早期记忆的内部探索中，她已经自发地陷入催眠中，并短暂体验到一种真实的返回到幼年的年龄退行，那时她的视野和她的身体明显不是完全处于自由意志控制之下，而且她感觉到她自己正在像个婴儿似的哭泣。这把她吓坏了，所以，她自发地调整到清醒状态。

虽然我们并不经常产生像这样的戏剧性反应，但我们经常会发现，那些把患者聚焦到对其生活和活动进行内心回顾的问题，以一种导致可识别的治疗性催眠的方式，助长了那种内部探索和无意识进程。

4. 利用患者的阻抗

这种令人遗憾的支配－服从的催眠观点，或许正是那许多所谓的催眠阻抗的主要原因。正因为如此，第一作者发展了很多利用方式和间接暗示方式来应对这种阻抗。他的方式本质上与上一节概括的相同，他先承认和接受患者的显在行为，以此作为建立融洽关系的基础，然后逐渐把患者的注意力聚焦到内部。

很多时候，在患者身上所遇到的明显有效的阻抗，与其说那是试图避免他们完全按照催眠师的想法行事，不如说是一种用来检验催眠师是否愿意与他们妥协的无意识手段。例如，有个被试，几个催眠师都对她无能为力，她志愿来充当一名示范被试。当她的建议被接受时，她让她自己坐在那把椅子上，以一种带有挑衅意味的姿势僵硬笔直地面对观众。针对这种明显不顺随的行为，治疗师随意地对观众评说道："催眠并不需要依赖于完全的放松或自动性，如果催眠师愿意完全接纳一个志愿被试的反应，催眠便可以在这个被试身上产生。"被试对这番话做出了反应，她站起来问，她是否可以被催眠得站起来。催眠师用暗示"为什么不去证明它可以是那样？"进行反驳。一连串的暗示导致了一种快速发展的深度催眠。这名被试的询问表明，她已经广泛阅读过催眠方面的书，并强烈反对那种经常会遇到的、把被催眠者看成只能被动反应而不能进行自我表达的机器人的错误观念。她进一步解释说，应该澄清，自发性反应完全可以像应答性活动那样具有可行性，而且催眠的利用会受到对这一事实认知的影响。

应该注意的是，"为什么不去证明它可以是那样？"的回答，形成了一种对其反应的完全接纳，让她把自己完全托付给被催眠的体验，并确保她在达成她自己和治疗师双方目标方面的全面合作。

贯穿于整个演示过程，她频频向作者提出关于作者接下来可以要她演示什么的建议，有时，她确实改变了治疗师所暗示的任务；而在其他时间，她在反应上是完全被动的。

我们再次看到，"为什么不去证明它可以是那样？"一个看似简单的带一种否定的问题可以立刻接纳和利用患者的阻抗，同时让她开始进入一种内部探索，唤起那些导向催眠反应的半意识半无意识进程。我们可以看到，她所谓的阻抗，其实并不是什么阻抗，甚至可以说是针对支配－服从错误催眠观点的一种完全合理的反应。

我们认为大多数所谓的阻抗，在患者自己的参考框架中具有某些合理的成分。*阻抗通常是患者个性的一种表达！*催眠师的任务是理解、接纳，并利用这种个性来帮助患者绕过他们的习得性限制，实现他们自己的目标。这个例子是一种特别清晰的阐释，说明患者完全具有控制力，而治疗师只是有用刺激和参考框架的提供者，用它们帮助患者体验和表达许多新的可能性。我们看得出，它可以多么完美地适合患者去拒绝或修正治疗师的暗示，以便更充分地满足患者的需要。

在接下来的例子中，第一作者大量应用了这种间接暗示形式，去利用患者的阻抗，助长催眠状态和催眠反应。它非常清晰地阐释了一种巧妙的融合：既引导又跟随患者，这是第一作者催眠方式的典型特征。

人们经常在文献中读到与患者的阻抗和用来绕过或克服它的技术有关的东西。在作者的经验中，最令人满意的过程是接纳和利用阻抗以及所有其他类型的反应，由于应用得当，它们全都可以有益于催眠的发展。把积极或消极反应甚至没有任何反应都看作正常的应答性反应，这种方式通过语言暗示可以实现催眠发展。例如，对于一个不接受手漂浮暗示的有阻抗的患者，可以告诉他，"很快，你的右手，也可能是你的左手，将开始向上抬起，也可能会向下压，也可能完全不动，但我们将等等看，究竟会发生什么。可能拇指将会先动，或者你会感觉你的小指在发生点什么，而真正重要的并不是你的手向上抬，或向下压，或就这样保持不动；重要的是，这是你的能力，去完全地体验你手上所可能发展出的任何感觉。"

在这些话语中，静止不动、向上抬起、向下压全都包含在内，这些反应中的任何一种都算是正常的应答性反应。这样，便建立了一种情境，患者可以用一种建议性、合作性的方式表达他的阻抗，经由发展一种让阻抗为目的服务的情境，患者的阻抗表现形式得到了最好的利用。如果没有催眠企图，催眠便不能被抗拒。认识到这一点，催眠师便应该这样来发展催眠情境：把任何出现阻抗的机会都变成以把所有阻抗限制到不相干的可能性上的催眠反应为条件。对于未能漂浮起他的手而显示出阻抗的被试，你可以给他暗示：他的右手将会漂浮，他的左手则不会。要成功地抵抗，相反的反应必须表现出来。结果是，被试发现他自己正在对暗示做出反应，但只是为了让他自己满意。在众多应用了这种办法的例子中，只有少数被试能够体会到，这已经营造了一种他们的矛盾心理在其中得以解决的情境。有一个催眠术方面的作者，他很自然地应用了一个相似的过程，为了证明被试不能抗拒催眠性暗示，他要求他们抵制进入催眠。被试很合作，自愿证明他们可以毫无困难地接受暗示来证明他们不能进入催眠。那位作者把这个研究按照它完全单纯的真实意图发表了出来。

无论被试提供的反应是什么，它都应该被接受和利用来发展进一步的应答性反应。任何试图"纠正"或改变被试的反应或强迫他做他不感兴趣事情的企图，都会对催眠诱导，并且当然也对加深催眠体验，产生不利影响。被试志愿接受催眠，然后还产生阻抗，这个事实显示出一种矛盾心理，当被意识到时，它可被利用来成功地服务于被试和催眠师双方所共有的目标。承认和认可被试的需要，对他的反应加以利用，并非像某些作者所声称的，是一种基于"临床直觉"的"非正统技术"，相反，这种方式形成了一种对现有条件的简单认可，它以对被试的完全尊重为基础，将其视为一个发挥独特作用的个体存在。

读者将会了解很多间接暗示形式的用法，如上面所提到的"涵盖一类反应所有可能性"、条件性暗示和双重制约。这些方式被第一作者整合在下面的例子中，形成一种几乎可以适合于任何情境的、更为全面的方式。

另一种可以媲美的利用技术已在实验室和临床情境被应用于无经验被试和经验丰富的被试。它已经被用作一种规避阻抗的手段，一种开启催眠诱导的方法和一个催眠再诱导的过程。这是一种技术，它基于一种即时的直接诱发的有明确意图却由无意识执行的反应，这种反应是单独的，有别于那些除了兴趣注意之外的有意识指导的活动。这个过程如下：

对于意识心理和无意识或潜意识心理的一般概念，我们需要根据被试的教育背景给出适宜的非正式解释。同样，对于意念动力活动，我们通过援引手的漂浮这样一种熟悉的例子，提供一种谨慎有益的非正式解释。

然后，作者告诉一无所知的被试，安静地坐着，把手掌放在大腿上，仔细聆听作者将问到的一个问题。需要说明的是，这个问题只能由被试的无意识心理回答，他的意识心理无法作答。作者补充说，他可以提供一种有意识的回答，但这样一种回答只能是一种有意识的陈述，而并不是对这个问题的一种真正的回答。至于这个问题本身，它可以是几个潜在问题中的任何一个，并且它对这个人来说并没有任何特别的意义。它唯一的目的是给无意识心理一个机会在给出的答案中表露出它自己。作者进一步说明，这个问无意识心理的问题，其答案将会是一只或另一只手向上漂浮的意念动力反应，左手代表"不"，右手代表"是"。

然后，作者提出问题，"你的无意识心理认为你能进入催眠状态吗？"作者提供进一步的说明，"你不能有意地知道你的无意识心理思考什么或知道什么。但你的无意识心理可以通过引起左手或右手的漂浮这样一个简单的过程，让你的意识心理发觉它思考或知道什么。这样你的无意识心理便可以用一种明显的可辨识的方式与你的意识心理进行沟通。现在，只是观察你的手来看答案是什么就行。无论是你还是我都不知道你的无意识心理想的是什么，但当你看到你的一只或另一只手慢慢漂浮起来时，你就会知道。"

如果有太多延迟，作者就再追加一些暗示，"你双手中的一只正在向上抬起。试着留意最细微的动作，试着去感觉它，发现它，享受它抬起的感觉，并乐于知道你的无意识想的是什么。"

不管哪只手浮起，一种催眠状态，经常是一种梦游式的催眠状态便会同时随之发生。通常，立即对之加以利用而非测试是明智的，因为测试往往会让被试迅速醒过来。通常最好的做法是简单而随意地评说。"发现你的无意识可以与你的意识心理以这种方式进行沟通是非常令人高兴的。有许多别的事情你的无意识可以学着去做。例如，现在，它已经知道它可以发展一种催眠状态，并做得如此之好，它可以学着发展各种各样的催眠现象。例如，你可能会对……感兴趣。"然后，便可以迎合情境的需要。

这一技术的核心，是利用了被试对他自己的无意识活动感兴趣。"是"或"否"的情形概括了相关的思维过程，因为行动是以思考并形成一种明显的无意识沟通、一种表现形式为条件，这种表现形式对催眠性恍惚非常重要，并且是它不可或缺的组成部分。换句话说，它对被试进入催眠状态以便发现这个问题的答案来说是很有必要的。

经验丰富的被试，接受完这种技术的催眠，他马上就会意识到这种情形，"太有趣了！无论你给出哪种答案，你必须先进入催眠状态。"

自愿的被试从一开始便表露出他们自然的兴趣。有阻抗的被试通过表达对预先说明理解上的困难，通过反复地询问指令，然后通过手抬起的预感，通过自动地抬起左手，来表明他们的态度。那些反对以这种方式进行催眠诱导的被试往往会在第一次试图测试或利用催眠时醒过来。但是，当施术者告诉他："当你的无意识心理继续朝你脸的方向移动你的手时，你可以通过持续观察，像你的无意识回答那个问题那样容易、那样快速地进入催眠。随着你的手向上移动，你的眼睛将闭上，并且你会进入到一种深度催眠状态。"这时，他们中的大多数将随时回到催眠状态。这样，几乎在所有的例子中，被试都发展了一种催眠状态。

从施术者方面来说，这一技术很重要的一个部分是一种完全期待的、漫不经心的、单纯的态度，这样便会把发展催眠的所有责任完全放到被试身上。

第一作者会先从仔细*评估患者的背景*开始，然后使用适合患者参考框架的话语。当他说明意识和无意识的概念来为他稍后的*意识－无意识双重制约*打基础时，他使用了一个*间接联结聚焦*过程。于是，当患者被要求准备回答一个将会导致一种意念动力或意念感觉反应的无意识过程开启*内部探索*的*问题*时，他们的*期望*得到了提高。在此强调了学习的快乐和对*每个患者兴趣领域*的持续利用。意识－无意识双重制约被构建起来，结果是，所做的任何反应都以催眠的发展为先决条件。这样，意念动力活动方面第一次成功经验便被概念化成一种可识别的带有隐含式暗示指令的催眠诱导，"随着你的手向上移动，你的眼睛将会闭上，并且你会进入到一种深度催眠状态。"

在1960年美国临床催眠协会的工作坊期间，记录了一个例子，它戏剧性地阐述了当患者抵抗进入催眠的念头时，催眠反应可被如何显示。当时，第一作者正在做一个关于催眠心理动力的演讲。在演讲期间，他有足够的机会把很多意念动力暗示点缀其间，这些暗示不可避免地在至少大多数观众的内心激活前述的意念动力过程。在做了一个手漂浮的示范之后，他描述了下列事件：

"被试中的一个人非常、非常强烈地感觉到她自己不是一个好的被试。但是，当我观察到她正在给我一种非常专心的关注（反应专注度）时，我可以非常强烈地感觉到她是一个好被试。所以我要求她'给你的无意识心理一种特权，以某种形式证明你是一个好的催眠被试，而你将不会有意识地认识到这一点。与此同时，你可以继续在意识层面上运行良好。我应该再补充一下，这种证明对观众可能是明显的，而对你则不然。'甚至当她继续密切地聚焦于我，而不是观众或其他任何事情时，她还说，'我不是一个好的被试，而且我不相信你能够说服我。'"

"在这一点上，我正在利用她的阻抗让她认为她是清醒的，没有进入到一种梦游式催眠中。但她在观察我的每一点移动并跟随我所说的每一件事情方面所表现出的非常强烈的关注便是她处于梦游状态的一种迹象。"

"我又问她，我是否可以把她导入催眠状态，但她摇摇手'不'，她不愿合作。在那一刻，她的左手开始漂浮，但她并没有看见，因为她正在向右侧望着我。"

"她笑着与观众中的医生开玩笑，并且说她不喜欢让人觉得她是在不合作，但她的确没有觉得她会进入催眠状态。记住，我告诉过她要在意识层面运行良好，也要在无意识层面运行得非常好。而她正在那里用这种方式告诉我，也告诉观众。我向观众席中一个医生示意他应该上来捏捏她悬浮的左手。他发现她的左手呈现出完全的麻痹，而她乐于向团体强调她是完全清醒的，并且她不可能是在催眠状态中。然后，这名医生转过来捏了捏她的右手，这时她说'哎哟，好痛！我当然会感觉到这种夹痛'。她的左手又被捏了一下，但她没感觉到。"

"在这里，我想向这些医生示范的，以及我想向你强调的，是那些在人类躯体中无时无刻不在发生的机能分离，在情感层面的分离，在感知觉层面的分离，就像此时此刻你已经忘记你脚上穿的鞋子，你脸上戴的眼镜。"

这个戏剧性的例子说明了催眠治疗师学着识别患者，不管相反的说法会怎么说，从其实际结果看，当被试已经处于催眠状态注视催眠治疗师时，其全神贯注的注意力反应的重要性。当第一作者观察到这种强烈专注于他自己的状态时，他给患者一种或多种间接暗示，为他们提供产生催眠反应的机会。

在这种情况下，他使用了一种意识－无意识双重制约，让她的无意识能够选择一种催眠表现形式（手的漂浮，通过观察其他人，她已经完全准备好了），同时允许她的意识心理保持其平常的运行模式。这样，她就可以保持她的阻抗，同时展现出良好的催眠反应能力。

下面是另一个例子，作者甚至是在抵抗最强的情况下诱导催眠，被试是一个试图假装催眠的专业演员。第一作者当时并不知晓，在一个医生团体的演讲示范中，其中的一个被试是一个训练有素的演员。他仔细地观察了一会儿其他被试，然后，根据与观众中几个人先前的秘密安排，应其中一个同谋者的要求，通过第一作者转述，他"模仿"催眠表现，演示感觉缺失、负性和正性的听幻觉与视幻觉，发展出因开花的麒麟草幻觉所引起的无法控制的打喷嚏。但是，第一作者注意到这个演员的类僵表演是错误的，他的时间关系也不正确。微小的惊吓反射也被注意到了，并且这个被试被观察到，作者在他的一边讲话时，他在控制那种不随意地把头转向作者的倾向。于是，他被要求演示手向上漂浮来仔细地对给予的暗示做出反应。这名演员并没有表现出"突发性的小幅悸动或颤抖"这种通常会有的暗示反应在时间上的延迟。这使得第一作者确信他正在设置骗局。

于是，这名被试得到了铅笔和纸，并被要求进行自动书写，并且是以一种真正正确的自动书写形式来做自动书写。但是，这位演员从未亲眼见过自动书写，当他开始书写时，给他暗示"非常慢地、越来越工整地自动地书写这个句子：'这是六月美好的一天'。""这"这个词被用很重的语调重复了4次，目的是把他的意识固定在这个词上，而这个句子的其他部分则说得越发地柔和而迅速，这样，它往往会被意识心理滑过而落到无意识中。"这"这个词被他用平常的笔迹写成，而句子的其余部分则以具有自动书写特征的笔迹写成。当时，这名演员在自己没有意识到的情况下，正在开始体验部分真正的催眠反应。当他完成书写时，纸和铅笔被从他的视野中移开，并且他被要求*"带着对催眠事件的遗忘醒过来"*。他立刻醒了过来，并且被邀请来为观众讨论催眠。他带着极大的满足，开始向感觉诧异的普通观众和喜不自胜的同伙显示戏弄第一作者的恶作剧。这个被试畅谈了他所做过的事并且演示了他随意打喷嚏的能力。

当他讲完除自动书写外的每一件事之后，作者把他写字的纸拿给他看，并问他对这张纸上的字能想起什么。他大声地读出上面的句子，表示这只是一个没什么特别相关性的句子。被问到笔迹时，他观察了一会儿，觉得似乎有些吃力和幼稚。很快大家都明白了，他对书写完全遗忘了，他真正好奇那些笔迹，并想知道为什么他会被问及这个问题。当他的遗忘被充分地呈现出来时，他被要求"把那些字准确地重写一遍"，他欣然同意，但当他拿起铅笔并把它放在纸上时，立刻显示出他又进入了催眠（经由对催眠再诱导的联结引发再现催眠反应的趋势）。当他第二次把这个句子写完以后，他带着将催眠事件遗忘的指令醒了过来。当他醒来时，他重新开始嘲弄作者这么容易受骗。作者再次向他展示这些笔迹。他意识到一小会儿之前他曾经见过这一个句子，但还有第二个句子，他以前从没见过。

他被允许把这种遗忘保持一周的时间。在此期间，那些安排这个骗局的医生们现身找到第一作者，叙述了欺骗他的整个计划，他们想弄清楚催眠现象是否可以故意地和成功地模仿。他们还陈述了他们曾经试图让那个演员相信他曾做过自动书写，但他根本不相信。他们补充说，他们请求允许再安排那个演员拜见第一作者，以便可以消除催眠性遗忘。

他们的请求得到了满足，也使他们感到满意，却使这个演员感到诧异，他用这个简单的句子总结了整个事件，"好吧，很明显，现在对我来说，假装催眠的最佳方式就是进入催眠。"

5. 利用患者的消极情绪和困惑

大多数治疗师担心患者的负面情绪反应、怀疑和困惑。负面情绪反应常常被视为某些必须被绕开的东西。以下是第一作者对如何利用负面情绪反应来诱导催眠和助长治疗性变化的一个详细说明。

患者的误解、怀疑和不确定也可以被当作一种诱导技术来加以利用。

有两名患者的例子可以作为这种方式的例证，这两人都是受过高等教育的女性，一个将近40岁，一个40岁出头。一名患者对于催眠现象在她自己身上的有效性表达了极度的怀疑和不确定，但解释说她孤注一掷的求助需求，迫使她把催眠术当作一种不抱多少希望的治疗手段来进行尝试。

另一个则宣称，她坚信催眠术和生理性睡眠完全是同一回事，如果不先发展一种生理性睡眠，她不可能进入催眠状态。她解释说，这一点将会妨碍治疗，但就排除生理性睡眠而论，假如催眠治疗是这样实施的，她觉得催眠术只是有可能，当然还有疑问，为她提供心理治疗。其实，她完全不相信这是有可能的。

努力去解释是徒劳的，它只会增加两名患者的焦虑和紧张。所以第一作者使用了一种利用他们误解的方式。除了所用的语气重点不同，这种技术在本质上对两名患者来说是一样的。每个患者都得到指示，深度催眠将会被诱导。通过判断、评估、评价和检查所提到的每一条现实和每一项主观体验的有效性的真实性，她们将在进入深度催眠的过程中进行合作。在这样做的过程中，这两个女人将会感觉有责任怀疑和拒绝任何看起来完全不确定或值得怀疑的事情。对其中一个人，重点主要放在对现实目标点缀性评论的主观感受和反应上。对另一个人，用一种可以产生主观反应的散布其间暗示，强调了对现实目标的专注，这被作为觉醒的证据。通过这种方式，对每个患者都会导致意识范围的进一步缩窄，并相应提升对作者的信任和反应性。通过运用稍做改变的简单的闭眼渐进式放松技术满足这两个患者每个人的特殊需要，使每个人都可能产生一种梦行式催眠。

下一个例子的言语表达，其重点是在主观和现实两方面之间进行近似均匀的刻度划分，第一作者举这个例子来详细说明言语表达的实际运用。

"当你舒服地坐在那把椅子里时，你可以感觉到你放在椅子扶手上的胳膊的重量。你的眼睛睁着，你可以看见那张桌子，眼皮会出现平常的眨动，这一点你可能注意到，也可能没注意到，就像有人会注意到鞋子穿在脚上的感觉，尔后又会很快地忘掉一样。而你确实知道，你可以看见那个书架，但你不知道你的无意识是否已经注意到任何特定的书名。但现在，当双脚停放在地板上时，你可以再次注意到鞋子穿在脚上的感觉，与此同时，你会逐渐意识到，当你把目光落到地板上时，你的眼皮正在下沉。你的胳膊仍然把它们的重量落在椅子扶手上，所有这些事情都是真实的，而你可以关注到它们，感觉到它们。现在，如果你看看你的手腕，再看看这个房间的角落，或许你会意识到或感觉到你视焦的变化。或许你会想起，当你作为一个小孩时，你可能带着这种经验玩耍过：看着一个东西，刚开始它似乎还在远处，不一会儿，就近在眼前。当你孩提时的相关记忆从脑海中闪过时，它们可以从简单记忆延伸到疲倦感觉，因为记忆是真实的。它们是存在，尽管抽象，但它们像椅子、桌子以及来自坐着不动的那种疲倦的感觉一样真实，对于后者，就像随着疲劳和放松的不断发展，可以如此真切地感觉到眼皮的困倦一样，人们可以通过放松肌肉和感觉身体变沉来消除。前面所说的所有这一切都是真实的，你对它的注意也是真实的，并且当你把注意力放在你的手或你的脚或桌子或你的呼吸，或者放在对你闭上眼睛停止注视的那种舒服感觉的回忆上时，你可以意识和感觉到越来越多。并且你知道梦是真实的，人们可以在梦里看到椅子、树和人，并且听见和感觉到各种东西，而这种视觉和听觉的影像同变成视觉影像的椅子、桌子和书架一样真实。"通过这种方式，随着频率的不断增加，作者的所说的话变成获取主观反应的简单的直接暗示。

这种利用怀疑和误解的技术已经在其他患者和那些实验性被试身上用过。它非常适合于作为最终发展结果的手的漂浮的应用，因为视觉范围内的意念动力活动为客观和主观现实提供了极好的反应机会。

上面是一种*散布其间方式*的极佳例证，它诱导患者逐渐进入他们自己的主观反应，并以某种方式将其*注意力聚焦于内部*，以利于催眠。把他们的内部现实与可以验证其体验的外部对象相联结，使他们对以前的接纳程度能够越来越大。然后第一作者在对感觉、感知、记忆、梦和视觉影像所进行的非常笼统的论述中，应用一系列*开放式暗示*，作为间接联结和意念动力聚焦的手段，加深他们在所有对他们来说最有效的主观现实中的卷入。在这个例子中，对怀疑和误解的利用，作为个性转换的标志，对于更广泛地认识负性情绪，起到了一种入门的作用。

　　焦虑、困惑、怀疑、不确定和抑郁体验是大多数涉及成长和人格转变过程的患者的特征（Rossi, 1967, 1968, 1971, 1972a, 1972b, 1973; Erickson, Rossi, and Rossi, 1976）。因此，当患者对这些临床表现感觉不舒服时，治疗师便可从中看到一些充满希望的迹象，这表明急需一种发生在患者内心的人格转变。我们甚至可以形成这样一个概念，大多数人进入治疗时常常呈现的典型的抑郁和不确定状态，其实是我们催眠诱导和暗示通用范式第二、第三阶段（弱化习惯意识定势和无意识搜索）的自发临床表现。在人格成长和转变的过程中，它们完全是正常而必不可少的阶段（Rossi, 1972a）。当一个问题是如此地无法抗拒，患者自己不能解决这些不舒服的影响时，抑郁和不确定只能以病态形式出现。在帮助患者应对这些状态的过程中，我们可以再次认识到，催眠治疗为什么可被理解为心理成长内在自然进程的一个助长因素。

6. 利用患者的症状

　　既然患者的症状常常是一个主要的注意焦点，我们有时便可以利用它来助长催眠诱导，并迅速解决问题。用这种方式，我们又是在利用每个患者的内部现实——主要的参考框架和固有信念——来诱导催眠并促进治疗。下面我们提供一些这种方式的极其优雅的例子，它们选自第一作者教导牙医催眠的文章：

　　　　有个人，三十多岁时开始对催眠感兴趣，并自愿在一所大学为一些实验性研究充当被试。在第一次催眠性对话中，他发现自己是一个优秀的催眠被试，但对任何深入的实验性研究都没兴趣。

　　　　几年后，他决定由他的牙医帮他进入催眠状态，因为他需要大量的牙科手术，而他非常害怕可能的疼痛。

　　　　他很乐意为他的牙医进入一种催眠状态，出现一种极佳的基于暗示的手部麻醉，却不能将任何程度的这种麻醉甚至一种痛觉缺失转移到他的口腔。

相反，他似乎变得对口部更加敏感。发展口腔麻醉或痛觉缺失的努力就此完全失败了。

这个牙医煞费苦心地做了一些进一步的努力，但却不成功，牙医的一个同事通过各种技术教这个患者如何发展麻醉和痛觉缺失。以这种方式，他只能够在除嘴以外的身体各个部分产出反应。然后，他被当作一个特殊问题带到了作者这里。

催眠状态被很容易地诱发出来，并且这个患者被漫不经心地提到他的愿望，想要很舒服地躺在牙科椅上。于是，他奉命留意作者给他的指令，并完全地执行。

当时，他被给以暗示，他的左手将会对所有刺激变得极为敏感，确切地说，对疼痛也是如此。在接到相反的指令之前，这种感觉过敏状态将会持续下去。但是，在它整个持续期间，他应该保持足够的谨慎，以保护他的手避免可能会导致疼痛的接触。

患者对这些暗示做出了全面而充分的反应。除了手部的感觉过敏——针对那个结果完全不用做任何暗示——他自发地产生一种嘴部的麻醉，可以完全在不用麻醉剂的情况下进行牙科手术。

甚至在后来的努力中，除了作为那个患者特有模式一部分的感觉过敏——痛觉缺失之外，麻醉和痛觉缺失并不能被直接或故意地诱发。但是，这并非这类反应的一个孤例。其他类似个案也曾不时地遇到。

很显然，在心理上，这个患者固执的认知是牙科手术必定与感觉超敏有关。当这种刻板认知受到迎合时，牙科麻醉才可以用一种类似一块肌肉放松而另一块肌肉收缩的方式来实现。

有个牙医和他的几个同事曾在刚刚那位患者的妻子身上反复试验过催眠，但却未成功。他妻子描述说，每一次，她都变得"无比的惊慌失措，致使以我不能动弹，然后就开始哭。我实在无法做任何他们所要求的事情。我不能放松，我不能让手漂浮。我不能闭上眼睛，我能做的就是被吓呆了并哭泣。"

作者利用了一种采用协同作用的自然方式。作者用下面的话给她提供一个总结，概括她的情况：

"你希望把催眠术用于和你牙科手术有关的方面。你丈夫和他的同事也希望如此，但每次在尝试催眠时，你都无法进入催眠状态。你被吓坏了，并哭泣。不哭的话，它真的足以把人吓傻。现在，如果有必要，你想让我从精神病学角度为你进行治疗，但我并不认为是这样。相反，我将只是让你进入催眠，这样，你可以得到一种你牙科手术所需要的催眠状态。"

她回答说，"我肯定会被吓呆并哭泣。"

她得到的回答是，"不，你会首先变得僵硬。这是要做的第一件事情，并且现在就做。就这样变得越来越僵硬，你的胳膊、你的腿、你的身体、你的脖子——完全地僵硬——甚至比你丈夫给你做催眠时还要僵硬。"

"现在闭上眼睛，并让嘴唇变得僵硬，硬到你根本张不开嘴。"

她产生了最为充分的反应。

"现在，接下来你要做的事情就是变得被吓呆了，然后哭泣。当然，你不想这样做，但你必须这样做，因为你已经学会这样做，但不要现在立马就做。"

"做个深呼吸，全身放松下来，并深深的入睡，这会非常容易。"

"你为什么不试试这样，来代替被吓呆和哭泣呢？"

她对这个替代性暗示的反应非常直接，也非常好。

接下来的暗示是，"当然，你可以在催眠状态中继续越来越深地放松并舒服地睡去。但任何时候，只要你愿意，你可以变得被吓得僵硬、傻呆呆地哭泣。但或许现在你知道如何这样做，你将就这样保持催眠中的舒适，这样，对你来说，你所需要的任何牙科的或其他医疗方面的工作都可以很舒适地进行。"

这时，作者给了她一个简单的后催眠暗示，它可以使将来催眠诱导时更为容易。

在这两个例子中，治疗师接受患者的显性参考框架（第一个例子中的超敏感觉，第二个例子中的恐惧），然后利用它来引发和助长治疗性反应。他鼓励患者去做那些他们已经知道他们可以做到的事情，然后进行置换、转换，或者将他们需要做的事情加到它上面。他运用提问、条件性暗示和联结网络，将患者从他们反复出现但适应不良的反应转变成期望的治疗性反应。阐释这一方式如何快速达成治疗性目标的其他一些具有启发性的例子如下所述。

另一个案例中这种同样的通用方式被应用到一个新婚一周的新娘身上。她渴望有一场圆满成功的婚礼，但在每一次尝试时，或一次尝试的提供过程中，都产生一种两腿呈交叉姿势的极其恐慌的状态。

她与丈夫一起走进治疗室，有些迟疑地介绍了她的故事，并解释说一定曾经发生过什么，因为她正在受到某个已消失的痛苦记忆的恐吓。她丈夫对她的故事做了证实，并补充描述了一些别的细节。

这次所采用的技术与在大多数相似例子中所利用的完全相同。

她被问道，她是否愿意采用任何合理的程序来调整她的问题。她的回答是，"愿意，任何事情都可以，只要不让我被触到，因为如果我被触摸到，我就会疯掉。"这个陈述得到了她丈夫的确认。

她被告知，还是会采用催眠术。她迟疑地答应了，但又要求不要做任何触摸她的尝试。

她被告知她丈夫将一直坐在治疗室另一边的椅子里，作者也将会坐在她丈夫旁边。但是，她自己把她的椅子移到房间很远的一边，坐下来不断地看着她丈夫。好像如果他或作者在任何时间离开他们的椅子，她都将立刻离开这个房间，因为她正在紧靠治疗室的门坐着。

然后，她伸展手脚坐在椅子里，深深地向后斜靠着，两腿向前伸展，两脚交叉，肌肉完全地紧绷着。她一动不动地看着她丈夫，直到她眼中所见全部都是他，而作者正好在她眼睛视野边缘之外。她的手臂在身前交叉，她的拳头紧紧地握着。

她顺从地开始了这个任务。当她这样做时，她被告知睡得越来越深，除了她丈夫和作者，看不见任何东西。当她睡得越来越深时，她将会变得害怕和恐慌，无法动弹，除了看着这两个人之外，无法做任何事情，在催眠中睡得越来越深，并且与她的恐慌状态成正比。

她接到指示，这种恐慌状态将会加深她的催眠，并且与此同时将会把她牢牢地固定在椅子上。

然后，慢慢地，她被告知，尽管她可以继续看到她丈夫在房间的另一边，但她将会感觉到他在亲密地抚摩性地触摸她。她被问道，她是否愿意体验这种感觉，并且她被告知，她现在僵硬的身体可以放松到恰好可以允许她点头或摇头来作答，而一种诚实的回答将会以缓慢而若有所思的方式给出。

她慢慢地点头肯定。

她被要求注意看，她丈夫和作者两个人都正把头转向别处，看不到她，因为她现在将开始感觉到她身体上逐渐增加的来自她丈夫的更为亲密的抚摩，最后直到她感觉到完全的愉悦、幸福和放松。

约五分钟后，她对作者吩咐说，"请不要四处张望。我很难为情。现在我们可以回家吗？因为我全好了。"

她从治疗室被解放了出来，她丈夫受命带她回家，并被动地等待事情的发展。

两个小时后，两人联合打了个电话，简单地说明，"一切都好。"

一周后的回访电话也显示一切都好。大约15个月之后，他们带着他们的第一个孩子走进最盛大的婚礼中。

另一个例子是一个尿床的8岁男孩，他被他父母半抬半拽地弄进治疗室。他们先前曾经为他的事寻求过邻居的帮助，也曾为他公开在教堂做过祈祷。现在作为最后孤注一掷的手段，用"酒店晚餐"作承诺，他正在被带到一个"疯狂的医生"这里，接受下面的晤谈。

他对所有事情的怨恨和敌意完全表现了出来。

作者所采取的方式是宣称："你很生气，并且你将保持继续生气的权利，你认为对此没什么可做的，但实际上有。你不喜欢来见'疯狂的医生'，但你在这里，并且你想要做点儿什么，但你不知道是什么。你父母把你带到这里，让你进来。好吧，你可以让他们离开治疗室。事实上，我们两人都可以——来吧，让我们告诉他们两人出去。"这时，作者给这对父母丢了个眼神，让他们离开，对此他们欣然离开，这个男孩则立即表现出几乎令人吃惊的满意。

然后，作者继续，"但你还是在生气，我也是，因为他们命令我治好你的尿床。但他们不能像给你命令一样给我命令。但是在我们为那事谴责他们之前"，——用一种缓慢的、精巧的、引人注目的指引手势——"先来看看这里的那些小狗。我最喜欢那只棕色的，而我猜你会喜欢那只黑白花的小狗，因为它的前爪是白色的。如果你非常细心，你也会喜欢我所喜欢的那只。我喜欢小狗，你呢？"

这时，这个完全陷入惊讶中的男孩很容易地发展出一种梦行式的催眠状态，走过去，机械地抚摩那两只小狗，对一只的抚摩多过另一只。最后，当他抬头看着作者时，作者向他声明，"我很高兴你不再对我生气，并且我并不认为你或我必须告诉你父母一些什么。事实上，或许如果你等到这个学年快要结束时，这刚好可用作他们带你来这里的手段。但有一件事是肯定的。你正好可以打个赌，在你不尿床一个月之后，他们将会给你一只小狗，差不多就像这里的这只斑点狗，关于这件事，甚至你不需要向他们说起一个字。他们就会办到。现在，闭上眼睛，做个深呼吸，深深地睡去，醒来感觉很饿。"

这个男孩照着诱导语做，并不需要父母的照顾，作者私下里给父母做了一些指导。

两周之后，他在一个医生团体中充当示范被试。没做任何治疗。

在这个学年的最后一个月，这个男孩每天早晨戏剧性地划掉当天的日历。

到了这个月的最后几天，他神秘地对他母亲说，"你最好做好准备。"

在31日这一天，他母亲告诉他有一个惊喜给他。他的回答是，"最好是黑白花的。"就在那一刻，他父亲带着一只小狗进来，这个男孩在兴奋的喜悦中忘了问问题。

18个月之后，这个男孩的床一直是持续干爽的。

对这些例子的仔细研究揭示了同一个模式。在每个案例中，第一作者把（1）患者能做好什么与（2）催眠反应联结起来，（3）他们现在能够从中体验到他们在一种幻觉性的内部现实中想要体验的东西。这把他们的现实反应能力与幻觉性的愿望绑定在一起，这样，愿望便可以逐步实现。治疗性催眠是制约的黏合剂、集合状态或催化剂，可以把幻想和愿望联结和绑定到反应能力上，这样所期望的东西便可以在现实反应中得以利用。在催眠治疗实践中，我们不断地在患者能做到的事情和想要做到的事情之间架设桥梁。在关于后催眠暗示的下一章和后面几乎所有的案例研究中，这一点将变得越来越清晰。

练　习

1. 聆听你治疗性晤谈的录音，确定你利用患者自己的反应、兴趣和个性特征助长他们的治疗工作到了什么样的程度。

2. 当你研究这些录音时，考虑一下在什么地方，你可能已经采用过可以利用患者的生活经验库和发展更为充分的功能的改译性评论和暗示来助长治疗进展。探索与你自己的语言词汇库相适应的间接暗示形式，以便你即使不做正式催眠诱导，也可以最有效地利用它们助长患者的内部搜索和无意识进程。

3. 研究你治疗性晤谈的录像，找出当你让患者最专注地聚焦于你身上时的那些入迷的反应专注时刻。你是如何很好地利用这些瞬间引入治疗性评论的？

4. 设计你可以怎样应用这些瞬间的专注反应，引入间接暗示形式，助长与治疗问题相关的自由联想。下面是一些简单的例子。

当你的无意识心理在探索它［无论它是什么］时，你的眼睛会有一会儿感觉像是在休息和要闭上吗？

我想让你安静一会儿，而当你仔细考虑它时，我们将会看到关于它，你的无意识心理还带来了什么。而你无须谈论它，除非你真的对它感觉很舒服。

治疗师必须找到对他们和他们的患者来说很自然的词语组合，以便以一种随意和舒服的方式助长内部探索和无意识进程。

5. 上述方法很容易适合于间接催眠形式。在那些常见的日常恍惚瞬间，患者可能明显被吸引到他们自己的内心，眼睛看着窗外，盯着他们的手、地板、天花板或诸如此类的东西，这时，催眠师可经由如下的间接形式，引入有利于催眠的选项：

现在，你在专注于某件事情，如果你的无意识同意这是你进入催眠的舒服时刻，你会发现你的眼睛将似乎完全由它自己闭上。

当你感觉更加舒服时，你的无意识想让那些眼睛闭上，以便让你就这样继续下去吗？

就这样让你像自己正在做的那样继续，甚至你的身体无须移动，除非你的无意识对此有一个令人吃惊的解决方案，尽管你的意识心理实际上并不知道它是什么。

在一个入迷的注意力反应瞬间，当患者的注意力被聚焦于治疗师身上时，可进行如下的催眠诱导：

我知道你并不完全了解它，但我注意到你身上的一些事情，表明你可能已经准备好进入催眠。并且，如果你的无意识心理真的想要这样，你将会发现那些眼皮正在闭上［手向上漂浮，或诸如此类的现象］。

6. 在你还没注意到患者的6、7个显在的行为模式、兴趣、能力、内心生活体验、参考框架、"阻抗"或可以整合进你诱导过程的症状之前，绝不要允许你自己应用任何仪式化的和机械的催眠诱导。然后，练习把每个患者的个性整合进所有催眠诱导的标准形式中，如视觉固着、手的漂浮等。

7. 研究患者的显在反应和症状，确定它们如何能被引导到治疗性反应中。练习在已知与未知及期望的可能性之间搭建联结的桥梁。

8. 对催眠诱导知识的进一步研究来自很多意想不到的方面。例如，一本关于催眠诗歌（Snyder, 1930）的书表述了这个论点，它认为有两种基本的诗歌类型：催眠型（咒语编排）和理智型。前者往往引发催眠，而后者往往引发更多的理性思考。作者讨论了许多可以引发催眠效果的文学表达手法，例如（1）一种完美的声音和强调模式，重音落在半秒的间隔上；（2）没有突变或理性的盘问；（3）模糊的意向，允许每一种独特的个体无意识填入其细节；

（4）使心智衰弱，我们称之为"弱化习惯心理框架"；（5）使用重复和叠句；并且（6）只在把听众催眠到一种达到前面所述的令人非常愉悦的状态之后，才给出一种异常清晰而直接的暗示或后催眠暗示。他接着指出诗歌的灵感以及普通的艺术创作总是怎样与一种自动催眠状态相关联。他提供的这些对诗歌的仔细研究，给催眠治疗师提供了一个涉及每次催眠诱导创造性工作的更广泛的概念。

9. 现在人们努力把催眠看作大脑左右半球高度分化的活动和相互作用的功能（Ornstein, 1972, 1973; Hilgard and Hilgard, 1975; Bandler and Grinder, 1975; Erickson, Rossi, and Rossi, 1976; Rossi, 1977），诸多经典研究为上述观点提供了证明。分析在本书这一章和剩余章节中所列示的诱导，寻找它们与左右脑半球之间的关系。在第九章第12个案例的评论中，我们介绍了这一领域的很多推测。

第四章

后催眠暗示

传统上，后催眠暗示已经被应用到评估催眠效果和强化治疗进程上。人们相信，一个人在催眠期间收到暗示并且随后执行，这便可证明一个确定的事实：一种有效的催眠已被体验过。催眠被概念化成一种空白状态，在此期间，个体可以很容易地被编程，就像人们可在一张白纸上随意地写字。现在，我们知道关于催眠的这种空白状态和编程的模型是对心理治疗工作的误导。在催眠状态中，个体保有其自身的人格动力。治疗性催眠是一种手段，它以允许无意识进程催化具有临床价值的反应的方式，聚焦注意并利用人格动力。从最广泛的意义上说，无论什么时间，只要我们在一个感受性的瞬间引入一个稍后在反应上得以实现的想法，我们就可以说是一种后催眠暗示。那个感受性的瞬间可以发生在一种正式诱导的催眠中，或一个注意力被固定和吸引在令人极为感兴趣事情上的*常见日常恍惚*中。

1. 把后催眠暗示与必然的反应联结起来

直接后催眠暗示的传统方法通常采取这种形式，"当你从催眠状态中醒来之后，你将会做［或体验］这个那个。"相比之下，间接后催眠暗示涉及间接暗示形式连同大量在日常生活中所发现的其他过程的应用，当然也包括临床实践。它们中最有用处的是条件性暗示和联结网络，我们借此把后催眠暗示和患者将来将要体验到的那些必然的反应模式捆绑在一起。这些必然的反应模式对后催眠暗示的执行发挥着诱因或载体的作用。患者自己的联结、生活经验、人格动力和未来预期都被利用来把后催眠暗示构建到患者的自然生活结构中。来自第一作者自己家庭生活的一个例子可以引导我们理解最广泛意义上的间接后催眠暗示的概念。

第一次是一位牙齿矫正医生为我的一个女儿做治疗，我对女儿说，"你知道，你嘴里所有这些矫治用的钢丝是极其不舒服的。"我为什么不能告诉她真相？她知道，她对此是很确定的。然后我对她说，"你满嘴戴的带有那些橡皮筋的金属件真是让人苦不堪言，并且要习惯它将会是一件很艰难的事。"那么，我在给予什么暗示呢？*你会习惯它的。习惯它是间接暗示*。她听到我承认她的痛苦，但她的无意识还听到了这个句子的其余部分。总是要知道你的句子是多么地具有包容性、是多么地全面。*习惯它是一件很艰难的事*。当你那样表述时，这个句子的两个部分她都接受了，尽管她并不知道她已经接受了第二部分。然后，我告诉她，"你现在只是一个小女孩，但是你能想到在你的婚纱照中你将有怎样的笑容吗？"很长时间，我太太和我在脑海中记住这个后催眠暗示，直到她结婚。我们从来不曾泄露它，从未谈论它或告诉过任何人。十年后当我们的女儿结婚在看着她的婚纱照时，她说，"爸爸，这是我最喜欢的一张。看看那个笑容。"那是一个作用了十年的间接后催眠暗示，尽管她并未能认识到。当她第一次去看牙齿矫正医生时，婚姻在她的脑海中还是很遥远的事情。她压根儿没想到婚姻，但她肯定知道女人要结婚，并且存在一种遥远的可能性，她正在展现将在她婚纱照中所呈现的那种笑容。那便是进入最有效的后催眠性治疗暗示的东西。当你以一种满怀愈后希望的形式向患者提供后催眠暗示时，你便把它绑定到了一个可以预期的未来会出现的条件上。对我们的女儿来说，婚姻便是我们可以对她抱有的一种可以预期的期待。

这个例子说明了提供后催眠暗示的一些基本原则。像往常一样，这个过程首先是从识别和完全了解个体目前正在持续的体验入手。当她父亲通过承认她在新的牙齿矫正过程中的痛苦，表达出当前的现实状况时，这个女儿的注意力立即被固定住。于是，他利用一个复合语句，把他的间接暗示"习惯它"绑定到她进行中的不可否认的现实上。然后，他甚至通过把它与情理之中的未来可能事件，当"习惯它"时将回报给她的一个婚礼上的美丽笑容联结起来，进一步强化这个暗示。助长这种后催眠暗示的四个主要因素可列示如下：

1. 通过认可和承认当前的体验，*固定注意力并打开一种是定势*。

2. 通过一种*间接催眠形式*（复合暗示），把一种暗示与当前这种体验联结起来。

3. *利用个体自己的人格动力*（在婚礼上漂亮笑容的需要）作为暗示的载体。

4. 把这个暗示与一个可预期的未来会出现的条件（她将来的婚礼）联结起来。

关于后催眠暗示与必然反应联结的其他大量详细说明如下所示。暗示专门用斜体字表示：

你醒来后不久，我将会对你说些什么。

我将要唤醒你，并把你送回到催眠状态。

无论你做何思考，我所说的话都将成真。

2. 串联式后催眠暗示

最有启发性的是，你可以认识到，拒绝以一种联结网络方式给出的两个或更多的暗示比拒绝单个孤立的暗示要困难得多。考虑一下下面的例子，它由第一作者给出（Erickson and Erickson, 1941），它利用了一个5岁女孩对她心爱洋娃娃的兴趣。

一个从未亲眼见过催眠性恍惚的5岁孩子独自一人面对催眠师。她被放在一把椅子里，被告知"*睡觉*"并且"*睡得很香甜*"，当时她抱着她最喜爱的洋娃娃。在她似乎很香甜地睡了一段时间之前，没有给她任何其他种类的暗示。然后，作为一种后催眠暗示，她被告知，改天，催眠师问她关于她的洋娃娃的事，届时，她将会（a）把它放到椅子里，（b）挨着它坐下来，并且（c）等着它睡觉。几次重复这些指令之后，她被告知醒来并继续玩。催眠师施加了这个三重的后催眠暗示，对这个小孩来说，由于对这个暗示的遵从，此后，她将逐渐导致一种本质上安静的状态。特别是最后一项反应一定需要一种不确定的时间延续和被动的反应形式，这最容易通过一种自发的后催眠性恍惚的延续而获得。几天后，催眠师见到她，当她在玩时，催眠师不经意地问到她的洋娃娃。她从它的摇篮里把娃娃拿到手里，得意地展示着它，然后解释说这个洋娃娃困了，想睡觉了，她边说着，边把它放到专门的椅子里，并安静地坐下来，在它旁边看着它。尽管她的眼睛仍然睁着，但她很快看起来像是在催眠中。当被问道她在干什么时，她回答说，"在等待"，并且当催眠师坚定地说，"就像你正在做的那样坚持并继续等待"时，她愉快地点着她的头。不做调整，任由被试对特定但非故意的催眠性暗示产生任何纯粹的反应表现形式，系统的调查研究让研究者发现了多种多样的现象，它们具有与通常被诱导成的催眠相同的典型特征。

非常适合助长成年人催眠训练和催眠再诱导的一系列精妙的后催眠暗示可以在某种程度上表述如下：

1. 当你醒来时，你将睁开双眼……

2. 动一下，或伸展一点儿……

3. 你可以谈谈在你的体验中你感兴趣的东西……

4. 并忘记所有其他的事情……

5. 直到我让你再回到催眠状态……

6. 这样你可以体验并记住更多的东西。

上面的前三行是一系列事实陈述，共同形成一个具有必然性反应的联结网络。因为它们是必然的，它们往往会在患者内心开启一种"是定势"，但其实他们可能不会把第4行认作催眠性遗忘的一个精妙暗示。第5行是一个相当直接的后催眠暗示，它可以使患者再次进入到催眠状态，它包含一个用"直到"引导的重要的条件性事件。"直到"意味着在再次进入催眠的过程中，患者将记起某些由于催眠性遗忘而在他醒来时忘记的事情。第六行继续这个把未来催眠与当前体验绑定起来的联结网络，并且它还包含一种精妙的模棱两可：患者将只是体验和回忆起在遗忘中丢失的事情，还是有一种新的体验稍后将被回忆起？它将只是在催眠期间还是催眠之后被回忆起？治疗师通常并不知道这些问题——它们是探索患者独特反应系统的手段——的答案。如果治疗师发现患者存在着可被进一步的暗示提取出来的意义重大的遗忘，他便可决定在治疗上利用这种能力。如果新的体验即将随着每次催眠涌出，这可以成为帮助患者探索他内心世界的理想治疗方式。

3. 作为后催眠暗示的无意识条件反射

大多数治疗师在催眠工作期间，会自动地改变他们声音的语调和节奏。反过来，患者在对这些声音变化进行反应的过程中，会自动地、并且通常是无意识地对体验催眠形成条件反射。如果治疗师在平常说话过程中采用这些声音的变化，患者将会在不完全了解为什么的情况下，经常性地体验到某个方面的催眠。由于这些极微小的暗示线索绕过了患者意识心理的参考框架，它们经常产生令人惊讶的效果。当治疗师注意到这些催眠开始时的临床表现（例如：眨眼、细微动作、思维中断、某些混乱，等等）时，他们可以在催眠诱导的最初阶段用他们通常采用的其他非语言性的或语言性的线索来加强它们。例如，当患者在催眠诱导期间正在直接看着第一作者时，他将经常性地直接看着患者的脸，但把他的目光聚焦到后脑勺处。当他以后在平常交谈中这样做时，患者开始感觉有点儿不安，然后开始体验到一种只能靠进入催眠才能得到解除的迷惑（Erickson, Rossi, and Rossi, 1976）。在这样的瞬间，第一作者便会用一种充满快乐期待的眼神和如下的双重制约问题来强化这个进程：

我想知道你现在是多么地清醒？

你正在开始体验着多少催眠？

你正在开始体验的是一种催眠状态吗？

就这样让它发生，这让人感觉很舒服，不是吗？

你根本无须说话，是吧？让你自己这样就很不错。

当我们开始研究这件事时，我们认识到有无数种无意识条件反射正发生在治疗师和患者之间。许多患者一进入治疗师的候诊室，就立即无意识地产生条件反射，并自动地开启催眠体验过程。善于观察的治疗师不需要设计这种无意识条件反射模式或有意地设置它们。当它们自然发生时，单纯地观察它们，然后把它们当作无意识进程的重要标志加以利用，这要更有效得多。例如，有些患者在催眠中以某些典型的方式摆置他们的身体。随后，在一个普通的治疗性晤谈期间，治疗师可以注意到那种催眠姿态发展的某些方面。或许是头、胳膊、腿、手或手指呈现出某种催眠姿态。这可能是一种非语言的并且是无意识的身体信号，表明患者正在某个层面上重新体验一种与催眠的联结，也表明现在需要做一些催眠性工作。当治疗师识别出这些身体线索时，他们可以用一种期待的眼神和如下这样一些问题来助长这个进程：

你知道现在有什么事情正在你身上发生吗？

[停顿一会儿。]你能感觉到你内心正在发生着什么吗？

你觉得你真的完全清醒吗？

你正在开始体验多少催眠？

实际上，当患者的身体语言成为需要进行催眠工作的信号时，患者经常会运用这些问题所开启的内部探索更深地进入到催眠中。如果这种身体语言意味着其他一些事情（比如对现在需要被谈起的前期催眠体验的一个重要联想），治疗师的问题为它提供了一个在清醒状态或者可能在一种难以从清醒状态中辨识出来的轻度催眠状态中进行表达的机会。

4. 后催眠性地开启问题解决的期待

后催眠暗示的一种最有效方式是开启只能在催眠已经正式结束之后才能被完成或解决的期望、紧张或反应模式。这种方法已经在许多柴嘉尼效应（Zeigarnic effect, 指不圆满的事情在脑海中更能留下痕迹）（Woodworth and Schlosberg, 1954）研究中得到了实验验证，它演示了儿童如何在一个任务中断之后由于其闭合定势所引起的紧张和失调作用而返回到这个未完成任务中的情形。在上一节，我们看到，无意识条件反射如何能够开启某些方面的催眠，它只能经由患者真正进入催眠才能解决，或者只能在催眠之后由某些治疗性反应变化进行解决。图1中，我们关于催眠诱导和暗示心理动力的五阶段范式在这种方式（请参阅第4页）中呈现得特别明显。

第一作者经常把这种方式用于患者的第一次体验催眠时。在他们的第一次催眠期间，他会很随意地评论，体验到一种"意外惊喜"会是多么地有趣和具有治疗作用。然后，他使他们乐意在醒来之后体验一种意外惊喜。一种他们醒后可经由治疗性的震惊或惊讶而解除的愉快的期待就这样在患者内心建立起来。这种期待是一种未解决的张力，它提高了他们对治疗师设计好的治疗性惊讶的感受性。对一种意外惊喜的这种期待，往往搁置了患者的习惯定势和态度，并且为许诺的意外惊喜，开启无意识搜索和无意识进程。

患者醒来一会儿之后，第一作者带着一副困惑期待的表情，引导患者的手和胳膊向上。患者的胳膊通常保持悬浮在半空，因为它已被给予微妙而具有定向作用的触觉暗示，示意它保持这种姿势（Erickson, Rossi, and Rossi, 1976）。但是，患者通常不会在意识层面认识到这种触觉暗示，所以他们确实对他们的胳膊所呈现出的这种明显的怪异反应感到惊讶。第一作者将强化这种惊讶，并暗示这意味着患者正在进入催眠状态，他在履行他先前用如下评论所给予的后催眠暗示：

很令人惊讶，不是吗？

当有人触摸肘时，你的手总是保持向上吗？

发现你自己可以毫不费力地返回到催眠状态，这会是一种令人愉悦的惊喜。

你的眼睛正在开始闭上吗？

在另一只手向上抬起之前，那只手将不会向下落。

患者对于正在发生什么的惊讶和困惑本质上是一种混乱方式，它可以弱化习惯意识定势和参考框架，这样，一种变动的意识状态便会得到助长。在下一节，我们将进一步阐述我们利用惊讶和期待助长治疗性后催眠暗示的执行的观念。

5. 作为后催眠暗示的惊讶

后催眠暗示中的惊喜增强了期待，同时在患者醒来之后为其个性表达提供一条万无一失的通道。仔细考虑一下下列后催眠暗示，哪一个最适宜于在患者处于积极情感状态并在体验"是定势"的成功催眠后期被提供。

当你醒来之后，你愿意体验一种意外的惊喜吗？

对这个问题（通过点头、手指信号、言语反应、微笑，等等）以肯定方式进行回应的患者是处于下列情形中：

1. 催眠工作积极的"是定势"被带入到后催眠时期。

2. 醒来是与一种得到增强的期待感和对体验某些新东西的积极动机相伴随的。

3. 患者的平常意识定势并不知道这种惊喜、这些新东西将是什么。患者的习惯意识和限制性定势因此得以弱化，这样有利于某些只能来自患者自己无意识的新东西的浮现。具有意外惊喜效果的暗示，已经被以一种问话方式给出，这种问话在其内部开启一种无意识搜索，它可以揭示并允许患者个性中一种新的潜能或另一个面向显现出来。

4. 这种暗示往往是万无一失的，因为在一段成功的催眠时间之后，无论患者体验到的或报告的是什么，都可被当作意外惊喜来接受。如果患者是幸福激动的，这可被认为是一种意外惊喜。如果患者变得更加小心翼翼并似乎陷回到身体固定不动状态，像是他们在怀疑他们的催眠体验，治疗师可以用一种这样的暗示来助长一种惊讶，例如，"当你注意到你的身体是多么地安定时，它或许正在惊讶于当你返回到催眠状态，去实现对那个的完全理解时，你的眼睛会多么容易地闭上。"治疗师可能并不知道"那个"是什么，但无论它是什么都可以被助长。

5. 当患者在催眠之后以某种方式体验到一种惊讶时，治疗师最后的评论，诸如"那是一种意外的惊喜，不是吗？"它往往确认了刚刚发生的治疗性工作，也确认了催眠作为一种解决问题有效方式的价值。

读者在这本书的案例中将发现大量详细说明这种惊讶的后催眠暗示形式的例子。

练　习

1. 与必然性反应联结在一起的治疗性暗示在日常生活和在治疗室中都具有很强的实用性。它是一种特别适合于用在孩子身上的方法，它可以让成人避免单纯的说教。

2. 这种串联式的后催眠暗示需要很多思考和设计。与*条件性暗示、联结网络、双重制约*一起，它们可以构成一处几乎密不透风的"灌木丛"，几乎可以阻挡患者可能有的任何随机联想或潜在反应，并把它紧紧地抓住，使之朝向治疗性方向努力。它成了一个令人着迷的练习，它把每个特定患者的*必然性反应*贯穿到串联式暗示中，这样，它们彼此间相互增强，并且它被希望置换患者的症状。

3. 每当患者在有了一种成功的催眠体验之后，来到治疗师的眼前时，无意识条件反射，作为后催眠暗示，它需要治疗师对他们所呈现的反应模式和感受性有一种细心的观察。这时，治疗师必须学着用这种可以助长内部搜索并加深催眠卷入的问题去跟随这些细致的观察。这一领域的初学者可能会发现，要相信并学着领会那些当他们在一种成功催眠体验之后再次遇到治疗师时在大部分患者身上所发展出的催眠反应自发性的条件反射模式，是很困难的。因此，在"下次见面"时，以这一章所建议的方式，例行询问每个患者或许是有益的。如果意念动力信号已经被发展出来，那么在下次晤谈开始的几分钟内进行询问就变得很容易了，"现在，如果你已经在开始体验某种程度的催眠，你的右手将会抬起来（或你的眼睛将会闭上，等等）"。在下次晤谈开始的几分钟内评估患者的状态很重要，因为在那之后，开始时的条件反射式的催眠反应会迅速被消除，因为它会被有意地与治疗情境相关联的惯例所取代。

4. 用惊讶来后催眠式地解决已开启的*期待*，这是一种技巧，它与对*条件性暗示和联结网络*的利用一道发展起来。它们最容易经由表达清醒时感觉精力充沛和舒适的简单期待而学到。这通常是万无一失的，因为这种反应几乎不可避免。对这些不可避免的事情，人们可以逐渐增加具体暗示，它们要适合于患者的需要，也要适合于*患者对于应该体验到什么的期待*。

第 五 章

改变感知觉功能：疼痛和舒适的问题

最近的临床（Lassner, 1964; Melzack and Perry, 1975）和实验性研究（Hilgard and Hilgard, 1975）已经重新确认了数个世纪以来的经验：感知觉功能的催眠性改变可以很好地处理疼痛并助长舒适感。催眠治疗性方式在减轻各种来源于躯体的（如意外的物理创伤、手术、牙科、产科、癌症，等等）以及身心问题的疼痛方面已经取得了很大的成功。催眠镇痛的原因不只是安慰剂效应（McGlashan, Evans, and Orne, 1969），也不只是焦虑的缓解（Hilgard and Hilgard, 1975），这已是在实验基础上得到确认的。因为催眠术在这个领域的有效性已经根深蒂固，我们将把我们的注意力聚焦到实践途径上，它们已经在临床情境中得到第一作者非常充分的发展。

简　介 *

　　催眠本质上是与患者意念和认知的一种沟通，以这样一种方式，患者将最能接受当前的想法，从而激发对他自己身体潜能的探索，控制他心理和生理的反应和行为。普通人并不知道自身获得成功的能力，其实它们早已通过（贯穿其生活经验全过程的）身体反应的经验性条件反射而学到了。对普通人来说，在其思想中，疼痛是一种直接的主观体验，包含他的注意力、痛苦的全部内容，并且就其信念和认知所及，是一种他自己本身无法控制的体验。尽管全都无法辨识，但是，作为他过去生活事件体验的结果，某些对疼痛控制可能形成甚至已然形成的心理的、生理的和神经的学习、联结，以及条件反射已经在他身体内建立起来。人们只需想想极为关键的紧张和焦虑情境，就可以知道，当受害者的意识聚焦因一种更为直接、强烈或具有危及生命性质的其他刺激而被迫形成时，或许最为严重的疼痛感也会消失。从一般经验出发，有人会认为一个母亲正在遭受极为剧烈的疼痛，并完全沉浸在她的疼痛体验中。但是，当她看见她的婴儿面临危险或严重伤害时，她毫不费力或无意地忘掉了自己的疼痛。人们可以想象到，战斗中严重受伤的人在战斗结束前竟没有发现他们所受的伤。从医疗经验来看，大量类似的例子是很常见的。这种疼痛的消除发生在日常生活情境中，当时疼痛被更为引人注目的另一种性质的刺激所取代。所有这些，其中一个最为简单的例子，是在去往牙医诊所的路上，牙痛被遗忘了，或者在电影院里看悬疑片时，头疼消失了。通过生命历程中类似这样的体验，身体在一定程度上学到了很多心理的、情感的、神经的和生理的无意识联结和条件反射。这些被附加的生活体验所反复强化的无意识学习，构成了这些潜能的来源，这些潜能可以通过催眠被有

---

* 以下资料是第一作者所著，最初发表在《催眠与身心医学国际大会会议记录》中，杰·拉斯那（编辑）1967 年。

意地用于控制疼痛，而不用凭借任何药物。

关于疼痛的思考

尽管疼痛是一种主观体验，它具有一定程度的客观表现和伴随物，但它并不一定是，也不单单是一种意识体验。它毫无意识觉知地发生在睡眠状态、昏迷状态、甚至是在某种类型的化学麻醉情形下，因为这已经被客观的伴随物所证实，也已经被（对患者过往经验的）实验性催眠探索所证实。但因为疼痛主要是一种有意识的主观现象，它伴有各种各样令人不快的、威胁性的、甚至是极其危险的情感的和心理的意义和含义，对这一问题的解决方式经常可以通过催眠的应用来实现，有时这很容易，有时则极为困难。再者，疼痛的程度并不一定是个需要考虑的因素。

为了在处理疼痛中应用催眠，你需要以最具分析性的眼光来看待疼痛。疼痛并不是一种简单的有害刺激。它具有某些时间的、情感的、心理的和躯体的意义。它在生活经验中是一种有力的动机性力量。它是寻求医疗帮助的基本动机。

疼痛是由过去所记得的疼痛、现在所体验的疼痛和未来所预期的疼痛构成的一个复合体、一个构造体。因此，即时的疼痛被过去的疼痛放大了，也被未来可能的疼痛增强了。即时刺激只是整个经验中那主要的三分之一。没有什么能像明天可能出现的恐惧那样，可以如此多地加剧疼痛感。它同样也因意识到过去曾体验过相同或相似的疼痛而增强，并且这一点与即时疼痛一起，甚至可把将来渲染得更加令人害怕。相反，认为现在的疼痛是一次个别事件，它肯定会走向愉快的结果，这种认识很大程度上会导致疼痛减轻。由于疼痛是一个构造体，它更容易受到作为成功治疗手段的催眠的影响，而非它就是这样，仅仅是一种暂时的体验。

疼痛作为一种体验，也使得它更容易受到催眠的影响，因为它在性质和强度上存在着变化，因此，通过生活体验，它具有继发性意义，这导致了对疼痛的不同解释。于是，患者便可以用时间术语来考虑他的疼痛，如一过性的、复发性的、持久的、急性的或慢性的，等等。这些具体的特质，每一种都提供了催眠方式不同的可能性。

疼痛也具有某些情感属性。它可以是让人烦恼的、无法抗拒的、令人讨厌的、具有威胁性的、顽固难治的、或极其危险的。这其中的每一个方面都会导致大脑中带有不同意念和联结的某种心理框架，每一种都为催眠干预提供特定的机会。

人们必须更进一步地考虑另外一些非常特殊的因素。身体某一区域长期的持续性疼痛可能导致一种习惯性的解释，认为这一区域所有的感觉都无意识地成了疼痛感。原发性的疼痛可能早已不见了，但这种继发性的疼痛体验已经导致一种习惯养成，它可以转而导致目前以疼痛为特征的躯体紊乱。

多少有些相似的一类是失调和医源性疾病，它们由医生对其患者隐蔽的不良关注和担忧所引起。医源性疾病有着最巨大的意义，因为在强调可能存在医源性身心疾病的同时，它的反面也不容忽视：医源性康复对于患者来说完全具有可能性，也具有更深远的意义。由于医源性疼痛可以由恐惧、紧张和焦虑产生，所以它也就可以通过经催眠产生暗示的医源性康复而得以解除。

作为一种身体保护机制，疼痛不应该被忽视，就其本身而言，它促使患者保护疼痛区域，以避免有害刺激并寻求帮助。但是，由于疼痛的主观特性，人们会对它发展出心理的和情感的反应，它最终会因过度延长的保护机制而最终导致精神失常。这些心理的和情感的反应，是可以通过将催眠术应用于这些身心障碍而得以改变和治疗的。

为进一步了解疼痛，你必须把它看作一个神经－心理－生理的复合体，它的特征是对患者有巨大意义的多方面认知。你只需要求患者描述他的疼痛，去听它怎样被多方面地描述为钝感的、沉重的、拉扯的、急剧的、尖锐的、缠绕的、灼烧的、纠缠的、刺穿的、撕裂的、抓咬的、冰冷的、猛烈的、研磨的、悸动的、不断阵痛的，以及大量其他形容词所描述的形式。

对疼痛体验的这些不同的描述性说明，在对患者的催眠方式中具有标志性意义。按照各种不同的感觉特质来解释其主观疼痛体验的患者，也是在给催眠师处理这种疼痛提供很多的机会。考虑一个总体的方法是可行的。但更可行的是对催眠的利用，先针对整个疼痛复合体较小的方面，然后针对它越发剧烈和痛苦的属性。这样，较小的成功将为更重要的涉及疼痛神经－心理－生理复合体更痛苦属性的成功奠定基础，并且，也更容易引起患者对于催眠干预的理解和认知。除此之外，对疼痛感觉任何单一解释属性所进行的任何催眠性改变都足以影响整个疼痛复合体的改变。

在认识疼痛复合体方面，另外一个重要的考虑因素，是对主观感觉各种属性或性质以及它们之间不同关系之经验性意义的认识，例如记忆中的疼痛、一过性的疼痛、即时的疼痛、持久性的疼痛、短暂的疼痛、周期性的疼痛、持久的顽固性疼痛、顽固性疼痛、难以忍受的疼痛、恐惧性的疼痛，等等。在应用这些考虑因素改变疼痛复合体的主观因素的过程中，极大地促进了催眠性干预。这种分析在更广泛的层面为催眠性干预提供了更大的机会。通过催眠，使得交流思想和认知变得更加容易，并且引起和提高其感受性和反应性，这对巩固对催眠性干预的良好反应是至关重要的。充分了解那些人类情感需要的未知力量也很重要，它们需要即刻消除疼痛，不管是通过患者自己还是通过那些照顾患者的人。

疼痛控制的催眠式做法

在处理疼痛方面，催眠式做法在性质上有很多种。其中第一种是对*全部的疼痛消除都使用直接的催眠性暗示*，这种做法应用最为广泛却并不真的适用。对有限数量的患者来说，这是一种最为有效的做法；但更多的情况下，它是失败的，使患者产生气馁，并妨碍患者治疗中进一步的催眠应用。同时，即使它们不错，但其效果有时在持久性上极为有限，这会限制*许可式间接催眠性疼痛消除*的效果。尽管从性质上看，后者与直接暗示本质上是类似的，但后者常常是更为有效的，它以一种更适合于患者感受性和反应性的方式被用言语表达和提供出来。

催眠控制疼痛的第三种做法是利用*遗忘 (amnesia)*。在日常生活中，我们可以看到疼痛遗忘的情形，无论何时，只要更具威胁性或更引人注目的体验牢牢抓住患者的注意力就行。有个例子是已经被援引过的实例，一个忍受极端疼痛的妈妈，当看到她的婴儿严重受伤时，她会在对她孩子的焦虑担心中忘记她自己的疼痛。此外，具有截然相反心理特征的是，在电影屏幕上观看一个引人入胜充满悬疑的戏剧性事件时，会忘记痛苦的关节炎、头痛或牙痛。

但催眠师可以以各种各样的方式利用与疼痛相关的遗忘进行催眠。催眠师可以依据患者描述时所选择的疼痛复合体的感觉的主观特性和属性，或整体的疼痛体验，来使用部分的、有选择的或完全的遗忘。

第四种催眠式做法是应用*催眠性痛觉缺失*，它可以是局部的、整体的或有选择的。你可以在患者的疼痛体验上加入某种并不丧失触觉或压力感的麻木感觉。这样，即使痛觉缺失并不完全，完整的疼痛体验也会变得缓和和不同，并给患者一种减轻和满意的感觉。麻木感、增加的温暖感和沉重感、放松感等这些感觉插入到患者主观体验中所引起的感觉缓和，有助于将催眠性痛觉缺失强化到越来越完全的程度。

*催眠麻醉*是第五种处理疼痛的方式。这通常是比较困难的，尽管有时可以直接实施，但更多时候，它最好是通过建构与疼痛体验相反的心理和情感情境间接地完成，这些情境有助于建立一种可由后催眠暗示来维持的麻醉反应。

在处理疼痛的过程中，第六种实用的催眠做法涉及产生*催眠性感觉置换或替代*的暗示问题。例如，一个正在承受难以忍受的疼痛折磨的癌症患者，她对她脚掌上一种非常烦人的瘙痒暗示产生最显著的反应。她的身体因癌细胞的扩散而变得非常虚弱，因此无力搔痒，这使得这种心因性瘙痒完全吸引了她的注意力。这时，应用催眠，在她的身体所遭受疼痛的不同部位系统地诱导温暖、凉爽、沉重和麻木的感觉。最后的步骤是在她乳房切除的地方暗示一种可以忍受但很令人不快和使人烦恼的不严重的灼热-瘙痒的感觉。这种置换替代的做法满足了患者生命最后六个月的需要。她脚掌的瘙痒逐渐地消失，但在她乳房切除的地方令人烦恼的灼热-瘙痒的感觉一直持续着。

*疼痛的催眠性移位*是第七种做法。这种做法是应用暗示把疼痛从躯体的一个部位转移到另一个部位。这可以在一个男人的例子中得到很好的说明，他正在遭受前列腺癌扩散的死亡威胁，并且在药物麻醉状态和深度催眠状态

中都在遭受着顽固性的疼痛，特别是腹部的疼痛。他受过专业医疗训练，并了解牵涉性和置换性疼痛的概念。在催眠性恍惚中，他很容易接受这种理念：虽然他腹部的顽固性疼痛是一种可能会真正摧毁他的疼痛，但他乐于承认，左手同等程度的疼痛是完全可以忍受的，因为在这个部位，疼痛将没有其威胁性的意义。他同意将他腹部的疼痛转移到他的左手，这样便可摆脱躯体的疼痛，转而逐渐习惯他小心保护着的左手的剧痛。在他剩下三个月的生命期间，他手的疼痛并没有以任何方式干扰到他的家庭生活。据透露，这种移位到左手的疼痛常常会逐渐减轻，但遇到不经意的询问时，这种疼痛将会加重。

这种具有可行性的疼痛移位，也使那些在其他方面无法控制的各种性质的疼痛移位成为可能。通过这一措施，这些其他方面不可控的属性大大减少。这样，整个的疼痛复合体得到了很大的缓解，并且更容易受到催眠的干预。

催眠性解离（hypnotic dissociation）可被应用于疼痛控制，而且通常最有效的是那些产生*时间和身体定向迷失*（*time and body disorientation*）的方法。有些患者在遭受着药物和催眠术都难以医治的疼痛折磨，他们可被用催眠重新调整到他生病的早期阶段，那时几乎还不需要考虑疼痛。疼痛那种时间特性的定向迷失，可被允许作为贯穿于清醒状态的一种后催眠性的延续保留下来。这样，患者仍然有他的顽固性疼痛，但它已经转化成一个比较小的考虑因素，因为它已经处于它的初发阶段。

或许有时人们可以通过后催眠暗示，成功地将遭受顽固性疼痛的患者调整到生病前的时间，产生一种复原，回到他生病前所具有的正常感觉。但是，尽管顽固性疼痛作为整体结果，常常会阻止这种复原，但在时间上早于患病时的愉悦感觉可以投射到现在，以取消其疼痛复合体中的某些主观特性。有时这可以在疼痛缓解中起到主要作用。

在*身体定向迷失*方面，被试被催眠性地解离，并被诱导去体验他自己从其身体中的分离。例如，一位遭受难以忍受的疼痛发作的妇女，在对后催眠暗示进行反应的过程中，她会发展出一种催眠状态，把她自己体验为处于另外一个房间，而她正在遭受疼痛的身体留在她的病床上。当作者按床边的呼叫铃时，这名患者向他解释说，"就在你到来之前，我又一次遭受了可怕的疼痛发作。所以，我进入到一种催眠状态，坐进我的轮椅，出来，进到起居室去看电视节目，并且，我把我正在遭受疼痛的身体留在卧室里。"她很愉快、很高兴地说着幻想中她正在看的电视节目。另外一个这样的患者对她的外科医生说，"医生，你很清楚，当你开始给我换药时，我总是很虚弱，因为我不能忍受那种疼痛，所以，如果你不介意，我将进入到一种催眠性恍惚中，带着我的头和脚进到日光浴室中，把我的身体留在这里让你处理。"患者进一步解释说，"在日光浴室我找一个位置，在那里，我可以看见他（外科医生）在弯曲我的身体，但我看不见他在干什么。然后，我看向窗外，而当我看回来时，他已经走了。所以我带着我的头和脚，走回去安到我的身体上，并感觉非常舒服。"这名特殊患者在很多年前已经受到过作者催眠方面的训练，并且后来学过自我催眠，从那以后，通过短语"医生，你很清楚"诱导她自己产生自发的催眠性恍惚。这是一个她可以在任何时间在口头上或在心里应用的一个短语，它可以立即让她进入到一种催眠状态，产生一种身在别处的心理－情感体验，让她觉得远离了她疼痛的身体，在那里让她自己感觉高兴，并留在那里，直到她感觉安全时才重新返回她的身体。在这种把她保护得很好而让她免于觉知其他事情的催眠状态中，她会与她的亲人闲聊，只不过把他们体验为在这种新情境中与她在一起，而不背离催眠状态的个人定向。

控制躯体疼痛的第九种做法，与感觉置换或感觉替代相似，是*疼痛体验的催眠性改译*（reinterpretation）。也就是说，对处于催眠状态的患者来说，这意味着将一种撕扯性的、侵蚀性的、剧烈的疼痛，伴随着深度的肌肉放松，改译成一种绵软的、深厚的、迟钝的感觉，然后变成一种带有温暖感和舒适感的放松。刺痛的、撕裂的和噬咬性的疼痛有时可被改译成一种意外的惊吓反应，它在性质上令人不安，但持续时间短暂且并不痛苦。悸动的、纠缠的、研磨的疼痛已经成功地被改译成令人不悦但并不令人痛苦的体验，像是风暴中小船起伏摇摆的感觉，甚至更像人们时常在指尖轻微切伤中所体验到的那种没有较大痛苦特征的悸疼。充分了解患者如何体验他的疼痛，对于疼痛感觉进行适当的催眠性改译是非常必要的。

由库伯首先描述过，尔后经库伯和艾瑞克森发展的*催眠性时间扭曲*

（Cooper, L., and Erickson, M., *Time Distortion in Hypnosis*, Baltimore: Williams and Wilkins, 1959），在疼痛控制中常常是最为有效的催眠性手段。有个极好的例子，一位患者，他遭受着难以消除的撕裂式疼痛的折磨，大约每20～30分钟就会发作一次，不分昼夜，每次发作持续5～10分钟。在两次疼痛发作之间，这位患者的情绪主要是一种对下一次发作的极度恐惧。治疗师通过应用催眠术教他时间解离，可以像通常每个疼痛患者的情形那样，在这里综合应用所描述几种措施的组合。在催眠状态中，治疗师教这位患者去发展一种对于所有过往疼痛发作的遗忘。然后，教他时间解离，这样，他可以在10～20秒的时间里体验那5～10分钟的疼痛发作。治疗师给他施加后催眠暗示，大意是每次疼痛发作将会变成一种对他的毫无预期的突然袭击，以至于当这种突然袭击发生时，他将发展出一种催眠状态，通过持续20秒，体验全部的疼痛发作，然后从催眠中出来，并且不知道自己进入过催眠或者已经体验过疼痛。因此，这位患者在与他家人的交谈中，将会因一种剧烈的疼痛，似乎突然地进入到催眠状态，而或许10秒钟之后，又从催眠状态中醒来，看似愣了一下，然后继续他中断的话语。

第十一种催眠做法，是提供一种*具有减轻疼痛效果的催眠性暗示*——不是完整地消除疼痛，因为很明显患者不会对之做出完全的反应。这种减轻通常最好是通过对处于催眠中的患者进行这样的暗示来引起：他的疼痛将会在他不知道它一直在减轻的情况下，一小时又一小时不知不觉地逐渐减轻，或许直到几天过去之后他才会知道。那时，他将意识到所有疼痛或疼痛某些属性的变化。由于暗示这种减轻在极其细微地逐渐发生，所以患者不能拒绝这个暗示。尽管他的情绪有些悲观，他抱有一丝希望的情绪状态使得他期待几天之内可能会有所减轻，特别是他某些性质的疼痛体验可能会有一种明显的减轻。这对患者来说本身就是一种自我暗示。但是，在某些情况下，患者被告知，这种减轻将会是一种非常小的程度。你可以通过应用这样一种策略来强调这一点：他疼痛1%的减轻将不会被注意到，2%也不会，3%也不会，4%也不会，5%的减轻也不会，但尽管如此，这样的一个量也是一种减轻。你可以延续这个策略，告诉他第一天5%的减轻，并且第二天另外减轻2%仍不会被察觉到。如果第三天有3%的减轻，这也不会被觉察到。但这相比于最初的疼痛总共将减轻了10%。这同样的一系列暗示，可以持续地将疼痛减轻到其原来的80%，然后是70%，50%，40%，有时甚至可以减轻到10%。通过这种方式，患者可逐渐被引导进入一种对其疼痛的更大的控制之中。

但是，在所有控制疼痛的催眠式做法中，人们需要记住，对于患者来说，间接催眠暗示比直接催眠暗示具有更多可行性和可接受性，解决问题所需的途径，既可经由间接的和许可的措施，也可经由应用以上所描述的各种方法程序的组合。

总　　结

作为一种主观体验，疼痛或许是导致人们寻求医疗帮助的最主要因素。像通常医生和患者所看到的那样，疼痛的治疗主要是疼痛感的消除或消失。但是，就其本身而言，疼痛可能正在为个体提供某种有用的目的。它构成了一种警告，一种需要帮助的持续性警告。它导致了躯体的活动限制，因而经常对患者是有益的。它在体内激发起具有治疗性质的生理变化。因此，疼痛不仅不是一种应该消除的不受欢迎的感觉，而且是一种应以对患者有益的方式进行处理的体验。这可以用各种各样的方式来实现，但人们往往忽视了疼痛对患者所具有的心理－神经－生理方面的意义。疼痛是一种复合体，是一种由对患者来说有着极大差异的主观解释和经验评估所组成的构成物。在人生经历中，疼痛有助于建立身体的学习、联结和条件反射，它们构成了身体潜能的来源，使催眠术有可能应用于学习和控制疼痛。就其应用来说，对于上述疼痛控制单独或以组合形式起到或主或次影响的这些催眠做法是：整个消除疼痛的直接催眠暗示，许可式间接催眠性的疼痛消除，遗忘，催眠镇痛，催眠麻醉，感觉的催眠性置换或替代，疼痛的催眠性移位、催眠性解离、疼痛体验的改译，催眠性暗示招致疼痛减轻。

案例1　一种改变感知觉功能的对话方式：幻肢疼痛和耳鸣

我们的第一个案例描述了对一对已婚夫妇同时进行的治疗，他们表面上呈现出两种不同的症状：72岁的丈夫（H）患有幻肢疼痛，他75岁的妻子（W）受到耳鸣的困扰，耳中有一种嗡嗡声已经困扰了她好几年。这个丈夫一周前首次见过艾瑞克森，并体验到某些疼痛的减轻。然后，艾瑞克森（E）和罗西（R）邀请他和他妻子与他们一起进行治疗性晤谈，为了将来可能的出版，如果他们愿意进行录音，治疗可以免费。他们很感激地接受了这种交换。艾瑞克森与这个丈夫已经建立起的*融洽关系*现在得到了增强，因为他们两人都很重视这种治疗和他们正在接受的这种特殊的交换。夫妻二人满怀*期待*，睁大眼睛进入治疗室，并且立刻把注意力聚焦到艾瑞克森身上。他们的反应专注度已经处于一种非常理想的水平。从文字记录中可以看到，他们非常恭敬、合作，并渴望得到帮助。他们对催眠没有明显的误解或阻抗，所以，艾瑞克森可以马上向他们介绍学习改变自己的感知觉功能来解除症状的理念。他用一种看似随意的对话做得相当放松，他告诉他们一些他自己年轻时的有趣故事，以及一些人们可以学着调整和改变他许多生理过程的吸引人的方法。这种令人愉悦的谈话，实际上是一种精心的准备，在此期间，艾瑞克森在*建构*关于他们有能力改变他们自己感知觉过程的*参考框架*。他正在为将随之进行的相对短暂的治疗性催眠做准备，届时他将提供暗示来帮助唤醒他们所储存的可被用于改善其症状的感知觉能力。

一种改变感知觉功能的对话方式：建构治疗性参考框架

W：好吧，这种幻肢疼痛——如果我们能够战胜它，那会是很奇妙的。

E：没错。现在我要给你讲个故事，以便你可以更好地理解。我们以一种非常不同寻常的方式，一种我们根本不了解的方式学习一些事情。在我大学第一年里，那个夏天，我碰巧路过一个锅炉厂。一组工人同时负责12个锅炉，这一个组是三班倒的工人。那些汽锤正在锤击，把铆钉砸进锅炉。我听到那种噪音，想知道那是什么。了解到这是一个锅炉厂，我走了进去，我听不到任何人说话。我可以看到各种人员在交谈。我可以看到领班的嘴唇在动，但我听不到他对我说什么。他听得到我所说的。我让他出来，这样我就可以跟他说话。我请求他允许我裹在我的毛毯里，在地板上睡一晚上。他认为我有什么毛病。我解释说，我是一个医学本科生，我对学习过程很感兴趣。于是，他同意我裹在毛毯里，睡在地板上。他向所有人做了解释，并对要接班的人留了个说明。第二天早晨，我醒来。我可以听到那些工人在谈论那个该死的傻瓜孩子。他睡在地板上究竟是为了什么？他认为他能学到什么？那天晚上，在我睡觉期间，我完全忘掉了那12把或更多汽锤的噪音，而且我可以听到声音。我知道如果你适当地调整你的耳朵，你就可以学会只听到某些特定的声音。你耳中有耳鸣音，但你没想过调整它们使你听不到耳鸣。

因为与这对夫妇的*融洽关系*和他们的*反应专注性*已经建立起来，第一作者能够马上用他的故事建构一种治疗性参考框架，他的故事告诉我们，即使我们睡着时无意识的自发学习也是可以以一种自适应的方式调整我们的感知觉功能。他并没有以一种直接而理性的方式告诉他们必须应该学着改变他们的感知觉功能。如果他这样做，他们可能会发现一些可以进行争辩的争论点，或者，就像在那些曾经体验过非常多失败的患者身上如此经常发生的那样，他们可能会立即辩解说他们不能改变他们的机能，他们不会知道怎样去做，或者根本不相信这会发生在他们身上。他关于他自己的故事，以及他后续提供的那些说明，都是既定的事实，它们共同建构了这对夫妇为了其治疗工作所需要的基本的参考框架。现在他以一种相当幽默的风格继续。

散布其间的治疗性暗示

E：现在，调节你自己很重要。我花了三个月时间在密西西比河上，然后我受邀去一个家庭中，因为已经在户外待了很久，所以我觉得这很受禁锢。进入一个房间，无论你看哪里，总是看到一个尽头。当你读从前的航海故事时，在那里你一望无尽地看到地平线的尽头。还有水手幽闭恐惧反应的古老故事。对封闭空间的害怕。

而且，当我从那个独木舟之旅返回时……你是否曾设想睡在一张柔软的床上？你很可怜。我已经学会了睡在地上，在灌木丛中。在独木舟里，我的肋骨硌在独木舟的肋骨上。

当我回到家，躺在床垫上，感觉那是一种折磨。初期，印第安人不喜欢白人的床。他们希望在地上睡觉。他们想要舒适。只要全然的舒适。

在 KAET "种族观察"节目中。那些来自伊朗的游牧民，他们怎么能全都穿那种裙袍？在荒漠平原的烈日炎炎中他们能舒适吗？*其实，你会变得如此地习惯于你耳中的耳鸣，完全地充耳不闻。*

我在农场长大。在我了解到我在农场生活时双手上的谷仓味之前，我那时已经远离农场好多年了。在农场时，我从来闻不到它。在意识到这种谷仓的味道之前，我已经离开它很长时间了。

R：我想这就是为什么要说服一个不那么经常洗澡的人他必须更经常些洗澡是多么地困难。他闻不到自己！

E：关于这一点，我可以告诉你一个有趣的故事。某一年，公寓里隔壁房间的一个男孩有一个来自南达科他州的合伙房客。而赫比来自密尔沃基。赫比告诉莱斯特："你身上有臭味，去洗个澡"。那是九月下旬，而莱斯特却说，"我今年七月刚洗了个澡。感恩节之前我并不需要再洗澡"。但是，他真的很臭，赫比说，"你最好去洗个澡，否则我不得不亲自把你按到浴缸里。"人们所不知道的是，*他们可以摆脱那种疼痛，但他们却不知道他们可以听不到耳中的耳鸣。*当我发现那种谷仓的味道已经回来时，我真的可以闻到它。我不知道还要多久，我才能等到它消失的那一天？然后，到下午三点左右，我闻不到它了。我们所有长大的人都认为，*当你疼痛时，你必须要注意它。并且认为，当你有了耳鸣，你必须持续不断地听到它。*

当第一作者一个接一个地不断阐述时，他逐渐开始点缀一些关于她可以怎样学着关掉她的耳鸣和他可以怎样摆脱他的疼痛的治疗性暗示（以斜体字表示）。因为这些暗示是穿插在他们正在听的令其感兴趣的故事网络之间的，所以，患者往往很容易接受这些暗示（甚至是在并没有意识到治疗正在发生的情况下），特别是因为第一作者在他们能够反对或拒绝甚或思考这些散布其间的治疗性暗示之前，已经快速转移到了另一个有趣的故事。

尽管艾瑞克森并没有做任何努力以一种正式的方式诱导催眠，但很明显，他的故事极好地吸引了这对夫妇的注意，致使他们实际上有点儿出神。

他们只是静静地坐着，他们的眼睛固定在他身上。他们显然挺放松，并无视任何其他可能发生在他们身边的事情。他们正在展现一种非常理想的反应专注状态，因为这种感受性将会增强他们对于治疗性催眠的体验。

接受治疗性参考框架

E：现在，你感觉的疼痛，在哪里呢？你感觉疼痛在哪里？

H：就是现在，在我脚上。

E：是的。

W：那里并没有脚。

H：那里并没有脚。

E：好吧，我有个朋友叫约翰。他是一个心理医生，我们正在聊天。他俯下身，抓挠他的脚踝。我说，"约翰，那里真的痒痒，不是吗？"他说，"是的。"我们都知道，这是一条木制的腿。

H：我所知道的是，当我在医院里时，有一个双腿截肢者在那里。我看到他两次。我曾在医院里见过他，也曾在古德·山姆的康复中心见过他。但当他说他的脚痒了，在圣·若瑟照顾他的护士就会俯下身来抓挠他的裤管，来缓解它。

W：那是他的脚该在的地方吗？

H：他的脚该在那里！她会抓挠那个地方下面的一片区域，并且说这样就会缓解。

在听了第一作者叙述他关于感觉的相对性和幻肢疼痛的趣闻和故事之后，那位丈夫立刻通过讲述他自己类似的趣事，表现出接受和联结这个治疗性参考框架的迹象。他更进了一步，因为当他妻子提出了一个有疑惑的问题时，他这时开始做出一种显著的努力，试图去说服她。

通过引入新的反应可能性引发期待：幻觉性的快乐

E：就像我问我的朋友约翰，"你这样抓挠它，你的脚现在感觉如何？"他说，"挺好。"那个护士非常聪明。因为在脚上你可以有好的感觉。不只是疼痛感。

H：哦，医生，我希望如此。

E：这就是在这些截肢者身上被忽视的东西。他们忘记了他们也可以有好的感觉。

H：昨天我到给我装假腿的人那里去了。我的腿卸不下来，于是我去找他。他有三个不同的房间。不对，除了我在的房间之外还有两个。在每个房间里，他们都在谈论能为这个得了幻肢疼痛的人做些什么。他说，"这事快使我发疯了。"当然，我没说什么，因为我是在另外一个房间里。我没说我来到这里或其他事情。我知道我已经从你之前所做的事情中得到了缓解。

E：好的。现在，我想把你们两个说的录下来，以便罗西医生可以把它写到书中。现在，如果你在肢体上有幻觉性的疼痛，你也可以有幻觉性的好感觉。它们是令人愉悦的。

H：我还没有过呢。

E：你说的是。

H：我还没有过呢。

E：但是你可以学到它们！

由于这个丈夫显然接受了这种治疗性参考框架，艾瑞克森立即加上一个更深层的暗示，暗示他可以如何通过把幻肢疼痛转换为幻肢快乐来处理它。这时，艾瑞克森只是把它作为一种可能，试探性地引入快乐。患者肯定还没有准备好接受体验快乐的直接暗示。当这个丈夫承认他还没体验过幻觉性的快乐时，艾瑞克森利用了他先前已经非常小心地用故事发展出来的学习参考框架。有了这种解释的衬托，现在他可以满怀信心地对这个丈夫说，"但你可以学到它们！"由于这个丈夫喜欢并接受所有这些学习改变感知觉体验的轶事，现在他不能拒绝艾瑞克森关于他最终也可以学到的直接暗示。

因此，在这次晤谈中，甚至在催眠体验正式开始之前，艾瑞克森已经以这样一种让这位丈夫发现他自己正在接受的方式，为其建立了基本的治疗性参考框架。现在唯一的问题是，他将何时开始利用那个治疗性框架。当这个丈夫回应，"哦，医生，我希望如此"这时，我们可以认为，对治疗性反应的一种很高程度的期待正在被引发。

自我催眠：几何递增法治疗

H：但我要说的是，下午，我会躺下1小时，我只是进入一种完全的恍惚状态，我不想任何事情。

W：在他［H］来找你［E］之后。

H：在我从你那里回来之后，我想不起任何事情。但它不是一种睡眠状态。我知道我没有睡着。但我处于一种恍惚状态。无论什么疼痛，我一点儿都没有。当我起床的时候，我感觉到如此多的不同。

E：很好。你接下来的问题是学着保持这种良好的感觉再长1秒钟。再长2秒钟。然后再长4秒钟，6秒！8秒！

H：你知道，医生，你告诉我，我能回忆起来最好的是，当其他时间我在这里时，从20开始倒计数。这就是我在躺下时所做的。现在我回忆不起你所说的全部，但我记得你好像说过九、六和三。在我进入这种催眠或无论你可能称呼它是什么的状态之前，我记得这一点。每次当我躺下并试着从20倒计数时，我都在试着思考那些数字。我重点放在了九、六和三上。但就像我所说的，我没有睡着。我可以躺在那里。在我看来，仿佛我可以永远躺在那里。两三个小时，但我没有睡着，我处于一种催眠状态。我的眼睛闭着。我什么都没听到。我妻子可能进到房间里，而我没听见她。但某个长度的时间过后，我完全醒了过来。

E：我们直接从他的嘴中听到这个。

R：是的。这不是很精彩吗？关于催眠的一种很好的描述。

H：这样看来的确是。它（指催眠）一直与我在一起，而我也只从上星期一才来到这里，不是吗？

W：我想是这样的。

现在，这个丈夫通过描述他一周前刚学会的自我催眠体验，对第一作者在他自己学着改变幻肢疼痛感觉能力方面的判断做出回应。他已经学会了在自我催眠性的恍惚期间消除疼痛。艾瑞克森抓住这一点，并寻求将舒服的感觉一秒一秒地延长到更长的时间。这是他最喜欢的治疗方式之一——几何递增法。对患者来说，这通常很容易在自我催眠期间体验到自身症状的缓解。问题是他们什么时候从催眠中出来。于是，第一作者问他们是否可以在今天的催眠之后把他们的症状解除状态延长1秒钟。然后明天加倍到2秒。后天加倍到4秒。如果每一天他们持续以这种几何级数倍增症状空闲的时间，在第十八天，这个时间将被延长到超过24小时。

这个丈夫对其自我催眠性的恍惚体验所做描述的一个有趣方面，是当他醒来时他的重点放在了9、6和3这三个数字上。艾瑞克森经常训练人们通过从1数到20进入催眠状态，而通过倒计数来进行唤醒。他并没有清醒地意识到在这个场合曾说过或做过什么与9、6和3特别相关的事情。这似乎纯粹是这个丈夫的一种主观的特异性反应。即便如此，这还是作为他个性化催眠体验的一个有效和有价值的部分被接受了。正因为它是一种纯粹的主观体验，它也许在助长他的催眠体验方面更有价值，因为它通过某种手段，以一种建设性的方式利用了他自己的内部联结。

现在，这个丈夫和妻子在继续讨论他们彼此的关爱关系。艾瑞克森利用这一点谈论他的女儿洛克斯安娜，她正在学习成为一名护士。他介绍洛克斯安娜的这些主要情节很快展现出它本身已经被当作因喜欢学习而在生活中做得很好的某个人的另一个例子。

助长治疗性参考框架：开放式暗示

H：当然，我妻子对我非常关心。你可能会说，她照顾我就像在照顾一个婴儿。我也非常关心她，就像她关心我一样。但是，不久前我们一步步地来到这里，就像她所说的，"我们将要好起来，我们将一起好起来。"

E：好吧。我告诉我妻子，不用挂念我。我只是坐在轮椅上。就是这样！

我希望她把精力投入到喜欢的事情上。

H：她过去曾经是非常活跃的。她常常去游泳。她是直到50岁才学会游泳。

W：55岁。

H：55岁。她曾游过8公里，中间未休息。在基督教女青年会上赢得过女子奖杯。她现在与智障儿童打交道，还有其他类似的事情。这就是我希望她能回头做的事情，而并不认为她必须留在家里照顾我。

W：当他自己有能力时，我会的。

H：好吧，我想我有足够的能力让你开始做你喜欢的事情。我真的可以做到。

W：当我与一个有些智力障碍的小孩打交道时，它使我的受益多过于他。

E：在哪里，是在太阳谷吗？

W：一个在钢琴上的小男孩。

H：我妻子想要弹奏一曲，他要下来，四处看看那架钢琴和每一件东西。她把琴谱放到谱架上，当她快要弹完时，她就说，"肯尼，现在你来弹一下。"

W：这架钢琴会在礼堂里。我会说，"肯尼，现在就这样模拟在一大群人面前演出。闭上眼睛，微笑。"他将闭上他的眼睛并且微笑。然后坐在那里弹奏。

E：不错。

H：她很享受，而我很喜欢她做这类工作。这使她受益比那孩子还多。它确实如此。

E：[艾瑞克森详细说明了他女儿在确定她想成为一名护士之前，把她自己投入到很多工作中并培养各种经验的过程。] 现在，我女儿愿意去学习。

W：毫无疑问！

E：你丈夫知道他怎样能感觉到那只脚上的疼痛。他见过另一名患者学会如何从护士抓挠一个裤管那里让自己感觉舒服。

H：是啊。

E：这是对的。我的朋友约翰说："当我抓挠我的木腿时，它感觉非常好。"他有着哲学博士学位和医学博士学位。

R：抓挠一条木腿！

W：听起来不可思议，不是吗？

R：是的，确实如此！这是精神力量！

E：一个真实的故事。约翰很了不起。我跟他讨论在你的木脚、你的木膝盖上有良好感觉的意义。

H：你们讨论过什么，刚才？

E：我跟他讨论在木脚、木膝盖、木腿上的产生良好感觉的意义。感觉它会是温暖的。凉爽的。轻松舒适的。但大多数有幻肢疼痛的患者只能想到疼痛。如果你可以有幻觉的疼痛，你就可以有幻觉的快乐。

H：噢，太好了！

W：听起来不错，亲爱的，我从来没想到这一点。

H：是呀，我会得到快乐。

R：好吧，先生！

E：你看到其他人演示抓挠你的裤管。它感觉很好。那个护士非常成功。

第一作者这一席话中带有把幻觉性的疼痛改变为温暖、凉爽、轻松舒适和可能的快乐的充分例证，他利用它们强化治疗性参考框架。他正在用一种开放的方式引进许多治疗性可能。在这一点上，艾瑞克森仍然不知道那位丈夫会对这些反应可能性中的哪一种加以利用。他将允许那位丈夫自己的个性从中做出选择。这是治疗性暗示的一个基本原则：*治疗师提供可能性，而患者的无意识选择和催化符合其自身能力的实际的治疗性改变反应形式。*治疗性暗示不能强加某些外来的东西给患者，它只能帮助患者唤起和利用已经存在于他们自己反应库中的那些东西。

这时，谈话转移到拜访护士、他们的医师和那位丈夫所带的心脏起搏器上面。第一作者利用后面这个主题，对我们改变如心率和血压这些生理功能的能力给予更进一步的说明。

治疗性参考框架的进一步建立：改变心率和血压

E：好吧。一个来自密歇根州的医生和一个来自宾夕法尼亚州的人来看望我，而我的女儿洛克斯安娜那时正在到处给人量血压。她问他们，她可不可以给他们量量血压。他们两人都说，"你想让它和平时一样，还是想让它下降10%或升高10%？"她说，"所有这三种都行。"于是，她得到了标准读数，然后他们告诉她，她会发现它是否变低了或变高了。她发现了。

W：他们怎么能控制血压呢？

E：血压的变化取决于血液在哪里。当你在晚上睡觉时，你的血液从你的大脑里流出，进入神经丛，血液聚焦在腹部的血管中。你醒来时，血压增加，并把血液挤压回你的大脑。

H：这是我每天早上必须要做的，第一件事，我走进去，她给我准备好一杯咖啡。我测一下我的脉搏，每天早晨，它平均在70和71之间。他们告诉我，如果它低于69，就打电话给他们。我的孙女住在旗杆镇，而自从他们买了商店和住房，我还没有去过那里。我问我的医生，我能不能去那里。他说，"哦，上到那里需要一个半小时或两个小时，你必须对你的心脏状况和相关事情非常注意。"还不错，我一个半小时走到那里，从那里往下便感觉呼吸困难。你可能会说，我只能从这里往上去呼吸。因此，他们说"我们送他去急救医院吧"，我说"不用，我不想去急救医院。我想回家"。因此，当我们到达1000至1200米左右的高度之后，心率就开始恢复。它下降到59。它下降到59。然后，当我走过日落点时，它稍微升高了一点。那是1500米的高度。我发现我不能去往比高于这个海拔的地方。

W：我一点儿都没感觉到。

E：现在，我的朋友们做过试验，他们可以为越过1500米或3000米自主地提高心率。

W：真的吗？难以想象。

E：我想让你丈夫知道他可以为自己做的事情有很多。我的一位朋友说，"在我一生中，我从来没有脸红过。你能帮助我学习到脸红吗？"我告诉他我愿意。我经常在一天的各个时段顺便到访他那里，他妻子是我的秘书。有一天晚上，当他们在吃饭时，我顺便到访。我们交流了一些新闻，而突然之间，我说："比尔！你脸红什么？"他脸变得通红。半小时后，他说，"请把它关掉。

我的脸还在发热呢。"

W：听起来似乎不可能，不是吗？

E：但它并没什么不可思议！你没在天气寒冷的地方住过吗？

W：住过。

E：那么，你坐在一个温暖的房间里，然后进到寒冷的地方，会发生什么？你的鼻子变得发硬。

W：很大的变化。

E：你脸部的血管一直在舒张和收缩。在冬季，你学会了那样。是的，你已经有了那种知识。平常人们并不用它。但是，这个密歇根州的医生和宾夕法尼亚州的医生曾与我一道工作过，当时，他们开始使用这些他们早已知道但从未想过使用的东西。你跑动，你的血压就会上升。你休息，你的血压就会下降。你的心率可以加快，它也可以减慢。你可以考虑提高你的心率，你可以使它加速。你可以舒适而轻松地做到。只要你知道你可以做到这一点。这就是为什么今天我和你在此相遇的原因。就是为了给你更多关于你自己的信息。

在这些更进一步的例子中，第一作者给了更多关于控制生理功能的暗示。他处理了 H 在对他心脏起搏器功能细小变化适应方面的重要问题。这种变化，当他们没有预料和不了解时，可能会使患者恐慌，并使其病情恶化。只要是处理症状问题，艾瑞克森就总会不经意地说起症状短暂的或暂时性的好转怎样可以作为关于身体机能的一个正常信号，而不一定非得是症状或疾病本身的持久稳固的好转。这预防了许多可能导致疾病复发的失误。在他这个脸红的例子中，艾瑞克森为他用来改变生理功能的惊讶法给出了一种幽默的解释（Erickson, 1964; Rossi, 1973; Erickson, Rossi, and Rossi, 1976）。

催眠诱导：建立催眠反应模式

E：[对 H]现在，我想你进入催眠。[对 W]现在注意观察他。

当这个丈夫舒适地调整自己的身体，闭上双眼，进入催眠状态时，停顿。就在这个关键时刻，一个从街上来的年轻人大声地敲艾瑞克森治疗室的门，打开门，并冒失地邀请我们去参加他的浸礼会。我们所有的人都因他的突然闯入吓了一跳，只有 H 除外，他看起来丝毫没有反应，当时他继续待在他的催眠中。在要求这个从来没体验过催眠的妻子观察她丈夫进入催眠的过程中，艾瑞克森是在应用一种他最喜欢的方式进行催眠训练。他就这样让新被试去观察另一个更有催眠经验的人进入催眠。

助长生理机能的正常变化

E：我已经看到了血压的变化。现在他想要保持心率在70上下。但睡觉的时候，他的心率小于70，也没什么问题。在清醒状态下，是的，70不错，72也不错。如果睡觉时，低于69，没什么关系。如果它低于68，也没关系。不必惊慌，因为睡觉时心跳通常会慢一些，我不希望让他的心脏保持在清醒时的跳动水平上。现在，心跳可以用不同的方式减缓下来。它可以每分钟跳动同样的次数，但是，这样跳动，它不会输送同样流量的血液。它可以跳动同样的次数，但通过静脉输送少一些的血液。在他睡着时，他需要较少一些的血液在他的体内循环，所以，心脏并不需要像清醒时那样努力。他可以调节。现在你可以看到，他整个身体处于休息状态，并且在催眠中，他可以让一只胳膊清醒着，而他身体的其余部分处于催眠状态。他可以让他的右腿进入催眠，而他身体的其余部分是清醒的。

　　当他进入催眠时，第一作者立即从 H 脉搏的变化中，注意到他血压方面的变化，脉搏的变化通常可被那些训练自己寻找它的治疗师观察到（一般从太阳穴、喉咙、胳膊这些地方）。他对这个变化的提及往往确认了作为一种变动意识状态的催眠，并产生具有治疗效果的暗示：他心率的变化是正常的，是在预料之中的。注意这种从容的方式，第一作者在把它用于他允许心脏以任何它需要的方式（跳动的次数、输送的血流量）改变其运行的暗示中时是开放的。提及在身体其余部分在催眠中保持不动的同时，身体的某个部分如何能保持清醒和移动，他在间接暗示患者如何才能在不认为他们会因此而醒过来的情况下，时而自发地变得很舒适。

解离训练

E：[对 W]他说，他当时可能在催眠中，可能你进来了，他也不会知道。罗西医生知道，我有个被试在这里，在催眠状态，哦，她和我在这里，但他不在。她看不到他，她听不到他，但她可以看到和听到我。换句话说，人类可以使身体的各个部分相互分离。

通过对这个妻子说这些话，艾瑞克森是在间接暗示这个丈夫来学习如何解离一个人的注意力或身体的一部分。这种解离在助长加深催眠和处理症状性问题过程中是非常有效的。

间接开放式暗示

E：有了足够的经验，他可以带着在凤凰城的呼吸习惯去往旗杆镇。因为你可以与你的习惯在一起。那是飞行员经历的问题之一。他们都伴随着闹钟的习惯长大。他们的睡眠周期受到干扰。他们不得不学习如何改变睡眠周期。我在跟你说话，而他[H]也正在学习一些东西。他不知道他在学什么，但他在学习。让我来告诉他"你该学这个或者你该学那个"是不合适的！无论他希望学什么，希望以什么顺序来学，让他自己去学好了。

这是另一个实例，说明第一作者如何提供间接和开放的治疗性暗示，让患者的无意识去找到它自己的个性化模式，以便于发挥其最佳功能。

助长无意识搜索和无意识过程：经由惊讶和联结进行的暗示

E：现在，我说起你耳中的耳鸣。我说到脸红。我说到呼吸。升高血压，降低血压。你必须经常意识到，我们知道很多我们认为我们不知道的事情。我的朋友比尔说他想要脸红。他从来没脸红过。我知道他可以变得苍白。他可以从热中得到一个红脸。当他睡觉时，他脸上的血液会减少。他拥有所有的那些学习。我所做的只是说点让他感觉惊讶的事情。他以那种方式进行反应。他不知道如何关掉它。但我让他大吃一惊，这样，他身体的无意识工作被打乱了。我说的所有的话他都说"好的"，他的身体回到良好的自动运行状态。

W：是的。

第一作者用一种间接方式，把 W 的耳鸣问题与前面通过学习改变感知觉和生理功能成功地处理症状的实例联结起来。在这一点上，如果他直接告诉她，她必须要学会控制她的耳鸣，几乎可以肯定她会提出异议和抗议，说她不知道如何去做。那便会证明她是对的。她的意识心理当然不知道如何改变耳鸣。在这一点上，她将要学习的控制仍然是一种无意识潜能。无论如何，通过耳鸣问题与知觉成功改变的其他趣闻之间的对话式联结，第一作者在间接地创造一种联结网络或信念系统，这在稍后将使 W 能够接受进一步的暗示，这将唤起和利用所有她可用来达到治疗性改变效果的无意识机制。在她有机会讨论甚至可能拒绝这种适度的联结之前，艾瑞克森立即把他的话语转移到她丈夫身上。因为她对通过观察她丈夫来学习催眠怀有浓厚的兴趣，这个妻子的意识注意力被转移到她丈夫身上，艾瑞克森刚才给她的治疗性联结仍然存放在她的无意识中。这种治疗性联结现在可以为无意识进程自动开启一个无意识搜索过程，最终导致后来被体验为催眠反应的治疗性变化。

催眠中的直接暗示

E：[对 H] 现在听我说，因为你可以听到我的话。你可以在两只脚、两条腿上有很好的感觉。你可以享受你的心脏平缓而有力的跳动。你可以记住呼吸的感觉，你在凤凰城呼吸的感觉。如果你妻子 55 岁之前没有学过游泳，我可以告诉她一件她一旦进到水里就可以学会的事情。她第一次进到水中，水到了她的脖子，她觉得呼吸困难。

W：我必须学着放松。

E：小孩子猛地扎到水里，发现他们的呼吸变得窒息。那会吓到他们。过了一会儿，他们学会在水压迫胸腔的情况下呼吸。而当他们学会这么做时，他们不会把这种学习应用于水池外。只要他们回到水池中，他们就使用那种水压中的学习，这样他们才能正常呼吸。现在，他把对凤凰城呼吸模式和习惯的注意置于脑后，当他去旗杆镇时，他就可以继续使用这些相同的肌肉模式、肌肉习惯。那么，在医学院，当你进入一个气压减小了的空气室中时，你留意你的呼吸怎样变化，密切地关注它。当你出来时，你注意这种变化。你可以再回到空气室并非常舒适地呼吸，因为你开始使用新的呼吸模式。

艾瑞克森已经精心构建了一种治疗性参考框架，表明我们能够改变催眠初始阶段之前或期间的身体功能。H 的反应非常积极，所以艾瑞克森判断当时可以把一些直接暗示渗透到治疗性框架中。但是，即使如此，他也对直接暗示进行了精心设计，用别的实例阐释学习改变游泳时的身体机能。他选择这个特殊的例子是很恰当的，因为它对 H 和 W 两人来说都是非常有意义的，最近两人都谈到过它。选择与患者个人生活经验密切相关的这种例子，治疗师可以在患者的内心生活和实际的潜力之间建立更为稳固的联结纽带。

催眠诱导和助长无意识过程

E：[对 W] 现在，你可以往后靠，分开双腿。看着那里的那个点。不要说话。不要动弹。除了进入催眠，再没什么重要的事情要做。你已经见过你丈夫这样做。这是一种很不错的感觉。你的血压已经在改变。现在，你可以闭上眼睛 [停顿，W 闭上眼睛，她的面部肌肉明显松弛]，越来越深地进入催眠状态。你不必试图费力地做任何事。你只是顺其自然。你往回想想，这个下午有非常多的时间你没有听到耳鸣。记起没发生的事情很难。但耳鸣确实停止了。正因为那里什么也没有，所以你记不起它来。

通过用她丈夫做典型，已经让她为催眠诱导做好了准备，这时，第一作者用几个诱导语来诱导催眠，它们有三个目的：固定注意力（看着那个点），弱化她的习惯参考框架（不要说话，不要动弹、没什么重要的事要做），给她的无意识以支配的自由（进入催眠）。

然后，他陈述了一个与症状体验有关的事实，虽然未完全得到公认却很常见。症状可能看起来是恒定的，不变的。但是，总会有一些片刻，当我们被过于分心的时候，它们处于我们的意识焦点之外。随着第一作者的描述，这种转移我们注意力从而减轻并常常完全消除症状体验的自动心理机制被诱发了。这个未被完全公认的事实，常常伴随一种惊讶的感觉被患者接受——一种进一步弱化他们老的装满症状的参考框架，并为那些无意识过程

在无意识层面开启一种搜索的惊奇现在可被用于缓解症状。

信赖无意识学习：直接暗示的条件

E：*现在最重要的事情是忘了耳鸣并记住没有耳鸣的时间。这是你学习的一个过程。用一个晚上的时间，我学会了习惯锅炉厂的汽锤声——却能听见我前一天听不到的对话声。那个人被告知我前一天晚上就来了，我告诉过他们；他们一直在试图告诉我：你听不到我们说话，你还没有习惯它。他们对此无法理解。他们知道，我只在那里待了很短的时间——一个晚上——并且他们知道他们花了多久才学到能听见对话声。他们把他们的重点放在渐进式学习上了。我知道自己的身体可以自动地做些什么。*

［停顿］信赖你的身体，相信它，信任它。知道它会很好地为你服务。

第一作者在此着重强调，症状的改变将通过一个无意识过程而发生。对意识心理来说，最重要的是信赖你的身体，信任它，诸如此类。他将一个忘记耳鸣的直接暗示，渗透到他在催眠诱导前用他在锅炉厂睡觉时听不到汽锤声的故事所建构起来的参考框架中。这样，当直接暗示被应用时，它们往往就像一把钥匙插进先前治疗师建构且被患者所接受的参考框架的锁中。

我们可以将成功运用直接暗示的必要条件总结如下：

● 把参考框架建构成可以接受直接暗示的内部环境或信念系统。

● 患者依靠无意识过程自动催化暗示和所需的新学习。

● 治疗师正在通过以一种在患者实际生活经验中具有独特意义的方式对这些无意识过程进行说明，部分地唤起无意识过程，并因此助长对它们的利用。

进一步的暗示和举例说明：症状置换，联觉

E：*我的另一位两耳有耳鸣的患者，是一位30岁的女人，她说她曾在一家军工厂工作，那里一天到晚都播放音乐，她希望她能够听到那些音乐，而不是耳鸣。我问她，她对那些音乐能想起多少。她说了许许多多乐曲的名称。于是，我告诉她，用那种耳鸣音来柔和地、舒缓地演奏那些乐曲。五年后，*

她说："我耳朵里仍然有那种柔和舒缓的音乐在回响。"她曾在美国密歇根州的一家军工厂工作。你描述过一个小男孩与钢琴演奏和琴谱，你用你的双手演示他移动他手指的方式。看见他和听见他的部分喜悦，从你手指的动作中流淌出来。

　　[停顿]

　　你可以把你手指动作流淌出的那部分喜悦放进你的耳朵中。你可以做得非常的轻松，非常的轻柔，不用尝试，甚至无须注意。你可以真正去享受好心情、好声音和好安静。

　　[停顿]

　　你们两人都可以为我们松口气，你们两人都不需要挂念对方。你们需要享受彼此间的了解。享受你可以做的对你有意义的事情。

　　现在，读者可以很容易地了解到第一作者是怎样提供进一步的暗示和实例，来说明那种可以起到症状缓解作用的感知觉转换。就像我们后面会看到的那样，这次晤谈结束时，W 实际上已经能够利用这些实例之一来成功地缓解症状。再注意，第一作者是多么精心地把他的暗示点缀到这个女人在假装教智障孩子弹钢琴过程中她自己的相关生活经验中。在"你可以把你手指动作流淌出的那部分喜悦放进你的耳朵中"的暗示中，他实际上是在尝试唤起和利用症状的无意识过程，借以将愉悦从一种感觉通道（来自手指的动觉的或本体感受的感觉）转移到另一种感觉通道（她的听觉）。

从催眠中唤醒：通过在未意识到的情况下学习和利用催眠疼痛控制来助长无意识过程

　　E：我建议，你通过从1数到20，进入催眠，从20倒数到1，从催眠中醒来，但每个人都应该以他自己自然学到的方式进入催眠，而你已经学到了一种很好的方式，这是你的方式，对它非常满意，并乐于以多种不同方式扩展这种催眠的应用。你们两人用不着费多大劲便可以相互学习。我们从别人那里学到了很多东西，而我们并不知道我们在学习。我们那些主要的、非常困难的学习，都是在我们不知道我们正在完成这些学习的情况下完成的。你们两人

都是非常敏感的人。你们两人都可以用较少技术语言的方式，很轻松地学习与你们自己有关的事情，并且只是去学习，不需要知道你们已经学过它们。你们可以在不需要知道你们知道那些学习的情况下，应用这些学习。我将让你们两人轻轻地、舒服地醒来。

在这个觉醒过程中，第一作者把许多直接暗示不知不觉地加入对学习的强调中。理论上，学着改变和转换躯体症状的感知觉，是一个在无意识层面上进行的无意识过程。意识心理通常并不知道如何应对这些转换，因而它最好被从这个过程中排除掉。艾瑞克森最后一个暗示"你们可以在不需要知道你们知道那些学习的情况下，应用那些学习"，它包含了一些微妙的隐含式暗示。患者可以学着在无意识层面使用疼痛转换机制，使之达到一种非常自动化的程度，以至于他们甚至不知道他们正在成功地处理疼痛。由于意识心理甚至都没觉察到这些新近学到的疼痛控制过程的自动运作，所以意识心理不需要知道当前和未来疼痛的存在。第一作者曾强调过，疼痛有三个组成部分：（1）对过去疼痛的回忆，（2）目前的疼痛，和（3）对未来疼痛的预期。他最后的暗示可以理解为处理后两者的手段，不让意识心理有机会细想这个过程并有可能妨碍到它。这一方式将与适当的临床警示一起被使用。就这对夫妇而言，疼痛没有任何有用的功能，它没有起到医生了解他们躯体疾病信号的作用。因此，他们的疼痛可以被完全地消除，这对他们是最好的帮助。当疼痛是医生需要用来了解身体过程的一个重要信号时，疼痛的存在肯定不应该完全地从意识心理中消除。在这种情况下，疼痛可以被转换成一种温暖、凉爽、痒、麻木以及其他症状。从而使让人难受的疼痛属性被消除，但它的信号价值被保留下来。

通过构建联结的间隙和分神助长遗忘

[停顿，他们两人通过眨眼、伸展身体、打哈欠等方式调整他们的身体。]

E：我女儿在非洲待了三年。她嫁给了一个空军军官。他被分配到埃塞俄比亚。她到埃塞俄比亚之后不久，她对她丈夫说，"你看见那座雕像了吗？这正是我爸爸喜欢的东西。"是的，她知道我会喜欢。它是一个女人的雕像，你会怎样描述它呢？

[向团体展示雕像]

R：它非常独特。

E：它是个外观怪异的东西。

W：她知道你会喜欢它？

E：她知道我会喜欢它！当我看到它时，我很高兴。我儿子挑选了那块小地毯，就在那边地板上。十年前他把它作为生日礼物寄给我。他知道我会喜欢它。当我打开它时，我的两个上小学的年幼女儿评论说，"那不是北美印第安人吗？它是南美印第安人吗？"我妻子说，"它不是印第安人！"我说，"它是印度人……"

在这几句从催眠中唤醒时立即施加的评论中，第一作者演示了两种助长催眠性遗忘的手段。他先回到催眠诱导之前关于他女儿的谈话主题。通过在这期间重新拾起呼应的线索，催眠事件被置入到一个联结的间隙中。催眠事件和前后呼应的主题紧密结合，但没有桥梁可以联结催眠前和催眠后直接出现的患者的心理框架（在这个案例中，指的是一场关于艾瑞克森女儿的谈话）。由于联结桥梁的缺失，催眠事件往往仍然解离在患者的习惯性框架之外，从而发生遗忘。下面的图形可以阐明此事（Erickson, Haley, and Weakland, 1959），图中，上线是一根意识的记忆线，带有一个小间隙，它往往会掩盖下线的催眠事件。

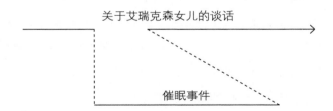

第一作者助长遗忘的第二种方式，是插入一个与刚才完成的催眠性工作（这个案例中的礼物，地毯，印第安人）完全不相干的话题，将患者的注意力从催眠联结中分散开。这些分散注意力的话题往往也阻止了催眠内容与清

醒状态内容之间联结桥梁的发展，从而助长催眠事件的遗忘。这种遗忘在心理治疗上常常是有价值的，因为它可以阻止患者限制性的和适应不良的信念系统影响后面的工作，否则它们可能消除催眠中已接受的暗示。这种遗忘也倾向于清晰地确认催眠，让患者意识到他刚才经历了一种变动意识状态。

治疗性改变的自发承认

H：哦，医生，我要说，这已经做得够好的了，不次于其他人已经做到的。这将会非常奇妙。

E：你们会惊讶于你们两人将要发展出的新的学习。

W：很好，很好。

E：我们今天到此为止吧。

［晤谈结束，但就在要离开之前，这个女人评论如下］

W：现在，当我想到耳鸣时，我会开始想起一段我弹过的旋律。其中有几个是我非常喜欢的。现在，耳鸣仍然存在，但旋律也同时在那里。

这两名患者自发地承认这种治疗性变化的直接体验。这是最理想的情况，治疗师无须询问这种变化，否则可能会曲解它本身的变化过程。有些患者可能会将这样一种询问当成治疗师心里隐含着的一种怀疑，而其他人则往往会夸大或低估体验到变化的多少。

这个丈夫对目前和将来的治疗性收获表达出一种重要而有意义的期待（"这将会非常奇妙"），而这个妻子，更分析性地描述了一种旋律是如何被添加到她耳鸣中的。希望今后的工作可以完全用这种旋律来取代耳鸣。由于这两人自动地承认了这种令人满意的治疗性变化，第一作者便没有必要再通过对这种治疗性变化进行评估和确认来结束这次晤谈。（最后阶段的评估和确认，将在我们接下来的案例中进行很好的说明。）

案例 2 震惊和惊讶改变感知觉功能：顽固性背部疼痛

这是另一个艾瑞克森同时对丈夫和妻子进行治疗的案例。这夫妻两人都是二十多岁，但他们带着十分抗拒和怀疑的情绪前来治疗。由于他们极端的怀疑，艾瑞克森用一种非常戏剧性的方式来建立融洽关系，提高反应专注度，进行催眠诱导。

阿奇和安妮是高中情侣。他们是理想主义者，即使阿奇的背部在战争中被打坏，他的脊柱被切断，他们仍然继续他们的结婚计划。阿奇退役回归平民生活，带着顽固性背部疼痛，要永久地在轮椅中生活。他的医生说，他将不得不学会与这种疼痛一起生活。他们曾警告他要防范包括催眠在内的各种"巫术"，因为那根本是在浪费他的时间。不过，阿奇和安妮想要尝试，虽然他们来进行第一次访谈的时候，他们对于他们的预期充满敌意、消极和怀疑的情绪。

第一作者的第一项任务，是接纳和接受他们的敌意和怀疑，并以某种方式尽可能地对之加以实际利用。他不得不接受他们消极的参考框架，并且还介绍了他自己对催眠治疗潜在价值的信任。艾瑞克森看了看阿奇的痉挛性疼痛，认为它们具有心因性起源，与那种幻肢疼痛很相像。听了他们的故事梗概之后，他决定用安妮演示一种戏剧性的催眠诱导形式，以便使阿奇相信催眠具有真正的治疗潜力。

催眠诱导：置换和卸载敌意和怀疑

艾瑞克森首先让安妮站在他治疗室地板上一块直径约1米的印度小地毯中间。接着，他开始进行一种不寻常的催眠诱导。

E：安妮，不要移动到地毯外面。你不会喜欢我要做的事情。它对你来说会是一种冒犯。它对阿奇也会是一种冒犯。阿奇，现在，这里有一根结实的橡木手杖。你可以拿着它，并且在任何时刻，只要你认为我做错了，你就可以用它打我。阿奇，你不会喜欢我下面要做的，但仔细看着我，只要你认为必要，就可以打我。

现在，我将拿着另一根手杖，你看着我在做什么。你将会感觉到我在对安妮做什么。阿奇将会看到我在做什么。一旦你闭上眼睛并进入到深深的催眠中，我就会马上停止。

第一作者轻轻地、试探性地用他手杖的前端接触她胸部上方的区域，然后开始小心翼翼地把她衣服上面的部分揭开，好像要露出她的乳房。她闭上了眼睛，保持纹丝不动，似乎进入了深度催眠状态。她不得不逃离那根手杖所造成的令人不快的现实。当她闭上眼睛并显示出一种催眠状态时，阿奇感到很惊讶，他差点儿扔掉他的手杖。

这种诱导的动力学机制是什么？随着他看似无耻地拨开安妮衣服的举动，艾瑞克森是在把他们对于常规催眠非常明显的敌意和模糊的怀疑，引导成对艾瑞克森最初行为的一种非常具体的排斥。安妮在心理上被如此地结构化了，以至于她在这种情况下毫无选择。

那根拨弄她衣服的手杖不容置疑地固定了她的注意力，而且它所造成的震惊无疑全部弱化了所有她已有的关于医生如何守规矩和催眠是什么的惯常心理框架。她站在那里，由于完全不确定发生了什么，她被迫进入到一种无意识搜索中，在她自己头脑中寻找可以把她从尴尬中解脱出来的催眠诱导过程。第一作者说过只有当她进入催眠时他才会停下来。她只能通过进入催眠来避开令人不快的拨弄。她不必彻底地抵制整个情境，因为，毕竟她丈夫就在这里，拿着一根粗壮的手杖，应该能够保护她。通过给阿奇手杖，第一作者非常小心地给了他一个渠道，使他能汇集他的敌意。他也将阿奇的注意力固定得如此专心，致使这个年轻人在用怀疑的目光看着这个非正统的举动时，处于一种具有治疗性催眠特征的强烈的反应专注状态。这样，他对催眠的那种一般性的疑问和怀疑，便可在他正目睹的看似荒谬的举动中，被汇集、转换和卸载。在对这件事没有完全了解的情况下，他也开始相信，艾瑞克森可以通过隐含的暗示，完成这种难以言喻的、非正统的、不同寻常的治愈。

双层后催眠暗示利用和弱化多疑的意识参考框架

E：安妮，当你醒来时，你可以坐在你的椅子上，而不管你怎么想，我所说的一切都是真的。你同意这种说法吗？

[安妮以一种轻微而缓慢的方式反复地点头表示同意，这是催眠持续反应的一个特征。]

不管你怎么想，我所说的一切都是真的。

这是一个精心建构的双层暗示：(1)"不管你怎么想"是一个短语，接纳她意识心理的怀疑，这使得艾瑞克森可以通过利用她自己怀疑和阻抗的心理框架，聚焦她的注意力。在这个怀疑的心理框架内，她可以想任何她喜欢想的事情。与此同时 (2) 在无意识层面，无论艾瑞克森稍后将会暗示什么，她都会当真和相信。也可以说，我们允许这两种现实或信念系统以一种多少有些解离的方式并肩共存：(1) 她带入治疗情境中的可以意识到的、对催眠有所怀疑和阻抗的信念系统，以及 (2) 艾瑞克森正在以这样一种突然的令人震惊的方式进行诱导的新的催眠现实，对于这种方式，无论是她还是她的丈夫都无法恰当地评价和理解。即使艾瑞克森以她无法回避和抵制的方式引出他的现实，她仍然被允许抱有她以前的信念系统。无论她以前信念系统中的怀疑和阻抗是什么，当她丈夫镇定地站在那里，手持另一根结实的手杖随时准备痛打这个跛子医生时，她肯定没有做好应对手杖拨弄她衣服的准备。既然她的意识心理框架无法应对这种情况，她的无意识不得不用进入催眠和接受艾瑞克森暗示的适当反应来进行干预。

第一作者经由取得她对他双层后催眠暗示的积极响应，评估和加深她的催眠。然后，他让她醒来，坐下。她带着期待、怀疑和敌意的眼神坐下。然后，他对她说了下面的话。

事实陈述、隐含式暗示和"不知道"开启无意识搜索

E：现在，你醒着，安妮。你不知道发生过什么事。你可能认为你希望你知道，但你并不知道。

接着，第一作者开始说些人人皆知的事情。当然，安妮脑海中还会有疑问，如果发生过什么，那到底是什么事情。这样，这个句子的第一部分"你可能认为你希望你知道"的真实性，为接下来的关键性暗示"但你并不知道"打开了一种是定势或接受定势。这个暗示是非常关键的，因为它意味着一些重要的事情确实发生过，但她不知道是什么。*发生过什么*的隐含式暗示，意味着她不再是她自己曾经一直体验的那个自己了。已经发生的某些事，或许就是催眠，这可能意味着无论这时艾瑞克森将要暗示的现实是什么，她都将能够体验到。如此一来，这种*不知道*便在她的信念系统中打开了一个缺口，开启一个寻找内部资源（无意识过程）的无意识搜索，这将需要执行艾瑞克森的进一步暗示。因而，"不知道"助长了对那些她以前从来没能以自主方式接触到的内部资源的利用。

有利于"不做"的令人惊讶的问题

E：对你站不起来，你不感到惊讶吗？

在这种问话式的暗示之下，安妮确实对站不起来感到很诧异。第一作者说她会"感到惊讶"，而她的确如此。他的问题快速填补了通过设置成某种程度上阻止她站起来的操作心理过程在她信念系统中所打开的缺口和期待。安妮或许并不知道她为什么站不起来。她也不知道第一作者已经预先规定了她的反应："对站不起来感到惊讶"。当然，这是真的，她对她站不起来感到"惊讶"。因此，他的问题是另一种非常明显的任何人都不得不接受的事实陈述。即使没有先前在她的信念系统中已经打开的缺口，这种令人惊讶的问题也可以作为人们不得不信以为真的带有一定欺骗性的有效暗示而发挥作用。大部分人也会体验到不能站起来的不随意反应所蕴含的含义。

感觉缺失的自我测试

E：*无论我用这根手杖打你多重，你都不会感觉到。假设你用你的手，重重地打在自己的大腿上会怎么样。让我自己过来打它有些难，所以你去做吧。尽你最大的力击打你的大腿。它不会受伤！*

于是，安妮真的打了一下麻木的大腿，并对产生的效果感到非常惊讶。她回答说，"我觉得它在我的手里，但我的腿没有任何感觉。"在不能够站立中已经成功地体验过一种相当舒适的催眠现象，艾瑞克森断定她当时已经准备好了去体验真正重要的感觉缺失现象。他用拿手杖打她这种想法进行隐蔽的威胁，这样，她就禁不住对她自己被允许来测试感觉缺失感到欣慰。然后，艾瑞克森用他真的不能向她走过去（因为他是个跛子）这个事实来提供进一步的安慰，从而强化她进一步寻求成功感觉缺失的自我测试。艾瑞克森（Erickson, Rossi, and Rossi, 1976）曾经指出，无意识总是保护意识。当然，在这一刻，安妮的确觉得需要保护。这种保护来自她的无意识，它有效地中介了允许她说她在腿上确实体验过感觉缺失的神经心理学机制。现在，继续施压，第一作者进一步扩展这种感觉缺失。

扩展感觉缺失

E：安妮，现在，你可以再打一下你的大腿，但你的大腿和手都不会感觉得到。

现在，第一作者在这个强烈的直接暗示中，通过把她的大腿和手联结到一起，将她大腿上成功的感觉缺失扩展到她手上。于是，安妮再次拍击她的大腿并惊叫，"我听到了拍击声，但我的手和大腿都没有感觉。"这样，安妮自发地向她丈夫证实了感觉缺失的真实性。他可以怀疑艾瑞克森的解释，但他不能怀疑他妻子的反应。他的医生所引发的消极态度并没有因他目睹安妮的体验而改变——它只是被弱化了。也就是说，他当时正在体验他先前疑惑和怀疑参考框架的一种搁置。在他有机会再次表明他的怀疑之前，艾瑞克森迅速把他诱导到一种所谓的正式催眠中。

复合暗示诱导催眠

E：你听到了，阿奇，你现在可以进入催眠。

安妮的体验被非常有效地应用于为比她阻抗更多的丈夫建立催眠反应模式。第一作者用一个复合语句正式诱导催眠。"你听到了"，这是一个不可否认的事实，它为暗示"阿奇，你现在可以进入催眠"开启一种接受定势。阿奇不能否认他在目睹妻子体验过程中所产生感觉的真实性，从而不得不接受艾瑞克森所暗示的催眠现实。

利用以前的感觉记忆替换疼痛：双关语

E：到目前，阿奇，你已经有过很多年的幸福感觉。为什么不让那些幸福感觉回来？你已经承受过了你所需要的所有疼痛。

第一作者开始用这样的暗示，唤起阿奇在背部受伤以前身体感受良好时那些岁月中的感觉记忆。这些身体感受良好的记忆将被利用来替换他目前的疼痛。请注意"happy feelings *back*"中所包含的治疗性双关（"back"一词双关"回来"和"背部"）。阿奇在没有意识到的情况下，正在接受幸福感与他受伤的*背部*之间的联结。

疼痛缓解的现实期待与"强化注射"

E：我不能保证你可以抵御未来所有的痛苦，但我可以告诉你把疼痛当作一种警示。

有了这样的暗示，阿奇能够体验到很大程度的疼痛缓解。几个月后，他得了流感，打电话给艾瑞克森，想进行一次"强化注射"，因为背部疼痛因流感而复发了。

  R：为什么会出现因流感而复发的背部疼痛？是他的身体和心理疲惫不堪而无法再维持催眠暗示的好心情吗？艾瑞克森医生，你睡觉时有时会失去你对自己身体疼痛的催眠控制，他的情况与你这种情况一样吗？ ［艾瑞克森的疼痛是由他先前的小儿麻痹症第二回合发作导致肌肉不断麻痹萎缩引起的］。催眠是在对身体疾病和睡眠都非常敏感的最高位皮层区被中介吗？

  E：是的，就像我在最高位皮层区诱导催眠一样。

  R：在催眠中，人们其实不是睡着了，事实上，这时还有高等级的心智活动。也许那些说不可能每个人都能体验催眠的人，其意思是你不可能把每个人都催到一种像是要睡着的状态，让他成为对被暗示的任何事情都不加选择地进行反应的机器人。

E: 是的，你不能把每个人都催到这样一种被动、顺从的状态。

R: 对于催眠和恍惚，你的意思是聚集心思，聚焦注意力。对于那些你了解其动机和需要的人，你当然可以助长这种聚焦。

E: 治疗性催眠以最有可能实现患者目标的方式，有导向性地聚焦注意力。

案例3 转换参考框架实现麻醉和痛觉缺失

E：当我想让患者产生一种痛觉缺失时，我很可能不会提痛觉缺失这个问题。我很乐意让患者告诉我所有与疼痛有关的事，直到我可以从他脸上的表情中看到他认为我理解了。我不反对说几件事情，几件小事情，使患者觉得我确实理解他的疼痛。然后，我很可能会问他一些可以带他远离这个疼痛的简单问题，"去年夏天你是在哪里度过的？"患者可能会对关于去年夏天的问题感到非常惊讶。去年夏天，他还没有那种疼痛。我们可以探讨去年夏天的快乐、喜悦和满足问题。强调舒适、身体轻松、快乐和满足，并对患者指出，继续回忆去年夏天的快乐和满足、去年夏天身体的轻松，这一切是多么美好。当患者似乎有点急躁时，我让他回忆，当时他在划着一只小船，把手掌磨起了水泡。它当时挺疼，但后来很幸运地愈合了。

我并不是害怕提到伤害、痛苦或不幸，只是这与那位患者开始告诉我的背疼相去甚远。我曾提到过一例因去年夏天划船磨起了水泡的疼痛，我并没有对他脸上不舒服的表情感到震惊。*因为你知道，在催眠中，你的任务是引导患者对治疗性渠道中所出现的念头进行思考和联结。你很清楚，你可以带着你身上的一个疼痛点，去看一部悬疑片，让自己完全沉浸在影片的故事情节中，忘记所有你腿上疼痛、胳膊上的疼痛、牙痛或其他任何地方的疼痛。所以，你知道为什么不做正好与你患者问题同类的事情吗？如果你正在治疗室为你的患者做治疗，你知道这会引起疼痛，你可以指导你的患者去思考一个远离那种疼痛情境的场面。*

我想起我的一个患者，她说："我害怕去看牙医，我非常痛苦，我害怕到出汗，我处于完全的痛苦中。"我马上问这个患者："你这样做像个孩子吗？"

我在聆听她对疼痛、焦虑和不幸的抱怨，我问她童年时代她在做什么。通过谈论与她相关的不幸事件，我取得了与她的良好接触，但我转移到另一个参考框架——童年。这时，她谈到了她童年的不幸，但是那太遥远了，所以，没有多少悲伤，她甚至觉得有点儿更舒适。我的下一步是要问她孩提时她最大的快乐什么。那么，作为一个孩子，你怎么从疼痛、焦虑、苦恼中找到快乐？在这个案例中，只用了两个联结性的步骤。转换并与我谈论她童年最喜欢的活动，这让她非常开心。当时，她谈到了与我的第一个问题她童年痛苦体验直接联结的那种愉悦。通过问题之间直接的相继性联系，我把痛苦与最喜欢的活动这两者绑定到一起。

尤其是，在她告诉我她童年最喜欢的事情之后，我暗示，当她去牙医诊室时，她一定会陷到牙科椅中。当她真的在牙科椅中到处扭动，真切地感受到她坐在椅座上，她的后背靠在椅背上，她的胳膊放在椅子扶手上，她的头放在头枕上时，她就会产生一种回忆，最喜欢的童年活动的画面扑面而来，它们将绝对控制整个情境。那么，我做了些什么？我已经呈现出了牙科椅的痛苦现实，到处扭动试图找到一个更舒适一些的位置（我在我的座位上到处扭动来演示我想让她在那把牙科椅上采取这种方式找到她自己舒适的位置），并且把它与她最喜欢的一种童年活动相联结。她想起的事是在草坪的树叶堆里玩耍。在秋季，你可以用树叶建造巨大的房子，搭建穿越树叶堆的通道，你可以将自己埋在树叶里。你可以在那些树叶中到处爬，感觉非常美妙和舒服，其他的现实世界似乎离得非常遥远。

于是，在牙科诊室里，未经任何痛觉缺失的直接暗示，她完全进入到一种非常好的痛觉缺失的催眠状态。有时当她真的想要思考那些树叶时，牙医会问她一些愚蠢的问题。牙医认为她是一个非常配合的患者。在心里，她会注意到当她把自己埋在树叶里时，这里有些愚蠢的人试图跟她说话，可能是某个成年人在对她吼叫，但她对树叶的兴趣却更大了。她可以被施以牙科手术，而不被它所打扰。

你可以通过转换个体的参考框架，间接实现痛觉缺失。在这个案例中，关键的转变来自，"你童年最喜欢的活动是什么？"然后，我就可以在这基础上真正地展开阐述。换句话说，你得非常精心地提出问题。你以这种方式提出问题，这样你可以悄悄越过那种困境，开启另外一连串的心理活动、情感活动，它们可以排除感觉到疼痛的可能性。我的有些正在接受临床心理学和精神病学训练的经验丰富的被试，他们会对我在他们身上用过的技术吹毛求疵。然后，他们能从他们自己的体验中认识到它的有效性。他们将允许我在他们身上再次准确地使用相同的技术，因为他们知道他们是人，你可以很愉快地一遍又一遍地做同样的事情。

我认为，总是力图直接地实现麻木或痛觉缺失，是错误的。我想你应该更愿意间接地去实现，因为每当要求某人"忘记这是一块手表"时，实际上你是在要求他们做一件特定的事情——忘记——忘记什么呢？"一块手表"。现在，请记住，忘了那块手表。这就是当你说"忘记那块表"时你所说的意思。但你可以要求他们看着这个，一件有趣的东西。它使我感觉非常有趣。它令人极为陶醉，使你看着某件东西，并深深地陶醉于它，于是谈话的主题就变了，你转换到了离题万里的你在欧洲的旅行。那么，我来这里是为了什么？你从你最初关注的事情上转移开很远很远了，因为你已经开始跟随你不同的思维链。

接下来，你需要牢记于心的下一件事情是，当你消除触觉，引发麻木或痛觉缺失时，你已经让你的患者采用了一种不同种类的现实定向。在我最初的一些实验性工作中，我要求学生去发现捡起一个假想的苹果并把它放在他们面前一张具体的真实的桌子上时的心理过程是什么（Erickson, 1964）。这个心理过程是什么呢？相当多的学生抱怨感觉浑身不自在并放弃了这个任务，他们没有完成这个实验性情境就离开了。他们在失去与现实的联结，因此他们感觉有些不适。当你在诱导一种痛觉缺失时，你也是在让患者失掉一定程度的现实联结。你正在要求他们改变它。于是，他们开始觉得有些不适——他们可能意识到这一点，也可能没有。但他们可以通过逃离这个情境来对此做出反应，因为它是陌生的，令人不舒服的。因此，无论何时，只要你诱导一种痛觉缺失或麻醉，你必须确保你的患者不会因以这种或那种方式失去其通常的现实联结而感到害怕。我让那些学生感觉浑身不自在，并让他们离我而去，因为这是我想要研究的一个重要的实验性发现。

在治疗室与患者打交道期间，当他们有奇异的感觉时，无论他们把它看作一种奇异的感觉，还是体验为一种不适的感觉，他们同样想逃离出去。但他们不能实际做出逃离的行为，你也不能。因此，你有义务告诉他们，令人惊讶的事情之一是，当他们开始感觉更舒适，或者对这个或那个越来越感兴趣时，或许他们将会发现治疗室里的灯是一种柔和的色调。在我的治疗室里，我常常会告诉患者，"在这里，当我们在继续工作时，如果这个灯自动地暗下来、变得更柔和，或者更亮，我希望你不要介意"。无论何时，只要他们的现实定向发生了变化，我就知道患者将会告诉我治疗室正在变得更亮或更暗，变得更暖和或更冷，或者让他们感到害怕，或者他们觉得治疗室正在变得更大或更小了，他们感觉更高或更矮了。无论何时，只要我们探测麻木或痛觉缺失，他们就会在他们的现实感觉中发生各种类型的变化。这些自发的感知觉变化全都是患者现实定向已经发生改变的标志，无论是否进行了正式的催眠诱导，催眠都在发生。当患者学会对这些自发的改变感觉更加舒服时，他们就可以让自己更深地进入催眠。他们学会了越来越多地放弃他们的一般现实定向（Shor, 1959），他们也就变得更有能力体验到所有经典催眠现象，并且实现他们自己的治疗目标。

案例 4　利用患者自己的个性和能力缓解疼痛

E：我想让凯茜产生痛觉缺失，减轻晚期癌症带来的疼痛。她正在遭受无法忍受的用吗啡、哌替啶或其他任何东西都无法缓解的疼痛。她处于一种极度虚弱的心智状态，她只是重复：不要伤害我，不要吓唬我，不要伤害我，不要吓唬我，不要伤害我，不要伤害我。她连续地、单调地、急切地哭喊这两个特定的句子。我能对她进行干预的机会实在是太小了。我能做点什么来帮她减轻这种痛苦呢？我不得不使用凯茜自己的学习。我不得不用我自己的想法，当然，我的想法可能不符合这个知道自己只有三两个月剩余生命的高中毕业生的想法。她当时36岁，有三个孩子，年龄最大的是11岁。因而，她的想法可能是完全不同的，她的心愿可能是如此地完全不同，她的所有认知可能与我的完全不同，当然，我的任务是引发一种催眠状态，使我能够激发她用她自己过去的学习去做一些事情。这个女人已经知道吗啡对她毫无效果，而哌替啶，无论多大剂量，对她也毫无效果，而在这种情况下，我不想以一种无效的方式尝试着去努力。我不想试图与她争，告诉她，她应该进入催眠，因为那将是一件完全徒劳的事情。因此，我要求她做一些以她自己的现实定向能够理解的事情。我要求她脖子以上部分保持完全的清醒。这是她能够明白的事情。我告诉她让她的身体进入睡眠。在她过去作为一个小孩、作为一个少女、作为一个年轻的女人的理解中，她曾经有过一条腿进入睡眠和一只胳膊进入睡眠的经验。在早晨睡醒前，当你处于半睡半醒时那种似睡非睡的状态中，她曾经有过她的身体睡着的感觉。我是非常非常确定，这个女人对她的身体睡着有些了解。因此，这个女人可以应用她自己过去的经验。至于这对她究竟意味着什么，我不知道。*所有我想要做的，就是启动一个思维和认知的链条，它可以让这个女人想起她身体过往的体验性学习。*

我不让她就进入催眠与我进行争论，因为，我认为那是徒劳的。我并不要求她尽其最大努力就进入催眠与我合作，因为她不知道催眠是什么。但她非常清楚清醒是什么样的。她非常清楚身体睡着是什么样的，因为对这两种状态，她有贯穿一生的经验。她的身体睡着之后，我要求她做的第二件事情，是发展一种脚底的瘙痒。有多少人在他们身体各个部位有过瘙痒？令人苦不堪言的瘙痒，难以控制的瘙痒，让人烦恼的瘙痒。我们都有过那种体验，所以，我再次向她暗示某些东西，它们在她经验之内，在她生理的、心理的、神经的经验之内，在她整个身体的经验之中。我要求她做一些她曾有过记忆、认知和有过往经验的事情。我对于发展瘙痒非常非常急迫。这个女人很快便向我报告说，她很抱歉，她无法发展一种瘙痒。所有她可以做的是在脚背发展出一种麻木的感觉。换句话说，这个女人无法在她疼痛的状态上再增加一种痛痒。她做的恰恰相反。她发展了一种麻木的感觉，不是在脚底，而是在脚背。

那么，我见她的目的是什么呢？这是你在与患者打交道时必须要铭记在心的事。*你是在设法改变他们的身体经验、他们的身体认知、他们的身体反应*。发展出的每一种变化都应该是你可以利用的，因为它意味着患者正在进行反应。当凯西告诉我，她出现脚背麻木时，我把它当作一件最令人满意的事情来接受，并且我委婉地表达了对她没能发展出一种瘙痒的遗憾。我为什么对她没能发展出一种瘙痒表达一种委婉的、有礼貌的遗憾？我为什么要批评或挑剔我的患者的反应呢？对此我应该是宽厚礼貌的，因为凯茜从其最早的孩提时代开始，就对各种情形之下那些曾是彬彬有礼的人、那些曾表达过遗憾的人、那些由此让她感觉自在的人有一种终生难忘的历史经验。凯西有一种我的礼貌性遗憾可以与之相符的经验背景。

现在，我正试图确认的要点是：当你与患者交谈时，用这样一种让你的说明与你正在处理的整个情境相符的方式与他们交谈，表达想法和认识。你试着在患者方面引起一种不断扩大的反应，这样，他们会越来越多地用他们的体验性学习，用他们过去的记忆和认知进行反应。凯茜可以接受我的歉意并觉得责无旁贷。既然她在一个方面让我失望了，她就会感觉有义务在我可以接受的事情上拿出越来越多的努力。我接受凯茜脚背的麻木时，也是在利用她自己的背景和个性来强化她取悦于我的努力。因为我在接受她产生瘙痒失败方面表现得如此宽厚，我强化了她在所有进一步的任务上与我合作的动机。

　　接下来我做的事情是，暗示这种麻木不仅在脚背上，或许还会扩展到脚底和脚踝。哦，当然，对于凯茜的脚底，因为它没能随着暗示产生痒痒的感觉，她会更加渴望产生麻木。确如她所做的那样，她确实有义务发展一种脚踝的麻木。当然，凯茜对她感觉不到脚底、感觉不到脚踝已经有丰富的经验。凯茜知道麻木是什么样，她对那些事情已经有亲身体验。因此，当我要求她做这些事情时，她可以做出反应。现在，凯茜对她的床、墙上的画、与我一起在场的其他医生、一览无余的磁带录音机没有给予任何关注。凯茜正在把她的精神注意指向她的身体学习。在应用催眠的过程中，你必须知道，外部现实完全是不重要的。现在，当凯茜发展出了脚底的麻木和脚踝的麻木，她越来越彻底地从现实的房间中退了出去。她根据身体对麻木的体验，而不是根据癌症疼痛，正把她的现实定向投向了她的身体。凯茜开始饶有兴趣地让麻木从她的脚踝发展到小腿、到膝盖、到大腿的下三分之一、中三分之一、上三分之一，穿过骨盆到另一侧、沿着另一条腿向下，这样她获得了一种从肚脐以下的双腿麻木。既然凯茜的关注点在那里，在那一刻，还有什么能让她关心？天花板、床、医生、墙壁还是其他什么东西？凯茜的兴趣被引导到麻木状态上，就像牙科患者会非常着迷于控制毛细血管循环的想法、着迷于牙齿痛觉缺失的想法、着迷于学习如何用不同的牙齿咀嚼食物以避免产生即时性下颌疼痛的想法一样。你应该把关注点放在那些吸引患者注意的东西，放在他们到你治疗室的原因上去。

　　随着凯茜对她腿和骨盆麻木的适应，将麻木再扩展到整个脖子以下就很简单了。凯茜的癌症已经转移、遍及她的躯干，包括她的肺部、脊椎的骨骼和骨盆的骨骼。考虑这种情况，你会尽一切努力来扩展这种麻木。这是一个她知道自己将在数月内死亡的患者。她所相信和信任的医生已经对她着重宣告过，于是死亡成了一个绝对的事实，而房间的墙壁、床本身可能不会成为现实的一个重要组成部分。即将到来的死亡这件事，她的家庭这件事，是一种难以忘记的现实，所以在处理她疼痛体验的过程中，必须包括她日常生存的这些一般现实。凯茜患这种癌症大约有一年了。如果我想帮助凯茜，我必须以一种能够体验凯茜自己的某些想法和认知的方式来组织我给她的任何催眠性暗示。我为凯茜在胸部麻木方面所做的第一件事，是说到她的癌症首先是从她右侧乳房开始的，然后再说到在手术的位置仍然有一个溃疡面，这个溃疡面是让人感觉很疼的。这有几分是外部现实，但它也有几分是身体现实，因为凯茜可以俯视那个溃疡面，这使它像是外在于她，因为它是她正在看的某个东西。疼痛是她体内的一种个人体验。这个栩栩如生的东西是外在的，是令人不快和让人厌恶的，而且那种外部幻象可以威胁到她的生命。只要凯茜一关注，这种疼痛和痛苦便成了一种内部体验。因此，我让凯茜注意到某些外部环境。她已经注意到了内部环境，所以我只是让她确定包含外部环境，但只注意外部环境某一重要的部分。她卧室的墙壁、床上的枕头并不是外部现实的重要部分，但她对于溃疡面的视觉幻象是外部定向中最为重要的一个部分，所以引导她注意这一点。

凯茜曾经表示过遗憾，因为她一直没能在她的脚底发展出一种瘙痒。我该怎么办呢？现在，有太多的治疗师，太多试图将催眠应用到完美程度的人，他们试图达成太多的东西。在很多情况下，这是失败的原因之一——试图达成得太多。任何一个高中或大学的学生都会告诉你：不可否认，我不能拿到100分，但我可以拿到95分，或者我可以拿到90分；我不能做得比85分好，我很幸运拿到了80分。我们都有自己的定位。即使是一个老练的神枪手，他也会说：我希望能打出满环，但我根本没有把握做到这样。专业投球手想要取得某个分数，但他们从不会真正诚心地期望在每一场都取得最好的成绩，他们预料会有一定数量的失败。那些应用催眠术的人最好能记住，他们正在与之工作的患者，在预期一定数量的失败方面拥有一生的经验。作为治疗师，你应该去利用，你应该去跟随患者，而且你应该成为一个能够超越失败的人。

凯茜需要减轻那种疼痛，这是极为重要的，但她似乎有种回到高中时的体验，凭借她一生的经验，凯西知道她不可能在她的表现中达到完美。因此，在暗示疼痛减轻的过程中，我非常非常小心，确保一定比例的失败以符合她的经验。凯茜的第一次失败在哪里？她的第一次失败在右侧乳房，那是癌症开始出现的地方，那也是她第一次产生个人失败感觉的地方。她的右乳房让她意志消沉。她的右乳房已经宣判了她的失败。在凯茜看来，已经没有任何出路。这右侧乳房已经宣判了她大限将至。所以，现在我表达我的遗憾、我的惋惜，我无法消除她胸前有严重溃疡面的那个地方的疼痛。我向凯茜公开承认，那是一种非致命性的疼痛，一种非致命性的痛苦，并且我很抱歉我失败了。现在，凯茜可能会同意我的看法。当我希望我能在这里引发我在她身体其他地方已经引起的那种麻木时，她应该会同意我的看法。换句话说，我使用了双重制约：只要她感觉胸部区域疼痛，她就不得不在她身上的其他地方产生一种麻木。这样，我就掌握了凯茜用来实现身体绝大部分麻木的一般经验。

刚才，我所做的并没有什么神奇——它只是一种识别，识别凯茜会有什么样的想法……这些想法和认知会从凯茜平常生活中衍生出来。一个在这种文化中长大的女人，在这个年龄段，活到现在，会有一定的经验。现在，当我留下那种非致命性的疼痛、那种非致命性的痛苦，这证明了我不是神。尽管只要这种非致命的疼痛被关注到，她就会有种将要失败的感觉，但它还是给了凯西另一个奋斗的目标。凯茜从二月我见到她时一直活到8月。她陷入昏迷并死去，这个过程相当突然。但在那一段生命存续时间，除了在这个特定的区域，凯茜再没什么痛苦，但正像凯茜所说的，她并没有拿着我的失败来与我对立。她为什么要那样呢？通过让她保持那种轻一些的疼痛，我确保了其余部分的成功。

我们需要了解我们情绪反应的方式。我们能够接受的只有这么多，但总是有最后一根稻草。在应用催眠的过程中，我们利用了那种特别的学习：我们消除每一件东西，只保留用作分散注意力的最后一根稻草，因为它是一种非致命性的东西。我去除了她疼痛中的绝大部分，但只留下凯茜可能认为不怎么重要的最后一根稻草。现在，我已经强调了这一点，因为我想让你牢记，在你给予暗示的过程中，极为重要的并不是患者将要做的事情，而是引起患者反应的刺激物，它与其独特的身体学习、独特的心理体验相一致。我暗示一种脚上的瘙痒，它将被叠加到她的疼痛上。我的目的并不是真的在她脚底产生一种瘙痒。在暗示中，我的目的仅仅是在催眠中启动凯茜自己内在的机能——促使凯茜应用她自己的身体学习，并且根据她自己的反应模式去应用。然后，当凯茜在脚背发展出麻木并表达她的遗憾时，我便利用了这种遗憾和麻木。我可以巧妙地用它来缓解疼痛，满足凯茜的需要。当我第一次接近凯茜时，我完全不知道我怎样才能为她减轻疼痛，因为我不了解她。我真的不了解她自己个性化经验的那种独特性。我最初的任务是说些什么来吸引凯茜的注意，并让她做出她自己的个性化反应。然后，我来利用这些反应。在把催眠应用于内科、牙科和心理治疗的过程中，我们需要探索具有某个特定患者个性化特征的思维和反应类型。我们需要识别出我们所说的那些实际并不重要的事情，来作为要达成的目标。我们所说的那些重要的东西，在于它是引发患者独特反应的刺激物。我们帮助患者以新的方式利用这些反应来达成他们的治疗性目标。

精选简短案例：案例分析练习

这一节的内容是一些案例的概述，这些案例被第一作者和其他人用来阐释我们已经解释过的基本原则。有些是第一次被引用在这里，另一些在其他地方已经发表过。学习者可以根据这一章和先前章节所介绍的理念，很好地分析它们有效性的动力学机制。这种分析的一些指导性原则在每个案例的后面以斜体字表示。

床下的老虎

一位因晚期癌症而濒临死亡的妇女被用救护车送到艾瑞克森的治疗室。她在遭受着令人绝望的疼痛，药物不再能使疼痛减轻。她坦率地表达对催眠的怀疑态度，一进治疗室，她马上告诉艾瑞克森她的怀疑。随之，艾瑞克森令人震撼地说了下面的话，"夫人，我想我可以让你信服。你知道你正在遭受的疼痛有多厉害，它又是多么地难以控制。如果你看见一只饥饿的老虎正走过那个门口，舔着它的下颚，正在看着你，你还会感觉到多少疼痛？"她显然被这个未曾料到的问题吓着了，她说，"一点儿都没有了。实际上，我现在根本没感觉到任何的疼痛。"于是，艾瑞克森说，"你是否同意就让这只饿虎在你附近？"她说，"当然同意！"所有与饿虎有关的联结已经如此集中地聚焦了她的注意力，使她进入了一种无须唤醒的行走式催眠状态。在其他方面，她呈现出处于清醒状态的整个样子。但她不分昼夜，任何时间都可以看见并感受到那只老虎的存在。催眠治疗师所做的无非是唤起情绪的、认知的、或行为反应的惊讶定势，扰动她需要改变的症状。

当时，第一作者告诉她，她的医生和护士可能会不相信，但她现在真正体验到了疼痛减轻。事实上，她的医生和护士无法理解。每当他们来给她注射止痛药时，这个女人都报以热情的微笑，"不用了，谢谢你们，我不需要。我床底下有只饥饿的老虎"。他们怀疑她处于幻觉状态，并且或许失去了与现实的联系，但在她生命最后的那几个月里，她显然在不用麻醉药和镇静药的情况下生活得很舒适。但不管怎样，她的家人以为她蛮好的。

震惊、惊讶、固定注意力、常见日常恍惚、转移注意力的联结、改变的参考框架、保护治疗性工作的后催眠暗示。

椅子上的下巴

第一作者在自己的一生中不得不处理他个人因小儿麻痹症而引发的疼痛问题。在白天，他通常可以通过进入自发的催眠状态来有效地控制疼痛。但是，当他变得非常疲惫，或在夜间进入睡眠时，疼痛有时会回来弄醒他。然后，他不得不重新调整他的肌肉和心理上的镇静来再次摆脱疼痛。在半夜，有时这不那么容易。他坦白，在这种情况下，有时得拉过一把椅子到他的床边，把他的下巴挂到椅子背上，向下压，直到他再也无法忍受他自主制造的这种疼痛（Erickson and Rossi, 1977）。

催眠暗示作为一种得到很好发展的认知参考框架，有时会在睡眠中失效，用自主控制的疼痛转移不随意的疼痛。

长毛狗的故事

有一名患者，他从第12节胸椎以下瘫痪，他患有严重的与膀胱炎和脊髓灰质炎有关的经常性疼痛发作。他一直在忍受他的痛苦，直到有一天他再也无法控制他的喊叫。由于他的疼痛通常情形下是慢性的，不宜使用麻醉剂。因为他是一个认真、真诚、体贴、关心社会的人，但完全缺乏幽默感和对文字游戏和双关语的理解能力，他的疼痛得到处理是通过这种简单的程序：指导护士给他讲长毛狗的故事，特别是要尽可能多地使用文字游戏和双关语。他会认真地听，感激护士的"友善"，并绞尽脑汁地试图弄清楚她的故事。随着时间的推移，患者不由自主地就要召唤一名护士，并且声明他的疼痛开始发作了——她能否抽出一两分钟时间和他谈谈，他会尽力去弄懂她的故事。

吸引注意力、转移注意力、无意识搜索和无意识进程。

朝向阳光的头和肩

在一个疾病晚期疼痛的案例中，一位妇女带着一个年轻的女儿，我对这个年轻的女儿说道："现在需要有人让你母亲相信她能够摆脱疼痛。你要做的就是——说服你母亲。现在，就在这里坐在这把椅子上，当你坐到那把椅子上时，进入催眠，走到房间的另一边。我想让你失去全身各处所有的感觉。你将毫无感觉地沉浸在深度催眠中。你正坐在这里，但你在房间的另一边，并从那里在看着这里的自己……"，我转向女孩妈妈说："现在你看着，妈妈。你女儿在一种深度催眠中。她认为她在房间的另一边。现在用你的眼睛一直看着我，因为我将做一件任何母亲都不希望发生的事情。"我卷起女孩的裙子，露出她的大腿。当我在这样做时，这个母亲在惊恐地看着。我举起手，向下猛地拍在她的大腿上。这个女孩在房间的另一边正看着她自己。其实我不能拍到在这个房间另一边的女孩，对吗？这个母亲因为没有看到女儿表现出什么退缩，感到非常吃惊。然后，我拍了她另一条腿，这个女孩仍然感觉很舒服。

这位母亲看电视非常上瘾，所以我最后告诉她，只要她出现她不能忍受的痛苦，她就离开她在床上的身体，带着她的头和肩膀走到客厅去看电视。

用这种解离的方式缓解疼痛是第一作者的看家本领之一。在医疗实践中，当患者的外科医生在手术室对他们的身体进行必要的手术时，他经常会让患者带着他们的头和肩膀到户外的阳光中。

震惊、惊讶、塑造催眠反应模式、解离

对话引起麻木

固定和保持患者注意力的对话方式，可被非常有效地应用于外伤情形中。在俄勒冈州的波特兰，出了一起车祸，一个人的脸在一条砂石路上滑行了约10米。那是一条碎石泥土路。作为急诊病例，他被送到医院。美国临床催眠学会的成员之一——我们叫他丹——他做过大量整形手术和口腔手术，那天夜里，他被紧急呼叫去。他走进去后发现该男子神志清醒，但遭受着巨大的疼痛。你们中了解丹的人都知道他是一个多么了不起的健谈者。他的话语、幽默、趣事、信息滔滔不绝，他有极为丰富的知识和幽默感。丹说，"你真的在你的脸上装满了沙石，而你知道什么样一种情况是我拿手的。我已经拿着镊子，挑选出每一粒混杂在一起的沙子和泥土的小颗粒，我确实需要精心地去做，我确实已经清理过那张脸，把半隐藏的颗粒清理出来，你遭受了疼痛，你想要某些帮助来摆脱它，你确实应该得到某种程度的疼痛缓解，*很快你开始感觉最好疼痛再少一些*，我不知道，在你等待护士带来某种东西注射到你手臂的过程中，你应该做点什么，但当我在跟你说话、向你解释我必须对你的脸做些什么时，你确实应该听我说。你知道这里有一道很深的伤口，那肯定是一块非常尖锐的石头划到的，这里有一道短的，这里有一处严重的擦伤，我确实应该用酒精把它擦洗掉。*开始它会有点儿痛，但擦完一会儿之后，这种刺痛将会使暴露的神经末端变得麻木，而你也就不会再感觉到酒精的刺痛了*，你有没有尝试过做一把小提琴？你知道你可以用桃金娘科的木头做小提琴，你也可以用云杉科的木材去做。你有没有尝试用橡木来制作一把？"丹曾因他自己用桃金娘科木材制作的最佳音色的小提琴而获得过国家级奖项，这时，丹还在那里滔滔不绝地说着。他不时说到真正擦洗和缝合那张脸时遇到的巨大困难，并且想知道护士什么时候会抽空来做皮下注射。在这期间，他的身后，护士正在给丹传递适当种类的器械，适当种类的缝合用线、适当种类的医用棉签，等等。丹就这样保持着这种滔滔不绝，这时，患者说，"你很喜欢说话，是吗？"丹说，"你还没有听到过我说话的最高境界，只要给我机会，我可以不打哏地用一种更快的速度来说，我会真正地进入高潮"。这时，丹开始逐渐进入高潮，"你知道，我思维也很快，你有没有听到过有人唱《大黄蜂》？我最好给你哼唱一下"。于是，丹哼唱了《大黄蜂》，最后他说，"你知道大概就这样了"。患者说，"'你知道大概就这样了'是什么意思？"丹说，"这里有面镜子，你看一看"。患者看着他说，"你什么时候把这些线缝合了？你什么时候清理了我的脸？我什么时候被注射过了？我还以为你只是和我说话，刚开始准备呢"。丹说，"我一直在努力工作，已经超过两个小时了，约两个半小时"。患者说，"没有吧。你一直在说话，大约有五分钟或十分钟吧"。丹说，"不，看一看，如果你愿意，数一数这些针，你的脸有什么感觉？"患者说，"我的脸是麻木的"。

对话方式、固定注意力、转移注意力、散布其间暗示、时间扭曲

变硬的神经

最近，我有一个因慢性髋关节疼痛而被送来的患者。非常严重的疼痛。我知道最好不要试图在患者身上直接诱导催眠。我需要做什么呢？我认为，我对那个患者说的每一件事都是非常不科学的，但这个患者想要某种她可以接受的认识，可以证明这种长期无法控制的髋关节疼痛存在的理由。我接受了患者关于疼痛无法控制这种绝对性的说法。我接受了她的每一种说法，于是，她认为我相信并认可她的做法。然后，我开始对那种疼痛是怎样发生的进行了一种完全似是而非的解释，这样，这个患者便可以根据她自己的参考框架去理解它。

我解释那只注射青霉素或其他什么药物的皮下注射器，怎样恰好有一根针，它的尖端不规则，并且在向臀部注射的过程中，偶然碰到了坐骨神经。我解释了这个针尖怎样扎破了坐骨神经，关于神经的结构，我给出了一种冗长的学术性说明。它不是一根单一的纤维，它由很多很多的神经纤维组成。关于通过神经纤维传导的不同种类的感觉，我给出了一种学术性说明。你通过一根神经纤维传导热，另一根传导凉，另一根传导触觉、另一根传导压力，直到最后，这个患者认为我实在太有学问了。最后，当她被这些不断增加的信息大杂烩弄得实在无聊的时候，我在各处穿插进一个暗示，暗示她疼痛正在消耗殆尽而身体正变得越来越适应。一个工人，如果他的手像我的手这样柔软，在使用凿子和铲子时，双手很快就会磨起水泡。但如果第一天使用凿子和铲子半分钟，第二天一分钟，第三天一分半钟，就这样逐天递进地增加时间长度，就会形成一个老茧，直到可以整天使用凿子和铲子的程度。我插入了各种各样似乎可以意识到的比喻。我指出，老茧的形成可以是你手上的皮肤，而人也可以开始习惯于情感的缺失。换句话说，人可以形成情感的老茧，人可以形成智力的老茧、皮肤的老茧、神经的老茧——所有诸如此类东西上的老茧，直到患者在听我说的过程中，开始接受所有的那些暗示，并开始在她自己身上寻找方法，利用它们帮她自己丢掉疼痛。我所说的那些关于老茧形成的事情，它们每一个都引起了患者的思考：是的，我知道老茧是怎么来的。所有疼痛都在我臀部上，我希望我能在那里的神经上有个老茧。那会是多么美妙。如果我那里有个老茧，我的那条腿感觉会怎么样？它会感觉到这种舒服，就像我的另一条腿那样舒服。我提出患者认为可以接受的想法，但我并没要求她接受这些想法。我只是说明各种可能性，以这样一种方式向他们说明，这样，患者不得不延伸出去，吸收进她所需要的任何想法，助长她的舒服。那么这个暗示是什么？我认为，这个髋部疼痛的女人处于某种对她非常有效的催眠状态中。我不去冒险试图诱导一种她能认出来的正式催眠，因为我知道，那样她就会认为长出老茧的神经只是我的想法，我在试图强加给她。

是定势；适合患者参考框架的似是而非的暗示；令人厌烦的事情弱化意识定势；散布其间暗示开启无意识搜索和无意识过程；间接联结性聚焦；间接意念动力聚焦；开放式暗示。

第 六 章
症 状 解 决

现代心身医学的基本观点认为，症状是沟通的形式。因此，症状往往是问题意识化过程发展的重要迹象和线索。那些患者还不能用认知或情绪洞察方式清楚表达的东西，将会寻求躯体性表达，成为身体症状。对待这类问题，传统的精神分析方法是促进"洞察"，这样一来，躯体症状的语言就被翻译成认知或情绪觉察的模式。有时会发现，当患者可以用情绪洞察来谈论他们的问题时，他们便不再需要体验他们的躯体症状。

催眠已经成了身心医学（Zilboorg and Henry, 1941; Tinterow, 1970）这种基本观点演化过程中的一个重要工具，并且今天仍然是解除症状反应的一种重要方式。第一作者在这方面的主要贡献是，他发现虽然情绪洞察在解决身心问题方面通常是一种非常令人满意的方式，但它绝不是唯一的方式。他已经发展出一些"直接在无意识层面"解决症状性反应的方法。也就是说，症状可以通过在这样一种意识心理并不知道为什么身体症状会消失的方式，对患者的心理动力进行处理而得到解决。此外，以症状形式表达出来的发展性问题也可以用一种似乎自发的方式得到解决。对此，患者通常会感到非常惊喜。他们说，他们甚至还没意识到治疗师在对他们性的问题、教育问题或其他诸如此类的问题进行处理。

双层沟通（two-level communication）是我们直接对无意识进行工作的基本方式。我们使用带有多重含义和隐含式暗示的词语，这样，当患者的意识参考框架在一个层面上接收信息时，他们的无意识同时在处理这些词语所蕴含的其他形式的意义。第一作者喜欢指出，他用"俗语"或"暧昧性的语言"深入患者内心的源头。他把这种原型语言表达过程（Rossi, 1972b）当作比喻、隐喻、双关、谜语、笑话和各种语言和意象剧本来使用，以绕开或补充患者平常参考框架的方式进行沟通（Erickson, Rossi, and Rossi, 1976）。

为什么这样的过程会有效？我们认为，它们有效是因为他们利用了患者自身的生活经验和以往治疗方式中的学习模式。双关语或笑话可以绕过错误的和限制性的意识框架，并以患者意识意向无法做到的方式，有效地调动其无意识过程。

大脑半球功能方面的最新研究（Gazzaniga, 1967; Sperry, 1968; Galin, 1974; Rossi, 1977）表明，这些方法的有效性可能在于它们对右脑或非主导性脑半球功能的吸引力。虽然左脑或主导性脑半球擅长理性或抽象性质的语言沟通，但右半球更适合于处理视觉空间的、动觉的、意象的、或神话故事性质的材料。由于右半球更紧密地与情感过程和躯体意象相联结（Luria, 1973; Galin, 1974），认为它也对身心症状的形成负有责任的观点已经越来越多地得到了认同。这些症状是以右半球语言的方式进行表达。我们使用原型式语言可能就是这样一种以大脑右半球自己的语言直接与它进行沟通的手段。这与传统的精神分析方法形成对照，后者首先将右半球身体语言翻译成左脑认知的抽象形式，然后这种形式又必须以某种方式反过来作用于右脑去改变症状。这种办法有时候有效，但显然这是非常烦琐和费时的。很多时候，患者发展了令人惊讶的理性洞察模式，但身体症状仍然存在。即使大脑左半球的理性洞察是对的，它也可能与作为症状形成和保持之来源的大脑右半球保持隔离。因此，由于第一作者在我们目前对左右脑半球专门化模型认知之前很早就发展了这种双层沟通方式，现在我们认为这项直接针对无意识所进行的工作，可能是直接与恰好对身心症状负有责任的右脑或非主导性脑半球进行沟通的一种手段。

案例 5　处理症状反应的一般方式

　　X 小姐计划成为一名专业竖琴师，她向第一作者咨询，因她手掌和手指出汗的问题寻求帮助。她的双手通常是湿的，而当她试图在观众面前演奏时，汗出得实在太多，以至于她的手指从琴弦上滑落。很多她咨询过的医生都被她弄得既惊讶又感觉好玩，因为她能够保持一只手伸展着，并很快因汗水有规律地从她手上滴下而在地板上形成一个水洼。他们建议做交感神经切除手术，但又不能肯定这样一定能解决这个问题。

　　这次首诊晤谈的一个显著特点是第一作者间接探索她出汗的症状与性方面的事情这两者之间可能的关系。他从临床经验看，这种症状通常与性调节问题有关。尽管 X 小姐表示出汗是她唯一的问题，但是，他的临床判断是需要通过双层沟通去间接地探索过度出汗和她性方面的事情之间可能的关系。他利用双关语、确定的词语、带双重含义的短语倒置、语调的抑扬变化和停顿来进行探索，如果它们真的与她的问题有关，它们会在 X 小姐的内心唤起性的联结。他没有用关于性方面问题的清晰表述来让她直接面对，那样可能会引起阻抗，他只是提供语境、隐含式暗示和联结模式，使她自己谈到性的问题。如果他关于她症状起因于性的临床假设碰巧是错的，这也没有什么失误，只不过 X 小姐不会领会并利用性的联结。

　　以令人信服的书面形式呈现这个案例确实有一定的难度，因为这么多性方面的可能联结是通过声音的抑扬顿挫、停顿、某个微笑或眼神的一瞥等方式来暗示的。为了便于读者理解，那些可能引起性方面联结的单词和短语——其实是指它们在听众中能否引起——将用斜体字表示。

　　在这次晤谈的第一部分，第一作者参与了准备过程。建立起一种积极的融洽关系和反应注意力之后，他开始评估可以对她的哪种能力加以利用。他助长治疗性参考框架，并增强她接受帮助的期望。他开启一种双层沟通程序，借此，他探索她的问题可能在性方面的起因，并利用她在音乐方面的特殊兴趣,增强她第一次治疗性催眠体验。我们目睹了他用来弱化她意识参考框架限制的许多方法,还有一种针对症状心理动力的有趣方法,这期间表面看来似乎是一个很简单的手的漂浮过程。

在这次晤谈的第二部分,他引导她进入一种更深的催眠体验中,在此期间,她非常明显地沉浸在内部工作中。到了这次晤谈的第三部分,也是最后一个部分,他使用意念动力信号评估和确认已经发生的治疗性变化过程。在晤谈期间,我们见证了他处理症状性反应一般方法非常清晰的逻辑:

1. 他建立融洽关系,并把注意力集中到治疗性参考框架上。

2. 他用患者自己的体验来示范他们的无意识怎样控制他们自己的反应。这是一种弱化他们习惯性框架和信念系统的手段,这样他就可以接下来为患者的无意识指派治疗性改变的轨迹。

3. 他利用间接暗示形式(在这个案例中,特别是双层沟通),唤起无意识搜索和无意识进程,以改变症状形成的心理动力。

4. 然后,他通过意念动力信号和患者从症状性反应中的明显解脱,演示所产生的治疗性变化。

5. 然后,在这个时间,他让患者充分认识和领会关于经常自发冒出来的症状的来源和意义的心理动力性洞察的重要性。有益于患者整个无症状生活体验全面改善的理念和态度得到了探索和整合。

就像将要看到的那样,前三个步骤可以变换顺序出现。它们可以几乎同时或依次出现,根据个别患者的不同需求和反应进行不同程度的重复。第4个步骤中治疗性变化的成功演示,连同用来保持这种变化的后催眠暗示一起,常常为在第五个步骤中频繁发生的更广泛的新的认知模式和生活重组创造条件。

这五个步骤一起构成了我们症状解决通用做法的一个范式。在这个范式中,治疗师可以探索一个或多个关于症状来源和维持的心理动力学假设。但是,第一作者在这个案例两次晤谈中的探索做得非常地间接,以至于我们不能确定他关于 X 小姐问题起源于性的推测是否正确。直到治疗结束3个月后,他收到了一封信,X 小姐在信中证实出汗不再是个问题,而她同时解决了一个重要的性方面的难题，据此，我们确信，他双层沟通的做法是恰当的和具有治疗作用的。

于是，这个案例引发了一个引人注目的问题：催眠治疗的可能性是基于对患者自己创造性潜能的利用，而非基于作为直接暗示形式的旧的传统催眠术。我们观察到，以这样一种方式释放患者的创造性潜能是可能的，这就是：一个问题实际上可在患者或治疗师并不真正了解其确切原因或治愈的心理动力的情况下得到解决。但是，在第二次晤谈中，第一作者通过促使 X 小姐从病因学方面提升对她过度出汗以及与此相关的幽闭恐怖症、飞行恐惧症和平常生活中掉向问题的洞察力，确实支持了第一次晤谈中的症状消除工作。从第二次晤谈中可以看出，在有效的催眠治疗看来，单纯消除症状的想法是一种显而易见的过分简单化。催眠治疗师必须更恰当地参与到助长患者内在心理动力创造性重组的更全面的计划中，这样患者的生活体验才会得到增强，其症状形成也就不再是必需的。

第一次晤谈

第一部分：准备和开始催眠工作

经双层沟通进行带间接"性联想"探索的催眠诱导

E：那么第一步，当然是要张开你的双腿，伸开你的双手。现在，你认为我应该做点儿什么呢？

X：好吧，如果完全实话实说，我想我可能会觉得，你应该催眠我。如果你不这样做，我可能会意识到你在做什么，而我会阻止它。

E：好的，你的学历是什么？

X：我有一个社会工作硕士学位。

E："张开你的双腿"，这当然会产生性的联想。"伸开你的双手"，则没有任何阻抗。

R：这些身体姿势的简单变化往往会马上降低阻抗。

E："我应该做点儿什么呢？"难道是向一个女孩求欢？从中看出性的暗示了吗？这是在取悦女孩，让她做出决定。但是，这些隐含式暗示不必被有意识地认识到。她觉得我应该做，但她没有告诉我我必须做。催眠她将是一件恰当的事情。"如果你不这样做，我可能会意识到你在做什么"，这可以是一种双层沟通，其中隐含着一种对恰好来自她无意识的性的含义的认可。

R：即使她在意识层面没意识到，它也可以是一种双层沟通。这是你第一次使用双层沟通，来探索她的问题在性方面可能的起因。

助长治疗性参考框架：从无意识中分离意识

E：那么，你对意识心理和无意识有所了解。

X：是的。

R：这时，你开始了一个诱导重要治疗性参考框架的过程，区分意识和无意识心理。一旦患者开始认识并接受这种现实，知道有一种不同于他们意识系统（它因某个问题而陷入了困境）的自发的和潜在的创造性的无意识系统时，他们便会立即在内心形成一种更具治疗性的参考框架，因为他们现在有理由放弃一些旧的做事方式，并对他们自己内心的新体验保持更加开放。当然，即使对那些认为无意识仅仅是个比喻的读者，在意识和无意识之间做这种区分也是有益的，因为稍后可以用这种区分建立治疗性双重制约。

作为催眠暗示间接形式的停顿

E：当你在夜里*做梦时，你在用你心理的哪一部分？

X：无意识？

E：是的，但这并不妨碍你　第二天知道　你梦到的是什么，不是吗？

X：没错，有时是这样。

---

* 誊写本中用这些空格概略表示第一作者讲话中的自然停顿。

E：是的。意识心理经常把自己弄得相当地繁忙，但它有时可以知道无意识心理。

E：当你在夜里做梦时，你的想象力是不受限制的。

R：因此，"夜里"一词后面的停顿，允许句中第一个短语立即引发具有性意味的联想。这个停顿，用其自身的隐含式暗示和言外之意隔离开这个短语，于是它便成为催眠暗示的另一种间接形式。

E：我在说"你梦到的是什么，不是吗？"时声音的语气也传递着性的意味。

点缀在催眠准备中的间接的性联结

E：*很好，这样就消除了妨碍你了解我在做什么的问题。你可以知道我在做什么，但我也可以做一些你不知道的事情。很好，你最喜欢的乐曲是什么？*

X：我最喜欢的乐曲？我想，嗯，是 Y 的 F 小调竖琴协奏曲。

E：你知道什么是声调听力障碍吗？

X：知道。

E：我就有声调听力障碍。

X：我知道。　我注意到你穿着紫色衣服。

E：第一个句子，以一种暗示性的口吻，强化了早前性的含义。音乐有性的联系，例如做爱时你会播放轻音乐。最喜欢的乐曲对某些人来说同样具有性的含义。

R：所以，这实际上是一种在两个层面上的联结：对意识心理来说，它在询问她感兴趣的乐曲，但对无意识心理来说，则对音乐有一种性的联系。

E：所有这种素材都是在两个层面上。

R：在意识层面，你在谈论催眠的准备和她的兴趣。但是，你所使用的这些特定的句子，可以在无意识层面唤起性的联结，它们包含很多隐含式暗示和言外之意。

间接"性联想"方式的基本原理

E：我还有一定程度的色盲。我可以喜欢紫色。而你究竟喜欢那个乐曲能到什么程度呢？

X：非常喜欢。

E：你确定吗？ 向后斜靠在你的椅子里。 我可以幻想某些事情， 并不真的在看任何东西。 也不真的在听任何东西。 我可以去听风在树林里的 飒飒声。 而你已经就位开始 聆听 那 支乐曲 的某个片段。

E："紫色的爱"是对换妻的俗称。我把我喜爱的（紫色）与她喜爱的（音乐）放在一起，让它们具有可比性。

R：在意识层面上，它是关于你喜欢的事情的对话。但是，在无意识层面上，则有一种隐含的紫色和音乐所共有的性的联系。

E：已经就位 明显带有性的联系。当你吻一个女孩时，她并不真的在看着什么东西。当你从一种性的视角来看这些单词和短语时，你可以看到它们真的被加载了性的意味。

利用内心的音乐进行催眠诱导

E：就这样慢慢地听着它。 其实你不需要眯着眼睛。 真正 彻底地享受那段音乐。 而有些时间 当时你并不记得那段音乐。 有些时间，当时你在学习它， 而有些时间，当时你开始越来越 完全地享受它。

R：你的催眠诱导非常好地沿着这样一个路子走下来：一种舒服的身体姿势，她在自己内心的音乐中固定注意力，一个关于她不必保持眼睛眯着的不经意的暗示。这样，催眠诱导便成了一个让人感觉很舒服的过程，它几乎在不知不觉地发展出关于她感兴趣的音乐话题。

在暗示中插入"很快"

E：很快你会意识到你是在催眠中。

这是一种可以让人感觉非常舒服的方式。

E:"很快"是一种时间不明确的将来。

R:所以当你在暗示中插入"很快"时，你永远是安全的。

幻觉训练

E:你不仅想要在催眠中，　你还想继续　*翻来覆去地*　听那段音乐，然后另一段音乐浮现到脑海。

E:这个房间里没有音乐。

R:但是这个暗示强化了她内心音乐方面的幻觉。她会变得如此地全神贯注于它，以至于她可以听到它余音绕梁似的充满了这个房间。其实，这是训练她体验听幻觉的第一步。

E:"*翻来覆去地*"具有性的意味。

绕过阻抗的暗示：意识－无意识双重制约

E:你确实没必要把注意力放在我这里。你把你的注意力放到音乐上，但你的无意识将会知道　我在说什么，　并且知道　那些你所不知道的东西。首先，我想让你的无意识　给你，　给你一种全身　最舒服的感觉。［停顿］

R:这是你绕过意识定势和阻抗进行暗示的典型方式。当她的意识注意被聚焦于她内心的乐曲时，她心理的另一部分便在不加评论和毫无阻抗地接受你所说的话。

E:是的。

R:这也是一个意识－无意识双重制约的例子吗？因为她不知道她的无意识可以做或正在做什么（因为它是无意识的），她只能同意你的说法。她没有任何理由来否认你所说的话。

E:是的。

R:她的"无意识知道她的意识所不知道的东西"，这是另一种双重制约，它经由极大地限制它可以理解和判断的范围来弱化意识心理。

E:让她尽可能少地意识到行动的需要。

双重任务和混乱绕过意识注意

E：接下来我想做的　是让你的无意识　知道有一个非常重要的目的　让它来听我说。当你的无意识在听我说话时，　你的意识心理会忙着听各种音乐。特别是来自这里、来自那里的那些乐曲片段，　对比鲜明。但你的无意识心理　将会　聆听　我对　它　说　的　*所有事情*。这对你的无意识心理来说是非常有意义的。［停顿］　现在，你的无意识心理知道　你可以有意地抬起你的双手　并移动它们。

R：你在意识心理可以感知的舒服感和对无意注意的强烈要求之间建立一种清晰的界限。这样，她在一个层面上的舒服与在另一个层面上的紧张之间取得了平衡。

E：是的。这是一种迫切要求，让她的无意识穿越她的意识心理。

R：但是，这种迫切要求一定会穿越她的意识心理抵达无意识吗？

E：她的意识心理不会注意，它更不会刻意记住，因为我已经把音乐指派给了她的意识心理。你可以用一个双重制约来弱化意识心理。混乱以及指派吸引人的任务，这两者都是让意识避开的方式。

R：你甚至进一步用一个以"你的无意识在听我说"的暗示开头的复合句构建这个双重制约。于是，"无意识在听"则被这个句子的第二部分"你的意识心理将会忙着听各种音乐"所强化——实际上，当她这样做时，她便被其内心的音乐吸引住了。最近的研究（Smith, Chu, and Edmonston, 1977）已经确认，用音乐使一个脑半球变得如此地忙碌，使其他的活动得到助长，这是完全可能的。

当你用"特别是"开始一个句子时，你似乎要非常具体地描述，但稍后，你用最笼统"来自这里、来自那里的音乐"结束，这样，无论她是否听见，它都在你的暗示之中。这时，即使是她的意识心理可能在忙于对比不同的乐曲片段时，你仍在暗示她的无意识会在听你说话。在你自己的科学研究和临床经验中，你证实了心理可以同时被两个任务所占据。这一点，在你1941年的文章《后催眠反应的性质和特征》中得到了很好的阐释。

E：是的。

双重否定弱化意识定势

E：但你的无意识心理知道你不知道　它能抬起你的双手。

  R：这是一种双重否定形式的事实陈述，非有意识地（无意识地）"知道你不知道"，这往往会扰乱并进一步弱化她的意识定势。

用无意识联结症状

E：你的无意识心理知道　它会引起出汗，　但我认为你的无意识应该知道的还不止这些。［停顿］　我希望你的无意识心理会愿意学习　某些东西，只是我吩咐你的无意识心理去学的某些东西。［停顿］　有意识地忙于音乐　和各种回忆，从很久以前　到你梦想的未来，这非常好。

  R：在你第一次提到她出汗的问题时，你立刻把它与她的无意识联结起来。当然，她知道它与她的无意识有关，因为她无法控制它。她所不知道的是，你一直在发展一种她自己没能发展出的与她无意识的关系。这意味着，你将通过你与她无意识的关系，对她的症状产生一种治疗性的控制。

  E：是的。我提到这个症状，并把它［从意识心理的职责范围］移动到她的无意识心理，并给它加上某种东西。

  R：你把她的症状指派给她的无意识心理？

  E：非常清楚，当我用某种低音进行表达时，我已经把症状指派给了包含有性意味的某种东西。

  R：这是很不寻常的：在她未意识到你在做什么的情况下，你已经把她的症状与它的无意识病因联结起来。

  E：如果这种联结是不恰当的，她的心理只是不会把它对号入座。我说"去学"时，我的声音中有些许性的意味，而后面"这非常好"带有同样的意味。

限制意识认知

E：你的无意识心理　可以自由地　把它自己限定到我所说的事情上。
［停顿］　我很想教给你某些东西。　你的双手搁在你的大腿上，　你的意识
心理将把它们留在那里。

　　　　R：在这个复合句中，你的停顿把第一部分隔开，去表达一个事实，
"你的无意识心理是自由的。"这开启了一种接纳或者是定势，敞开心灵
接受接下来的那些重要暗示："把它自己限定在我所说的事情上。"

　　　　E：短语"我所说的事情"也把它自己限制在意识记忆和意识认知中。

　　　　R：她的无意识被限制在你所说的事情上，但你为什么要带入到意识
中？

　　　　E：我不想让她知道我一直在多么自由地谈论性的问题。

　　　　R：通过关闭意识心理，你避免这种可能性。

　　　　E：是的，它可以限制它自己。我所说的事情被她有意地听到，但却
只能让她在无意识层面进行理解。但无意识可以把那些性的含意保持在
它自己那里。你不让［意识］自我知道这一点。

　　　　R：然后，你利用了大腿所隐含的性的含意。

　　　　E：是的。大腿和那里，在那里（译者注：down there 还有"下身"之
意）。

演示无意识控制的反应

E：不过，你的无意识心理　将会抬起一只　或另一只　或两只。　我
真的不知道你的无意识心理想要怎样学习。

　　　　R：在这里，你说出了手抬起的多种可能性，以确保你的暗示将会以
某种方式或其他方式被执行。

　　　　E：也许它［无意识］不会抬起手来，因为它想要学习某些在那里
（down there）的东西。

　　　　R：如果手的飘浮失败了，可能有心理动力学意义，说明在这个案例

中有性的因素。

威胁和谋取无意识的合作

E：但我将尽快查明，像你的无意识心理希望我　了解　的那样迅速。你的一只手　或另一只　或者两只将从你的大腿处　非常慢地　抬起来。

　　　　E："但我将尽快查明"是一种威胁。"像你的无意识心理希望我那样迅速"这是在谋取她无意识的合作。

　　　　R：你先提升一种紧张，然后说明紧张解决的条件是她无意识的合作。这是一种激活她无意识的方式吗？

　　　　E：是的，当你先提出了一种威胁，然后再通过合作提供解除之道时，你就真正谋取了无意识的合作。

分离意识和无意识："不知道"弱化意识定势

E：无意识的肌肉动作不同于来自意识心理控制的。　你不会知道　哪只手将会抬起来。你将不得不等待和观望，　但你将难以确定。　仅仅一种趋势，　首先　一只手　然后　另一只，　也许两只，　然后一只，　然后另一只，　也许两只。　迟早，　肘部会有点儿弯曲，　手腕将要抬起来，　一只手正在抬起。〔停顿〕

　　　　E：通过指出意识和无意识身体动作彼此间的不同，我正在再次把意识从无意识中解离出来。"不知道哪只手将会抬起来"弱化了意识定势，因为它从她的意识意向中消除了手的飘浮。这确保了手是无意识抬起的。它把意识心理安排到另一把椅子里。

　　　　R：在那里它可以观察，但不需要指导或控制。

　　　　E：是的。

双层沟通

E：等待将是非常愉快的。对于你的手，你还有很多东西需要去了解。在这方面花些时间也是非常值得的。　你的无意识心理已经在开始探索。没错。它正在抬起。 再多一点儿。迟早会开始一种轻微的抽动。[X 的手开始轻微抽动性地从她的大腿向上运动。从她脸上可以看到明显的皱眉]。

E：等待将是非常愉快的也包含有性的意味。你要记住所有这些来自日常生活经验的策略。

R：你用来自于日常生活的言语策略，助长催眠性暗示。你只是点缀一些含有隐含意义的单词和短语。在一个层面上，你在谈论手的飘浮过程，在另一个层面上，你在唤起性的联结。这便是一种双层沟通的例子（Erickson and Rossi, 1976）

E：是的。在另一个层面上，完全由它自己抬起和抽动一样，都含有性的言外之意。

混乱和保持开放参考框架的心理转化

E：非常好。 [X 的右手立刻开始抬得更高。] 这不一定意味着它就是那只手。 它也可能是另一只。 你现在知道还是太快了些。 它正在向上。 没错。这是一种非常漂亮的 无意识动作。[X 的手正在抬起，带着一种缓慢的、非常轻微的、似乎是自发的摆动和向上的抽动，这使得有经验的观察者可以把它从那种平顺的抬起动作中识别出来，后者更多的是一种有意识的随意动作的特征。] 这是一个接一个的。 你真的在学习。 非常好。 现在是手腕、 肘部。 做得漂亮。 现在是右手， 这表明它想加入到左手动作的行列。 我不知道它是否想这样。 非常好。 向上朝向你的脸。 肘部弯曲。 两手相互间有点儿互让。

R：你的暗示不让哪只手在抬起的过程中取得明显的优势。这往往会让她的意识心理保持在混乱和创造性转化状态。她被保持在一种探索和期待状态中，而不是过早地固定在一只手在抬起这种单一的信念上。你正在预防她围绕哪只手在抬起而形成决定性的和封闭的参考框架。她并没有意识到这一点，但你正在让她在保持一种开放的、创造性的转化状态，让她接受你给她的体验。这种开放状态往往会助长创造性瞬间的可能性，那时她可以打破她旧的导致症状的参考框架，获得一种更为充分的、治疗式的自我体验手段。

E：俗话中一个常见短语是"不要让你的右手知道你的左手在做什么"。

R：所以，你是在利用这种解离形式，把她从可能是她问题来源的意识参考框架中解放出来。

利用竞争助长手的飘浮

E：究竟哪只手会先触到你的脸呢？　左手先开始。　它正在移动得更快。

E：在这里，我在她两手之间引入竞争。你从事一个事情已然太久，于是，你就休息一下。她一直在很努力地工作，所以现在她可以通过做点儿别的事来休息一下。

R：她一直在努力地做着手的飘浮，所以现在你通过引入一种竞争稍微改变一下任务来给她一个休息的机会。她正在达成同样的飘浮目标，却有一种新的态度和动力源。

E：是的，你是在把一种任务转换成另一种。你改变了张力。[第一作者列举临床案例，说明他是如何利用患者的竞争性助长催眠体验，而不是让患者使用他们的竞争性去对抗治疗师。这是利用患者个性特征助长催眠性体验这一利用理论的一个基本原则。]

双层沟通

E：但是，右手将　突然加快速度　向上抬吗？　就这样。［停顿］你可以对此引以为傲。你的无意识真的在接管一些控制。你真的在开始了解无意识可以控制。　　　注意到你的手是怎样移动的，　这该是一件令人愉悦的事情，　你是一个竖琴师，　手指的动作非常重要，而　你的无意识　正在让你了解这一点。　即使你的左手先到了距你脸一半的距离，但这并不意味着右手赶不上它。　［停顿］，　这可能右肘需要被提醒它可以弯曲。　当然，右手总是可以让无意识改变它对右手动作的看法。

R：在这里，通过描述不同的反应可能性，你在给她的无意识很多表面上的自由，实际上你正在探索，希望发现她内心所具有的所有可能的反应倾向，然后，你利用它们来助长手飘浮的催眠体验。

E：利用所有民间语言的策略："向上抬"有种性的含意。[在情爱游戏中]谁将迈出第一步？你想让一个女孩脸红吗？谈论"*手指动作*"吧。

R：它隐含自慰的意思。

E：正是这样。但是，还没有人读到这里会想到这一点。我曾特意要求患者"告诉我关于你手指动作的事"，据此测试出过这一点。他们脸上的红晕显示这个问题含有性的意味。

R：所以这是另一个明显的双层沟通的例子：从表面上看，你似乎是在利用她作为一个竖琴师的手指动作来助长手的飘浮；在另一个层面，你在激活可能的性的联结，使她讨论或做一些与她性问题有关的事情。

深度催眠的隐含式指令

E：现在你的左手正在靠近你的脸， 而这件事情好的方面是，你的无意识心理不会让你的左手触到你的脸， 除非你真的做好准备 非常深地进入到催眠中， 并做所需要做的每件事情。 每件事情，即使你不知道这里所说的每件事情是什么。

R：这是一个助长深度催眠的隐含式指令：她的无意识不会让她的手触到她的脸，除非她准备好进入深度催眠状态。你根据患者自己的无意识决定进入深度催眠状态的时机，你在利用患者自己内在的、自动的心理机制来助长深度催眠。你使进入深度催眠状态暗示的实现，以一种必然性反应为条件：她的手沿着它正在移动的路径触到她的脸。短语"并做所需要做的每件事情"，是一个非常重要的包罗万象的暗示，它以一种复合暗示的方式，像搭便车似的搭在上面的话语中。"即使你不知道这里所说的每件事情是什么"进一步弱化了意识心理，这样，无意识便可以不受其意识定势偏见的限制，而以它自己的方式进行工作。

置换和卸载阻抗的否定

E：你的左手还在难以抗拒地朝你脸的方向移动， 但在你的无意识真的准备好之前， 它将不会触到你的脸。它难以抗拒地，移动得越来越近。[停顿] 即使你的左手已经非常靠近你的脸， 这也并不意味着右手不能超过它，离你的脸更近。[停顿] 只差5厘米了， 而我还不知道，你的无意识是否将会让你的右手先触到你的脸。 左手还差不到5厘米了。 现在，你的无意识心理将会表露一个你不知道你有的 心愿。 非常好。

R：否定句"但在你的无意识真的准备好之前，它将不会触到你的脸"的使用非常有趣。如果她有任何阻抗，你使用"将不会"便可以把她的阻抗捡起来，以一种建设性的方式使之改变方向。你对否定句的使用常常可以转换和卸载患者的阻抗。

内部工作是治疗的本质

[X深深地皱着眉头，一副愁眉苦脸的样子]

E：你的无意识心理认为有些疑惑，但你不知道这些疑惑是什么。 [停顿] 了解到它似乎是怎样极度地迫切，这并不令人惊讶。

R：这种皱着眉头和愁眉苦脸是什么意思？是内部工作正在进行吗？

E：在她不知道的情况下，她正在进行内部工作，很像一个男生晚上在解不出数学题的情况下上床睡觉。他在他的脑海里一遍又一遍地做那道题。第二天早上，他发现那个错误数字，并改正问题。

R：他在没有意识到的情况下，在他的睡眠中解题。所以，她正在没有意识到问题的情况下，在解决问题。

E：这就是她正在做的：所有治疗都是发生在患者的内心，而不是发生在治疗师和患者之间。"极度地迫切"，意味着她将要对某些重要的个人问题进行处理。

作为意念动力信号的隐含式指令

E：现在我知道你的左手很快就要触到你的脸，那将预示着，你将处于一种完全的深度催眠状态中。你会不知不觉地听到和理解我想让你知道的每一个单词。[停顿]遇到那些疑惑是令人愉快的。[停顿]因为在一种正在移动你的手的不可抗拒的力量中，那是一种(疑惑的)解除。[她的左手触到了她的脸。]

R：这是隐含式指令的另一种用法，让她自己无意识的内部引导系统寻找它自己进入治疗性过程的方式。你用她的手触到她的脸作为一种意念动力信号，表明它处在一种完全的深度催眠状态中。你的短语"你会不知不觉地听到和理解我想让你知道的每一个单词"，是在让她自己在无意识层面，以一种你想让她带有性意味的方式理解你的话语吗？

E：是的。

R：她皱着眉头，这表示她遇到了疑惑，于是，你通过把它定义为"令人愉快的"来利用这种疑惑，这意味着在她正在经历的内部心理工作环境中，出现这种疑惑在某种程度上是正常的。然后，当她的手最终触到她的脸时，你通过说"那是一种(疑惑的)解除"来强化她进行这种内部工作。

为治疗结果做准备：双层沟通与大脑两半球

E：现在你可以开始感觉到一种很久以来你未曾有过的胜任和踏实的感觉。[停顿]你的手在那里感觉非常舒服。如此地舒服，你将不得不花费一两分钟去弄清楚它在那里到底是多么地舒服。[停顿]

E：告诉她，她可以有种胜任和踏实的感觉，这是在让她为治疗结果做准备。

R：甚至在你处理它之前？

E：我已经处理过它！结束时她在皱着眉头。

R：对于达成治疗结果，你是怎样处理的？

E：通过与性有关的双层暗示。

R：我知道了！尽管她并没意识到这一点，你通过双层暗示的使用，让她对性的问题处理到一种皱眉头的程度。这是你治疗方式的真髓，而现在，你告诉她，即便她可能不知道为什么，她也会好起来。这真是太神奇了！借着手飘浮诱导催眠的幌子，你实际上是在进行双层暗示，以达到治疗目的。我注意到，你似乎总是在同时做两件事情。你的双层沟通可以同时对左（意识的）、右（无意识的）脑半球有选择性地进行集束式暗示。

奖励和后催眠暗示

E：当你从催眠中醒来之后，我将给你一个特别的奖励，你可能会疑惑那是什么。但你可以在任何有好理由的时候　进入　催眠。你可以通过从1数到20，或者如果我从1数到20，每个数进入二十分之一的方式，进入催眠。　你也可以在从20倒数到1的过程中，每个数出来二十分之一，从催眠中醒来。　你可以　以所有的方式进入深度催眠。　当需要催眠时，你可以用所有的方式进入催眠，除此之外，你不必要知道。

R：在这里，通过说到奖励，唤起期待和动机，你正在助长一种后催眠暗示。"疑惑"也是一个很特别的单词，它往往会引发一种可能有用的无意识搜索和无意识过程。然后，你给出从1数到20进入催眠和倒数从催眠中唤醒的典型诱导。你以一种非常随意的方式给出一种互锁的后催眠暗示，它往往会弱化意识心理["你不必要知道"]。你的暗示给得让她很容易接受，因为它们充分体现了保护和尊重，允许她"当它是有目的和有意义的时候，便进入催眠。"

E："以所有的方式（all ways）进入深度催眠"，这是一种双层暗示：在一个层面上，她听到"你可以随时（always）进入催眠"；在第二个层面上，它意味着"你可以用所有的方式进入催眠"——就是说，以很多不同的方式。这是一个后催眠暗示：无论你用何种方式诱导，她都将进入催眠状态。第二个层面的暗示取决于无意识按字面进行反应的特性。

为实现遗忘、记忆增强的间接暗示和后催眠暗示

E：现在，当你醒来　之后，当你清楚地看到我时，　我想让你许久未曾想过或记起的　一段音乐，　突然进入你的脑海。你可以在心里默默地从20倒数到1，　现在，　开始数数。[长时间停顿，过了一会儿，X重新调整她的身体并醒来。]

R：这是一个后催眠暗示，它利用了她自己对于音乐发达的内部程序。鉴于你正在唤起的音乐是她一段时间没有想到或记起的，你也是在试图提升一种遗忘。你在以这种简单的方式，测试她记忆增强和后催眠暗示的能力。你把后催眠暗示绑定在一种具有必然性的反应上："当你清晰地看到我时"，这样，她将有一条清晰的线索来执行后催眠性的反应。

E：是的，在催眠的第一部分[也提到了音乐的地方]我也在尝试。

R：你正在做的这许多事情，概括成一句话就是：在唤起一段童年时期音乐的过程中，你在探查记忆增强的可能性，与此同时，通过首尾呼应，你在构建她对催眠体验实际内容的遗忘，这样，所有在两者之间的事情便会陷入缝隙中——一种遗忘性的空白。当你给予后催眠暗示时，你会非常有代表性地使用霰弹射击的方式，测试很多种可能性，评估患者可能具有什么样的催眠性才能。但通常你是以一种间接的、万无一失的方式给出这些暗示。

E：它全都非常具有伪装性，即使聪明的旁观者也不知道我在做什么。

评估治疗性催眠，寻找改变标志：引起后催眠反应的问题，转换时态助长年龄退行

E：它可爱吗？　你能告诉我们一点儿关于它的事情吗？

X：音乐吗？

E：是的。[停顿]

X：它变化了。

E：告诉我们它有什么变化。

X：从竖琴曲变成管弦乐。

［停顿］

E：那是什么时候？

［停顿］

X：我七岁的时候。

E：你在哪里？

X：在家里。

E：谁在房间里？

X：谁？［长时间停顿］ 我想，我全家人都在。

E：在你的右边或左边？

X：在我的右边或左边？在我的左边。

    R：她把目光聚焦到你身上之后一会儿你问的问题，立刻强化了关于她很久未曾听过的音乐的后催眠暗示。

    E：单词"可爱"是儿童语言，可以唤起儿童时期的联想。当她问"音乐？"时，这暗示有其他事情在她的脑海中。

    E：从单独演奏的竖琴曲，到包含了其他东西的"管弦乐"。所以，[在另一个层面上] 她正在说这种变化包含其他东西。

    R：音乐变成她7岁时知道的某些东西，这表明你后催眠暗示的成功。然后你仔细地向她询问音乐周围的环境，是为了进一步延伸她的记忆增强吗？

    E：是的。但还谈一些关于安全的事情。我们不会冒险谈论其他事情。"右边"有两层含义，"左边"也有两层含义。它们是别有用意的词。我故意使用语义双关的词语。

    R：她的意识心理听到你右边（right）或左边人员具体方位的问题。但在另一个层面上，你仍然在追问"某件事情是对的（right）还是错的？"

    E：是的，我全部是在对她做引导。注意，在一个关键点上，我怎样将时态从过去时（When *was* that? Where *were* you?）转成现在时（Who *is* in the room?）。这种时态的转变是促成真正年龄退行的重要方式。注意她在这种转变之后的反应常常意味着她在怎样重新体验过去。

第二部分：作为紧张的内部工作的治疗性催眠

在第一次晤谈中，第一作者已经完成了一个基本的心理治疗单元。他与患者建立了融洽关系和一种良好的治疗关系。他对问题进行了初步的探查，并诱导她取得了首次催眠体验。最令人惊讶的是，他还经由双层沟通，在患者甚至没有意识到他在做什么的情况下，实施了他的第一种治疗方式。

这是对艾瑞克森基本催眠治疗方式之一的一种阐释。他首先通过强调并让患者对意识和无意识心理之间的不同有所体验，建立起一种治疗性的参考框架。伴随着手的飘浮过程，她可以体验到手抬起的随意动作与无意识的不随意动作之间的不同。当她对无意识体验保持开放时，他开启一种双层沟通：在一个层面上，他谈到了手的飘浮，而在另一个层面上，他正在使用带有性意味的联结。如果她的问题有性方面的起因，这些性的含意便会激活她自己关于性的联结，并引导她找到问题的根源。

在这方面，有很多可选项是可行的。

问题的无意识解决

这种被激活的性的联结可以保持在无意识层面，在那里它们在催眠期间被转变成一种似乎自动的关于患者问题的解决方案。催眠治疗能够在患者（有时甚至治疗师也）不知道治愈原因的情况下，在无意识层面彻底地发生，这完全是可能的。患者只知道问题已经解决了，未涉及传统精神分析意义上的领悟。这或许是一种手段，信仰疗法的奇迹正是通过这种手段得以发生的。信仰参考框架中的某些别的东西，以某种方式触发了相关的无意识联结，从而针对问题产生一种自动的内部解决方案。但是，把自己投身到这种信仰疗法中的许多人，只有相对很少的人体验到这种意外的惊喜。它们的确非常罕见，所以它们才被称为奇迹。

但是，利用双层沟通方式，通过对其问题的性起因做出有根据的推测，第一作者在不断地增加这种意外惊喜的可能性。如果他推测正确，那么在相对自由和具有创造性的催眠期间，仅仅激活性的联结就会增加治疗性互动的机会，这可以在无意识层面引起一种似乎自动的问题解决方案。患者是在一种治疗性环境中，此时，治愈在某种程度上是由一个不太容易理解的催眠过程引起的，这一事实往往会弱化她受限的和错误的意识参考框架，并使得她的无意识有可能去解决这个问题。这里有个假设：一种早已存在于患者心里的治疗性潜能被患者错误的参考框架阻挡住了。治疗性催眠是一个相对自由的时期，此时，患者有时可以绕过这些限制，使他们自己的治疗潜能可以不受干扰地发挥作用。

催眠治疗在其最基本的层面上可以是有效的，仅仅通过向患者提供一段治疗性催眠时间，他们自己的无意识资源就可以解决问题。如果治疗师对问题的心理动力和病因学解释有所了解，那么他便可以通过双层沟通来帮助患者聚集其无意识资源。如果治疗师的假设是错误的，双层沟通是一个微妙的过程，它只是不能被患者无意识对号入座或遵照执行。因此，它是一个万无一失的过程。治疗师不大可能用在书本上看似不错但对患者却不实用的那些错误的和不相干的理念去引起患者的对抗和烦扰患者。

激活和表达与问题相关的联结：领悟治疗

一段治疗性催眠时间，有或没有双层沟通的帮助，都可以激活对不愿意谈论的问题的联结。这一过程会自然引发领悟性治疗。在催眠初始体验之后，治疗师可以只是等待患者产生相应的联结。如果什么联结也没出现，治疗师可以再次检视问题的性质和可能的来源，以确定患者现在是否有更多的方式可以进入相关的联结。这就是第一作者，经由询问那个竖琴师她对音乐内心体验的细节，开始探索的过程。没多少东西在浮现，并且他觉得，有旁观者在场，让她来谈论这些内容，对她来说仍然太具威胁性，因此，他开始再次建构意识－无意识治疗性参考框架和另一种催眠性体验。

第一次晤谈

第二部分：紧张内部工作的治疗性催眠

构建治疗性意识－无意识参考框架

E：顺便问一下，你是右利手吗？

X：我是右利手？是的。

E：那你是右利还是左利拇指？

X：右利吧。

E：像这样，把双手举过头顶。 更高一些，把你的手指交叉。 双手向下。把它们放下来。是你的右手拇指在上面吗？

X：不，是我的左手拇指。

E：现在，你已经知道了， 从你是个小娃娃起就是。

X：我过去是左利拇指？

E：是的。现在看，你的无意识过去知道。

> R：在这里，你照例玩你的右利－左利－拇指游戏，以再次肯定她无意识的重要性。

> E：是的，我在阐述有些事情在她的无意识中，她很久以前曾经知道而现在却不知道。更进一步，我可以用她自己的反应来证明这一点！

自发意念动力反应揭示无意识知识

E：你是右利还是左利接吻者？

X：[X看起来很疑惑，然后几乎难以察觉地轻微颤抖着把她的头向右侧倾斜]。左利的？

E：哦，不！ 你们有人看到她了吗？

R：我不确定我是否知道你在找什么。

E：那么再来一次。你是右利还是左利接吻者？

X：[这次她带着多一点儿的意识把她的头稍微向右倾斜]。右利的！

E：你第一次做了什么？

R：她非常轻微地向右倾斜，甚至还未意识到。

E：所以这证明她是右利接吻者。这真令人吃惊，我们正在对你了解那么多。你认为现在几点了？不要看你的手表。

X：一点二十。

E：现在看看你的手表。

X：不差多少。

R：只差10分钟。

E：解释是：音乐家有着很强的时间感。

R：是的。所以，她不会表现出太多的时间扭曲。

E：用了多长时间把你唤醒？

X：两分钟吗？

R：你用这种提到接吻的方法来演示这种出色的无意识知识，但你正把它更近地带往性的方面。

E：是的，但无伤大雅。

R：你在问这些问题时，你非常仔细地看着她头部和嘴唇的动作，以期发现非常细微的、无意识支配的将会泄露答案的肌肉动作。当我试图回答关于她自己是个左利还是右利接吻者这个问题时，我注意到，我不由自主地用我的头做了一个轻微的倾斜。这种倾斜是一种意念动力，它对我需要回答的这个问题提供了一种动觉线索。你提出只能由身体的动觉知识回答的问题，并指出有多少知识在你把它带到有意注意之前是属于无意识范畴的。这开启了一个患者常常无法识别的意念动力信号过程。

E：但这是一种非常具有威胁性的情形。

R：这就是为什么你马上转移到时间问题上的原因。你已经表明了你关于无意识知识之潜力的观点，现在你用她以前催眠期间可能出现的时间问题去强化它。当时间扭曲出现时，它往往是在确认催眠作为一种变动意识状态的真实性。

通过类僵进行催眠的再诱导

［第一作者伸过手去，轻轻地触到她左手的下侧。她感受到这个暗示，她的左手慢慢地抬起来。它类僵性地在半空中保持悬停。］

E：当陌生人接触你的手时，你总是会把你的手悬在半空中吗？

X：它们总是？

E：是的。　当陌生人接触它们时，它们会停在半空中吗？

X：不，并不总是这样。

　　E："所有进入催眠的方式"（因 all ways 与 always 发音相同，也可以听成"总是进入催眠状态"）。

　　R：你早先的后催眠暗示"以所有方式进入催眠"，现在通过唤起她手的类僵，在再诱导催眠中发挥了作用。

确认催眠：演示无意识如何控制反应

E：你在催眠中吗？

X：我想是的。

E：是什么让你这么认为呢？

［停顿］

X：我意识到我不能控制我的手。

E：谁在控制它们呢？

X：我不知道。那不是我。看起来好像是你。

E：我不知道如何收缩你的肌肉。

X：如果我在控制，它也许不会这样。

E：嗯哼。你怎样能够发展另外一种催眠？

X：通过回忆同样的音乐？

E：很好。现在，我不想浪费你的时间，也不想浪费我的时间。　我为你发展你自己的无意识认知　奠定了基础。　现在我要做点儿事情。

　　R：你只在她有足够的证据证明这些不同寻常的反应之后才问这些

问题，所以她必须承认她体验中的某些东西是不同的：她体验了一种我们现在把它命名为"催眠"的变动意识状态。你正在达成你催眠治疗范式中一个重要的方面。你在向她的意识心理证明她的无意识可以控制她的反应。这往往弱化了她习惯的日常参考框架。你的问题被导向去帮助她认识到她的自我在其控制力上是有限的，但她的无意识具有控制和最终治愈的潜能。

E：她的反应"我不知道。那不是我"，这对于她和那些观察者来说是一个清楚的证明。

R：通过问她"你怎样能够发展出另外一种催眠？"，你在用隐含式暗示标定她先前的体验是一种催眠。当她后来提议她可以通过再次回忆音乐来发展一种催眠时，她承认了你的对催眠的确认。以一种非常微妙而间接的方式，她终于接受她的体验是一种真正的催眠，在某种意义上绕过了所有她可能有过的评判性怀疑的方式。你最后用关于发展她的无意识认知的陈述，再次强调无意识的重要性，并提升她有什么事情将要到来的期待。

E：是的。

通过问题进行催眠再诱导：开启无意识搜索

E：你知道吗？当我触到你的脸时，你将陷入深度催眠中。［第一作者用他的手触到她的脸。她闭上了眼睛，并保持不动。］非常安静地休息。并且感到非常愉快。

R：你再次使用你先前所做的后催眠暗示"她可以用任何方式进入催眠"。这次你用一种问题的形式，经由暗示线索［触摸她的脸］再诱导催眠。这种问题式诱导特别有效，因为问题是一种不可思议的手段，它可以固定和向内聚焦注意力。在这种情况下，这个问题明显地开启了无意识搜索和引发期望的催眠性恍惚反应所必不可少的无意识过程。你催眠暗示最有效的形式之一便是问一些不能被患者平常意识参考框架觉察到的问题。那些需要无意识层面的自动反应［如意念动力信号］来应答的问题，通常会弱化意识心理，并导致催眠体验的发生。

把治疗性改变的地点指派为在无意识中发生

E：你正在开始明白，你的无意识心理可以发展控制和负责如此多的事情。现在在清醒中，我想让你轻松、舒适地，以你自己的方式，来做到这一点。

R：你再次强调和证明无意识控制反应，并对它进行直接阐述，所以她将对此有清晰的认识，这也是你治疗途径的方式之一。

E：我说"如此多的事情"来强调"事情"的复数形式。

R：这也意味着无意识也可以控制她的症状。

双层沟通

E：在某种程度上，这满足了你的需要。不过，我想让你的无意识心理继续听我说，即使你的意识心理可能听到的有所不同，它也知道我说的是什么。现在轻松地带着它并醒来。［2分钟停顿］好的　［至少5分钟的长时间停顿，在此期间，X并没醒来。她的左手的手指在动，好像在弹竖琴，她做鬼脸、皱眉，并且从外观上看，她处于一种非常强烈的内部专注状态。］

E："满足你的需要"在这里又是用的复数。我实际上正在谈论双层沟通，是在未真正解释它的情况下进行的。

R：这为双层沟通打开了通道？

E：这是告诉她，我在两个层面上说话。

R：这表明，意识心理可以知道一件事情，而无意识心理可以更复杂地发展出许多其他的联结。只要对她的特定问题来说是必要的和相关的，无意识心理就可以发展出任何一种联结。你又在使用笼统的话语，对于某一特定问题，它可被用尽可能多的不同细节和个性化的方式来进行解读。她内心在这一点上的专注程度是如此之深，以至于她至少花了七分钟的时间才醒来，这可以证明这种方式的成功。她的面部活动表明，这种内部工作确实正在发生。她并不是睡着了！

催眠期间的无意识工作：无意识的问题解决

E：尽管做吧　[停顿]　把它分享给你的意识心理。[又一处长时间停顿，X 保持强烈的专注]　把它分享给你的意识心理。[又一处长时间停顿]

这种努力是在帮助你。　即使你未能有意识地知道这种努力的全部，这也没什么。

R：这是一种比较少见的情况：你给予醒来的暗示之后，患者没有当即醒来。

E：她的无意识心理对"awaken"一词的理解有所不同。"awaken"的意思是什么？根据你的时机醒来！

R：根据你的时机醒来？

E："你到底什么时候才能清醒啊？　（When the hell are you going to wake up）"是常见的日常用语。

R：这句俗语说的是：你什么时候才会意识到你内心发生了什么？

E：我告诉她去寻找双层含义，她的无意识在这样做。

R：这是一种双重制约：你迫使她在无意识层面进行工作，尽管她在意识层面没能意识到。

E：是的。我让她忙于把无意识理解放到我所说的所有的话上面。它们将是她的无意识理解。

R：太漂亮了！不管那个问题是什么，不管治疗师的推测是什么，你都鼓励患者做她自己的工作，对她无意识有效的内部工作。

E：她不因我的想法而受到限制或产生倾向性偏差。

R：所以这是一种最通用的问题解决方式。

E：我无须知道你要调整的问题是什么。

R：有效的催眠治疗可以在患者和治疗师都不知道其问题是什么的情况下进行。

E：是这样的。在这里要注意"尽管做吧"和当时长时间停顿之后的策略。这意味着不必着急，它可以今天、明天或未来的某个时间发生。换句话说，在你闲暇时去做。只是你没有说"在你闲暇时去做"。但这是患者可以产生的理解。

E：它可以让患者放松下来，这样，便可以进行内部工作。

E：我在告诉她这是一种挣扎。然后我用"这没什么"来让她宽心，这说的是某些她什么也不知道的事情。

作为强烈内部工作的治疗性催眠

E：[又一次长时间停顿，可以看到布满额头的皱纹、紧锁的双眉和纠结的表情，这表明强烈的内部专注在继续。]

现在你可以将这种努力留在这个点上。　但你可以返回到这个点。　并且可以有个意识觉知的插曲。任何时间　你都可以再回到这个点上。

R：哪种情形下治疗更为有效，是如同这个案例这样患者明显地忙于强烈的内部专注时？还是患者似乎处于更加放松、被动和深睡状态时？

E：我喜欢看到我们在 X 小姐身上所看到的这种情形。

R：这是一种更为有效的进行内部工作的催眠。既然她皱着眉头，她是否对正在做什么有一种有意识的觉知？

E：她知道她在做某些思考，但她不知道那是什么。[第一作者举了一些类似的例子，某些"解线"智力游戏常常可以通过把它们分开放在身后或闭上眼睛而得到解决，因为这样，视觉对动觉线索的干扰被排除了。用类似的方式，很多情绪问题，可以更轻松地在没有意识思考的情况下得到解决。]我告诉她，她"可以离开这种挣扎"，因为她根本没必要每天费那种力。她总是可以改天返回去处理。

R：在这里，你小心地中断所有正在进行的内部工作，让她知道在一个意识觉知的插曲之后，她可以再返回去。这是另一种形式的后催眠暗示，它保证当你给她信号时，她会返回到催眠状态，并继续她重要的内部工作。

双层沟通和催眠深度

E: 听到我的信号吗？　现在　我将要求你，我的意思是　醒过来。

就是现在！［X终于睁开了眼睛］　你想告诉我点什么吗？［停顿，此时，她通过重新调整她的身体越来越清醒。］

X: 你说了些我没有听到的事情吗？

E: 这是一个有趣的问题。你为什么问这个？［停顿］

X: 我不知道。我只是有一种感觉，你在跟我或某个人说话，而我却听不到。

E: 是谁在跟你说话？猜一下。［停顿］

X: 我不知道。

E: "它"是你认识的某个人，而这里的每个人都是陌生人。

X: "它"是新来的某个人还是我认识的人？你是不是说，或者"它"是个陌生人？

E: 这里的每个人都是陌生人。你认识哪个人吗？你能告诉我们吗？

［停顿］

X: 那一定是我。　我想不出它还会是谁。

E: 某个你很了解的人。　你们之间有个约定。　你想透露一下吗？

X: 我在摇头说"不，"但我不知道我是否可以透露。

E: 你知道那个人是谁吗？［停顿］　你的无意识心理并不想让你的意识心理知道。

X: 这就是为什么我不能告诉你的原因吗？

E: 嗯哼。

　　E: 谁是另外的那个人？她有性的问题，涉及另一个人。

　　R: 对她为期三年的随访证明你关于有某个人也被涉及的假设是正确的。既然迄今为止关于这一点她没给你任何提示，你是怎么知道的？

　　E: 在那个语境中"另外的某个人"可以是一个真正的人，也可以是她人格的一部分。X进到治疗室。我只获取理解某些事情所必需的尽可能少的信息、知识。然后我走一步看一步。但我知道我在做什么。我小心地把每一步铺垫好。我计划好要说"音乐"一词，我计划好要回到这个点。

R：是的，这样可以产生一种结构化的遗忘。

E：我暗指"性"，然后我用"另外的那个人"来呼应。

R：你继续性的主题。

E：但我说还有"一个另外的人"是对你，而不是对她！

R：这使它成为一种更为有力的间接暗示。这就是你如何利用观众，来给患者施加间接暗示。借着催眠术说教性的讲课的幌子，你实际上是在实施间接暗示。

E：没错。如果我不让观众在场，我可以引出她的某些记忆，并对那个无害的记忆做一番评说。而那是我的观众。我可以对她的芝加哥之行进行评论，这与眼前的问题毫无关系，但在对旅行的评论中，我可以植入双层含义。

R：其实"观众"是她脑海中的另一种联结模式。这是另一种在两个层面上谈话的方式。

有意识和无意识的头部信号：无意识人格

[X 神情恍惚地摇头表示"不"。]

E：好的，有一种　确认的　"我不知道"的头部动作。　现在我在说另外的某个人，　而她并不知道指的是谁，　只有我自己知道。　[对观众]　这是不是很精彩呀？

E：其实，当她摇头时，那是一种神情恍惚的退回，退向催眠状态。如果你回想的话，她当时头摇得不是很慢。

R：非常慢的头部动作是来自于无意识的，而快速的头部动作是来自于意识的。

E：是的，无意识反应一般跟在一个延迟之后，而有意的反应则是立即发生的。我在对她的无意识人格说话。

R：在"对另外的某个人说话"中暗指她的无意识人格，你在进一步弱化她关于她自己的日常参考框架，这样，一个寻找她其他人格侧面的无意识搜索便被开启。当然，对于唤起个体多重人格或更多被压抑的人格侧面来说，这是一种极好的方式。

助长遗忘：处理联结

E：那么你出生在哪里？

X：亚利桑那州

E：你在孟菲斯市住了多久？

X：9年。

E：做社会工作，是在哪里？

X：圣·若瑟的儿童之家。

E：有个儿童咨询机构在孟菲斯市的某个地方。

X：是的。

E：在那里，我的名字曾被提到吗？

X：在那里，你的名字会被提到？

E：提到过吗？

    E："听到我的信号吗？"回答患者内心的问题"他会单独给我发信号，或者我可以给我自己发信号吗？"

    R：她关于"没听到"或"谁在说话"的问题很有趣。你会不会不管所有其他的不安和皱眉等迹象，认为她的话是一个深度催眠的标志呢？

    E：会。

    R：因为她并未有意地注意到你说了什么，她关于"没听到"的话是否证明她的无意识被弱化了？

    E：没错。我在两个层面上进行有效的谈话。

催眠性遗忘

E：你认为我说了什么？　　［停顿］

X：我不知道。

E：好吧。不看表，你认为现在是几点？

X：1:00左右。

R：大约一点差一刻。［停顿］

R：是她在体验一种遗忘，还是她处于如此深的催眠状态中，致使她刚好没接收到、只是没听到，或者甚至在无意识层面没记住你说的话？

E：她是在说，"我，那个意识的我，不知道"。

R：你将如何证明呢？你可以要求来自无意识的意念动力信号，以确定它是否接收到了意识心理没能记起的事情。

E：是的。

催眠深度的变化：治疗性暗示桥接意识和无意识

E：你处于多深的催眠中？

X：你可以怎样判定？

E：你所考虑的都是我想要知道的。［停顿］

X：就像牛排烤几分熟——中度到深度，或者半熟到全熟？

E：［对罗西］她非常好地举例说明第二次催眠如何被大大加深了。她进一步阐释了从意识认知中被真正分离开的那些活动的丰富性。

R：在让人们如此深地进到一种有些被动的催眠中，我一直有个难题，我不能确定他们在无意识层面是否在接受我所说的话，因为他们对后催眠暗示不产生反应。我怎么才能确定患者实际上是否在接受我所说的话呢？

E：你可以把人催眠得非常深，但你这样说，有一些岛屿，它们可以作为高速公路来使用。它们是在深海的底部。它们需要浮上来，并从这个岛屿跳到下一个岛屿。

R：在催眠深度上，有从深海到意识岛屿的各种变化，而这些意识岛屿正好可被你利用来给予暗示。

E：你说，在深度催眠状态，有些事情他们可以听到，那是他们可以有意识地涉及的事情。例如，稍早些之前我说过，"可以有一个意识认知的插曲。"

R：这个暗示提出了意识认知的岛屿？

E：是的，某些可以被领会的事情。

R：那些事情怎样帮助他们遵从后催眠暗示？它短暂地把它们提升到它们可以接受暗示的意识层面吗？

E：它通往意识。

R：你在建立一个从无意识到意识的连接桥梁吗？

E：是的，它连接了意识和无意识两个层面的努力。

R：在深度催眠中，可以把暗示置入得非常深，以至于不再有任何桥梁可以通往能让它们得以表达的意识层面。那些暗示无法在治疗上发挥作用。

E：这就是我为什么要架设桥梁的原因。

利用观众或记忆进行双层沟通

E：[对罗西]有其他某个人的想法，并且是非常敏感的想法。现在我可以继续　描述　我所看到的吗：[对 X]

X：我不知道。我只凭名字知道它。我从来没有去过那里。我一直在里面，但我对它不那么很熟悉。

E：若干年前我在那里做过演讲。现在我从事社交闲聊来打发时间。

X：我正好也是那样想的。

E：因着第一个问题，她回到了幼年水平。[第一作者举了些个人的例子，说明这样的问题常常可以怎样唤起早期重要记忆和联结。]当你问，"你出生在哪里？"你其实是在大大地改变谈话的顺序。你在大规模拓展所有的遗忘。我带她回到遥远的孟菲斯市，远远地离开了这个房间，从而拓展对在这里所发生事情的遗忘。然后，通过让她搜寻她在孟菲斯市关于我的名字是否在那里曾被提到的记忆，我让她保持在孟菲斯市。

R：这清楚地阐释你是如何一直在与患者的联结过程打交道——把它放在这里、那里。你似乎是在进行随意的谈话，但实际上所有时间你都在对患者做某些事情。

E：然后我把我正在做的事情看成社交闲聊。我只是认为她是一个聪明的女孩。

R：所以，你通过告诉她你在做什么，承认她的聪明。

深度催眠训练

E：[对罗西]，现在你正在目睹一步步加深催眠的训练。

R：你关于加深催眠训练的话是什么意思？

E：你刚才看到我像跳华尔兹一样把她从凤凰城带到孟菲斯。现在，带着对你说的那些话，我像跳华尔兹似的已经把她带了回来！当她说"我正好也是那样想的"，她实际上是在两个层面上说话。她是那个观察者，我像跳华尔兹似的已经把她从主体的位置[沉浸在孟菲斯的主观回忆中]带到观察者的位置。

R：为什么这种训练可以加深催眠？

E：当你一个人可以带着一个人跳华尔兹似的从凤凰城跳到孟菲斯，从主观回忆跳到客观观察时，你已经非常简单地改变了她的所在之处和身份。

R：从你在训练她来跟随你而言，这是在训练她加深催眠？任何可以导致患者跟随治疗师的事情，或任何可使治疗师改变患者心理状态的方式，都是在训练加深催眠吗？

E：是的。

R：这与催眠状态本身无关，它是一种技能，治疗师用它来改变患者的联结过程。这是一种基本技能，即使抛开对催眠术的任何应用，这也是每个治疗师都应该具备的。

E：确实如此。

确认催眠和双层沟通

E：你正在目睹双层沟通　的训练。[停顿]

E：当我在对你说这个时，她也是在作为观察员，因为她正在被谈论。它强化了以前发生的事情。

R：通过谈论"一步步地加深催眠的训练"，你在确认这样一个事实：她已经体验到了某种催眠。用关于双层沟通的这个评论，你在确认双层沟通已经发生。但这是为什么呢？

E：因为我不想让她的无意识心理永远认为，"他的意思不是那些性的引喻。"

R：你是在确认这种双层沟通。

E：它可以是与这种华尔兹似的从凤凰城转到孟菲斯再转回到凤凰城的记忆转换有关。也与从患者到观察员的角色转换有关。

R：对她为期3年的随访表明，从凤凰城到孟菲斯的转换与你在双层沟通中所影射的其他的某个人以及性的问题有关。如果说你没使用某种形式的超感认知，这似乎很难令人相信。

E：我没有任何了解这个的途径，但我可以用我对人之本性的了解去推测它。

为了获得无意识意念动力头部信号的提问

E：现在你在思考， 正在思考某件非常感性的事情吗？

X：思考？

E：嗯哼。 那么， 我的问题是，你介不介意来思考一件非常感性的事情？

X：一件非常感性的什么？

E：事情。

[X的头不确定地、茫然地四处摆动]。

E：你的头部动作让人不太好理解。你介不介意思考一件非常感性的事情？你用头部动作表示"是""不""我不知道，也许吧"。

X：好吧。

E：我可以请你 思考一件非常感性的事情吗？

X：具体什么事情？

E：［对罗西］我们正好要讨论这一点。我问一个具体的问题， 而她说"具体什么事情？" 那么这是什么意思呢？有一些事情，她选择不去谈论，不去想， 而有一些她可以。［对X］你明白，我不需要知道它们。但是，你需要知道它们。

X：我情愿你知道它们。

E：你情愿我知道它们吗？

［对罗西］你看，我并没要求她相信我，但结果是什么呢？

R：她宁愿你知道。

E：她告诉我，她很愿意相信我。这是比强迫患者给你信息要好得多。我在说明一种与患者打交道的技术。 让他们拥有他们应该拥有的每一项权利。 主要目的是帮助患者。 不是为了满足自己的好奇心。我只是展示、说明提出的问题，让患者有充分的权利 选择是否去信任。

［对X］我利用你来做示范，你有什么感觉？［长时间停顿］

E：这些是承前启后的问题。在前面的催眠中，有性的暗示。现在，我正在插入一句"非常感性"的话。

R：现在你把性的暗示与这种"非常感性"绑定到一起。

E：然后我宽慰她我不知道。

R：这是你的方法的特点。你用一些刺激性的话语创造一种高度的紧张，使患者进入到一种疯狂的无意识搜索中，然后你再去安抚和降低紧张，这样，由此开启的无意识过程便可以由它自己平和地继续下去。

E：当"我问一个具体问题"时，她回应"具体什么事情？"她在要求一件特别的事情。

R：这清楚地表明她并不想透露。

E：然后，我用"我不需要知道它们"来安抚她。

R：而你通过说"但是，你需要知道它们"，把责任归还给她。

解离和融洽关系

X：我想我感觉有点儿，稍微有点儿分离，尽管它还没打扰到我，但我还是意识到了。

E：不，你和我是在一起的，而那些人在外面。我们在这里，而［对罗西］你的同事在那里，这是一种非常好的阐述方式。

R：是的。

E：你如此恰如其分地做了这一点，［对罗西］，而我并没告诉她要这样做。

R：她的分离的感觉是一种解离，这表明与观察者的关系不同，她与你有一种单独的关系吗？她与你有一种往往把他人排除在外的特殊的融洽关系。

E：是的。

助长催眠现象：引起不能移动和骶管麻醉的双重制约和问题

E：现在，我要对你说些什么。你将不会有意识地理解我的话。你站不起来，这没让你感到惊讶吗？［停顿，此时，X看起来有些惊讶］

X：我可以试试吗？

E：哦，你可以试。

［停顿，此时，X在她的椅子里，用她身体的上半部分稍微向前动一下，然后停下来。］这让你感到惊讶了，不是吗？ 总有一天当你结婚并有了孩子时，你可以使用相同的手段。

X：哦，真的吗？

E：嗯哼。我只是给了你一种骶管麻醉或脊椎麻醉。

X：［紧张不安的笑声］

E：我不归因于手，我归因于想法。那是一种让你知道你站不起来的惊喜。

X：让我知道什么时候能站起来。

E：我总是会让你知道 什么时候你不能。我总是会让你知道什么时候你能。［对观众］那么， 当像这样一种骶管麻醉可以被引发时， 你就知道你已经有了一个非常好的被试。

R：当你说你要对她说些什么，她将不会有意识地理解时，这是一个精彩的双重制约，她被制约去听，但因为她无法有意识地理解，她必须在无意识层面进行反应。

E: 是的。

R: 你用问题开启催眠现象。是不是通常用问题比用直接暗示会更好地唤起催眠现象？这是一种万无一失的方式。

E: 是的。

R: 你用什么线索知道何时可以尝试用这样一个问题开启催眠现象？

E: 你不断地去赞美无意识吧。

R: 就在这个问题之前，你在谈话时真的给她的无意识以赞美，"你如此恰如其分地做了这一点，而我并没告诉要她这样做。"你带有一点难以捉摸的、怀疑的腔调说"试"这个词的方式，这是在暗示，她可以试，但必定会失败。

E: 是的。

R: 是否有其他线索，你用来知道什么时候可以唤起这种不能动弹？你是不是注意到她已经正在显现出眼睑动作变慢等进入催眠的迹象？

E: 我赞美她的无意识，如果她无意识中接收到某些性的暗示，我就可以相当确信在这里［结婚、生小孩］性的暗示会被涉及。

R: 所以你暗示一种她可以被卷入其中的催眠现象。这就是为什么你用这种而不是别的催眠现象的原因吗？

E: 是的，这是为她而做的一种具体应用。

R: 因为你是在建立性的联结。

E: 我需要弄清楚我是不是可以确定就是它（指性的问题）。

R: 因为她在体验催眠现象方面的成功，你是否就确认了你的性的联结被无意识地捕捉到了？

E: 是的，我用最少的话语引起了脊椎麻醉。如果在我模棱两可的话语中我是对的，她就会发展出骶管麻醉。由于她学习过［医学专业］，她知道什么是骶管麻醉。我差不多是在问她"我在两个层面上与性有关的谈话有意义吗？"她说"有"。但这些直接的话语都没说出来。在听的任何人都不会理解。但她的无意识和我可以知道。

R：所以你已经准备好了让她体验一会儿这种骶管麻醉催眠现象。它不只是一个随意的插曲。这让我想起了你为让患者体验视幻觉所做的准备工作：在你试图唤起它之前，你常常激活很多与幻觉主题有关的连串的联结。

E：是的。催眠技术是提供刺激，它可以经由患者进入到你希望她产生的催眠性体验中而得到解决。

弱化临床问题

E：接下来的问题是，她目前有一个明确的而有限的问题。而这对她作为一个名人造成了很大的困扰。那么那个个人问题是一个严重的情感问题，还是一个微不足道的情绪问题？这让我想起一个严重幽闭恐怖症的案例。谜底是有人步行 快速地穿过地板，冲下楼梯，每一步她的鞋子咔嗒咔嗒地响。当她还是个小女孩时，她的母亲惩罚她，把她关在壁橱里，然后叫嚷着走出家门，冲下楼梯。

R：嗯。真的是一件很微不足道的事情。

E：很微不足道。

R：并非很深的情感困扰。

E：不是一种很深的情感体验。由此看来，你的出汗问题可能是由一些微不足道的事情引起，也可能它是 一件 非常戏剧性的事情。顺便问一下，关于你出汗的问题，你看过多少医生？［停顿］

X：总的说起来有10个左右。从我小的时候，我问过每一个我碰巧遇上的医生。

E：好吧，你出的汗已经很充分了，所以你可以伸出双手，让它们在地板上，形成一个水洼。你是否已经能够让一小洼汗滴在地板上？你有没有看过其他医生，并且那时你有水洼（puddle另有一意为"撒尿"）吗？你在这里做过什么？

X：什么？

E：你在这里出了多少汗？

X：哦， 没有水洼。

E：当你进来时，你的手是湿的。但你没有形成水洼。

　　R：在这一小节，你用直接的评论，也用来自你经验的案例，限制和弱化了她出汗的症状。

　　E：那是一个真实的幽闭恐惧症的案例。

　　R：你讲这种真实的案例，在患者心中发展一种积极的预期。

　　E：当我告诉她出汗可以有一种微不足道的起因时，我是在告诉她，她的出汗不是一种她所认为的可怕的事情。

　　R：这是你弱化她以前僵化的定势并减轻她对其问题恐惧的一种方式。

　　E：婴儿会做什么呢？

　　R：在地板上撒尿(puddle，与上面的"滴成水洼"双关)。当你说道"在地板上形成水洼"时，它具有性的联结吗？

　　E：是的，我一直在那里保持性的联结。

　　R：你通过你随意而具体地询问她在这里出了多么少的汗，降低她的症状，继续弱化她的症状性参考框架。

双关开启无意识搜索和创造性瞬间

E：对 我看见的 这 最后 一个水洼， 我说，"你真的是 欲望强烈， 你不喜欢你陷入其中的这个水洼。 它报偿很好。 你不喜欢放弃所有的那些报偿。 只要你能在拉斯维加斯带领一个乐队， 你将有个水洼（双关：你就会撒尿）。你可以放弃拉斯维加斯。 去往纽约。 自己居住在公寓里。写写乐曲，编编曲。你会很悠闲。" 一年之后，他创作出很多乐曲和编曲， 并摆脱了他的水洼。现在，你不会因为我在谈论你而不好意思，是吗？

　　R："你不喜欢你陷入其中的这个水洼"，这实际上是一种双关，涉及
　　对人格问题（奢望）的症状（出汗）。这个双关语对某些读者来说，可能
　　看上去很可笑，甚至是有些肤浅，但在一次击打中，它们可以固定患者的

注意力，弱化错误的框架，开启一种无意识搜索，并助长一个可以实现惊人洞察力的创造性瞬间（Rossi, 1972b）。

指派无意识作为治疗性变化的场所

X：我不知道你是在谈论我。

E：我谈到你了吗？ ［停顿］

X：我是这么认为的。

E：你并不一定要在意。

［现在艾瑞克森在与 X 小姐就她的家庭和她的一般兴趣进行一段五分钟时间的闲谈。他似乎是想休息一下，也让她从紧张的催眠性工作时间中放松一下。这种意识和无意识工作在节奏和强度上的交替是非常重要的。有一个关于休息和活动、幻想、紧张和食欲的90分钟的自然生物节律，而通常我们全都体验为连续的。（Kripke, 1974）。有时似乎艾瑞克森好像意识到了患者生物钟的这种自然变化，调整自己的催眠和意识性工作的节奏，以便与之配合。］

E：她应该觉得我一直在谈论她。当她说像"我不知道你在谈论我"这样的话时，她其实已经产生了很多遗忘。

R：换句话说，这时她的意识心理被搞糊涂了，结果是她接受了无意识层面的治疗性工作，因为她的意识性边界处于混乱状态。

E：她不"一定要在意"，因为她的无意识全部听得很清楚。

R：没错，你给她的无意识以力量，因为那是将要进行重要工作的地方。

第一次晤谈

第三部分：治疗性变化的评估和确认

在上一部分，第一作者继续构建意识无意识双重制约和他的双层沟通方式。他把治疗性变化发生的场所指派到无意识，并且让患者产生一种治疗性变化可以从中发生的强烈的催眠体验。他弱化她的症状，并且稍后注意到，在这次晤谈期间，她确实没再表现出她的症状。整个过程一直是非常地随意，以至于她根本没有清醒地了解到到底有多少治疗已在发生。用以评估和确认治疗性变化的舞台因此被搭建了起来。

展现治疗性变化：与脑半球不同分工有关的"试一试"中的双重制约

E：你觉得现在你能用双手形成一个水洼吗？试一试。

X：试一试？我确实曾经为一些医生形成过水洼。这名医生告诉我这是他见过的最糟糕的事情，并且他出去拿了一个碗。其他四名医生围过来看我制造水洼。

［X把手放在一个适当的位置上想形成一个水洼，但没有明显的水分出现。］

E：我说试一试！你开始有些怀疑？

X：不就一个水洼吗，好吧。我可以给你一条小溪。

E：试一下。就一条布满水洼的小溪。

［停顿］

看起来好像是你最差的表演记录。

X：我对此无法理解。

R：就在一段短暂的闲聊之后，你提出一个非常具有挑战性的问题，让她演示治疗性变化：她出汗已经减少了。

E：我说"试一试"，是在暗示她做出努力，同时又是在否定它。

R：你使她处于一种双重制约之中，是吗？

E：是的。

R：当"试一试"一词在声音上被用一种适当的音调变化和怀疑的口气说出时，它唤起了一种双重制约。"试一试"这个词意味着一种努力。声音中怀疑的口气则是在说"在这种努力中不要成功"。因此，她被置于一种什么也不发生的制约中。甚至症状也被关闭了。有时我也不知道以两种形式发挥作用的这种双重制约是否与大脑半球不同的功能区有关

(Diamond and Beaumont, 1974; Rossi, 1977)。"试一试"的认知意义将由左脑进行处理，而说话语气中情感因素当然将由右脑进行处理。由于身心症状现在被认为主要是由右脑中介的 (Galin, 1974)，你声音中怀疑的语气将能够在它右脑的源头上阻挡住症状。当然，在这一领域还有很多探索需要去做（例如，Smith, Chu, and Edmonston, 1977 年）。

当你接下来用强调的语气说"试一试"时，你马上用否定"你开始有些怀疑"对它进行双重制约。当你第三次说"试一试"时，你马上用玩笑的口气说"就一条布满水洼的小溪"和"你最差的表演记录"，对它进行双重制约。她最后不知道为什么没有体验到症状的反应表明她的意识心理被搞糊涂了，并在很大程度上被弱化了。它已经被困在双重制约中，使得她的症状性反应不会发生，但她并不知道为什么。当你挑战她的症状时，意识心理受到弱化是很重要的，因为这样才能允许它落入无意识之中，那是你已经为治疗性变化准备好的发生场所。

与症状治愈有关的带有适当心理动力的双关语

E: 你是否认为你双手在伸展着，会让你变成一个干瘪的老处女？

［停顿，X 继续尝试，但没有成功］

E: 什么人是干瘪的老处女？没有性生活的人。

R: 这是另一个助长创造性瞬间的双关语，"干"意指症状治愈，而在另一个层面上，它也与性的活动有关。你再一次把将症状治愈与性的联结绑定在一起。你并不是通过直接暗示，用简单的症状去除来进行治疗。你是在把症状治愈跟与之相关的适当的心理动力联结起来。

E: "老处女"用的疑问句。

R: 你语带双关的问题在多个层面上抓住了她的注意力，你把症状变化与症状背后适当的性的心理动力联结起来，并且指导她的无意识针对这个联结进行工作。实际上；她后续的来信表明，如果她不果断地处理她那时不切实际的生活，她确实就会一步步地成为一个干瘪的老处女。无论如何，她的随访来信表明，她后来能够有效地处理她的情感生活。

弱化意识心理对症状变化的怀疑：弱化症状

E：有些沮丧，不是吗？

[停顿]

X：是的。

[停顿，X进行更多徒劳的尝试]

太糟糕了，我们这里没有竖琴，要不我可以弹弹琴。

E：你会打字吗？

X：会一点儿。

E：你手上的汗会滴在打字机上吗？［对罗西］你有自己的打字机吗？

R：不，我没有，很遗憾。

E：你可以想象如果我给你弄台打字机来，你可以感觉到你的手指变湿吗？你真的能够想象到吗？

X：我不会，我不认为它们会变得比现在这样再湿一点点。

[停顿，X进行更多徒劳的尝试。]

我不知道。

> E：通过说"有些沮丧，不是吗？"，我在对它轻描淡写并弱化症状。当她说"太糟糕了，我们这里没有竖琴"，它表明她现在是站在我这边，并想要通过实际地弹奏竖琴来演示症状治愈。

> R：然后，你以通过隐含式暗示把症状治愈从竖琴推广到打字机。在此时此地具体地示范症状治愈是很有意义的。

> E：是的，并且无须安抚。安抚只是在暗示"你可能失败"。如果你说"你可以克服这个问题"，这隐含着你本来就有这个问题。

用意念动力信号确认症状治愈：第一轮

E：抬起你的右手表示"是"，抬举起左手表示"不"。你的无意识是否认为你可以用你的双手形成一个水洼？哪只手将会抬起来？等等看。

[停顿]

你还可以看着，看看哪一只将会抬起来。

X：我可以看着？

E：是的。

[停顿，此时，她的右手抬起了一点儿，然后她的左手也抬起了一点儿，她一直在看着她的右手。]

E：[对罗西]她目光的固着，表明是她有意的动作。对另一只手，她只显示出忽略的眼神。我们知道她意识的答案是什么。她不知道她的无意识答案是什么。[对 X]但你的无意识会突然给你一个正确的答案。[她的右手抬得更有力。]

R：你现在是在用意念动力信号作为症状治愈的进一步演示吗？你是在试图消除对其症状治愈的任何进一步的怀疑吗？

E：是的，而且我通过问"哪只手将会抬起来？"创造一种不确定状态。

R：这种不确定性往往会弱化她的意识（也是问题性的）参考框架，这样，她的无意识才有机会做出反应。

E：一个人看着某个地方，他手指或手的信号表明他们意识的期望。

R：如果在治疗情境中你没有具体的症状治愈演示方式，那么这种意念动力信号可以是一种很好的替代（Cheek and LeCron, 1968）。她最后抬起她的右手更有力一些，这表明她的无意识认为她可以让她的双手流汗。但她无法真正做到。你怎么解释这种差异呢？

E：她从长期经验中知道，她会流汗，我没有从她那里取走任何东西。

R：通过两只手都向上抬，她是在说你没有从她那里取走任何东西（她的症状），表现症状的能力仍然还在那里。

E：是的，那种能力在那里，但不再有恐惧。

弱化意识心理对于症状治愈的怀疑：双重制约

E：现在你正看到一个演示，表明当患者说"难以置信"时，那意味着什么。所有过往的经验只作出一种可能的回答。而无意识将会给出一种有力的答案。

［停顿］

改变一个人固执的参考框架是很难的。

［停顿］

你害怕知道这个答案。

［停顿］

有意识地思考一件事情而又准确地知道其无意识的反面，这完全没问题。

［停顿］

它是否使你处于紧张状态？　但尽管紧张，却并没有出汗。所以，现在你将有更大的胆量。

［停顿］

这真的需要很大的胆量。

  E：我在用通俗的语言去表达人们的感觉。

  R：让患者真的相信一个长期的症状会如此快地消失，这是很难的。你在通过表达出她内心的怀疑来弱化它。

  E：是的，一般很难相信这些改变已经发生。

  R：她害怕知道这种变化真的已经发生，以免她感到失望。

  E：确实如此。

  R：在这里，你允许意识有怀疑的机会，但是，你也在强化无意识已经觉察到已经有症状改变发生这一事实。这是另一种意识－无意识双重制约。然后，尽管右手抬起的意念动力信号表明她仍然有出汗的能力，但你指出，现在"尽管紧张，却并没出汗"。然后你提供强大的自我支持，增强她的胆量和确信，但你并不真的说出"确信"二字，因为那将隐含着怀疑。

后催眠暗示

  E：我将让你慢慢地醒过来，　我要告诉你一个似乎没什么意义的故事。但你的无意识会明白。那么现在醒过来，1，2，……，20，19，18，17，16，15，13，

9，8，7，6，5，4，3，2，1。 醒过来。

    R：这是一种有趣的后催眠暗示形式，让你能够稍后给她的无意识一个对她的意识心理没什么意义的消息。以这种方式，你便有可能绕过意识心理可能产生的限制和怀疑。

"直到"：后催眠暗示实现症状治愈的心理治疗工作的延续

E：你知道连环漫画《马特和杰夫》［两个笨蛋］吗？你 知道他们吗？

X：知道。

E：有一天，杰夫在拼命地翻他的口袋，而马特正在看着。 一遍又一遍地， 杰夫翻着他的口袋。而马特问他为什么。 他说，"我弄丢了我的钱包，我翻遍了我的所有口袋，只有一个除外。我找不到它。"马特问他，"为什么你不看看那一个里面？"杰夫回答说，"因为如果它不在那里，我就死定了。"

［停顿］

你是什么时候坚信我会是那最后的希望？

X：我知道我的无意识知道这个故事什么意思。

    R：这是你处理患者意识心理对于症状治愈的怀疑时最喜欢用的趣闻轶事之一。你用带点儿幽默和看似愚蠢的对怀疑的承认来弱化他们意识心理的怀疑。

    E：是的，这是一个最好的例子。我也曾经对患者说过，"你会怀疑它，在整个回家的路上直到。"

    R：为什么用"直到"结束这句话？

    E：你看，你想要知道这个句子的结尾，不是吗？对症状消除有怀疑的患者将会在整个回家的路上怀疑，于是他们开始寻找"直到"。"直到"什么事情发生，你明白。他们开始寻找"那些将告诉我它在消失的东西"。他们在期待着。

    R：你让他们寻找和期待一种确定的症状治愈。

    E：是的，我把他们设置为这样。

    R：因此，当患者走出治疗室时，他还一直在做心理治疗工作。这是一种后催眠暗示,用以搜索令人信服的症状消除的证据。

E:在整个在回家的路上,直到他们确信。

确认症状变化

E:你是什么时候坚信我是你最后的希望?

[停顿]

X:当我在读《哈利的非凡治疗》这本书时。

E:一旦我摆脱你,就更好了。

X:一旦什么?

E:我摆脱掉你,甩掉你,就更好了,这句话不是恭维,不是吗? 或许是?

[停顿]

X:你的意思是对你的恭维?

E:对你。

X:对我。哦,是的,我想我确实有种那样的感觉,是的。

E:我越早地摆脱掉你,我就会越快乐,你也就越快乐。现在我脑海浮现一个问题:你什么时候离开?

X:最晚,周六下午。

E:你将如何去加州旅游?

X:乘飞机。

E:在飞机上你的汗会流成水洼吗?

X:我想不会真的流成水洼,但会流点儿。

E:而你只带着淡淡的水汽进到这里来。

X:是的。

E:这个问题再次强化了她的希望,并用另外一种方式使之变成现实。我是她最后的希望。我是她希望的载体,我是一个使之变成现实的希望。我在确认她的希望并使之变成现实。

R:你的问题是另一种方式的确认,表明我们已经实现了我们的治疗期望。这说明加入一种幽默的风格往往会加速治疗过程，并进一步确认这种治疗正在进行。

　　E：我用"只带着淡淡的水汽"的评论，作为一种弱化它的方式，正在减低她的症状。

经由短暂的常见日常恍惚引发间接后催眠暗示

E：你在牢牢地抓着我，不是吗？

你会多快忘记我？

X：完全坦白地说，我不认为我会忘记你。

　　E："牢牢地抓着我"意味着以某种方式记住我，意味着记住我为她所做的事情，并不是字面上的抓着我。"你在牢牢地抓着我，不是吗？"与"你会多快忘记我？"，这两句都是后催眠暗示。忘记我和牢记我是两件相互对立的事情。牢记我是牢记治疗。忘记我是忘记我这个人。

　　R：精心的对立面并列，这是你聚焦反应的方式之一，但是什么使它们成了后催眠暗示？

　　E：它们是疑问句，它们固定注意力并调动在她未来必然会出现的想法和联结。

　　R：固定注意力并在内心启动一种无意识搜索，这说明这两个问题是催眠性的。即使不用以冗长正式的方式诱导催眠，你也可以用一个启动短暂常见日常恍惚的问题来这样聚焦注意力。因为她未来必然会想起她与你的治疗，这些问题往往会把她将来的联结与你积极弱化她症状时这个治疗中的瞬间绑定到一起。

转移注意力以保护暗示

E：[对罗西]你觉得那作为一种后催眠暗示怎么样？

[停顿]

[对X]你认为这种治疗怎么样？

X：我不喜欢任何种类的治疗。你的意思是有意地做，还是另一个极端？

E：你认为我做治疗的方式怎么样？

X：我喜欢你的方式。

E：你能保证不忘记它。

X：嗯哼。

E：［对罗西］强化催眠性的反应，但它本身确实与看起来的或听起来的不像。

［对X］那你为什么坚持提到过去的流汗？

X：过去的？

E：在过去的流汗。

X：你的意思是流汗，而不是形成水洼？

E：嗯哼。

X：我在想两件事。一件事是，我想我反对这种用词。另一件事是，潮湿、流汗，或者水洼，它们对我来说都太严重了。

E：在这里，我把它定义为后催眠性的，以便可以在意识层面对她产生更多影响。带着一种有所变化的音调，"关于这种治疗"的这个问句，现在使得这个情境变成了一种个人的事情和一种友好关系。

R：你还立即把她的注意力从你刚刚给予的后催眠暗示中转移开，以免她的意识心理开始争辩或干扰它们。这是非常典型的你的方式——你给出一个暗示，然后在意识心理可以对它进行争辩之前立刻转移开。

E：我的话"保证不忘记它"，让她重新回想起我前面的问题"你将会多快忘记我？"

R：当为所有发生在这两句话之间的事情建构起一种遗忘时，这往往会强化先前的暗示。

用戏剧性的催眠体验弱化意识对症状治愈的怀疑

X：我正觉得我想要摆脱它，但另一方面，我认为　我感到我对它，　对能够改变不抱什么希望。

E：我知道。　你也希望你始终能够好起来，不是吗？

X：是的。

E：在你遇到我之前，你认为你总是可以站起来，但你发现，有时候，你站不起来，那就试试吧。

［停顿，此时，X再次尝试，但还是未能站起来。］

你可以做任何我告诉你要做的事情，不是吗？

X：好像是这样。

E：那么你可以站起来了。

X：我可以吗？

E：是的。

［她站了起来］

X：噢，是的。

E：再站起来。

［当时她是站着的，第一作者接着说］

试着坐下。

［她站着，膝盖微微弯曲，但被固定住了，她坐不下去］

［停顿］

X：我觉得我的腿像是用钢铁做成的。

E：现在，你可以坐下了。

［她坐了下去。］

现在你知道你可以做我告诉你要做的事情了吗？

你可以想到两手变干的样子吗？

X：你可以让我双手变干吗？

E：嗯哼。

X：也许你可以。

E：也许？ 你与同你一起进来的那个家伙是什么关系？

X：我不清楚。

  E：我让她表达她的绝望，然后我接着用这个示范来推翻它。

  R：你用一种戏剧性的催眠体验（站不起来）弱化她消极、怀疑的意识框架，她对消除存在已久的症状有一种绝望感。这是唤起她催眠性体验的一个主要目的：有效地证明有些东西可以改变，弱化患者错误僵化的意识框架。

E：我让她知道，除了她的消极想法之外，还有一些别的东西。当她不能坐下时，这是一种更深层的颠覆，因为她很久以来就知道，她可以站起来，她可以坐下。我不是在阻止她，这是一种催眠性体验：她正在应用某些她不知道她以前有的东西。当她问我是否可以让她的双手变干时，我的"嗯哼"是一种随意而不强求的回答。

R：这种温和的反应更能令人信服。

E：但我不用"或许吧"来让她脱身。我用一种带着疑问口气的"也许？"来弱化它，然后立即通过提及她的男朋友把她的注意力从剩下的疑虑中转移开。

发展客观观察者

E：一个相识很久的朋友？

X：我们是同事，事实上不是。我猜你会说他是我的男朋友。

E：如果我现在问他，你会介意吗？

［艾瑞克森用几分钟的时间问了他一连串关于他个人基本信息方面的问题。然后回过来与 X 小姐接着谈］

告诉我，有什么引起你舞台恐惧或尴尬的特殊事情？

X：我的手。

E：现在吗？

X：现在？没有，因为我们是在谈论它们。

E：我仍然还在探索性的主题，我让她先界定他，然后，我让他界定他自己。这也让她休息片刻，并且客观地去看他。

R：这在患者身上发展出客观的观察者。你的怀疑反应"现在吗？"再次弱化可能导致她症状的心理框架。

弱化症状的习惯性框架：笑话和无意识的价值

E：让我们静默一会儿。这样，它们会引起尴尬吗？

X：不会。房间里的每个人都知道我的问题是什么，所以我不会感到尴尬。

E："现在是"还是"曾经是"？〔停顿〕

X："现在是"。

E：那么让我们来看看那些小溪。

X：它们只是水汽。

E：你不能用水汽冲洗任何东西。水汽唯一有用的用途是用于室内盆栽植物。

X：但你也不能用室内植物来弹奏竖琴吧。

E：所以你为那些室内植物储备水汽。

〔停顿〕竭尽全力去相信是很困难的，不是吗？

R：是的。

X：我一直有种感觉，如果它们能真正干起来，它就绝不会再次发生。

E：很好，让我们来矫正它吧。

> E：现在我们正在把症状转换到谈论她的双手这种情况上。我正在改译症状的起因：以前是竖琴演奏引起症状，而现在是谈话引起症状。
>
> R：这是获得对症状的接管并弱化它的另一种方式：你把症状带离其平常的背景，并把它转移到一个新的框架中，在此你可以更容易地处理它——在这个例子中只是简单地利用沉默。然后你成功挑战她的症状，而她发现她只能产生水汽。
>
> E：我并没有消除水汽，我给那种水汽赋予一份远离竖琴的价值。
>
> R：你正在把这种症状从一个令人烦恼的地方转变到一个有用的地方。在这个语境中，意识心理可能把你关于水汽对植物有用的言论当作一种可笑的笑话，但在无意识层面你却是在完成某些非常重要的事情。对于无意识来说，症状具有重要的价值。通过将其价值转换到另外一种具体的功能上：水汽对室内植物有益，你让无意识保留这种症状（现在减

弱为水汽）的价值。这种转换，尽管从意识的理性参考框架看，它是可笑的，但它渗透到了刻板的、凝固的无意识中。

反转、隐含式暗示和症状内在的正面价值

E：你的手可以干爽，但你是否想让它们有再次变湿的自由呢？不可以吗？

X：嗯哼。

E：潮湿不仅仅因为把它们泡在水里，出汗也可以造成。

所以，不要试图剥夺你双手正当出汗的权利。

［停顿］

你的双手一直以来过度出汗太久了。

让我们至少给它们两个小时来学习适度的量。你早就可以知道，它们一直在进行大量的学习。

［长时间停顿］

R：当你问她是否想给她的手再次变湿的自由时，这是一种双重制约吗？当你告诉她她可以把手弄湿时，这是一种特别的反转。

E：我在给她自由——即使是弄湿双手！

R：而如果她可以自由地弄湿双手，那必定意味着她有一双干的手。

E：既然对潮湿的手没有限制，它就意味着对干爽的手也没有限制。她并没被置于任何僵化的情境中——有一些潮湿的手是可接受的情境。在遇见我之前，所有潮湿的手都是令人反感的。

R：你给之前那些被全然否定的东西赋予一份正面的价值。你帮助她认识到之前被认为是负面症状的某些生理功能的正面价值。

弱化将来的阻抗：不知不觉中处于催眠状态

E：顺便问一下，今天你进入催眠状态有多少次？

X：我刚好也在试图弄清楚。

［停顿］

我不知道，我不确定。

E：不止一次？

X：是的。

E：超过两次：

X：是的，我是这么认为的。

E：超过三次吗？

X：我不那么肯定。

E：超过四次吗？

X：不，我认为没那么多。

E：超过五次吗？

X：不。

E：你能站起来吗？

［她站了起来。］

R：你为什么要问她今天进入催眠状态多少次？

E：当她清醒或处于催眠状态时，她并不能确定无疑地知道这个想法是否出现过。如果你想要猎杀一只鹿，你最好先知道它在哪个牧场，因为你不可能在一个它不在的牧场中猎杀到它。除非她知道她是在催眠状态还是在清醒状态，否则，她便不能处理针对某些想法的那些阻抗。

R：所以，你是在再次弱化这里任何可能表现出来的阻抗。

E：未来的阻抗！对抗某些她第一次不得不把它定义为催眠或无意识的想法。

R：所以你在使她难以确定这个重要的暗示是被设置在意识状态还是催眠状态。本质上你是在用注意力分散技术来保护你的暗示不受到她意识心理的抗拒。问她关于进入催眠状态次数的这个问题，可以把她置于对她无意识迟疑不决的情境。因此，如果患者不知道他们是否处于催眠状态，它便更具有治疗性价值。这种注意力分散可以阻止他们以一种允许他们对之进行批判的方式抓住治疗性暗示不放。

E：是的，这是非常有价值的。

以"尝试"为条件的催眠性不动

E：试着坐下。

X：我坐不下。

E：你在催眠状态中吗？

X：我不知道。

E：你不知道。

没错，你不知道。

这就是为什么你不知道你进入催眠状态多少次的原因。现在你可以坐下了。

[她坐了下来]

X：噢，我知道了。

R：处于催眠状态而不自知？

E：是的，　如果是一个男朋友，他告诉你你不能坐下，你肯定会怀疑他的脑子是否有毛病，不是吗？

X：是的。

R：这种不能坐下是因为瞬间催眠吗？

E：如果我可以把催眠安置在她的臀部，她也必定知道我可以把催眠安置在她手上。

R：那你为什么能够把它安置在她的臀部？当你问她问题时，她处于正常的清醒状态。

E："试着坐下。"

R：你用柔和而带有怀疑的方式说出的"试着"这个词，实际上是一种暗示：当你用那种方式使用这个词时，你已经为她建立了一种不能动弹的条件反射。

E：是的，这种催眠反应驱动她的臀部或她的双手，并且她知道这一点。我也清楚地解释过这个想法，她不知道她在催眠中，还是不在。

R：对于在不知道的情况下进入或离开催眠状态，你真正的看法是什么？如果我们有一种机器，可以检测催眠，你是不是认为在整个晤谈期间她将会不断地进入或脱离催眠状态？

E：是的。

间接暗示的心理动力：演示行为的无意识控制

E：其实你正在慢慢地了解到你的无意识心理可以如何有效地控制你。

R：所有展示无意识控制行为有效性的这些演示，都是在让她的意识心理相信，她的无意识也可以控制她的症状吗？这是你通过催眠治疗控制症状的基本方式。你并不直接暗示症状不再存在。你安排一系列体验来证明患者无意识的潜能。你给他们以机会，去目睹这种治疗性控制方式，让它们知道，他们的无意识心理解决他们的症状，然后将它留给他们的无意识去继续它的治疗性调整。因此，治疗是来自调整后的患者内在心理动力的相互作用，而不是患者自己试图执行来自外部的治疗师的直接暗示。

E：是的。

处理问题的开放式暗示

E：现在考虑几件你想更多地让你的无意识来负责的事情。

X：我的手除外吗？

E：除了你的手。

［现在是一种与家庭事务有关而似乎与主题无关的十分钟左右的很愉快的闲聊。他在给她另一段休息的时间］。

E：在这里，我在着手处理她可能有的任何其他问题。

R：这是一种开放式暗示，让她的无意识去解决那些甚至治疗师都还不知道的别的问题。

意念动力信号评估和确认症状治愈：第二轮

E：那么，在我问你，你的无意识心理 关于出汗的答案是什么之前，我告诉你过关于你手的事。

你的右手表示"是，"你的左手表示"不。"

"是"表示你将会出汗，"不"表示你将不会出汗。看着你的手，并且看它是否会给出"是"或"不"的信号。

把它们放在你的大腿上。哪只手将会抬起来？

［一两分钟的等待之后，X的左手曾开始非常轻微地，并且带着些许悸动，非常非常缓慢地抬起。］

你的信心在不断地增加。

越来越大。

［右手也开始抬起，但左手仍然较高一些。］

现在，你可以闭上眼睛。

你的无意识可以知道答案，但你不必知道答案是什么。 非常好， 现在把手放到你的大腿上。这个问题已经有了答案。 现在你可以感到精力非常充沛并且非常舒服。 噢，刚才的那个微笑是什么意思？

［停顿］

> R：这是你第二次利用意念动力信号确认症状治愈。第一次她抬起了右手，表明她觉得自己的症状仍然存在。因此，你回过头去做进一步的工作，(1)弱化她的意识心理对于症状治愈的怀疑，并且(2)弱化导致她症状发生的习惯心理框架。(3)用各种形式的间接暗示确认你的治疗性工作，并用转移注意力等方法保护这些暗示。(4)你让她体验别的戏剧性的催眠现象，例如无法站立或坐下，为治疗性变化打开别的通道，这样可以绕过她那些错误的制造症状的自我结构。(5)你给她一个喘息的机会，而现在你觉得已经可以进行另一次意念动力测试，了解她愿意放弃出汗症状的程度。尽管情形仍然不明朗，但朝向治愈的变化是很明显的：她确实轻微地抬起她的左手，这表明症状正在消失，但稍后她的右手抬起来，表明它是在一定程度上仍然存在。

> E：右手抬起是一种标志性的答案，表明她仍有某些残余的意识层面的怀疑。

> R：这一次，左手抬得更高些，表示答案已经发生变化，更倾向于承

认一种有意义的症状改变。然后告诉她闭上眼睛，并且她的意识心理不必知道答案，为什么？

E：[第一作者用一个表明意识心理干扰治疗性工作的故事来进行说明。]

症状变化的确认

E：那些怀疑进入了你的心里，是吗？

X：是的，它们进去了。

E：看着它（指左手）发展，这很不错。

R：是的，是这样的。

E：现在我要告诉你另外一个故事。

[这时，第一作者讲了一个临床案例，介绍了他如何帮助一个11岁的女孩控制尿床。这个案例的重点是，症状控制是逐渐实现的。然后，他继续。]

R：你现在承认她意识层面的怀疑，并把它揭示出来。你公开承认她内心情况的真相。她用一个肯定的"是"回应。你也因此打开一种是定势。她处于一种积极的心境中。然后，你立即跟进，"看着它发展，这很不错"，这是对她左手确实在抬起这个事实的直接强化，这也表明她正在发生变化，正处于放弃症状的过程中。

E：她用身体的哪个部分尿床？

R：你关于尿床的故事特别合适，因为湿的症状和许多细节极为相似。你再一次引入了性的含意。

E：是的，潮湿的阴部和潮湿的手。

为治愈而利用时间和失败

E：给自己足够的时间。　今天你的双手终于失败了。明天，　第二天它们可以有些潮湿。你将会对干爽时间长度的增加感到惊讶。

[停顿]

过一会儿，你的双手将会变得干爽。即便在沙漠偶尔也会下雨。

R: 你在利用时间进行症状治愈。

E: 是的，并且允许她失败。所有的失败都将被证明是一种改善。

R: 失败将被证明是一种改善，因为它们紧跟着干爽时间长度的增加。

意念动力问题确认症状治愈：第三轮

E: 两手放下。 现在我们看看，哪只手将会向上动。 〔只有左手抬起。当它向上抬起时，她皱起了眉头〕手腕，也动。肘部将会弯曲。 向你脸的方向移动。高一点，再高一点， 向上， 很好，真是难以置信，不是吗？好像你的无意识在说：出汗并不适合你的将来。你的无意识知道这一点。 你的无意识知道，你将只以你意识心理可以容忍的速度， 逐渐发展对这个问题的意识领悟。闭上你的眼睛。

R: 你进行第三次测试，最后只有左手抬起，表明出汗已经得到了有效的处理。这个案例，清楚地说明了你如何一次又一次地回头处理她的怀疑和内心的阻抗，直到你得到一种明确的症状治愈的意念动力反应。

E: 是的。

R: 现在经由暗示，经由让她整个手臂飘浮得越来越高的暗示，你扩展了意念动力反应。

E: 一种逐渐发展的意识领悟意味着她可以如其所愿地快速或者缓慢地学习。

催眠休息以强化治疗性变化

E: 深深地进入催眠。 并且现在，在你方便的时候醒过来。（X 闭上了眼睛，明显放松了一会儿，然后醒来。）

R: 在成功产生症状变化的意念动力迹象之后，你给她一段催眠休息时间。在等待意念动力信号期间，她一直处于一种明显的紧张（皱眉）之中，所以，你让她有几个治疗性催眠的重要时刻，作为一种有益的方式，让她带着放松和内心的自由进行内部工作。

幽默助长无意识的心理动力

E：这样有点儿无理。

X：是的。

E：在纽约，我让伯莎·罗杰医生尴尬了。我在我的获奖宴会上发表演讲。 有人问我晚上去哪里睡觉。我说与伯莎一起。 并且我认为你会非常惊讶地发现你与我一起睡觉是多么地经常。你将时常地与我一起睡觉，不是吗。你太不要脸了，不是吗？

X：不，我不认为我不要脸。

E：听起来，这好像只是我在叙述一个我个人的故事。

R：但实际上，你又在间接地把性带了进来。在这里，这种直接的性方面的现身说法，它的目的是什么？

E：我告诉她，她将和我一起睡。在意识层面，她知道她不会。

R：她知道这个说法的荒唐。

E：但我已经如此言之凿凿地说过了。我已经非常令人信服地对她的无意识说过，所以她的无意识说：他不见得真的在谈论与他睡觉，他是在谈论与其他人睡觉！我在赤裸裸地在性的方面敲打她。

R：你在用无理和幽默助长造成她问题的性心理动力的消退。幽默作用的发挥取决于它参与无意识进程的效果。在这里，你用幽默开启一种无意识搜索，并助长与她症状反应来源之心理动力密切相关的无意识过程。

确认治疗性工作

E：我们已经一起做了很多，不是吗？

X：是的。

E：我们已经一起做了很多。你在这里已经两小时15分钟了。你相信我吗？

X：是的。

E：为什么，就因为我说到它吗？

X：不是的。我也知道那一点。

E：那么，你可以明天再回来吗？你要做很多的休息。

X：在这里，还是在家里？

E：最好是在凤凰城。

X：你要我休息通宵，所以我可以明天再和你一起睡觉吗？

E：明天，因为我想让你得到一些很好的身体上的休息。　你已经做了很多的工作。比你知道的要多得多。　你已经改变了你大脑的很多通路。你已经建立起了新的回路。　你需要睡觉。　你将以不同的方式思考你的手。

R：现在你直接帮助她认识到，有很多治疗性工作已经做完。你用这种将在她整个睡眠过程中在无意识层面助长意识休息和进一步治疗性工作的不可思议的清醒暗示，结束这次晤谈。她在通过问"你想让我整夜休息，这样我可以明天再与你睡觉吗？"所表达出来的想要延伸你的玩笑的努力，实际上把性安置到了它理应归属的与你一起做治疗性工作的语境中，她在未完全了解的情况下，开始把性与治疗联结了起来。

第二次晤谈

洞察和修通相关问题

第二天 X 回来与艾瑞克森又进行了个两小时的晤谈。她的朋友 L 作为观察员到场。晤谈从自发地承认她关于昨天治疗的持久的混乱感开始。这种混乱是患者在艾瑞克森治疗开始和中间阶段所特有的心理状态。混乱是一个迹象，表明患者的习惯框架和一般现实定向已经被松动，以至于现在他们的心理动力处于一种不稳定的动态平衡中。一个"去自动化"的过程正在发生，患者很多曾经导致症状和行为适应不良的错误定势被松动到某种程度，致使新的联结和心理框架得以构建，以实现治疗性目标。

认识到在这次晤谈中需要做大量的领悟治疗，艾瑞克森从给她进行心理热身练习开始：他要求她精确详细地回忆她前一天晚上睡觉地方的家具，以及她昨天购物旅游过程中所见到的所有事情。所有这一切似乎与患者不相干，但艾瑞克森因此用不具威胁性的题材预热了在她脑海中的搜索工作。这种搜索工作稍后将被用于她将需要寻找和表达洞察的晤谈中。

然后第一作者用意念感觉方式（你将多快让你的手温暖起来？）诱导催眠，这特别适合 X，因为温暖的感觉与触及她基本无意识情结之一的性的主题紧密相连。然后，他以各种不同的方式进行压抑消除工作。像往常一样，他的目标是帮助患者松开与症状形成有关的僵化的心理框架，以便无意识可以重新建构一种更好的现实。他利用意念动力信号、比喻、故事和其他手段，把她的联结过程源源不断地朝向关键领域的内省方向移动。在这里，我们看到了艾瑞克森作为治疗师促进洞察的精彩过程。他像一个锁匠尝试不同的钥匙一样，一个接一个地不断地提供方法，直到患者最终宣泄出她自己的压抑为止。在大量最初的阻抗被消解之后，X 体验到了对于她的家庭动力和症状原因潮水般的洞察。

然后，第一作者结束面谈，并通过消除她许多意识层面对于症状消除（她的幽闭恐惧、飞行恐惧以及出汗）的疑虑，有效地终止治疗。然后他终于以一种礼貌的方式向 X 透露了他用在她身上的许多治疗方法。通过对催眠暗示利用理论的简单陈述，让她知道他只是帮助她利用她自己的联结和心理过程实现她自己的治疗目标，"催眠的神秘性"得到了消除。

作为心理重构前奏的混乱

E：从昨天开始，你做过什么？

X：做得不是很多。我比较早地上床睡觉。我的脑子里似乎挺乱。 当时我在我回忆已经说过的那些事情的某些片段，多半是只字片语。 你的某些故事。 我不想半夜的时候去洗手间。我不知道是否有某些事情要做，而它们与你昨天告诉我们的事情有关，但我昨天晚上根本不想去游泳。 我不想下到水里。 我只是总体上感觉混乱。 我一直无法停止思考昨天的事情。

E：你有过什么特别的思考吗？

X：嗯，我感到有点儿惊喜，内心里有另外一种存在，它可以聆听和理解我没有听到也没有理解的事情，并且它也许比我有意识地去做更有希望。

E：你现在住在哪里？

X：与寺院里我的一位从事社会工作的朋友在一起。

R：当她说"我的脑子里似乎挺乱"时，你把它看作你治疗初始阶段的一种典型效应。这是一个好兆头，因为这意味着她的意识参考框架已经得到了弱化，而她的无意识有机会沿着治疗性路径调整它自己。

E：是的。

R：她的意识心理是混乱的，但因为她一直无法停止思考昨天，这一定意味着她的无意识一直在非常积极地工作。

E：她觉得"内心里有另外一种存在，"然后给她预知。

R：显而易见，你已经在正确的轨道上引导她接触这个内部的源头，它可以比她的意识心理了解得更多，并且更为乐观。

贯穿心理检查中的训练

E：说说房子里所有家具的名称。

X：好的，在客厅有巨大的靠垫，而不是家具，还有一个摇椅。 在厨房，有一个长沙发。 有一个酒吧高脚凳在厨房里。 有三个卧室，所以有三张床。两张普通的床和一张水床。有三个梳妆台。我想就这么多了。

E：没有其他物件了吗？ 你还没说到桌子呢。

X：是的，在厨房里有一张桌子和四把椅子，等等等等。

E：那么，你昨天做过什么特别的事情吗？

X：我自己去逛了大约一个小时的街，并且是恍惚状态下的四处游荡，只是在打发我的时间。除此之外，再没什么了。

E：你在哪里购物？

X：一个小地方，也不算小。那是一个大型联合企业的百货商店。

E：你看见了什么物品呢？

X：食品，奶酪，肉类，薄面饼，酒，西红柿，豆角，裤子。

E：还有其他东西吗？

X：没有了。

X：我买的裤子是男式裤子，但我考虑的是一件适合女人的西装裤。

    R：这个看似不相干的关于房子家具的问题，它的目的是什么？

    E：当你在思考一件你认为包含在内的事情时，不要排除任何东西。

    R：哦，这是隐含式暗示！通过让她面面俱到地想象她朋友房子里的家具，你在不告诉她的意识心理你在做什么的情况下，训练她的无意识非常彻底地去探究某些东西。你并不直接地说"我想让你彻底地探索你的问题"。相反，你让她完全地进入了一项别的任务中。然后，你期待那种周密的检查过程自动地推广到她自己对她问题的自我检查中。

    E：她带着问题来找我，而我告诉她她将不得不做一些思考。然后精确地给她演示这种思考。

    R：然后，你做了同样的事情，让她详细检查她所购买的东西。

    E：她给出了不同寻常的清单：她用"裤子"收尾。

    R：哦，裤子的性的含意？

    E：是的！它被如此漂亮地安插在这里。她为什么会买男装裤？这好像是在挑选男人。

发展洞察

X：你曾问过我，我会多快忘记你。　那时我不太明白你的意思，但我想我当时的回答是我并不认为我会忘记你，而且 L 正在对他认为它意味着什么做二次解释。

    E：那么他的解释是什么？

X：我想，它有个两部分。一部分是，我不应该让你妨碍我利用我自己或某些事情。　你在利用你自己作为某种比喻，一定程度地帮助我去做我需要为我自己做的事情。　是这样的吗？

    E：他简直比剃刀还犀利。

X：是的，他是这样。

    E：还有什么？　［停顿］　只说那些你可以对团体说的事情。

X：好的，我再一次感到惊讶，好像我自己的意识心理似乎是一种独立的东西，我一直在问L，他是否认为我的无意识可以理解我的意识心理所不能理解的事情。当时他笑了笑并解释说，当然，那是真的。 你用的"胆量"这个词倒挺适合我， 部分是因为，我想就是在最近，我发现，通过我的决心和胆量的某种最重要的练习，我还克服了一个我工作中非常困难的情境。 哦，我还知道一些别的事情。关于这个躺在楼梯上的金发小女孩［X有金色的头发，并且她在这里正在指向童年的记忆］，我想起L说过她有幽闭恐惧症，而我的回答是，"他怎么知道我有幽闭恐惧症？"

E：你真的有幽闭恐惧症吗？

X：嗯哼。

E：你怎么确定那个人是你？

X：哦，我正在假设它是一个度的问题。有一次，当我上到自由女神像的胳膊里时，那是一个很窄的通道，我昏了过去，因为那是一个很小的空间，而且我不喜欢乘坐飞机也是出于同样的原因。 我总认为，如果有人真的想折磨我，他们只要把我锁在柜子里就行了。

E：在飞机里的什么地方，你的感觉最强烈？

X：当我靠窗坐着并向外观看时。我认为这种情况是最糟糕的。

E：你一般要做多少次飞机旅行？

X：我坐飞机到西海岸，每年两次。

E：那么昨天你经过一些什么类型的商店？

X：百货商店、百老汇、超市、面包店、酒类专卖店、体育用品店、轮毂帽、沙滩车、药店、水床店、 嗯 热带鱼。

E：你有没有路过一些你不喜欢的商业场所？

X：只有一件事情进入我的脑海，而且我并不知道我是否不喜欢它，而进入脑海的是一个紫色的裸体跳舞的地方，位于我路过的一个拐角处。

E：在那个地方你有没有看到什么特别的东西？

X：我看到了什么？ 它看起来像一幢水泥砖砌成的建筑物，刚刚被粉刷成紫色。有裸体女人被粉刷在建筑物外墙的各处，我觉得它在表示没有顶

（topless，也有赤裸上身之意）。

E：当她开始疑惑于我的问题"她将会多快忘记我"时，她正在开始领会我的双关。关于"她不应该让我妨碍她利用自己"这一点，她是对的。

R：她正在获得洞察，更深地理解她的幽闭恐惧症、她的恐高症，以及她自己意识－无意识系统的操作。她最后一番话，注意到了紫色裸体跳舞的地方，它不是精心推敲过的，但很难让人相信她不了解你总是穿紫色衣服这一事实［第一作者是个部分的色盲，但他可以辨别紫色的明暗度］与你话语中性的含义之间可能的联系。无论如何，这都强烈地表明她的无意识正在领会你双层沟通中所呈现的性的含意。显然你一直在关心她处理性方面问题的准备度，所以你没利用这种可能的机会去谈论性的问题。

利用心理动力的情结进行意念感觉诱导

E：你的手怎么了？

X：有水汽。

E：肯定是你有一颗温暖的心脏。 你将多快让你的手温暖起来？［停顿］

X：它们正在越来越温暖。［停顿］

E：闭上眼睛。 ［停顿］ 往后靠在你的椅子上。 ［停顿］ 就这样睡得越来越深。

R：在这里，你故意把她的出汗与温暖的心脏和性，通过隐含式暗示联结起来。然后，在她能够以任何方式对这一联结做出反应或干预之前，你迅速通过问她多快让她的手温暖起来，开始一种催眠的意念感觉诱导。那个问题是催眠诱导，因为要感觉到一种充分的温暖反应，她必须先进入催眠状态。既然你已经把温暖的心脏、性和出汗联结到了一起，这种有选择性的诱导，强化和扩展了这种联结。你启动的水汽和温暖的心脏的联结，把她置于一种内部搜索中，力图弄明白你的意思。这种内部搜索是日常恍惚的特征，那时人们会停顿片刻，对令人费解的问题或任务进行反思。然后你马上利用这一内部聚焦的片刻开启催眠诱导，这种诱导也利用了使她的在那一瞬间全神贯注的内部联结（温暖）。我们可以把整个过程概括如下：你同时给她两个催眠诱导任务：（1）症状（水汽）与温暖（性）之间的联结把她置于一种内部搜索中，而（2）关于让她的手暖起来的问题只有在催眠中才能进行充分的反应。这两种方式是环环相扣、相辅相成的，因为它们有共同的主题：温暖。这个共同的主题是具有自我催眠诱导作用的，因为你把它绑定到一个存在于她无意识之中的主要的心理动力情结（温暖，性，出汗）上。当然，无论何时，只要我们触碰到个体的情结，便会出现一种也可以助长催眠的自动的"低位意识状态"。于是，怪不得她马上用温暖的意念感觉反应进行回应，并进入催眠。

自我催眠训练

E：当你睡觉　睡得越来越深时，我会打几个电话［艾瑞克森拨号并打了几个专业性质的电话，与罗西讨论安排将来的约诊等问题，大约五分钟后，他转回来面对 X ］。

　　R：在催眠训练的初始阶段，你有时给患者一段自由时间，让他们学着以一种自动的方式更深地进入催眠，无论用什么手段，完全由他们自己安排（Erickson, Rossi, and Rossi, 1976）。

探索性的意念动力问话

E：非常　深地　呼吸，　X。　在回答我的问题的过程中，慢慢地，　要么　点头　要么　摇头。　与我在一起，你不介意吧？［她点头表示"是"］你介意。有没有其他人你希望他和我们在一起的？　［停顿，没有任何反应］　好吧，我将重复我的问题。　你愿意独自与我在一起吗？　［摇头表示"不"。］你知道为什么吗？　［停顿，没有任何反应］好吧，另外一个问题。

你知道你为什么有你所谓的幽闭恐惧症吗？［摇头表示"不知道"］你知道你第一次开始出汗是什么时候吗？　［摇头表示"不知道"］你知道你什么时候你将接近竖琴去演奏吗？［点头表示"知道"］

R：在五分钟自动的催眠加深之后，你判断她准备好了对某些探索性的意念动力信号做出反应。你通常喜欢用点头或摇头，因为它利用了人们在日常生活中那些在未意识到的情况下经常执行的习得良好且自动化的动作。因此，相比于他们眼睛睁着时可以目睹的手指或手的信号，患者往往会对头部信号更缺乏记忆。

E：当我首先问与我单独在一起时，我是在试图肯定第一次晤谈中的性的联结。我在让她进入到性的心理动力中。

后催眠暗示：意识不需要控制，释放核心心理动力中的压抑

E：稍后，当你醒来之后，你将会突然 但不是马上 给我个日期和地点，做得完全脱离 平常谈话的 语境。 你明白我的意思吗？ ［点头表示"明白"］ 就是说，我们可以正在谈论美食、有花鼠州 之称的明尼苏达，而你突然 在对话中插入 那个日期和地点， 而在讲清楚那些事情之后， 你会意识到当你将接近竖琴时，那便是那个时间和地点。 现在，你明白了吗？ ［点头表示"明白"］

R：你为什么用这种途径来突破她对于她何时开始出汗的遗忘？你是在给无意识机会，让它借助于任何可能与那些有意义的素材有关的联结，挤进到它自身之中？

E：在训练国际射击比赛的步枪队时，我告诉他们，让视线在目标的各处来来回回、上上下下地扫视。你不知道恰好在何时你会扣动扳机。

R：意识心理不会知道刚好会在什么时候，所以无意识将有机会介入并在恰当的时候扣动扳机。你在给意识心理解除压力，而将责任赋予无意识。你当时向那些枪手解释过吗？

E：我并没给他们解释。我对他们说，他们甚至可能不知道他们的手指何时扣动了扳机。它将所有的压力都放下了，因为它没有必要知道。唯一需要的事情是让子弹击中目标。

R：意识心理不必知道确切的时刻。你是在允许无意识在反应中发挥更大的作用。

E：这样，意识心理可以更加舒服，因为它没有压力要在某个准确的时刻扣动扳机。小孩子总是问，"当我想做这个时，我可以做吗？"舒服和自由的感觉非常重要。你不必知道那个确切的时间。

R：你给无意识自由，让它以它自己的方式在它自己的时间去进行反应。你弱化患者意识心理认为可以控制所有事情的错误定势，从而为个体创造性的无意识打开自由的空间。

结构化遗忘

E：另一个问题：你愿意短暂地与我单独在一起吗？〔点头表示"是"〕非常好。 那么，你愿意 在你自己的内心里思考一件你生活中 最快乐的 事情吗？想想看。 你不必告诉我。 也考虑一个 你生活中 最悲惨的时刻。 你不必告诉我。〔长时间停顿〕

R：在给她一个重要的后催眠暗示之后，你再回过头来问她是否愿意与你在一起。这还在延续性的含意，但放在这里，它往往会构成对于处于同一问题两种形式之间的后催眠暗示的遗忘。

E：是的，贯穿这里的一切都有性的含意〔最快乐和最悲惨的时刻〕。

R：对性成见的即时专注将起到一种分神的作用，它也可以助长对前述后催眠暗示的遗忘。

有利于负性幻觉训练的串联式后催眠暗示

E：很快， 你将醒过来， 很奇怪 其他人 去哪里了。〔停顿〕 这会让你感觉非常惊讶。 他们为什么离开？ 是不是有什么目的？ 现在慢慢地醒来。〔停顿，此时，她睁开眼睛并重新调整她的身体。〕

R：你认为以串联方式给予后催眠暗示更有效果，这样，后催眠性的反应与持续发展的清醒反应或经典清醒模式的反应相得益彰（Erickson and Erickson, 1941）。在这个案例中，你没有直接暗示她醒来时将会看不到其他人。只有最优秀的催眠被试在他们训练的初期才能够产生如此强的负性幻觉。你给出一种更为精妙的暗示，它可以利用许多现有的心智模式，如惊讶和他们为什么离开等问题。

通过分心进行伴有遗忘的催眠唤醒

E：你认为我最喜欢的美食是什么？

X：鸡？

E：取一片面包，给它涂上大量花生酱，然后盖上一层厚厚的奶酪。把它放在烤肉下面，直到奶酪融化。给它涂上花生酱，覆盖一层厚厚的奶酪，把它放在烤肉下面，直到奶酪融化。

X：我正在试着回忆，我是否曾吃过奶酪和花生酱。

　　E：此时，我从关于我最喜欢的食物这样一个喘息的机会入手。

　　R：这也可以作为另一种分心，它往往会造成对先前催眠内容的遗忘。

分心和无意识搜索：弱化意识控制

X：我不知道你指的是什么？

E：你认为我指的是什么？

［长时间停顿］

X：我现在不知道。

E：你不知道什么？

X：噢，像昨天一样，我想我知道你指的是什么，哦，在某种程度上。

E：关于包含有另外一种存在，你有什么感觉？

X：形形色色。某些方面我感觉放心，另外一些方面感觉害怕。

E：你应该害怕什么呢？

X：我想是失控。如果有另外一种存在，就会有些我无法控制的事情。

E：你为什么要控制呢？　　［停顿］

X：哦，对我来说失控是很可怕的。

E：那种害怕减轻了多少？

X：对我来说，失控？　我认为，相当多。

E：现在让我给你澄清一下。　在这个房间里，你已经放弃了对我的控制。 在这个房间之外，你将有自己全部的控制，你在这个房间里放弃了它，这样才能让我帮到你，就是这样。

我的长儿媳妇是一个极佳的催眠被试。我带她到凤凰城的一个研究小组去演示和讨论催眠。 我打算用她，但我无法从她那里得到一种单一的反应。 我们回到家后， 她说，"你能原谅我吗，爸爸，我必须弄清楚我是否能够控制。" 在几次晤谈中我都有过这种遭遇。他们必须弄清楚他们是否可以完全地控制。

R：当她说她"不知道你指的是什么"时，她尝试了，但无法理解这次谈话与她的治疗有什么相关性。你力图给她一个喘息机会，这实际上转移了她的注意力，并把她送入一种无意识的搜索之中。这种内部探索实际上是你试图增强催眠性工作的一种心理定势。因此，你马上用你关于"包含有另外一种存在"的问题，拉回到治疗性工作中。这时，她确认了在许多患者身上所共有的基本问题：他们通常不敢放弃意识的控制，他们不相信自己的无意识能够找到解决方案和新的应对方式。

E：我用我儿媳妇的例子再给她一次喘息的机会。我也向她保证，她还拥有控制权，这样很好。但你确实还拥有它。我想让她对自己有绝对的信心。

相互矛盾的暗示和分心

E：那么，你想要的是对自己更多的控制。如果你放弃在与你双手关系中的控制权，你也就放弃了在与你所称的幽闭恐怖症的关系中的控制权。但你现在可以有完全的控制权。 你没说让我见鬼去吧。

E：当你告诉她，她可以有控制权，而如果她放弃对她手的控制，她也就放弃对她幽闭恐怖症的控制时，你给出了一套看似相互矛盾的暗示。你的意思是说，如果她让她的无意识处理她手的问题，它也将处理她的幽闭恐惧症。但你实际陈述时却不是像我在这里这样，用一种便于其大脑左半球理解的明确、理性的方式。你呈现出来的是一种表面上的悖论：有控制权却放弃控制。这样一种相互矛盾的陈述将暂时限制她的批判能力，这样，她的无意识将有机会介入。然后，在她恢复她的批判能力之前，你丢下另外一句具有挑衅性的话语离开了：告诉你见鬼去吧。这时，她的注意力被进一步转移，所以，你关于出汗和幽闭恐怖症之间联系的暗示便无法被意识心理处理，而必须留存在内心深处，只有她的无意识可以接收并对它进行处理。

通过弱化意识定势进行催眠诱导：评估后催眠能力

［X带着催眠样的眼神一动不动。］

E：是否还有其他人在这里？

X：在这个房间？ ［长时间停顿］ 我无法给你一个简单的答案。

E：那么给我一个复杂的吧。

X：好吧，有三个或四个其他人在这里， 但他们不是。

E：他们不是什么？

X：不是有影响的或什么东西。

E：不是有影响的。 ［对罗西］ 在这一点上，你有什么问题要问吗？

R：现在，你的手感觉如何？

X：潮湿和温暖。

E：它们越来越温暖。 那我们就让它们保持越来越温暖吧。

　　R：你用悖论和瞬时分心双倍弱化她的无意识定势，其效果是她被置于这样一种强烈的内部搜索中，实际上她就是处于催眠中。你意识到了这一点，并问了一个关于其他人在场的问题，以评估她跟随你关于疑惑其他人到哪里去了的精妙后催眠暗示的能力。

　　E：她在说，"我在催眠中，但我不知道。"现实不等于真实。她在否定：我不知道我的意识状态，我却知道我的催眠状态，我的无意识状态。

　　R：她的人们"不是有影响的或什么东西"的回答有点儿像催眠逻辑：当被试看到一个幻觉中的坐在椅子里的人，好像这个幻觉是显而易见的[Orne，1962]。她有所了解但又不明了，她正在跟随你的负性幻觉暗示到了适当的程度。因此，你通过要求得到只能由无意识来执行的意念感觉反应，加深她的催眠卷入：她将会允许她的手变得更温暖些。

心理动力情结的催眠性改善

E：你将把你发热的小手放到哪里？回答［停顿］

X：我的脸上？

E：这是不是你的第一想法。　　现在你知道吗？即使有些人是不熟悉的，　　你也没必要隐藏你的想法，是吗？

你愿意多快感觉到那些发热的小手？

X：我愿意多快感觉到它们？

E：嗯哼。

X：我在想把它们放在哪里呢？

E：不，多快你会把发热的小手放在某个地方。

X：它们现在是热的。

E：告诉她让她的手更暖和些，并说到发热的小手，这在社交方面是完全可以接受的，但现在我们都知道了！

R：你实际上是让她的性心理动力参与到这似乎诚实的意念感觉练习中，这又是双层沟通，目的是处理那些你不确定她的意识心理是否已做好准备去处理的事情。

E：当我问她多快会感觉到那些发热的小手时，我是在问，多快她将开始处理性方面的问题？

R：当她回答，"我在想把它们放在哪里呢！"时，她似乎离原本性的问题越来越近了。

通过双重制约问话解除压抑助长内部对话

E：快点儿，不用思考，　不用思考，快点儿，给我个日期。

X：3月17日

E：哪一年？

X：1958 年

E：那么当时发生了什么事情？

X：那将是圣·帕特里克节。〔长时间停顿〕我男朋友把他的头发染成了绿色。

E：很好。现在有很多事情你愿意让我知道。

E：有多少关于你的事情是你不想让我知道的〔停顿〕

X：不少。

E：你知道原因是什么吗？〔停顿〕

X：我会不好意思。

E：现在最重要的事情。你知道关于你的什么事情是你不想知道的？不用说出来。你不想知道它。有多少关于你的事情是你不想知道的？〔长时间停顿〕

X：多少？〔长时间停顿〕两件。

E：非常好。那两件事情中包括与竖琴有关的事情吗？那两件事情中包括与你的手有关的事情吗？你不想知道，是吗？

X：我不想知道。

E：为什么？

X：那会强迫我去回想我不愿回想的事情。

E：你认为那非常糟糕？

X：极为糟糕。

E：但你不想知道对你来说所有好的和所有不好的事情吗？只让你自己了解。

X：实在是太多了。

E：你最害怕的是什么？不用告诉我，告诉你自己你害怕什么。你那样做过吗？

你可以与我分享吗？〔长时间停顿〕不用回答这个问题。你可以与这里的其他人分享吗？

X：嗯哼。

E：你想要分享？〔停顿〕它像第一次开始发生时那样糟糕吗？

X：不。

E：[对罗西]你知道我做了什么。 我在处处保护她，这降低它的严重程度。

R：是的。

E：你想起了什么糟糕的事情吗？

 R：当然，这个问题，目的是在她内心打开那些她还没准备要谈论的最私密的联结。但通过在她自己的联结过程中简单地把它们打开，它对最终表达来说，是一种增值。这是另一种形式的自相矛盾或双重制约方法（Erickson and Rossi, 1975）。通过问一个人，他们不愿意谈论的事情是什么，你促使他们更透彻地去谈论它。当她已经有机会，可以在她自己内心对它进行回味之后，你再次询问谈论它是否合适。她内心的联结现在已经做好了表达的准备，因为它们已经被带到了她的前意识中。但是，由于有长时间停顿，你发现她还没有准备说出来，所以你最后告诉她不用回答这个问题。你总是仔细地观察患者，从中感觉到他们在哪里。你尝试一种又一种方式助长他们的内部工作，但无论他们做出的回应是什么，你总是接受。

用间接暗示脱敏

E：[转向 L，他受过一些心理学训练]你对脱敏怎么看？ [停顿]

L：这是问题吗？ 我正好听说过这个词。

E：你见过吗？

L：是的，它是一种很好的处理这个问题的方式。

 R：在这里，当你问她的男性朋友 L 你刚刚所涉及的脱敏过程时，你给了她一段休息的时间。你一直在对 X 对于暴露自身实情的恐惧进行脱敏。这也是一种对 X 的间接暗示，让她知道她在接受脱敏，并且也许会准备好做更多的自我暴露。

对自我暴露的控制和恐惧

E：[对 X]有什么没说出口的吗？ 你可以放心地说吗？

［停顿］

X：我担心我的手在我的余生将都会是这个样子。

E：那是什么样子？

X：有水汽。

E：它的坏处是什么？ ［长时间停顿］

X：哦，它暴露了我。 这样很不舒服。 它是一种暴露，因为在其他方面，我似乎有非常多的控制能力，而在这方面是这个样子，我一点儿控制都没有。 就好像这种迹象 随时都会暴露出 我并不是我看起来或有时我所表现出的那样。

E：暴露出你不是你看起来的那样。 而这恰好是一个天大的谎言？你知道吗？ 你对你自己已经完全地承认吗？

X：我想不会。

E：你想要承认吗？

X：不想。

> R：在这次晤谈中，X清楚地揭示了她对控制的需要，并且她害怕暴露自己的真实情况。有时，对催眠治疗师来说有一种趋势，他很容易因为在指导揭示无意识内容过程中速度太快而犯错。你小心避免这种危险，强调患者不必说出来，除非他们准备好带着一种舒适而安全的感觉去这样做。

放弃意识控制

E：所以，你想要在那种关注中不受控制。 而今天早些时候你说过你想要完全的控制。 对此你打算怎么做，［停顿］

X：我想要说放弃它，它并没什么太大的意义。

> R：你似乎总是有这种特殊的倾向，即使当患者认为他们不控制了时，你也要指出他们多么不想去控制。你正在试图再次释放被他们意识心理牢牢抓住的无意识。

> E：我指出了那种矛盾。那么什么时候女孩会希望有一种失控感？

R：性高潮期间。

自动书写

E：当我在密歇根州立大学教学时，在一个攻读博士学位的心理学家班上，我只记得那个女孩的姓。在一个班里，一个跟我一点儿没关系的叫艾瑞克森的女孩，她说，"我有一些可怕的秘密，我不想知道，但我又应该知道。对此你可以帮忙做点儿什么吗？"

我说，可以，很简单。我说拿支铅笔，当你看着我时，让你的手自动地写出那个重要的令人烦恼的秘密。

她写好了，我看到她拿起那张纸，她把它折叠，再折叠，再折叠，然后把它塞进她的手提袋里。几个月后，她说，"为什么我要告诉你这个秘密？我取消了婚约。"我说，"好吧，你已经取消了你的婚约。为什么你要告诉我？我敢拿任何东西来打赌，你的手提袋里有什么东西将会告诉你。"她说，"你太可笑了。"我说，"可笑也挺有趣。"她很小心地倒空她的手提袋。她说，"这张纸是从哪里来的？"她打开它，上面写着，"你将不会嫁给梅尔，你会嫁给乔。"而且她真这样做了。但她与梅尔订过婚。

我认为对她来说，这很重要，让她知道她的秘密。所有的秘密。

E：我告诉她这个看似不相干的自动书写的故事，但它说明了一种完全相同的心理情境，有一个我不想知道的"可怕的秘密"。

R：你说的这个故事，作为一个例证，它令人难以置信的一个方面在于，在这次晤谈之后3个月她所写的随访回信中，她报告了一种几乎完全相同的情况：她放弃了那个男朋友，嫁给另一个。我几乎认为是ESP（超感知觉）在你心里发挥作用，但你却否认这一点。

E：我认为她处于一种性的冲突中，而你不会与两个对立的客体发生冲突。当我说，"所有的秘密"时，我让它也适用于X。

消除意识阻抗

E：我最近的一个患者告诉我，她害怕乘飞机飞行。但你真的知道你的害怕吗？ 你正在告诉你自己这个巨大的谎言。 你不认为你应该知道它的一切吗？ 什么时候你认为你将有足够的勇气去了解它？［停顿］

X：晚些时候。

E：有多晚？ ［停顿］

X：明天。

E：很好，现在告诉我，杰夫翻遍了他的口袋，只是没翻最后一个。 他不敢查看最后一个口袋，生怕他会倒地而死。你知道杰夫有什么样的感觉吗？ 你真的认为如果你知道它，你会倒地而死吗？ ［停顿］ 它只是看起来那样。你需要多少次把手伸到那另外一个口袋？

X：我猜我能做到这一点。

E：只是猜测。

X：我能做到。

E：你是否认为你会喜欢发现那个巨大的小小恐惧恰好是什么？

X：也许我会。 也许。

　　R：你现在讲了另一个与她相关的故事，因为X也有飞行恐惧。这个故事的主要目的是获得勇气去了解一个人全部的恐惧。然后你又回到X和她的恐惧。你不接受"明天"的回答，但你并没告诉她这一点。相反，你叙述一个预言"你不会真的倒地而死"的故事。也就是说，通过告诉她"默特和杰夫"这个过分恐惧自我暴露的幽默故事，你重新激发她去消除她的意识阻抗。

转移牙痛

E：一个40岁的男子到我这里来对我说"在大学里，我是一个很好的催眠被试， 我有牙科恐惧症。 我知道当你去看牙医时，你得忍受着无尽的疼痛，剧烈的疼痛。我曾经忽略了我的牙齿，它们外形很差，我曾经整过牙齿，而去牙科诊所意味着疼痛 你可以催眠我吗？ " 我说"为什么不让给你整牙的牙医来做，做了吗？ " 他见过两个我训练过的牙医，他们曾分别也曾联合在他身上努力过。他们无法诱导催眠。 所以我让他们把他带到一个学习团体中来。我告诉他，目前暂时保持他的恐惧、他的疼痛，但进入到催眠中。在催眠中，我告诉他保持他的疼痛、他对疼痛的所有看法，就这样去看牙医，他知道他的所有疼痛都在他的左手里，并且抓着它离开他。　告诉牙医，决不能碰到那只左手。最轻的呼吸也会在左手引起极大的痛苦。　在他整个牙科手术过程中，疼痛都在那里。如果他再到一个新的牙医那里去，那个新牙医会很感到惊讶，这是怎么了。　这件"你不想知道的事情"与你的手或竖琴有什么关系吗？［停顿］

　　　　R：她继续停顿，所以你还告诉了她另一个故事。

　　　　E：我正在给她一个喘息的机会，但同时也是在给她指令。我告诉牙科患者把他的疼痛攥在手里，她可以有所有关于疼痛的自我认知，但她会知道除了疼痛，她真正想要的是什么。

利用爆发力抵达无意识

　　E：好了，现在爆发性地回答这个问题。［对罗西］你能爆发性地说出一个词吗？

　　R：该死！

　　E：你能［对X］爆发性地说出一个词吗？

　　X：不能！

　　E：你怎么知道那个词的意思？　你知道你不想说出的那个词的意思，是吗？爆发性地回答这个问题。你愿意说出它的意思吗？

　　X：不！

　　E：回答这个问题，你应该吗？

　　X：是！

　　E：是吗？

　　X：是！

　　E：什么时候？

　　X：稍后！

　　E：有多晚？　［停顿］

X：15分钟之内。

E：好吧，你可以爆发性地说出来。

X：15分钟！

［这时，第一作者让她忙于闲聊她的家和家庭，聊了15分钟。她并没意识到，他实际上正在利用许多女性的和性的象征的对话——鱼、箱子，渴望的东西，等等，让她的无意识对手头的任务随时保持准备待发状态。］

E：爆发力是无意识的突然涌现，每个人都有过这种体验。现在，我正在要求她让她的无意识心理爆发出新的理解。

舒缓的自我暴露：改变毕生的身份

E：这种暴露将与竖琴、你的手、还是其他什么东西有关？

X：与竖琴和我的手有关。

E：15分钟还没过去。　你准备得怎么样了？

X：我已经准备好了。

E：你想要，就现在吗？

X：似乎不会那么糟糕。

E：那太糟糕了，是不是？

X：我应该说出来吗？

E：当然。

X：我从没想过要成为一个竖琴师。

［停顿］

E：你想要与竖琴成一种什么样的关系？

X：自娱自乐弹弹而已。

E：你成为一个专业竖琴师，是谁的主意？

X：我一直怪我爸爸，但它可能是我的。我觉得它最初一定是爸爸的。

E：你现在为什么手过度出汗呢？

X：我知道为什么。这样我就不用弹了。

E：作为一个逃避的理由。

R：当她的自我暴露出现时，它出人意料地摆脱了情感创伤。不想成为一个专业竖琴师，这似乎是一个如此简单而真实的事实，但对她来说，这是在放弃一个毕其一生所建立起来的身份，她关于自己的一个主要的心理框架已经改变了。

支持症状情结重组的领悟疗法

［在那15分钟的谈话中，X这时体验到了大量关于她家庭的心理动力和她出汗症状的领悟。］

R：现在开始了大量领悟和澄清，主要针对她在家庭中的问题的来源和性质。在这里，你利用经典领悟治疗手段，支持她心灵结构的重组，使症状形成不再是必需的。

意念动力信号助长进一步领悟

E：那么为什么你会认为在飞机上你有幽闭恐惧症？　让你的无意识心理回答这个问题，而如果你不知道答案，　你就等待。　你的无意识心理会在领会了我的问题之后，用头部动作来进行回答。　你可以用某种方式说点什么来表示你为什么在飞机上会有幽闭恐怖症吗？　［长时间停顿，此时，X闭上眼睛］不由自主地点头也行，摇头也行。　你知道当时那是什么吗？你的无意识知道吗？［停顿，此时，她非常缓慢地点头表示"是"］你清楚地知道吗？

X：是的。

E：那是什么？

X：当我哥哥和我都很小时，我们经常像猫狗打架一样争吵，有一天，当我放学回家，我因为什么事情对他很生气，并从他的集邮簿上撕下了一页。他把我拖进一个壁橱，并紧紧地把一只猫和我关在里面。我根本不喜欢猫。这是在圣帕特里克节。

E：知道了它，这不算什么坏事，是吗？

X：是的，回家我要把我哥哥痛打一顿。［笑］。

E：我认为知道了所有这些好事和坏事是非常可喜的。梳理你的记忆，看看关于你自己是否还有什么是你应该知道的。　在暴风雪中我从纽约州的某个地方乘飞机回来。［这时艾瑞克森讲了一个有趣的故事，关于他曾经历过的一次令人不快的飞机旅行。他显然是在挖掘她关于飞机的联结，给她机会，让她停止对飞行的恐惧。但是，她并没接受他的暗示，所以，他让她回顾她所有的心理动力性领悟和1937年3月17日的严重创伤，当时她哥哥把她关在壁橱里，艾瑞克森认为这也可能与她对飞行的恐惧有关。］

> R：你并不轻易满足于大量关于她出汗问题的重要领悟。既然她对去做建设性的内部工作持开放态度，你利用她的可用性，并用一种意念动力方式施加到她的幽闭恐怖症上，助长从无意识到意识的流动。

回顾心理动力方面的领悟：解决飞行恐惧症

E：你确实全神贯注于不知道。你已经有了许多出汗的实际经验。　现在你可以有比你之前多一点的手干和手热的实际经验。　那么你还需要什么帮助吗？

X：不需要了，现在，我觉得迫切需要冲向机场，赶上第一班飞机离开。

E：这是一种很好的感觉，不是吗？从现在开始，你是否将是完全开放并忠实于自己的？

X：恐怕还做不到。

E：好吧，你知道，我们都是不完美的，那就让我们的自我隐蔽尽可能地小，并且不去压抑。　在两天的时间里了解了所有关于你的这一切，你认为怎么样？

X：我想我感觉有点儿像是接近于决定它，决定暂时了解它。　我有点释然，它现在已经摊开了。

E：因为不舒服对我有什么不满吗？

> R：在这里，你让她回顾所有她新近获得的领悟，这样，它们便可以在意识层面得到整合。你也正在探索与她害怕飞行可能有的某种联系。作为最后一次接触，你用与一种热手有关的双层沟通方式，给出了很多

与性有关的许可。然后，当她说她"觉得迫切需要冲向机场，赶上第一班飞机离开"时，她显示出一种似乎自发的解决。

症状减轻的渐进性：心理动力的创造性重组

E：你知道，在你将得到干爽的手之前，这需要一段时间。

X：嗯哼。

E：现在这对你来说不是多么难堪，是吗？

X：是的。

R：你再次肯定她知道经过一段时间症状会逐渐消失。从而你给她的症状一个公平的机会去重组它自己，并预先阻止她对失败的恐惧。因此，你不涉及过分简单化的症状移除的想法，你在做的要比这多得多：你在助长她心理动力的创造性重组，这样症状便不再是必需的。内部调整的持续性过程需要一定的时间。

催眠暗示的利用理论

E：我希望你能够喜欢这一点，你知道你是一个很好的催眠被试这个事实吗？

X：我不想太多地归功于自己是一个很好的被试。

E：你可以全部归功于自己。我所做的只不过说了某些话，而且在这么做的过程中　我激发了你先前已有的记忆、想法，然后你按那些记忆行事。

你有某个时间的记忆，那时你甚至不知道你的手是你自己的。　你甚至也不知道你第一次知道你的耳朵在哪里是什么时候。　你也不知道你最后是怎样确定你耳朵的位置的。父母喜欢让孩子指出头发、额头、眼睛、鼻子、嘴巴、下巴、耳朵的位置。但什么时候你才真的知道你的耳朵在哪里？

X：我不知道。

［艾瑞克森用左手从脑后伸过来触摸到右耳朵，演示怎样知道耳朵的位置。］

E：一度，你不知道那是你的手，所以你试图用你的右手拿起你的右手。

你花了很长的时间去学习用右手拿起你的左手和用左手拿起你的右手。 所以，你有一个完整的储库，充满了记忆和认知，而我所做的只不过是说某些事情，触动了那些记忆。昨天，当我说，"试着站起来"时，我触动了你的记忆库中你站不起来的那个时间。曾经有某个时间你不能坐下来，因为你不知道坐下意味着什么。

甚至还有的时候，你不知道你是一个人。所有我需要做的就是进入你的记忆库中，而你不用说话。

R：这是我们的催眠现象理论。

E：嗯哼［停顿］

　　R：在这些结束性的话语中，实际上你为我们的催眠暗示利用理论描画了一个清晰的轮廓。暗示不是把某个东西放入被试的脑中，暗示是一个刺激那些你早已拥有、自己可照之行事的记忆和想法的过程。暗示是一个简单的过程，它唤起被试自己的内部联结，并帮助他们利用这些联结为新的目标服务。所有所谓的催眠现象实际上是被解离开的反应单元和片段，它们原先在发展的早期阶段和学习的初始阶段是正常的。

　　E：在同一时间，对事情既知道又不知道。［艾瑞克森讲了另一个他非常喜欢的故事，他的女儿克里斯蒂，她大喊大叫，并持续了七天，直到最后，她站起来，第一次行走，连续走了142步。她只知道她是一个人并且必须这样来证明这一点。］

催眠现象的完全揭示：控制、自由和反应灵活性

E：从现在起，你不需要再让人催眠你，除非是为了你的目的。 而且没有人能控制你，任何时间只要你想，你就可以对抗我， 或其他任何人。 你是一个自由的公民，对自己可以是坦白的。被拴在那里出汗和在飞机上体验不愉快的感觉，纯属见鬼，不是吗。

［这时，艾瑞克森讲了一个有趣的故事，讲他是如何克服他生来对香菜的厌恶的，他就那样充分地咀嚼它，直到他开始喜欢它。由此，他向自己证明，如果他想，他就可以改变自己的口味。］

我确实需要知道我可以改变我的反应，而你同样可以做到改变你的出汗。还有什么事情吗？我已经跟你说得非常全面了。我该向你收费吗？（Should I charge you? 双关：我应该改变你吗？）

X：不！！！

E：好极了！真是好极了！

E：那么你会送我一张圣诞贺卡吗？

X：会的。

E：认识你，非常、非常高兴。

X：认识你，也非常高兴。

E：在……过得开心，我希望在回来的路上看到你。

　　R：我经常看到在治疗过程的末尾，你对你的患者就催眠的性质给予充分的揭示。特别是，你强调他们实际上对这个过程有控制权，并且他们可以把它用于任何建设性的目的。你通过给患者以控制权和自由，消除所有延续已久的误解，如果治疗师认为必须对患者保持这种秘密，这是很可笑的。对催眠现象和催眠治疗方式的充分理解，可以很好地帮助公众和个体寻求帮助。在最后你如何克服你对香菜的厌恶这个故事的帮助下，你让她带着自我改变和反应灵活的一个好的榜样离开。

　　E：她对我关于费用问题的"不"的回答非常具有爆发性……如果她能爆发性地对我，她就可以爆发性地对待任何人。

　　R：在这里，你给她一个社交机会去应用她新获得的自信，同时，你通过免除她这次晤谈的费用，对她允许我们对这次晤谈进行录音并出版加以补偿。圣诞卡的请求被用作一种单纯的随访策略。

关于心理治疗创造性本质的注记 *

尽管我们已经做过努力，去概括这个案例所涉及的动因，但我们必须承认，每一次心理治疗性的相会都是独特的。艾瑞克森不断地阐释这样一个主题：每一次催眠治疗性的努力都是一次创造性探索。这是因为，无论是在平常清醒状态，还在催眠治疗性的恍惚中，反应，对于唤起它的情境或条件来说，都无须是合乎逻辑的、秩序井然的、恰好相关的，甚至是合理适合的。它可以是合乎逻辑的、不合逻辑的、毫无意义的，毫不相关的、随机的、误导的、荒谬的、隐喻的、幽默的，等等。要准确地预测个体在任何治疗性相会中将会产生的反应，这通常是不可能的，因为反应的单一性和复杂性以及它的合理性和特异性，都源于个体一生的学习中许多未知的经验性因素的排列组合。最多，只能进行笼统的概括。但是，在很多情况下，当一个特定的治疗师在一个特定的时间和地点面对一个特定的患者时，这些概括便会在复杂性的迷宫里失效或者迷失。

因此，当遇到痛苦、不安和反常反应等问题时，所采用的任何治疗方式必须整合治疗师和患者双方的个性。并没有什么严格可控的或科学的方法，可以在不同的时间，在相同的条件下从一个或多个患者身上引发相同的反应。即使当反应的范围似乎被严格限制住时，完全不可预测的反应也会发生。因此，即使心理治疗的一般科学原则确实存在（从本质上讲，创造性特征是它的这个原则之一），这些原则的应用也需要对心理治疗性工作的独特性和探索性有持续不断的鉴别。心理治疗师不能依靠一般的惯例或标准的程序不加选择地应用于所有患者。心理治疗不仅仅是对研究人员在受控的实验室实验中可能发现的真理和原则的应用。每一次心理治疗性的相会都是独特的，

---

* 以下是一个编辑过的版本，反映了第一作者在试图概述半个世纪的催眠治疗探索所做的部分努力。

并且都需要来自治疗师和患者两个方面的崭新的创造性努力，去揭示达成治疗性结果的原则和手段。

这种个性化和创造性的方式在催眠中是特别重要的。例如，在对第一作者之治疗方式为期七年的研究中，第二作者常常要求就某一特定催眠现象用某一特定的患者在持续的治疗晤谈中进行演示。很多次，第一作者用幽默的忽视进行拒绝，因为他觉得第二作者应该意识到这种要求是不恰当的，或者对那一特定的患者来说在那个时间是不可能的。但是，每当他开始进行所要求的示范时，第一作者通常都会成功地唤起与临床工作有关的大多数催眠现象，如意念动力反应、类僵、解离、遗忘、记忆增强、时间扭曲、认知改变、情绪改变，当然，还有我们在这个案例中所见到的症状改变和转换。

第一作者对他的成功和失败所给出的最为常见的理由，是他能唤起和利用某一患者的动机和经验性学习储备的程度。最显著的催眠效果可由移情关系的性质和患者对治疗结果非常渴望的这些重要催眠性反应而被诱发。失败，特别是与第一作者在实验性环境中最擅长引起的催眠性效果有关的失败，也照样归咎于它们显然脱离了患者的真正需要。虽然第一作者在建立催眠性体验过程中也使用了一些标准程序，但他永远都是把它们转变成患者自己的心理框架和具有特异性的联结模式，并对之加以利用。

一个为期三年的随访

接下来，第三年的圣诞节，X 送给第一作者一张圣诞贺卡，上面有她家人的信息和她年幼孩子的照片。每条信息都证实了她摆脱症状后的自在、她在新家庭中新的生活定位、为了自己快乐的音乐进修。

案例 6　用震惊促进症状解决和领悟的心因性哮喘治疗演示

对身心症状的一种基本催眠治疗方式是清晰而非模棱两可地演示它们是怎样被心理过程所控制和维持的。这种演示打破了关于问题根本性质的限制性的先入为主，并促使患者触及问题的心理动力。如果身心症状确实与大脑右半球功能（Galin, 1974）有着更为密切的关系，那么用催眠进行问题心理控制的演示，便可以触及症状真正的脑半球来源，因为催眠本身被认为是一种大脑右半球的活动（Bakan, 1969; Hilgard and Hilgard, 1975）。这有助于我们了解为什么对问题的来源和心理动力的自发洞察，常常紧紧跟随在症状心理控制的演示之后。催眠体验在心理动力和症状控制的来源之间打开了共同的通路。第一作者所写的下面的案例，是如何应用这种途径的一个典型的例子。

心因性哮喘

G 女士，35 岁，结婚十几年，有个九岁的孩子，寻求心理咨询。这是在抗议重复性诊断，她曾收到过来自半打不同的过敏症专科医师的诊断，意思是她持续了十多年的每年从十一月延续到来年四月的慢性哮喘主要是心因性的。已知的相关历史是她婚礼上的激动，接着是两天之内她卧病在床的母亲死亡，这已是早有预料的。母亲只想参加女儿的婚礼，除此以外别无其他心愿，她曾设法从丈夫那里得到过一个庄严的发过誓的承诺，她去世的时候，他将卖掉农场，一半的收益给女儿，然后，如果他愿意，他可以靠他那一半维持生活。

葬礼结束后，父亲告诉她，他对她母亲的承诺不算数，她将只能接收每年收入的一半，除非他去世，那时她可以继承一切。她和她丈夫生气地离开了，搬到家乡另外一个地区居住。两个月之内，这对夫妻开始顺从地接受父亲的安排，并从十月下旬开始了友好的通信。父亲回了信，在她的第一封信中得知她因患重感冒而躺在床上。她痊愈得很慢，原因是肺部对镇上采矿工作所造成空气污染的反应。哮喘发展成一种并发症，但随着温暖天气的出现而消失了。六月，他们搬到了圣费尔南多谷，但在11月份，大概是因为烟雾，她再次出现哮喘，一直持续到来年5月。6月，它们搬到了旧金山，但随后的11月又出现了哮喘，并一直持续到下一年五月。再搬家也于事无补。无论他们走到哪里，哮喘都会在11月复发，并在来年5月结束。

询问这位父亲，得知他一直务农，但却是以一种特殊的兼职方式。他种植农作物，给它们锄草松土，并收获它们。做完这些，他从一个完全的经营者变成一个雇员，并在一个有些距离的城市轻松舒服地度过冬天。随着春天的到来，他返回到农场并努力耕作，直到完成最后的收获。直接询问她父亲来信的频率得知，夏天，他总是太忙而无暇写信，在它冬天空闲的时间，他保持每周写一封信。患者并没有认识到她的哮喘与她父亲每周一封信之间可能有的联系。

她被问道她是否愿意让笔者明确地证明她的哮喘既是心理性的也是器质性的。她非常明确地回答，无论哪种情况，她都会得到极大的解脱，但补充说，它毫无疑问是器质性的，因为它最早是因为感冒而引起的，因矿业城镇的空气杂质而加重，并且只在寒冷的天气发作。而且，它总是随着天气转暖而消失。再者，它必定是器质性的，因为十年来她在夏天从未有过一次单一的发作，而从心理上说，无论天冷还是天暖，她都是同一个人。她被告知，催眠作为一种辅助性诊疗手段将是非常有益的，她欣然同意接受催眠。

她证明了自己是一个很好的被试，很容易地发展出一种深度催眠。她被快速训练按照后催眠暗示行事。然后，在催眠期间她得到指令，规定的暗示信号出现（当作者敲打他的铅笔三次时）时，她将接受一个回忆的任务，一个最重要的回忆任务，它将在适当的时候被明确界定。她同意遵从所有的指令，并且只要另一个规定的暗示信号出现（当他的雪茄打火机被扔进他的烟灰缸时），她会深深地睡去。她带着对催眠体验的全面遗忘被唤醒。在几句闲聊之后，进一步询问了她夏天哮喘发作的可能性。她极为坚定地予以了否认。

作者提到，时钟显示的时间为下午2点17，而她也被提醒说，现在是非常炎热的7月8日，在亚利桑那州凤凰城。然后她被问道，她是否认为她可以在下午的2点37，出现剧烈的哮喘发作。她说这个念头实在是太可笑了。作者向她担保，如果她的哮喘是心因性的，那这种发作不但是合理的，而且是非常可能的。但如果是器质性的，她就无须有任何担心。她有点儿被搞糊涂了，等着进一步的详细阐释，但作者只是指导她静静地注意时钟。

下午2点25分，她被问到她是否感到舒适。她回答说，她只是感到困惑，因为看着钟表肯定不会对她有任何作用。2点34分我提醒她，距离她将出现或不出现哮喘发作只剩三分钟。她只是报以微笑。2点37分，她有所期待地转向作者。作者立即用他的铅笔在桌子上敲打了三下（这是一个启动回忆的后催眠暗示信号），并说，"完全彻底地想起来，就像你正在读着它，你父亲曾写给你的某一封信的内容。"一阵剧烈的哮喘发作随之发生了。

在此期间，她被告知，"天气挺热。现在是7月8日。这是夏天。没有任何烟雾、灰尘或冷空气。你近期也没有肺部感染。你正在经历一阵严重的哮喘发作。它从下午2点37分开始，我说过*如果它是心因性的*，将在20分钟之后发作。当我这么说'*它是心因性的！*'它就会停止。我将在2:45或2:47消除它，因为我可以做到。你看到这个雪茄打火机了吗？事实就是这样。它既不是巫术也不是魔法。但当我对它做某种事情时，你的哮喘就会消失。仔细看着它。要确保你知道，真的知道，你的哮喘是心因性的。现在看。"这个打火机立即被扔进了烟灰缸。一种深度催眠随之发生了，她被告知睡得很沉、很舒服，然后带着对每一件事情的回忆，消除了哮喘醒来。于是，在这一点上她认同了作者的说法。

她反应非常充分，醒来时，她开始自由地理解性地讲述。她的回忆可以概括如下：她母亲因为瘫痪、心脏疾病并伴发呼吸困难，一直卧床不起。她的父亲从来没有非常亲切地对待她的母亲或她，他内心充斥着极大的内疚。在她第一次哮喘发作不久，她收到了一个朋友的来信，明确提示她父亲对一个公认男女关系混乱的妇女有过分的兴趣。跟着她父亲的第一封信，她的哮喘发作了。此后她一周接一周地担心他的下一封来信，但觉得有责任回复每一封信。每年春天他返回农场，这给了她一种如释重负的感觉，因为她知道他会忙不过来去做那些令人讨厌的事情或给她写信。

当她完成了她的概括时，她被问道她打算做什么。她的回答是，她将透彻地思考一下这些事情再决定行动方案。随后的报告显示，她曾看望过她父亲，与他讨论过这些情况，聘请了一位律师，恐吓她父亲要运用有效的法律手段确保她对她农场份额的控制和最终的所有权，并给他按他所希望的处置他份额的自由。从那以后，父亲适当地处理了她的所有权，但他一直在慢慢地退出他的份额。

他仍然每年冬天定期写信，但患者自1949年7月8日在治疗室诱发的那次之后，一直再没有哮喘发作。最后一次偶然看到她是在1954年6月下旬。

周密检查这个案例各个阶段怎样发展将是非常有益的。前面所述的我们一般方式的五个阶段连同第一作者应用震惊和惊讶助长她的认知重组一起，将以斜体字进行列举和强调。

有一个开始时期，在此期间，患者为了问题的器质性治疗咨询了大量医生。由于这种再三的失败或只是具有短期的安慰剂效应，患者被无奈地告知，它肯定是心因性的。

患者带着很多内心的困惑和紧张来到心理治疗师的治疗室，仍在断言它不可能是心因性的。尽管如此，这些断言、困惑都是一种标志，显示患者*原来问题器质属性的参考框架已经至少部分地被动摇和弱化*。困惑是一个信号，表明在放弃原来的框架和仍未真正理解新的心理性框架之间出现了迷失。困惑因此成了治疗性改变在心理上的一个重要的先决条件，它表明患者已经做好了改变的准备，尽管他们常常并未意识到这一点。

治疗师在对问题的初步调查中，为他自己查明了症状的相关事实和可能的心理动力。在这个案例中，第一作者迅速从问题的主要动机中发现可能的心因性来源：（a）在患者的婚礼和几乎同时发生的她母亲的死亡这种特别令人难受的情境之下，患者不明朗的遗产继承，（b）患者的症状和她父亲的来信之间这种规律性的联系。当患者未能认识到她的哮喘与她父亲的来信之间某些可能的联系时，第一作者意识到了一种可能的障碍或解离，这可能是形成这种身心失调症状的一个因素。这时候，当所有的事实都得到澄清时，有些患者确实意识到了这种联系。他们从中获得领悟，并在治疗师的帮助下进行自我修复，取得问题的彻底解决，无须任何催眠治疗性干预。

虽然这个患者还没能领会她生活的事实和环境所勾画出的心理联结，这种初次问诊还是在意识层面建立了（1）*融洽关系和治疗性参考框架*。它现在使无意识的心理动力与认知和认识的体验来源，保持在将被激活的待发状态。

第一作者用哮喘心理控制的催眠性演示，来处理这些未被认识到的症状来源。他先训练她体验催眠效应，并跟随后催眠暗示。由于这是他处理症状问题常用的经典方式，他（2）*用她自己的体验演示她的无意识怎样能够控制她的反应，从而表明治疗性变化的发生场所将在她的无意识中*。

在催眠中，她被给予一个谨慎的暗示：当收到一个特定的暗示信号时，便对一个重要的记忆做出反应。她并未被告知那个记忆将是什么，因为那样可能只会引起进一步的意识阻抗。但是，她的无意识将会通过激活它在这一区域相关的无意识搜索过程，对明显与其哮喘有关的隐含式暗示做出恰当的反应。这种隐含式暗示是（3）*在无意识层面唤起探索和处理进程的最有效手段*，它在被给以特定的暗示信号时，可以猛然浮现到意识之中。在继续进行之前，第一作者增加了一个安全措施。在给她进行下面的后催眠暗示之前，他指示她，无论何时，只要特定的暗示信号出现，就去睡觉——也就是说，进入催眠。这样，任何有可能发展到不可收拾程度的反应或症状过程，便可以因让她进入催眠而马上减轻。

然后，他给她的无意识20分钟的时间，从下午2点17到2点37分，去调整它自己，如果这种哮喘本质上是心因性的，就调整它自己产生一次哮喘发作。无意识并不是靠魔法发挥作用。要让它做它自己的工作，必须给它时间。第一作者判断要解决声称"这个想法极其可笑"的患者意识定势的压抑性限制，至少需要二十分钟的时间。2:37哮喘发作的期待就被设定好了。

然后，第一作者让这种期待和不安积蓄了二十分钟。在约定的时间2:37，她（1）*满怀期待地转向他*，显而易见她已准备就绪。这时，他给出了预期的后催眠暗示信号(敲打他的铅笔三次)，并给了她最关键的回忆任务：回忆"你父亲曾写给你的某一封信的内容。"一阵剧烈的心因性哮喘发作了。于是，她

猛然陷入一种 (2) *她习惯心理框架和防御模式瞬间得以弱化的震惊状态*。

在这个关键时期，第一作者简单描述了关于她哮喘心理属性的所有显而易见的事实。当一个人的习惯心理框架（一般现实定向）被这样经由 (3) *震惊和惊讶所动摇时*，他往往会抓住任何可以令他恢复安全和舒适的暗示或信念系统。于是，关于其哮喘心理属性的事实，凭借"进入深沉而舒适的催眠状态，她可以带着对每件事的充分认知，摆脱哮喘，从中醒来"的后催眠暗示信号（打火机——烟灰缸）所产生的安全和舒适而得到强化。第一作者由此 (4) *演示了她症状反应的解除*，同时提供了 (5) *她获得对其问题来源和心理动力领悟*的可能性。她获得了这些领悟，并做好她自己下一步如何解决其问题的计划。

案例 7　用宣泄实现症状解决助长人格完善：一种权威方式

　　这个案例详细说明了催眠可以怎样被有效地加以利用，即使患者是执拗的、反应迟钝的、只能进入浅催眠状态的催眠被试。进入浅催眠甚至都需要三次两个小时的晤谈，但这已经足以呈现基本暗示"你的无意识将会知道做什么和怎么做。你将绝对顺从那种需要并完全地告诉我。当最终完全完成时，你可以从你现在的问题中康复。"虽然第一作者可能没有在这个患者身上唤起任何经典催眠现象，但上述暗示足以将治疗性变化的场所指派给他的无意识。当患者*平常的意识框架突然被令人吃惊的权威性要求"关闭你的意识心理，停止它愚蠢的求医问药，让你的无意识处理它的任务！"所弱化*时，给他的无意识一些时间去酝酿，直到下一次晤谈。

　　那足以促成一种异常激烈而持久的宣泄，这种宣泄被证明是患者心身症状解决和总体人格显著改变和完善的媒介。患者的强烈宣泄期间可被看作发生人格重组的变动意识状态。但科学概念并不能公正地看待这种发生，它本质上是一个爱的故事。第一作者以文字形式把它呈现得比上一代人更多。

不许顶嘴！

　　彼得，因为一种莫名其妙的下唇肿胀，在他二十多岁时被迫放弃了他在一个交响乐队的职位。这是在与乐队指挥争执后突然发生的。这种肿胀太严重了，他的下唇足有 5 厘米厚。在这种肿胀持续的三年期间，他已经被一百多位医生诊治过，并且所采取的措施包括了理疗、热敷、药物治疗、卧床休息、红外线和 X 射线治疗。结果一点儿用处也没有。

　　他最后被送到一个普通的心理医生那里，他立即把他转介给作者来做催眠治疗。他的主要生活事件如下：他出生于意大利，在他 4 岁的时候，他全家移居到美国。他父亲，就职业而言，是一个勤劳的面包师，他望子成龙。由于这个男孩很小的时候就已经在音乐方面表现出强烈的兴趣，父亲便决定要把他打造成著名的音乐家。于是，男孩三岁就开始练钢琴，同时，为选择合适的乐器，父亲考察了整个乐器领域。他最终选择了长笛。

要了解这个男孩所接受的训练，就必须要了解这个父亲的一份简短声明。他是个霸道的家长，他以一种极为严格的方式统治这个家庭。他第一个吃，吃最好的部分，而他的妻子和孩子静静地站在他旁边，准备服从他最微不足道的需要。因为他拥有自己的面包店，他平均每天工作十二个小时，每周7天。家庭交流实质上成了家庭成员日常活动的一系列报告。他妻子报告她做家务、购物和照顾学前儿童的活动。孩子进入学校之后，他们要报告他们的日常作业，并且在假期，要报告他们白天的活动。他专心地聆听，权威性地评论他们的报告，对"好"成绩毫不吝惜地赞扬和鼓励，同样也毫不吝惜他对"愚笨"的责难。由于他的学历有限，当年龄较大的孩子进入学校时，他们不得不就父亲认为自己缺乏了解的那些事情进行相互评判。至于父亲自己，他也进行每日报告，他探讨他自己的成就和自己的不足。除非眼睛看不到，他从来没在什么问题上出现错误，他自己独立得出了那样的结论。他早就学会了表达"不许顶嘴"和它的变化形式，并且它已经成为一个标准的口头禅。没有人跟他耍过"嘴皮"，他在家庭日常活动和相互关系中基本上是以每日报告为特点的不断吹嘘。他以类似的方式对待他的员工，但却非常地公平，所以他赢得了他们的忠诚。

所有的家庭活动都按规则在时间基线上进行，当他认为合适，他会大度地更改。因此，擦鞋，每只鞋要抛光规定的多少分钟，修剪草坪要在固定的钟点，在一个准确的时间长度内。如果一场突如其来的雨打乱了这个计划表，他会用一个可以满足现实需要的专题，把时间表调整到另外一种情况，只要不会牺牲原有责任就行。如此一来，因下雨无须浇花坛而省出的时间必须被用到为这种情况而保留的特殊任务上。玩耍被看作是生活的一个重要组成部分，但其持续时间和性质都是预先定好的。因此，男孩打球，女孩玩布娃娃都是有规定时间的。所有的一切都是有序的、建设性的和系统性的。

由于彼得将来是要成为著名的音乐家，父亲为他建立了一套特殊规则。他该干的事，是做健美操而非玩耍，看音乐家的传记而非童话故事。他学校功课必须是均衡的，因为必须为他每天放学后的音乐练习保存精力。其他的孩子则被要求成绩优异。在餐桌上，彼得得到了有更多选择权的位置，紧挨着父亲。起初，父亲监督儿子的音乐训练，他是一个非常聪明的人，他有着一双极好的音乐耳朵。他每天那么多的时间花在弹奏钢琴上，不是弹奏乐曲，而是要训练手指的灵活度、敏捷度和绝对精确的动作。然后，父亲聘请老师来教他弹奏作品，这样他可以学习乐曲。由于父亲对音乐有深刻的鉴赏力，并且会愉快、热心地与他讨论，他用同样的热情和爱心成功地鼓舞着他的儿子。学习长笛的第一课由父亲监督，并且父亲的解释最好地概括了它们的特性，"你在吹奏长笛之前，必须先有对长笛的感觉。"

把长笛，一件昂贵的乐器，从它的盒中取出，把它倒过来，举到嘴边，把它降低再抬高，用手指的动作测量其长度与直径，学着完全精确地使它保持平衡，学着找到嘴唇吹奏它时的精确距离，这便是他最初课程的内容，这要不断地练习，直到他父亲满意。父亲的赞美总是很慷慨的，他的耐心是无限的，从而使彼得对他其他方面难以承受的要求变得能够忍受了。然后每次学习一个音符，每次学习一个按键，接下来音量的增加和减小也采用同样严格的方式。连同继续做着的所有钢琴练习，这么多小时的钢琴，这么多小时的长笛，这么多时间的健美操，这么多时间的休息，那么多时间的讨论培育音乐的灵魂。当然，后者是对患者的拯救，他在治疗的时候，让他讨论音乐的灵魂是一种令人兴奋的、鼓舞人心的体验。后来，父亲聘请了一个优秀的老师，他严格遵守约定的各种课时频次，同时，父亲把他自己限定在规定数量的插入练习和其他重要活动中。

高中毕业后，彼得每天12小时用了两年时间以长笛演奏家的标准完善自己。然后在二十岁时，他经父亲的允许去寻找试演机会，他的第一次申请便与一个著名的交响乐团签约作为首席长笛演奏家。除了某种风雅之外，他父亲的渴望得到了满足。他儿子在音乐界的地位已经得到了，但还有些额外的个人方面的成就有待取得。他儿子现在必须谈恋爱、结婚生子、当爸爸，这样他才能"了解感情、甜蜜、爱女人、美女、听到孩子的欢笑。"

这个儿子，总是默许一个又一个的女孩排着队穿家而过，但不幸的是，在一次演唱会上，他遇见了他心仪的女孩。他父亲陷入了深深的绝望。女孩是南斯拉夫人而不是意大利人。儿子对此坚定不移，但也通过同意推迟结婚表示某种让步。对这个父亲来说，稍可安慰的是这个女孩来自一个艺术之家，是一名大学生，一名训练有素的歌手，绘画极为出色，有一个哥哥是南斯拉夫非常著名的雕塑家。

他在交响乐队演奏了两年多，然后一个新乐队指挥前来签约，这名指挥迅速因其严厉批评和独断专行的方式成为绝大多数乐队成员千夫所指的对象。在练习期间，他因一个错误指责彼得时，彼得试图抗议，他告诉彼得，不要跟他多"嘴"。在下一次彩排中，彼得的下嘴唇出现轻微的肿胀，并且他的演奏也问题不断。当他试图解释时，乐队指挥再次严厉地告诉他，"我不希望你多嘴，要不然你可以辞职。"他对此的愤怒非常巨大，但他不敢以任何方式表达出来。他也没敢告诉他父亲。在一个月之内，他的下唇肿得太厉害，致使他被迫辞职，他只是就他嘴唇的情况跟他父亲做了说明。

然后他就开始了胡乱地搜索，寻医问药，而除此之外，他也练习弹钢琴和长笛的指法，每天从来没少于9个小时。这三年期间，父亲带着日益增长的焦虑和不耐烦，看着他肿胀的嘴唇，最后表达他长期以来的感觉，严厉地谴责医疗行业，并要求他儿子寻找更多有能力的医生。最后，他陷入深深的痛苦中，非常沮丧地对这个话题不再作声。与那个南斯拉夫女孩之间的浪漫也结束了。她离开了这个州，去完成她的大学学业，并进行唱歌和绘画方面的训练。

临床治疗过程

最初的几次访谈主要致力于弄清楚上述历史过程。他不喜欢这一点，并突然提出省掉病史采集，一刻也不拖延地使用催眠术。

在第五次访谈中，曾做过努力想要催眠他，但他被证明是一个困难的、反应迟钝的被试。但是，在每次持续两个小时或更长时间的这样三次晤谈之后，作者诱导出一种浅催眠。它被用来尽可能断然、权威地暗示，他嘴唇的肿胀起因在心理，是可以治愈的，这是一种深刻的而迫切需要的外在表现形式，表明他的无意识心理要呈现和表达这些年来一直被压抑、被忽略、被忽视和被有意识地禁止的那些行为。他被告知，他的无意识必须完全地表达自己，尽管这些表达似乎有些可怕或不理性。此外，他的无意识将会知道做什么和该怎么做，并且他将完全向那种需要让步，并*向作者充分地表达出来*。当这些被完全地完成，那时他可以从他目前的问题中康复。这些后催眠暗示被用很多加强的语气和重复，并以最可能权威和强制的方式给出。在晤谈结束时，他被草草地告知不要问任何问题，回家，让他的无意识心理为它的任务做准备，然后，在下一次约定的时间，他将会在精确的时间准时出现，让他的无意识没有任何延迟或任何意识干扰地开始它的任务。这种极其权威性的方式被认为是合适的，因为它利用了患者以前的生活经验和现在的期望，有效的指导总是以一种权威方式出现。第一作者只是利用他对权威的期待。

在接下来的访谈中，他像前面所指示的那样走进治疗室，但他立刻为他的嘴唇要药。他被断然告知，"关闭你的意识心理和它愚蠢的要药请求，并让你的无意识心理致力于它的任务！"他的反应是非同寻常的暴怒，他跳出他的椅子，并大声地痛斥作者是个可怜的不称职、不专业的典型，毫不吝惜他的污言秽语去表达他的意见。这种指责性的攻击用了整整一个小时。正好在一个小时结束时，他被严厉地告知，"你的无意识现在可以关闭了，并在下个诊时，它会精确准时地继续，更为深入地、更好地工作。马上离开治疗室。"

他恰好准时在下一次约定的时间出现，甚至在他关上身后的门时，就开始了另一番谩骂。访谈以与前次相同的方式被终止了，并且在整个治疗过程中，基本上继承了这种模式。9个月来，每周2个小时，这个过程一直被延续着，只是曾有一次例外，当时他将被武断地告知，下一次即时的约定将有所不同，但没给出更进一步的信息。但是，当他在这种情况下走进治疗室时，他将直接面对这种需求，他需要很好地讨论这种不同的主题，像是音乐的意义，乐队的成员在演唱会期间和之后怎样去感觉，个体怎样通过他自己的演奏表达他的情感和生活体验、希望以及恐惧。患者带着在敌对反应中显示出来的同样的紧张和热情进入到这些晤谈中，并且在他的讨论中，他确实很令人鼓舞。

起初，这种指责主要是因为作者是医疗行业中的一员，然后才被当作一个特殊领域里的医学工作者。这导致对作者作为人类一分子，特别是作为北欧人后裔的指责，因为他的祖先破坏和掠夺了每一块他们可以驾船抵达的土地。他在这些指责性言论中掺杂了许多仔细推敲的意大利短语，他爽快地为作者进行了翻译。然后，这发展成了指责性描述和诽谤，既有集体性的，又有个体性的，除了作者的父母和祖父母，还包括作者的祖祖辈辈，直至时间的尽头。如果他的讨论一个小时结束时在句子的中间中断了，下一个小时肯定要完成那个句子，并延续这个话题。此外，他乘公共汽车回家途中经常专心于琢磨在下次面谈时他可以提供什么更好的言语攻击。他从作者的祖辈，转到作者作为一个人，首先作为一种生理意义上的生物这样的话题。当这个话题被说完了时，他又转到作者作为一般意义上的社会中的一员，但只突出了对掠夺和抢夺的遗传。说完这个话题，他进而对作者作为一个家庭中的人进行品头论足。当他说这个话题时，他的动作行为发生了显著的变化。在此之前，他很激动地在地板上踱来踱去，并猛烈地做着手势。发展到这个话题后，他把向作者扑过去在作者的鼻子下摇晃着他的拳头加入他的动作反应中，并说明他如何想要痛打和伤害作者，并在作者身上造成各种伤残。在每一个示威性的动作中，当他比画着他想怎样挖出作者的右眼、左眼等等时，他要求作者保持密切的注意。此外，他通过喷射气息、破口而出、唾沫乱飞来强调他的表达。

　　当他说到作者作为一个家庭的人这个主题时，他逐条列举了在描述他父亲的家庭时他曾经说过的各种事情。这样，他广泛地、不合时宜地、带着强烈怨恨和憎恶地推断作者列表格的行为，他对他每个孩子的态度，他关于家庭活动和工作的要求以及其他习惯和特征。随着不断增加的怨恨、敌意和过分断言的流露，一个小时又一个小时被花费在这个一般性的主题上。终于有一天，在接近一个小时的末尾，在他若干长篇大论中，通过宣称"如果你是我父亲……"他第一次提到了他的父亲。他猛然一惊，马上停了下来，无力地坐下，倒吸一口冷气，"但你不是我父亲，你不是我父亲，你不是我父亲"。作者以一种友好的语气和声音告诉他，"是的，我不是你父亲。你的无意识一直在跟我说话，说一些将会帮助你了解你对你父亲感觉的事情。既然你已经说了在你心里累积了一年又一年的所有事情，你的嘴唇可以痊愈了。所有你不敢跟人顶的嘴，你以前都留给了自己，现在你已经全部跟我顶了。你自由了，你的嘴唇好了。你唯一需要做的是看看你父亲，并且是像一个成人看望另一个成人那样。现在你已经长大了。简单地告诉你父亲你想要什么，你感觉到什么，你希望什么，你只说那些他可以理解的事情。他不能理解的事情就不必说了。"他的回答是，"我得考虑考虑，我今晚会和他谈谈。"

下次会谈时，他报告说，那天晚上，在例行的每日报告聚会上，他告诉他父亲，实际上他是个成年人了，他知道什么是对的和有益的，从此以后，他将只对他自己负责，并且从现在开始他不再接受父母的命令了。对此，他补充说，他的嘴唇会很快好起来的。他父亲的反应很典型。长时间的思考沉默之后，父亲起身走到患者面前，握着他的手，用意大利语坦白地说，"儿子，我是个老人。我忘了你长大了，请原谅我。"

一个月之内，患者的嘴唇恢复了正常。虽然他每天还在练习，但不再是每天定额九个小时了。他告诉父亲他的意图，他想到东部一些大的城市去，他选择了一个他前未婚妻在那里学习的城市。刚开始，他应聘当了一名服务生。几个月后，一次试听机会出现，他被聘请为一家大型交响乐团的长笛演奏家。他恢复了他的婚约，并带他的未婚妻拜见他的父母和作者。她是一个非常迷人的女孩，但很不幸，欧洲的动荡在不断加剧。她告诉了他她的计划，她要返回南斯拉夫看望她的家人。直到1947年她才再次出现。第二次世界大战的爆发，使她被困在她家乡的土地上。她曾参加过游击武装，在战争最困难的情况下与纳粹作战。后来，她被抓获，并被投入到苦力营遭受残酷的虐待。最终她逃脱了，并设法回到了美国。她不再是个迷人的女孩，她成了一个弯腰驼背、头发花白的老妇人，脸、胳膊和腿都伤痕累累。她打听过彼得，但只能得知，虽然他曾给作者写过一封又一封热情洋溢的信，但美国的参战结束了这种通信。此外，他父亲已经放弃了面包店，并已进入了军工企业，从而失去了所有的联系，她无奈地接受了这个消息，并向作者道别。

案例8　性功能障碍：快速催眠治疗方式中的梦行训练

一位非常敬重第一作者声誉的退休专业人士，他打电话要面谈处理一个个人问题。在这一小时单独晤谈的第一部分，第一作者阐述了助长梦行反应的典型方式。他建立一种治疗性的参考框架，然后巧妙地运用了许多间接暗示和一系列后催眠暗示来开启密切的融洽关系，并跟随具有梦行特征的反应。他说明了为什么双层沟通和对阻抗持续的卸载和置换是最为重要的。

在这次晤谈的第二部分，他说明了经典的手臂悬浮的催眠诱导途径，可以怎样以象征和间接的方式，被用作引发很多治疗性暗示的丰富背景。在开启催眠体验的那些最初时刻，患者的注意力和期待常常处于最高点，此时，最适于进行治疗性暗示。在这种异常快速的方式中，患者在他们意识到发生了什么事情之前，就接受了治疗性暗示。他们的意识心理可以被如此紧密地固着在这种手漂浮的新奇体验上，致使他们根本注意不到治疗性暗示。因此，治疗性暗示以一种绕过患者某些意识的习惯态度和习得性限制的方式，被无意识接收到。

如果我们把"意识"和"无意识"称为"优势"和"非优势"脑半球，我们可以用神经心理学的基本原理去描述新的催眠治疗方式。用催眠诱导，例如很容易实现脑半球单侧活跃的手的漂浮，可以使优势脑半球被占据，这可以使非优势脑半球得以释放，去接受以非优势半球象征性语言所表达的治疗性暗示。这次晤谈的第二部分，便是这种方式的一个演示，它用一种非常清晰的方式，利用了催眠诱导和暗示中脑半球的相互作用。

第一部分：助长梦行反应

E：告诉我，你的问题是什么。

P：几年前，我失去了妻子。她已经病了好几年了。我们当时一直有正常的性生活。但她去世之后，我似乎完全阳痿了，我不能勃起。当时，这倒没怎么让我烦恼，因为我不打算再婚。现在，我遇到了一个我非常心仪的女人。我想和她结婚。我做了所有的努力。她认为我们应该等待更长些时间。我可以和她一起生活，但我不想这样。我要和她结婚。但我发现在与她做爱的过程中，我没有获得那种性的感觉，我知道我以前有过。我知道我年纪大了，这些事情不会那么经常地发生。我今年68岁。自从我前几天打电话给你，这种情况已经发生了改变。我还没有性交，在准备做爱期间，我就已经勃起了。在这方面，我只是想感觉保险一些。我们计划在大约5个星期内结婚。我想为她也为我自己感觉保险一些。

E：你在考古学方面有兴趣吗？

P：没有，没有多少。

E：你知道，与古埃及木乃伊一道发现的种子在5000年后已经发芽了。

P：是的，我知道这一点。

E：那么，对你来说，有什么理由认为你的阴茎在阴道里不会变大变粗呢？

P：不，不是现在，现在没有。最近几天，它改变了，但是，我给你打电话时，情况还很糟。

E：你究竟为什么要担心你的心脏功能或你的胰脏功能、你的唾液腺功能呢？

P：噢，我从来不担心那些事情，但这是一种私密关系。这是让我担心的事情。我想要确信。而且我觉得她也想要确信。

E：好吧，从生理角度来看，你确实不应该担心。

P：我不这么认为。

E：你不这么认为吗？

P：是的，我应该说我敢肯定。

E：从心理或情感的角度来看，你应该担心。

P：是的。

E：你认为从情感和心理的角度看，当她裸体时，你会有什么问题吗？

P：不，现在我不这么认为了，但三四天前，我会这样。

E：你决不会忘记手头的问题，但你要把它转换成患者体验的许多别的方式。你利用他们其他的体验性学习去处理他们目前的问题。

R：这就是你在这次晤谈开始时所做的事情。他陈述他的问题，而你立刻问他在考古学方面的兴趣。这使得你可以提出种子在经过5000年后发芽的说法，当然这对于他的问题也是一个幽默而意味深长的比喻。你是在立即利用他认知的另一种形式，让他知道一段时间未被使用的生理功能是可以恢复的。这是你助长治疗性参考框架的第一种方式。然后你问了一个关于心脏、胰脏和唾液腺的问题，暗示他不必担心阴茎的勃起，因为这也是一种自然功能。你在因此诱导另一种治疗性参考框架。一旦他放弃了他意识心理对它的错误限制和抑制作用，身体内的无意识过程将会调节阴茎勃起，就像它们调节其他功能一样。患者通过说这涉及"私密关系"来表达他的异议。然后，你利用这一点来确认，"从生理角度来看，你确实不应该担心。"这解决了生理方面的问题，让你用一种他容易接受的方式把问题定义为心理的或情绪的。然后，利用你的假设性问题"当她裸体时，你会有什么问题吗？"你帮助他认识到，即使这种心理方面的问题也是可以解决的。这样，在最初几分钟的晤谈中，你已经促成了一连串来自患者的确认，为接下来将要进行的治疗性工作，建构了一种非常稳固的治疗性参考框架。在他的最后一句话里，患者已经把问题放到了过去。他带着非常高的期待走向催眠，认为他现在非常有限的问题可以很轻松地得到解决。

催眠诱导：早期学习定势

E：现在坐下，手像这样放在你的大腿上。就这样看着这里的一个点。就这样有意识地看着它。

你不用说话。

你不用移动。

你确实不需要移动。

只是看看那一个点。

许多年以前

你去上幼儿园，

上小学一年级。

而你面对

一个那时

似乎难以完成的任务

学习字母表中

它们所有形式的字母。

这似乎是一个难以完成的任务。

但你确实为字母表中每一个字母

形成了心理图像。

你形成了每一个数字的

心理图像。

并且你形成那些心理图像

在你的余生中一直保持在你心里。

> R：在这里，你诱导催眠，没用任何开场白，因为这个专业人士已经知道它的治疗可能性，并且他对此有种积极的期待。这种早期学习定势诱导（Erickson, Rossi, and Rossi, 1976）往往会通过唤起早年学习体验的间接意念动力聚焦，助长年龄退行。这种早年学习体验的活化，为你后来将要唤起的催眠现象奠定基础。

确认催眠：催眠中的身体语言

当我一直在跟你说话时

你的呼吸发生了变化，

你的脉搏已经改变了。

现……在……，闭上眼睛。

［停顿，此时，患者闭上眼睛，他的头非常缓慢地，一点一点地向下弯，直到它几乎触到他的胸部］

你深深地进入催眠

享受这种遍及全身的

舒适和满足的感觉。

［停顿，患者的身体向前倾斜，有点儿摇摇欲坠］

你可以往后，斜靠在椅子上。

［停顿，患者的身体在椅子里舒适地调整回来］

  R：你用慢慢拖长音的"现……在……"，开始你的声音调节过程，然后强调在深度催眠中你可以享受这种遍及全身的舒适和满足的感觉。这是一种间接暗示形式，因为我们知道，这样的舒适是催眠的特征之一。

  E：我的重点在"遍及全身的满足感"，包括他的头皮、鼻子、臀部和阴茎。

  R：患者并不知道这是一种广义上的间接暗示：由于他的阴茎有"问题"，他的无意识往往就会自动地把某些暗示的满足感聚焦到那里。

  E：其实，他的身体向前倾斜可能是一个迹象，表明他向往爱的沐浴，他妻子去世以后，他一直在躲避着它。

  R：前倾也可能是一种积极的、关系密切的象征。那是否意味着，后倾或朝着远离治疗师的方式是一种负性移情反应或治疗师与患者之间存在问题的象征？

  E：它可以表示随着某个想法的呈现所遇到的困难。

后催眠暗示开启梦行训练：在不知情的情况下进入催眠状态

现在我想让你

认识到某些事情。

在你醒来后不久

我会对你说些事情。

  R：这种后催眠暗示是开启梦行训练的一种方式。这是一种很容易被接受的暗示，因为患者醒来后，他自然会期望你说点儿什么。但是，他并不知道，当你真的说点儿什么时，你实际上是在进行后催眠暗示，它将开启另一个催眠。你早期的研究（Erickson and Erickson, 1941）指出，当被试接受后催眠暗示并执行后催眠暗示时，他会重新进入催眠状态。当你在催眠之后开始说某些事情时，尽管他们的眼睛可能是睁着的，而且他们可以像醒着那样做事，他们往往会再次进入催眠。这就是你对于梦行状态的定义：一个人像他醒着一样地做事，却能遵从治疗师的催眠暗示。

E：是的，经过催眠训练，你要让他们对他们醒着的想法感到满意。

R：尽管其实他们不是。你把这定义为梦行状态吗？患者认为他是清醒的，但他如此紧密地跟随着你，从而能够完成如此多的催眠反应，我们说他实际上是处于一种被称为催眠的变动意识状态。此时，他没有批判性，不会开启他自己的反应方向，他在等待你的暗示。他在催眠中，却并未意识到。

E：我曾经告诉过一个被试要像他醒着一样与我们所有在房间里的人一起做事。但是当一个完全意想不到的人进入房间时，这个被试对他的存在便没能产生任何反应。他根本没听到新来者在对他说话。

R：这表明与那些已经在房间里的人之间有一种特殊的默契，而这种默契不包括任何新来者。这种极强的默契状态是梦行式催眠的一个特征。我开始相信，患者经常会处在一种梦行式催眠中，有时催眠治疗师也没看出来，或者也不知道怎样利用它。

E：我确实同意！对于梦行式反应是什么，多数人有这样一些固定而僵化的想法。[第一作者继续指出那些表明治疗性催眠出现的细微反应变化是怎样经常被多数治疗师错过的。见 Erickson, Rossi Rossi, 1976.]

利用患者的动机强化暗示

而且你会感到惊讶
你真的曾经怀疑过
你自己。
[停顿]

R：你在这里是在穿插一个治疗性暗示吗？

E：是在强化之前的后催眠暗示。

R：你利用患者自己寻求治疗的动机来强化你的暗示。

E：你治疗中的所有暗示都应该形成一个连贯的整体。

催眠性遗忘助长梦行状态

现在，你没有必要记得

在催眠状态我跟你说了什么

但你的无意识心理

会记得。

但我们所有人对无意识心理知道什么

都了解得很少。

R：这是一个许可式的遗忘暗示。你不是命令它遗忘——那可能只会引起意识的阻抗。你表面上是在让患者做某些容易做的事情："你没有必要记得"。这是意味着要记住实在是太难了（就像我们每个人从许多日常生活经验中所知道的那样。）

E：如果你告诉人们，他们必须要做什么事情，他们总是会用他们不做来进行反击。

R：然后，你承认"你的无意识心理会记得。但我们所有人对无意识心理知道什么都了解得很少。"这往往可以强化遗忘和无意识的角色，同时弱化他受限的意识心理定势的重要性。这种对意识心理遗忘和无意识功能重要性的强调是另一种助长梦行状态的方式。

经由预演加深催眠

我将要唤醒你

并让你再回到催眠中。

E：反复地唤醒和让患者回到催眠中是一种加深催眠的方式（Erickson, 1952）。

R：这也是一种进一步弱化他意识定向的方式，某种程度上也是一种进行梦行训练的"混乱方式"吗？

E：是的，你在训练患者以一种治疗性方式进行反应。

R：你在训练他对你做出反应。

E：你以他自己的反应模式作为你治疗性暗示的基础。

R：通过深度催眠，你的用意是让患者非常紧密地跟随你，这也符合他的需要。

问话是一种许可式的直接暗示

你将会去做我要求你做的每一件事。

你会对

你真的去做

我让你去做的任何事情的

能力感到惊讶吗？

[停顿]

R：在这里，你的第一句话，似乎是一个令人震惊的让人服从的权威式要求。

E："我要求你做的每一件事情，"我并没说，"做我告诉你去做的事情。"

R：当你提问时，你实际上是在提一个患者可以拒绝的许可式请求。然后你用一个听起来无伤大雅但却非常有力的强化问题"对你真的去做我让你去做的任何事情的能力感到惊讶吗？"紧跟其后。

E：即使婴儿也喜欢惊讶。

R：一种惊讶，也是在暗示无意识将比意识心理更有效，更令人惊讶。

E：太多的治疗师在告诉他们的患者做这做那，而不是在提问。这是一种看似柔软的高压手段。

卸载和转换阻抗：否定的使用

无论我说什么，你都会照做，

不是吗？

E：你会，不是吗？如果有人要使用这种否定，那最好是我。

R：如果患者有种阻抗，在内心里以一种"不"的形式存在着，这时，"不是吗？"的反问句往往可以卸载和转换这个"不"。催眠初学者常常被训练来以一种肯定的方式表达暗示。那是一种有效方式。但是，你假设对立态势的阻抗形式总是存在。所以，你使用否定，以这种相当令人好奇的具体方式接收患者的否定，并把它转换到一个建设性方向。从理性的左脑视角看，这似乎讲不通，但它可能是有效的，因为催眠是一种大脑右半球的现象，在那里，这种具象的转换无疑是可能的。

催眠诗绕过意识的阻抗

不管你做何种思考，

我所说的都将成真。

R：这充满诗情的对句是另一种处理阻抗的方式。许多患者担心如果他们在催眠期间有相反的想法，治疗性暗示就不会发挥效果。你的对句使他们在这一点上消除了疑虑。在这个对句中，声音的平仄流畅意味着它可以是斯奈德催眠诗（1930年）的一个例子，它可以绕过批判性的、唯智论的左脑，这样，它便可以被右脑所接受。

E：我在把我的治疗性暗示黏合到患者内心可能有的任何阻抗上。

R：在这个案例中，你并不是必须要消除阻抗，而是把你的治疗性暗示附加到它上面。这是一种利用患者阻抗的方式，所以，无论何时，只要他们向自己表达这种阻抗，他们就会发现自己也在表达治疗性暗示。对这种在其显在行为上看起来太过合作的患者，这是特别重要的。因为他在外表上是如此的合作，他的阻抗必须被隐藏在内心。因此，你可以通过对之附加一个建设性的暗示来利用这种内心的阻抗，甚至都无须对患者提起。

表面的催眠唤醒和自发的再诱导：梦行式催眠的视觉特征

花点儿时间

在心里，默默地，

从二十倒数到一。

每数一个数字清醒二十分之一。

现在开始数数。

［停顿，大约一分钟的时间内，P似乎在逐渐清醒］

醒过来相当困难，不是吗？

P：嗯哼。

［艾瑞克森接听电话，而当他接电话时，P就闭上了眼睛，并且显然又回到了催眠状态。］

E：醒来挺难，

但你可以再次醒过来。

［停顿，P慢慢地睁开眼睛。但是，他没大重新调整他的身体，所以我们可以假定他仍在催眠中。］

带着一种非常舒服的感觉醒过来。

P：我感觉很舒服。

E：第二次你为什么要回到催眠中？

［停顿，这时P看起来很困惑］

你的无意识心理知道的比你所做的还多。

R：这是一种迹象，显示他与你形成了强烈的梦行式的默契，当你把你的注意力从他身上转移到接电话上时，他闭上眼睛并回到催眠状态。他现在正在跟随你先前的催眠暗示：醒来之后，他将再回到催眠中。如果他真是清醒的，他就会到处动一动，或者与我交谈，因为我正紧挨着他。但他完全不理会我和所有的录音设备。深度催眠并不意味着患者是不省人事或无意识的，它只是意味着患者的注意力被强烈地聚焦在相关事情上，致使其他的所有事情都被忽略了。你让他再次醒来，但他只是睁开了眼睛。当你告诉他"带着非常舒服的感觉醒来"时，他以一种几乎准确改述的方式进行回应，"我感觉很舒服"。对你的话的这种准确的跟随是梦行状态的另一个标志。当你问他第二次他为什么要回到催眠中时，他为什么会看起来很困惑?

E: 在梦行状态, 有一种理解过程的延迟, 这很容易引起困惑。

R: 所以, 在这里, 我们可以总结梦行的三个特征: (1) 非常密切的融洽关系, (2) 准确跟随治疗师符合患者自身需要的那些话语, 以及 (3) 心理主动性的缺乏。梦行状态并不意味着患者是个机器人, 他只是特别好地与治疗师发生共鸣。

E: 感到困惑的是他的意识心理。我通过补充说, 他的无意识心理知道的比他所做的还多, 来证实这一点。我置身于这个情况之外, 我没说, "我知道这是怎么一回事。"我说, "你的无意识知道。"

R: 梦行有什么一般特征吗, 或者, 我们必须把它们挑选出来作为每个人身上高度个性化的临床表现吗?

E: 你必须为每个人挑选出来, 它们会有所不同, 这取决于患者的目的。

R: 这名患者在他的梦行状态中几乎没有主动性, 但其他人可能会表现出很多——表现他们的幻想等等。在主动和被动的梦行之间有什么一般的区别吗?

E: 这名患者并不喜欢他从他自己那里所接收到的东西, 所以他保持被动, 以便于接受可以从我这里接收到的东西。这就是我为什么要制造遗忘和困惑来弱化他意识定势的原因。

R: 这些是弱化他习惯意识态度的方式, 这样便可以开启无意识搜索和无意识过程, 助长治疗性反应。所以, 即使患者是在一种非常被动和接受的状态中, 你也不要直接编程他, 让他去做什么。你需要做的是努力帮助他避开他自己的意识性限制, 这样, 他的无意识潜能便会逐渐显现。

E: 患者更相信他自己的无意识。

作为早期反应模式的催眠现象: 隐含式暗示唤起早年心理动力模式?
通过隐喻实现治疗性暗示的双层沟通

E: 你全部生活

从一岁开始

你就已经知道你能够站起来。

对吗？

P：嗯哼。

E：而现在你知道你不能。

试一试。你不能 [说得非常快速而轻柔]

[停顿，患者用他身体的上半部分，做了几个轻微的动作，毫无结果，他四处张望，有点儿痛苦]

E："从一岁开始，你就已经知道你能够站起来，"这在暗示一岁之前你站不起来。与此同时，这是一种以隐喻方式处理其问题的双层沟通：不能站起如同不能勃起。

R：你选择一种与其心理问题有无意识关联的催眠现象，这样，当你以后解决这种催眠现象（让他站起来）时，你也可以在一定程度上解决他的阳痿。这是在无意识层面进行间接治疗的一个非常清晰的例子。这似乎也是你催眠现象利用方式的一个非常清晰的例子。你是否认为你实际上是在唤起早年心理动力层面上的"不能走"，然后利用它作为这种催眠现象的基础？催眠不只是想象，它是基于常常来自婴儿期和幼儿期的相关神经回路的激活。

E：是的，那些婴儿和儿童早期的模式有很长的历史。

R：由于其悠久的历史，它们在我们内心有一定的优势，它们从来没被真正地压抑住，当被适当地激活时，它们便可以被表达成行为。通常，通过间接手段，例如隐喻，可以更有效地激活这种早年心理动力模式，因为直接的命令可以引起意识的怀疑态度，从而妨碍催眠反应。

E：你把患者当作一个具有完整历史的人来对待。你可以依靠那些神经性印痕和长期记忆多于依靠新近的东西。

R：对催眠治疗师来说，研究早期儿童的发展，以获得更为充分的认识，了解他可以唤起的现象类型，以及可以用来唤起它们的线索，这会是非常有益的。如果不是全部，那么也是大多数催眠现象，它们实际上都是早年的运行模式。这是你工作的一个非常独特的方面：你认为在催眠现象中，你是在唤起真实的心理机制和无意识过程。催眠现象的基础，是对个体早年体验性学习的利用，而不是超级易暗示性或想象本身。

E：患者的反应只能来自他们自己的生活体验。

治疗性比喻的创造性过程

E：你现在真正明白

一个念头如何可以占据你的大脑。

［P闭上了眼睛，似乎陷入了越来越深的催眠中］

E：在说到他现在真正知道一个念头如何可以占据他大脑的过程中，是在通过比喻进行指涉，当然是指涉他的问题：就像一个念头可以阻止他站起来一样，一个念头也可以阻止他的阴茎勃起。

R：他再次闭上了眼睛，可能是因为突然了解到了站起来有哪些不同的意思吗？

E：闭上眼睛或许正好吻合了引起那种意义的内部搜索和无意识过程。要真正理解这样一个比喻，需要他做出创造性的努力。因为这是他自己的创造性努力，他不大可能拒绝，而如果那是作为一种直接要求硬塞给他的，则很难说。

双层沟通：进一步的梦行训练

E：再次醒来

全身感觉非常舒服。

［停顿，P再次睁开眼睛］

你对站不起来有什么感觉？

P：噢，它没打扰到我，我不想站起来。

E：那么现在你不能保持坐着。

［P四周看了看，站了起来，有那么一两秒钟，似乎有点儿不好意思］

现在，你可以坐下

［P坐下］。

> E：当他说他不想站起来时，这意味着他有选择。在无意识层面，这也意味着他对于他的阴茎不勃起也有选择。

> R：我明白了——他可能偶尔想要做出那种选择。他在这里可能无意中在使用双层沟通。现在在这个语境中，他"不能保持坐着"的进一步暗示具有象征意义：不能保持他的阴茎疲软，这可能导致他在这个时候有点儿不好意思。这也是一种手段，进一步训练梦行式反应，这样，他跟随你的催眠性暗示，甚至如同他醒着时那样行事。

> E：说他"不能保持坐着"，这在无意识层面是治疗性的。请注意，我刻意不说，"你必须站起来"。我想要避免站起来的话题，因为他在阴茎勃起方面正好有这种困难，这样可能在无意识层面使催眠性暗示落空。

第二部分：快速催眠治疗方式，利用手飘浮的治疗性的象征意义：催眠诱导和暗示中脑半球的相互作用

E：我希望你能喜欢这种体验。

你的一只或另一只或两只手，将会朝你脸的方向抬起。而无论你怎样努力地试图向下压，它都将朝你脸的方向抬起。

［患者的右手手指试探性地抬起，然后整只手带着一种轻柔的、摆动的动作向上抬］

你停不下来。

［停顿，P的右手慢慢接近他的脸］

没有什么东西能让你停下来。

［停顿，手突然向上靠近P的发际线］

再高一点儿。

没有什么东西能让你停止你的手去触摸头发。

［P的手接近，并最终触摸到他头上的头发］

对头发触摸，

你不能停止你的手这样做。

现在你知道

无论什么只要你想要

你的阴茎就可以勃起来，并触碰到毛发。

[停顿]

　　　　R: 现在你做了经典的手的漂浮，但你的话有另外一层含义，在那个层面，手的漂浮等同于阴茎的漂浮。你数次提到"你不能停止它"。由此，你是在试图以象征方式弱化他意识心理停止阴茎勃起的能力吗？

　　　　E: 是的。

　　　　R: 假设他左脑可以如此全神贯注于他右手的漂浮，致使它可以让他的右脑更容易接受并按照你以右脑象征语言所给予的治疗性暗示来行事，这是非常令人着迷的。最近的研究（Smith, Chu, and Ed-monston, 1977; Diamond and Beaumont, 1974; Kinsbourne and Smith, 1974）指出，优势脑半球对某一活动的专注，往往会使另一个脑半球自由地处理其他事情。这可能就是你把治疗性暗示，随着手的漂浮或其他可以吸引优势脑半球注意力的诱导方式，点缀到无意识（或非优势脑半球）的象征语言之中这一习惯做法的神经心理学基础。现在需要大量系统研究，在催眠诱导和暗示中检验这个脑半球相互作用的假说，以便找出可以使治疗途径最大程度得以利用的参量。

以必然性为条件的后催眠暗示

E: 你可以享受它。

这不再是你的头发。

这不再是你的头发。

这将是对她的感觉。

你不能放下你的手

除非你已经享受完

感觉毛发的感觉

感觉温暖的身体。

［停顿］

没有什么会告诉你，

你的阴茎将不能勃起来。

没有什么会告诉你这个。

［停顿］

只要你想要，没有什么能阻止它去感觉阴毛和阴道。

［停顿］

我希望你能注意到

你的手并不是感觉好像它在触摸你的头发，

它感觉，好像它在触摸

那位女士的阴毛。

［停顿］

  E：我开启这个朝着他的脸和头发抬起的过程。一旦这个过程进展顺利，且不能被停止，那么我可能会把它转换到阴道和阴毛的话题。

  R：一旦接受了开始的条件，他就会被由此所产生的接受治疗性暗示这种势头推动着继续向前。

  E：那么，当他与她在一起时，他不可避免会感觉到一个温暖的身体，这是必然的，并且当我说"你不能放下你的手，除非你已经享受完……温暖的身体"时，我已经象征性地把勃起的阴茎与她温暖的身体绑定到一起。

  R：这是后催眠暗示的一个基本原则：你总是要把一种暗示性反应建立在一种必然性的条件之上。

进一步的后催眠暗示

我想让你对你的生活有一种惊喜

因为某天

今天或明天

你的手会触摸她头上的头发，

你会发现

你的阴茎坚持要做的是什么。

你将让那成为一个惊喜

不是吗？

［P点头表示是］

［停顿］

你会对你性欲的强度

感到非常高兴。

但你不会冒犯这位女士。

但你会对你非常强的性欲强度

感到非常高兴。

［停顿］

从前

有个哲学家曾说过，

"一个人想什么，他就会成为什么。"

你将永远不会忘记这句话，是吗？

现在好好地思考一下这个问题，

你是否愿意告诉我们一些关于这位女士的事情呢？

［P点头表示是］

    E："某天，今天或明天"，其实就是指任何时间。它可以是下个月，它仍属于这个暗示广义上的时间范畴。

    R：在这里，你再次设置一个后催眠暗示：阴茎勃起以另一个必然性事件（触摸她的头发）为条件。

    E：怎样"冒犯这位女士"？太强有力的或不那么强有力的都可以。当强调"你的性欲强度"时，我已经涵盖了性欲强度的两种可能性。当我稍后问他他是否愿意告诉我们"一些关于这位女士的事情"时，这意味着他是有选择权的，如果他告诉我们某些事情，他也有权隐瞒其他的事情。隐瞒事情的权力给他一种效能感和力量感。

唤醒的准备

好吧，花点儿时间醒过来

只是自发地告诉我们一些关于她的事情。

［停顿，P 睁开眼睛，眼神聚焦，好像他是清醒的。但是，他的手仍然停留在他的头上，并且他并不重新调整他身体的任何其他部分］

P：哦，她很漂亮。

她与我的年龄一样大。

以前在我的生活中，我从来没像这样爱过一个人。

> E：我只是给了他隐含的后催眠暗示，让他去隐瞒，而他用"哦，她非常漂亮"来回应。他实际上是在隐瞒。他在跟随后催眠暗示，却没意识到。

> R：在让他隐瞒的过程中，你让他返回到他平常清醒的自我控制中，从而让他做好完全醒来的准备。

> E：是的，当他承认爱她胜过他生活中的任何一个人时，在一个更加清醒的意识层面上，他是自愿的。

用象征置换和卸载自信匮乏

E：关于你自己，你正好学到了什么？

P：首先是更有信心。

E：你的自信中缺少点什么吗？

P：是的，有些怀疑。

E：现在，你的自信中缺少点什么。我会告诉你那是什么。你不能放下你的手。

P：嗯哼！？

> E：在这里，当他谈起信心时，他在暗示缺乏信心，所以我把它转换到手上。把这种自信匮乏放在一个无害的地方。

> R：这是一种用象征手段转换和卸载自信匮乏的方式。

伴随真正催眠唤醒的双层沟通

E: 在你获得一种强烈的满足感之前, 你不能主动把它放下来。

[P 闭上眼睛, 长时间停顿。最后他再次睁开眼睛, 手放了下来, 稍微调整他整个身体, 这是患者从催眠中醒来的一个特征。]

P: 是的, 我现在感觉相当好!

E: 你将需要些什么?

P: 嗯?

E: 你不一定要告诉我们。

P: 没有。

E: 但你仔细考虑一下。

她有两个漂亮的双胞胎,

两个都应该有名字。

[停顿]

P: 是的。

E: 在愉悦的性交之后, 会发生什么呢?

R: 你会放松, 你的阴茎会疲软下来。所以, 你的暗示, 在他获得一种强烈的满足感之前, 他不能主动把他的手放下来, 这是他正在醒来时收到的另一个双层沟通单元。这往往可以桥接意识和无意识两个层面的治疗性暗示。

E: 这时, 他用"是的, 我现在感觉相当好!"来回应。一种他无意间做出的双层面回应。于是我用"她两个漂亮的双胞胎"的话语来接续, 他把这认作在说她的两个乳房。如果他要与她做爱, 他一定会欣赏她的乳房。

间接意念动力聚焦

E: 有个人, 他喜欢爬山, 在一个社交场合, 他被问道, "这个周末, 你打算爬山吗?"他说, "噢, 是的,"但他没说出那座山的名字。这是他与他妻子之间的秘密。而每对夫妇应该有一种爱的语言。

［停顿］

P：现在我感觉好多了。

E：我的另一位朋友

在晚饭的餐桌上，被问道

"你想来杯汤吗？"

他回答说，"是的，我总是喜欢满满的一杯（a cupful）。"

他真正的意思是，"是的，我总是喜欢充满活力的乳房。"

P：是的。

R：你在这里强调日常生活中关于爱情游戏的双层沟通。

E：是的，这种双层沟通就像童年的秘密语言。

R：因为它们来自童年，它们包含的意念动力性反应种类非常丰富，这是他在新的爱情生活中所需要的。你通过谈论它们，从而激活这些意念动力过程。这是为治疗性反应而进行的另一个意念动力聚焦的例子。

以前症状的治疗性重构

E：现在，我总是告诉年轻的男人，

"在你一生的某个时候，你会失去勃起的能力。

你所不知道的

是你的无意识心理

正在告诉你，你妻子身体的美丽势不可挡。"

尽可去享受那个事实。

因为那是你们两人可以收到的最有可能的恭维。

如果在某些意料之外的场合，你勃起失败，

这是一种意义深远的恭维，

因为一旦你认识到你

已经以一种最为极致的方式恭维过她，

这时，你的勃起就会恢复。

［停顿］

    R：你真的认为勃起失败是一种恭维，还是这只是你在给他提供一个合理化的理由？

    E：他对勃起失败给了一个很坏的解释理由。他为什么要永远保持这种能力？有时下雨，有时不下雨，生活才会更好。我见过很多情况，那确实是一种恭维。

进一步的治疗性比喻

E：你在 X 市工作过多长时间？

P：从 Y 年开始。我几年前退休了。［现在是一种一般性谈话，说到 P 的医疗实践和他对他的患者使用催眠术的情况。］

E：X 市有多少棵银杏树？

P：我不知道。

E：我被人驾车载着穿过 X 市，路过一个十字路口，我对我正在驾车的朋友说，"我们刚才没路过辅道上的一棵银杏树吗？我从没见过它，但我确信它是棵银杏树"。他说，"你是对的"。后来他指给我看了一些令人目瞪口呆的银杏木。

P：哦！

E：［对罗西］你知道银杏树吗？

R：哦，是的，非常好！它们有活的能动的精子！

P：是的。

E：有一次，当我在 X 市时，我点了牡蛎。服务员说，你真幸运，我们只剩下两份订单了。我说，这两份我都要了。

［吃牡蛎和性能力之间的暗示性谈话引起一番笑声。然后谈话转移到一般话题和 P 的嗜好上，其中之一是必须用好的纹理和材质的木头进行雕刻。］

你还想再对我说点儿什么吗？

P：我觉得没什么了。我只是感觉完全不同。我觉得好像一个重负已经从我的肩上被卸掉了。我只是觉得在生活中我有了信心，这是我以前所没有的。

E：现在我无法旅行，但你能给我送一张婚礼请柬吗？

P：会的，我会做到的。这是一种美妙的感觉，这是一种很好的感觉。

E：你喜欢吗？

[第一作者向 P 展示了一个很好的鸟的雕刻，是用树枝做成的。鸟的前面部分被雕刻得非常简单而优雅，而身体后面的部分完全未做雕刻，它只是简单地融合了木材的天然形状。]

P：我从来没见过这样的东西。

E：像一只破茧而出的美丽蝴蝶。只是这一次，它是一只鸟。

P：是你雕刻的吗？

E：不是，以前倒常常雕刻。你喜欢木雕吗？

P：我从来没有雕刻过什么，但我喜欢它。

E：你想看看世界上最大的铁木雕刻私人收藏吗？

[这次晤谈治疗以 P 参观第一作者的铁木雕刻收藏品作为结束，那是由墨西哥中部的印第安人制作的。]

R：你用这些进一步的治疗性比喻来结束这次晤谈，而当你邀请他到你家参观你收藏的雕刻，那时，你把你们两人之间的关系从咨访关系转变成了朋友关系。

E：他知道我喜欢牡蛎，而他喜欢木雕，我也喜欢。我们一起分享我们的喜好。

R：既然你喜欢性方面的事情，那么他也必须喜欢。你的这部分工作本质上是一种移情治疗，也是一种解决移情的方法，因为你正好变成了另一个人，有着你独特的品位，等等。

案例 9　神经性厌食症的悖论和双重制约 *

E：在我所知道的儿童神经性厌食症（约50例，都是9至15岁的女孩）的所有案例中，都可以在父母与患者之间看到一种特殊的情感关系。它是一种隐藏的、被压抑的愤怒、怨恨、极端的挫败感，以及来自父母的焦虑、挂念和恐惧。至于父母的情感反应是最难以描述的。这类患者似乎存在一种潜在的对所有情感卷入的恐惧状态，表现为一种顺从的被动性、自我关注的完全缺乏、达到饿死程度的对食物的拒绝，对父母特别是母亲的隐蔽的恐惧，对饥饿感和所有批判能力的压抑。这一切，其潜在的心理动力基础是，一种不靠谱儿的被模糊概念化的虔诚暗示，和常常不能语言化的"救世主"或带有"救世主"目的的身份认同。

就我的知识和经验所及，神经性厌食症问题是情绪性的，在特征上与作为结果的身体症状相符。我在一个短期（二月十一日至三月十三日）内有效运用的一种方法如下所述。我看到这个14岁的患者，开始的两次会谈她是与母亲一起来的。像许多典型的神经性厌食症患者母亲那样，这个母亲回答了所有问题，努力将女儿置于一种保护之中。在获得了母亲个人影响的充分证明之后，我礼貌而断然地告诉这位母亲，"闭嘴，让你女儿回答问题。"然后我最断然地告诉她，她父母把她送到我这里，就是要让我告诉她吃饭，但我从来没有这样做的打算，吃饭是她自己的事，她愿意吃就吃。

R：在开始的这种方式中，通过告诉她母亲"闭嘴"，你马上与患者建立了融洽关系。然后，当你告诉她你并没打算跟她说让她吃饭时，通过调整你自己去适应患者自己的参考框架，你助长这个发展中的"是定势"。通过说吃饭是她自己的事，她愿意吃就吃，你把治疗性控制点放到了患者的内部。你似乎允许患者保持她的阻抗，并且你让她明白自己没有必要防着你。在

---

* 这个案例最初是第一作者所写，为了这次出版，第二作者增加了评注。

所有这些之中，存在一个悖论和一种微妙的双重制约。这个悖论在于，表面上你和她站在一边，并做与你被期望去做——让她吃饭——的相反的事情。这种微妙的双重制约在于，通过压根儿就没想控制她行为的方式，你实际上是在建立一种默契和融洽关系，这最终将可以把她制约到你不久将要暗示的治疗性工作中。这种悖论和双重制约一起确实有弱化某些意识参考框架的作用，所以，她现在可以更有效地接受你所给予的任何暗示。

扰乱意识参考框架

E：然后，我指出，作为一名医务人员，我可以在口腔卫生方面，给予专门的、适当的建议。我向这个女孩解释，不管你吃不吃饭，用牙刷刷刷牙齿和牙龈都是很重要的，要用适当的口腔清洁方法，用含有氟化物的牙膏，并且要知道，一定不要咽下一点儿牙膏。孩子表示同意之后，我指出，作为医生，我有资格规定更进一步的口腔清洁。这就是，漱口水的使用，它应该在刷牙前使用，它可以松动牙结石，用牙刷刷过牙后，应该紧跟着第二次使用漱口水，同时有一个绝对的要求：决不能咽下一点儿漱口水。我从孩子那里得到了承诺，我关于口腔清洁的指示将得到遵从。

R：你现在通过把她的注意力聚焦到一个其实压根儿不相关的问题——口腔清洁上，进一步弱化了她的意识参考框架。你利用她的性格去构建被动服从，让她跟从一些非常荒谬、几乎是不可能的暗示。

弱化"救世主"情结

E：在神经性厌食症患者的内心，"救世主"情结和自己的虔诚需求，迫使他们遵守所做出的承诺。我规定患者用鱼肝油作漱口水，并强调一滴也不能咽下。这个孩子通过晚上呜咽抽泣并弄得母亲一夜未睡来表达反叛。这种事情发生过几次之后，针对患者这种对其他人的冒犯，我对其进行了一番不带感情色彩的说教。我把它描述为需要惩罚的不良行为，而且因为这种不良行为不是针对我的，而是针对母亲——母亲是被冒犯的人——母亲有惩罚她的权利，孩子同意我说的。我私下告诉了她的母亲，夜间发生的呜咽是不可取的，可以受到惩罚，只要合理，她可以选择任何方式。她母亲决定用炒鸡蛋进行惩罚。这等于把食物从拒绝食物的自我强迫性仪式这一不能接受的范围中拿走。并且，她的身体接受了结合有鱼肝油味道的营养品，这中断了她强加给自己的消极的自我毁灭。她的被动性迫使她接受食物作为惩罚，她的"救世主"情结同样需要她这样做。此外，难闻的鱼肝油味道引起了对随之而来的诱惑物的强烈的厌恶情绪，让她避免使用它——某些她的"救世主"情结和被动性阻止的东西。她唯一的办法是合理化或"忘记"这些既会让她满意又会让她内疚的东西，所有这些，对她的被动性和"救世主"情结来说都是破坏性的。

关于患者如何获得和如何使用鱼肝油，她只被问过一次。她的母亲曾奉命只是监督她第一次使用它的时机，我对此也只问过一次。只有一次，母亲奉命提醒女孩，那是在亚利桑那州第一次通宵观光旅行中，确认一定要带上她的鱼肝油，在整个旅行中不能忘了它。

临近治疗结束，第一作者私下询问母亲得知，她曾经很不愿意在她女儿的陪伴下去购买仅仅一小瓶子的鱼肝油（低于500克），看到女儿第一次使用它时，她曾经很想吐，并且在最初的两天之后，瓶中的内容物量几乎没什么变化，再后来，瓶子就不知去向了。

> R：在这一方面，你完成了大量引人入胜的心理动力的改变。你让她使用鱼肝油这种几乎不可能的要求，被她接受了，因为她的被动性、救世主情结需要她接受令人不悦的暗示，以减轻她的内疚。但是，一旦她不能跟随鱼肝油的暗示，"救世主"情结自我和谐的方面便被打破了（Rossi，1973b）。她只能最低限度地跟随鱼肝油的暗示，然后，通过让鱼肝油瓶子不翼而飞，她似乎在进行一种完全的欺骗。这样做，她不得不放弃她"救世主"式的"都好和顺从"的身份认同，并开始通过不同的行为模式动员她自己的生存意愿。于是，这个不可能完成的任务削弱了她的"救世主"情结（弱化了那种参考框架），并让她开始进入到一种无意识搜索之中，去寻找新的潜在的治疗性反应。所有这一切之中，其他奇妙的纠缠是，你设法使她母亲保持一个惩罚施予者的角色——你仍在扮

演患者症状的支持者。她曾经不顺从，需要惩罚。食物，曾经是一种奖励，现在已经变成了一种她不得不接受的惩罚。所有这些都很难理解，几乎使我晕头转向，甚至试图以一种客观方式，理清这种心理动力。我能够想象得到，要设法完全地理顺它，患者的意识心理将会感觉到多么混乱和无助。显然，它无法做到，所以她只能让自己跟随你的暗示。

弱化意识定势和无意识搜索

E：然后，为了进一步满足孩子的情感需求，我接着与她交谈，告诉她一些有趣的事情、无聊的事情、令人兴奋的事情、具有轻微冒犯的事情、可笑的事情、非常让人着迷的事情。我连续提问这个孩子，给她大量在情感层面做出反应的机会。就像一名旁听这次晤谈的医生在结束时所说的，"你让这个可怜的女孩在整个情绪梯度上跑上跑下，在她能明白的范围内，你谈论你感兴趣的东西。"

R：你应用你经典的方式之一，谈论令人感兴趣和吸引人的事情，以此固定她的注意力。你也因此进一步弱化了她自己的参考框架，并通过间接联结性聚焦，为她提供很多机会，开启扰动她情感生活的无意识探索和无意识过程。这会使她满怀希望地调整她的内在心理动力，以便她能够浮现出一个新的更为适当的参考框架，产生更好的自我认同和更令人满意的行为。此时你并不知道这个更适当的参考框架和反应模式会是什么。你只是在震动她的无意识，期望它将会找到它自己的方式进行重组。

一种治疗性的双重制约

E：既然这个特别的神经性厌食症患者的母亲喜欢旅行，我让她尽可能多地在亚利桑那州到处看看，所以在2月11号至3月13号期间，我见这个孩子总共只有二十个小时。在开始的两周内，她体重增加了1.4公斤，减了0.45公斤，又增加了0.45公斤。在她住院的那个月里，她曾经瘦了2.2公斤，她到这里来时体重是28公斤。要不然，她是一个体形匀称的14岁的女孩。她的体重增加了1.4公斤之后，她的母亲根本不能理解我对孩子的处理；我让母亲站起来，并告诉我她的身高，她的体重和年龄，以及她有几个孩子。她告诉我她四十多岁，是五个孩子的母亲，是个医学博士，她与一个医学博士结了婚，她的身高是1.67米，体重53公斤，正好与她19年前她嫁给她丈夫时一样重。我对她体重不足的状态有模有样地表现出一种惊讶。（其实她的身高约1.72米，但我没对她的说法提出异议。）我非常郑重地指出，一个这种身高和年龄的五个孩子的母亲体重应该达到58公斤，难道她不认为当她自己营养不良时，带着处于营养不良状态的女儿来找我，她的行为是可耻的吗？我告诉患者，我希望你能留意你母亲体重的增加，并且我希望你能告诉我，每一次你母亲吃饭不足量的情况。

R：因为这个母亲可能已经将要干扰到女儿的治疗了，所以你开始用那些可以算是间接诱导的治疗性催眠手段，把这个母亲拉入到治疗中。通过让母亲站起来，回答一系列标准的医学问题，你实际上是在把她的注意力牢牢聚焦到她自己身上。她自然会在眼下同行医师所主导的游戏中，进入到一种惊讶、困惑，并且或许对这种相当不寻常的治疗有点儿震惊的状态之中。她习惯心理定势因此得以弱化，并且你的一连串问题引起对许多问题的一组无意识搜索。你的问题都被轻松地给出了答案，这样，你由此非常间接地引起了一种"是定势"。尽管她对你为什么问她这些问题感到不解，但她还是很轻松地回答了你的问题。她由此对接下来会发生什么形成一种强烈而积极的期待模式。你最后以一种双重制约形式，同时对母亲和女儿进行快速干预。

这种双重制约在女儿身上产生下列影响：1）她当然喜欢监督她母亲的变化，2）但是，当她通过留意母亲吃够量来监督她时，由于一种想要让母亲吃够量的间接意念动力聚焦过程，在这个女儿的内心引起一种被逐渐激活的不得不吃够量的无意识过程，这个女儿也因此在无意识层面进入到一种相似的吃够量的模式中。

在这种情形下，母亲也可能体验到某种程度的双重制约：1）她希望她的女儿好起来，但是2）如果母亲放弃对女儿过度的病理性控制，女儿便可以有所好转。由于母亲的习惯态度得到了弱化，在这一刻，她往往往会屈从于你看似矛盾的暗示，因为她根本不知道有什么其他方法应对。但是你并不仅仅满足于此，所以你加上了更多，使这个情境进一步"过载"。

情绪宣泄

E：下一个重要的步骤，是通过指责女孩是一个骗子和懦夫，并断言我的能力会证明这一点，彻底地侮辱这个女孩。当然，这个女孩会奋起反抗我的指责，于是，我告诉她，"打我不用付钱"（Hit me on the arm，与"打我的胳膊"双关）。她显然生气了，她轻轻地打了一下我的胳膊。我指责她把在我胳膊上的轻轻拍打当作一种打击。我告诉她，如果她不打我，她就是个胆小鬼，而且当她试图让我相信轻拍就是一种真的打击时，她就是一个骗子。女孩确实变得很愤怒，并真的打了我，虽然还是有点儿轻，但她马上转身冲进了候诊室，并且很快又回来了，脸和眼都已擦干了，回到了她的座位。我再次指责她是一个胆小鬼和骗子，我的证据是，她逃避打我的结果，跑进了候诊室，因为她不想让我看见她眼里的眼泪，她擦干了眼泪才回来，这时脸上已经没有泪了，她是一个骗子，因为她离开房间时，我看到了她的眼泪。于是，我继续让她在情绪梯度上跑上跑下，并且我也告诉她一些有趣、开心和吸引人的事情。

> R：你再次用你引起情绪波动和冲突的指责和证据，攻击她的"救世主"情结，使包含在太过虔诚和她对自己的消极看法中的矛盾呈现出来。当然你已经聚焦了她的注意力，并弱化了她一直以来设法维护的人格面具。这对她来说是可以接受的，因为它实际上是点缀在那些"有趣、开心和吸引人的事情"所营造的积极语境中，这可以让她保持开放，形成一种"是定势"，并允许情结宣泄。

逆转不断弱化的症候群

E：有一次，母亲没吃完足量的汉堡，包了一部分在餐巾纸里，向女儿解释，她要把它当作半夜的加餐。患者直到两天后才报告她母亲的不当行为。我指责这个母亲给女儿树立了坏榜样，我告诉这个母亲，她冒犯了我，因为不遵从我的医嘱。我告诉这个女孩，她冒犯了我，逃避报告她母亲行为的责任，所以，由于我是受到冒犯的人，我会惩罚她们两个，我将选择我的方式惩罚（punish，与"贪婪地吃喝"双关）她们。然后，我指示这个母亲把面包和奶酪带到我家（毗邻治疗室），她要在两片面包上涂上一层奶酪，把它们放在烤箱下部，加热使奶酪融化。她要取出面包，拿出另两片面包片，把它盖在有奶酪的一片上面，再把它们放回到烤箱下部加热。然后，母女两人要在我的注视下，每人吃一个奶酪三明治。

> R：现在母女两人都处于尴尬的境地。两人都有内疚，因此对你让她们吃饭这种令人惊讶的惩罚，两人都可以接受。因为食物是一种惩罚，而不是奖励，她们现在可以吃，以减轻她们相互间的内疚。由于是这样一种奇怪而有趣的奶酪治疗，她们可以愉快地接受。她们两人都被逮住不服从医嘱，现在是共谋。这使母亲和女儿站到了同一战线，面对共同的敌人，她们现在把矛头都指向了你。母亲和女儿不再相互斗争，因此神经性厌食症状之下的基本心理动力得到了弱化。

治疗性制约和悖论

E：然后，我开始和我的患者交往，我不介意偶尔看到她，但我真的认为她更应该愿意回到她的家里，那里离亚利桑那州有3000多公里。我还告诉她，当她回到家时，我可能会希望她的体重能达到38公斤，但她可能只想要34公斤。我还说，我认为母亲应该达到58公斤，但母亲可能想要56公斤，然后说明每天的体重会有0.5公斤的浮动，既然她们可以选择她们离开时的体重，她们一定要确保那些体重至少要比她们所选择的重0.5公斤。然后，我转身对母亲说，"如果她在家的第一个月没有增加2公斤，你就再带她回凤凰城找我，我会进一步监督她。"

> R：现在你把她们置于大量简单制约中，允许她们选择自己的体重，但总是在治疗方向上。然后，你底气十足地在你的威胁中使用一种有点儿矛盾的负性强化，你威胁如果她回家的第一个月体重增加不到2公斤，就把这个女儿带回来。

冲击和利用伦理价值体系

E：这个母亲一直保持与她丈夫间固定的电话通信，他带着另外四个孩子也来到亚利桑那州，他们中的两个比我的患者年龄大。见到他之后，在一次单独的访谈中，我要求知道他什么年纪，体重是多少，他说，作为应对糖尿病的预防措施，他的体重可能离符合要求的体重差2公斤。我问他是否有糖尿病的家族史，他说，"没有，这只是一种预防措施。"然后，我毫不留情地用一种指责的方式，批评这个父亲通过树立体重不足的坏榜样，拿自己女儿的生命来赌博。我告诉他，他在体重增加2公斤之前不能离开亚利桑那州，并建议他为体重的浮动留足余量。

然后，我与17岁的哥哥和16岁的姐姐单独进行了访谈。我问他们，什么时候知道妹妹不吃饱的，他们对此曾做过什么。他们解释说，妹妹的体重减轻被注意到已经将近一年了。他们总是给她提供食物、糖果、水果等，但妹妹一直拒绝，她说，"你们自己留着吧。我不该得到它。"然后，我批评这个哥哥和姐姐剥夺了宪法赋予我患者的权利，她有权接受来自兄弟姐妹的礼物。他们对我毫不留情的训斥感到非常吃惊，他们没有机会认识到它似是而非的特征。他们离去之后，我给我的患者打电话，进行一个简短的访谈，最郑重其事地斥责她剥夺了宪法所赋予她兄弟姐妹和父母给她礼物和任何他们想给她东西的权利。

R：父亲、哥哥和姐姐对你的斥责都感到"吓了一跳"，这让他们如此震惊，所以他们的习惯意识定势得到了弱化，他们不得不去搜索新的更适当的反应，你正好把关于"宪法权利"的直接暗示提供给他们。你实际上是在以一种令其震惊的方式，利用他们崇高的伦理价值体系，在他们的反应中开启治疗性改变。如果他们不是都有一种严格有序的价值体系，你的"发飙行为"根本就不会发挥作用。

元层次上的良知

E：我的患者和她母亲参加我女儿的婚礼，我的患者帮她自己要了一块婚礼蛋糕，虽然我确信她没想到我会知道。

在离开的那天，母亲的体重是55公斤，而我的患者是35公斤。他们离开之前，我的患者问，我是否会允许她哥哥给她照一张她坐在我轮椅扶手上的照片。我同意了，他哥哥照了两张照片。她回家后不久，她让她父亲把那些照片中的一张放大成一张海报挂在她卧室里。然后，我向我的患者重申，我命令她母亲，如果她在家的这第一个月，体重没有增加2公斤，就要把她带回亚利桑那州。作为临别礼物，我给了这个女孩一个肉桂饼的配方，那是我母亲在我出生前几年就已经发明的，那时她在内华达山经营采矿营地用的木板房。当我的患者到家时，她发现一封我写的信，信中我说，我希望明年九月能收到一张她在学校的照片。上面也有一份非常简洁有力的声明，她的体重问题是一个只属于她和她的良知的问题，别人不需要知道。

> R：当患者要求照一张她坐在你腿上的照片时，她把你当作父母的移情这种性质就显露了出来。你暂时性地成为这整个家庭的父母。临别时你送的肉桂饼配方这一礼物，实际上是一种后催眠暗示，形成一种吃的乐趣的延续。你当即写给她的当她回到家就收到的信，向她要张来年九月她在学校的照片，这明显是一种在更长的持续期内，延伸你对她的治疗性影响，巩固她新饮食行为的方法。与此同时，通过告诉她，她的体重是一个事关"她良知的问题，别人不需要知道她的体重，"你把她置于一种双重制约之中。你再次利用她强大的良知，把它当作一种控制自己行为的元层次，尽管你已经参与了对它的启动。

6 个月的随访

E：九月份，我收到了她在学校的照片，她是一个适度的营养良好的14岁女孩。我收到了一张她身着游泳衣的宝丽来照片，圣诞节她在巴哈马群岛度假，她似乎是一个非常有吸引力、营养良好、强壮健硕的女孩。我很长时间仍然收到这名患者写作上佳的信，在她的信里，总是会间接提到某些食物的制作。在最后一封信中，她说，她认为我关于让朋友种一棵树，作为提醒我75岁生日的方式，是一个极好的主意，她打算在自家花园里种一棵李子树，以庆祝我75岁生日。

1974年夏天，她写了一封长信，详细讲解了她一家为期一个月的环欧洲游，她送我一包圣诞饼干，她说，这在她家是一种传统。

据我所知，治疗神经性厌食症患者，再没有其他令人满意而快速的方法。当然，我的第一个措施，是向母亲、父亲或两人一起讲清楚，这种疗法将是社会取向的，情绪和社交需求将是首先要考虑的，而当看起来我可能有些冒犯的时候，那会涉及一种有价值的治疗原理。

要启动这种类型的治疗，你必须是一个如其所是的人。你不能模仿别人，你必须用自己的方式去做。

精选简短案例：练习分析生活中的瘙痒

R：我有个患者，他似乎是个深度催眠被试。每当我开始诱导，他就马上陷入深度催眠中——深度是如此之深，以至于他流出了口水，并且没有任何迹象显示能够给出意念动力信号，直到我开始把他唤醒。他有皮肤瘙痒问题。他是一个非常成功的年轻律师，他只是想解决这样一种身心失调疾病。他想接受"快速治疗"。他说，他不想要"那么多糊弄人的领悟"。

E：他进入催眠太深了，你不能对他做任何事情。所以，哪一部分的瘙痒是他想要保持的呢？

R：你觉得患者是过于害怕其瘙痒会被消除吗？

E：是的，他是在通过太深地进入催眠状态，来保护自己。所以，你一定不要错误地试图消除太多。他带着他瘙痒的问题，到你这里来，但他不希望它被全部消除。

R：这时，你将如何处理这个问题？让他在他身体更有限的部分有一种更轻一点的瘙痒，还是一种比较不让人烦的瘙痒？

E：我会说，"你受这种瘙痒的困扰。当然，我不知道它到底是什么。但我敢肯定，你希望你对成就的渴望（itch，双关"瘙痒"）可以保持。*你做事的*

渴望可以保持。事实上，有很多的渴望是你希望保持的。任何你希望保持的渴望——一定要保持！我们也可以确信，你会去除任何你希望去除的瘙痒（itch，双关"渴望"），但又不仅仅是你希望去除的瘙痒。"

R：什么渴望可能是他想要保留的？

E：对政治权力、政治地位、财富、健康、性的"渴望"！渴望是一个民间词语，有很多关于人类欲望和动机的含义。

R：我明白了！如果我试图消除他的瘙痒，它可能会带走他个性中的一个重要方面。他是一个精力充沛的人，一天工作十六个小时！

E：他有个"大痒"！不要忘了俗语！你应该经常注意辨识俗语是怎样与症状形成相关的。

R：这是非常吸引人的。实际上是他女朋友把他托付给我，我也在给她治疗相似的瘙痒问题，她也是一个精力充沛型的人。

E：她一定是他的另一个"渴望"。

R：很可能是俗语中的"渴望"被右脑从字面上处理，这样，它就被翻译成一种"痒"的心理动力过程。

俗语和无意识，患者中心疗法的个性化需要，构建一种治疗性参考框架。

自我内部的症状解决

一个10岁的女孩被带到了讲座现场，第一作者将在那里给一个医生团体举办讲座。父母请求他把她作为一个催眠的示范被试，因为这是她同意见医生的唯一方式。注意到女孩穿着太多的衣服，她的手套上还套着手套，第一作者问这个女孩，她父母是否曾得体地说过什么事情。她目不转睛地盯了他一会儿，然后点点头。她被告知第一作者不明白这个情况。她的解释最充分地表明了她的态度："我害怕。我不想让你知道我怕什么。如果我去医生的诊所，他会设法让我或者让我父母告诉他。我不想要让任何人知道。"她得到指示，"不用告诉我什么，只告诉我怎么了就行，这样我就会知道你是否害怕某些你看到、听到、想到或任何你可以告诉我的东西。"想了一会儿，她简单地回答说："我不想弄得脏兮兮。"一般的假设是，这个问题与害怕污物或不洁恐怖有关。

由于她意识部分的这种警戒反应在发挥作用，这就需要很好地探究她愿意接受什么方式的治疗。关于这一点，她有一些明显受到限制的想法。她的需要是，治疗要用催眠（不管这个词对她意味着什么）来做，第一作者无从知道她问题的细节信息，所以，这次治疗不得不以这种不会被看作是治疗的方式进行——也就是说，将"不会有像是照料有病者的医生所做的谈话，只会有像是你串门时的谈话"——而且确保她将会胜任示范被试的角色，"因为一个好医生不会告诉人们关于患者的任何事情，即使那个人是一名患者。"（没有机会弄明白她已经怎样设计过自己的计划，或者在见第一作者之前，有人曾向她提供过什么想法。）她父母当着她的面解释说，她已经禁止他们提供任何信息。她被精心打扮成她过去那样，她被问道怎样才能实施这种帮助。她最认真地回答说，如果第一作者同意给她一把她那天从未坐过的椅子，并且如果他同意不碰她的衣服，她就会马上到她酒店的房间，并适当穿些适合公开露面的衣服。她被告知她的意愿会得到尊重。

在讲座的时候，她两臂相当笨拙，故作庄重地来到演讲台，这样，她的手就不会碰到她的衣服。她注意到，作者为她准备了一把她前面说到的合用的扶手椅，她面对观众坐了下来，两臂放在椅子扶手上。现场出现了一阵对于儿童催眠的讨论，然后第一作者转向她去诱导催眠。所采用的技术极为简单。讲座和观众为她提供了声誉背景。她被告知伸开左臂与肩同高，手稍微背曲，这样，她可以看到她的拇指指甲。她奉命把目光固定在它上面，看着它似乎变得越来越大，直到它充满了她的视野，然后，随着它尺寸的增大，她将非常、非常缓慢地弯曲她的肘部，使得她的手越来越接近她的脸。随着她的手越靠越近，她逐渐陷入了越来越深的睡眠之中，直到最后，当她的手或手指触摸她的脸，她将会完全地呼呼大睡，她的眼睛睁着，除了第一作者，对其他东西视而不见，听而不闻，没有任何感觉。

在几分钟之内，她进入一种非常深的梦行式催眠状态，各种深度催眠现象得到了系统的演示。

在第一次看到这个女孩之后的全部时间里，在午餐会之前和讲座期间，第一作者一直在心里疯狂地寻找某种治疗方式。因为是在九月份，感恩节、圣诞节和元旦的相关念头便浮现在脑海，而这些都在暗示生日的可能性。因此，当她坐在观众面前处于深度催眠中时，她被问道，她是否愿意告诉第一作者她的生日。她肯定地点点头并说"是的"。她被要求说出她的生日，她给出的这个日子是12月29日。这个日期直接暗示一个可行的计划。

第一作者简单地陈述，尽管她可能会希望，但实际不会，在九月这么早的一个时间，就知道她会收到什么生日礼物。她可以盼望再盼望，这是允许的，但她不可能知道她的生日礼物实际上会是什么。但可能有一些非常不错的东西，确实非常精彩，一些她非常渴望得到的东西，一些将会非常特殊，甚至对她作为一个人来说非常重要的东西，那不只是圣诞礼物。那必将是一份生日礼物。当然，她可能不会得到它，因为她将不得不做大量极好的考虑，这样她才会知道她真正最想要的是什么。那么这个礼物可能真的是什么呢？它可能是她自己可以做的某件东西，她可以学习，像她学校所有最优等的学生那样，或者学着非常缓慢而仔细地为自己编织一件整体的连衣裙，或者是如何为自己缝制一件完整的女装。除此之外，它可以是她想要的、极其渴望的任何特别、特殊的东西。当然第一作者不可能知道——事实上，他可以知道的只是，他可以非常肯定她的生日将是她的第十一个，而且她将脱离小女孩的行列，成长为一个她想要成为的那种大女孩。

然后，打着仅仅给观众呈现的幌子，进行了催眠遗忘和后催眠暗示主题以及一系列的陈述，以达到那种后催眠暗示的目的。"如果要服务于某个目的，想要让被试达到对所有催眠事件和体验完全遗忘的效果，你可以告诉想要在心理方面或某种重要情感方面达到某个特定目标的被试，他可以有种不断增长的确定感，那种渴望将要实现的确定感，一天又一天，一周又一周，可能会有一种不确定的期待感，一种紧张感，一种令人愉悦的紧张感，以便于某些变化在自己内心缓慢地、渐进地发生，他可以在任何特定时间或在某种特殊事件场合逐渐明白和完全领会。"所有这些陈述似乎都是以一种解释的语言提供给观众，但对于被试的耳朵来说，它们是后催眠暗示。但是，即使她父亲，一位专业人士，以及她母亲，一个大学毕业生，他们满怀期待地坐在观众中，在等待一些明确的治疗性暗示，他们并没有领会我针对他们的女儿说了些什么。讲座结束后，这位父亲——他已经很快消除了对遗忘和后催眠暗示话语的跟随，在那位母亲的陪伴下已经离开礼堂，他带着许多担心，在女儿不在场时——急切地问第一作者打算什么时候进行治疗。他被急切地告知治疗已经做过了，他必须告诫他妻子不要在女儿面前讨论任何与讲座有关的事情，也不要谈起与第一作者的这次见面。相反，他们要做的只是保持沉默，用心地等待。

后来得知，她生日之后一个月，这个女孩许可她父亲给第一作者写信，告诉他，她已经不再害怕，讲座结束后，每当她"害怕""某些美好的事情将发生在她身上"时，她就会有种"奇异的感觉"。这种感觉在发展并逐渐变得越来越强，直到她的生日，这一天她早早地醒来，并用几乎歇斯底里的喊叫"它不见了，它不见了"惊醒了全家人。于是，她让她自己以各种各样的方式进行测试。父亲接着解释说，她曾禁止他写信告诉第一作者这些消息。时间过去一个月，她才允许，但禁止父亲对她的问题做任何的描述。她坚持认为，既然它"全结束了，全部消失了"，就没有理由再想起它，消息中唯一重要的一条是她康复的事实。父亲恳求她让他多写点儿，但她坚持不让，直到他提出来要告诉第一作者从九月到她的生日期间她行为方面的一些事情，在经过一番仔细考虑之后，她同意了，但说，她希望能先看到那些描述，然后才能寄出。他开始写上面的内容，描述了他和他妻子在女孩行为方面已经注意到的一种缓慢渐进的变化。她压抑的行为，她迸发的愤怒，她平常的不耐烦和她逐渐减少的紧张焦虑。她开始哭得越来越少，直到十二月，她已经完全停止了以往经常在意想不到的时间间隔之中的哭泣。她对衣服的特别关注减少了，并且她开始在每当门铃响起或邮递员来了时，跑到门口，好像她在期待着什么东西。他们还注意到，她会越来越频繁地拿起椅子坐垫，并从它们的下面去看，到书柜里书的后面去摸索，好像在寻找什么东西。每当她的兄弟姐妹问她在做什么时，她会回答，"哦，没什么，我只是认为，也许有什么东西在那里。"

她在学校的行为也逐渐发生了变化。如果其他孩子不小心违犯了她的禁忌，她不再有激烈的情绪爆发——她突然发作的麻烦所带来的痛苦体验，使其他孩子已经学会了避免冒犯她，那种发作第一作者在那年4月曾见识过。

三年后，在一次医学会议上，一个冒失的年轻女士走向第一作者问道，"你真的认为你可以催眠我吗？"得到的回答是，"我觉得你可以学着进入催眠。"对此，她回答说，"这就是你以前告诉我的，"当第一作者看似陌生地仔细端详她的脸时，她高兴地笑了。然后她补充说"现在当我要戴手套时，我只戴一副手套。现在你该认出我了吧。"第一作者马上承认，并询问了她父母的情况，然后满怀期望地等待并沉默。她端详了一会儿他的脸，然后清醒地说，"不，真的，我不能告诉你，只能说，这一切都过去了，非常非常感谢。"她似乎真的有点儿遗憾不能提供更多的信息。第一作者曾遇到过她父亲，一番问候之后，父亲摇了摇头，这说明对于信息披露的禁忌仍然还在发挥作用，但她的康复是一个令人愉快的事实。

散布其间技术，间接意念动力聚焦，开启无意识搜索和无意识过程，期待，催眠师在不了解患者心理动力情况下的催眠治疗，间接催眠性遗忘和后催眠暗示，把恐惧与积极的期待相联结，渐进的治疗性改变。

第七章

记忆的重新检视

案例 10 解析创伤体验

第一部分：梦行训练，自我催眠，催眠麻醉

F 夫人用骶管麻醉生的她的第一个孩子，所以，她可以像清醒状态下那样尽可能积极地参与生产的过程。但是，她觉得，她还是错过了参与生产过程的一个重要方面。出于某种原因，她不太能记得发生了什么事情。孩子出生 3 个月后，她来到了艾瑞克森医生这里，请求他用催眠来帮助她恢复她生孩子的记忆。马里昂·摩尔医生（M）是一个参与者——这次晤谈的观察员。第一作者通过助长一种有益于记忆恢复的治疗性参考框架，开始这第一次晤谈，过程如下。

恢复记忆的暗示：涵盖许多反应可能性的事实陈述

E：要揭示那段记忆并把它归还给你，这不大可能立刻发生。可能发生的是，你将回忆起这里一点儿，下周再回忆起那里一点儿。再下一周比第一

部分稍多一点儿。再接下来以一种有规律的方式慢慢积累起来。然后，某一天，整个事情将会理清楚。

R：你运用一系列关于我们实际上如何随着时间一点儿一点儿地恢复记忆这样一种心理方面的事实陈述，开始这个过程。这些以教育指导方式给出的暗示，实际上非常具有概括性，所以它们涵盖了许多反应可能性。你在给她无意识以自由，让它以它自己最佳的方式进行工作。

F：你能不能简单地解释一下，人的心理为什么会这样运作？

E：它像其他学习过程一样。婴儿往往先学会某几个单词，但是他们往往以不同的次序学会其他的单词，为什么会是这样？从你自己的经验来看，为什么在第一次阅读之后，总是会有某一章节中的某些句子你记得特别清楚？是你选择了某些事情。下一次，你再读到它时，你会收获更多，但你的第一次阅读是具有高度选择性的。你不会知道，而我也不会知道——没有人能够知道——你将怎样正好记住某个人。[第一作者举了很多例子，说明在日常生活中人们恢复记忆所用的无序方式。他通过让她回忆她昨天晚上晚餐吃的什么来进一步地说明这一点，这样，从她自己的切身体验中，验证了她的回忆以一种零散的、不连续的次序浮现这样一个事实。]

R：你用"学习过程似乎是什么"这样一番简单说明，回答她"人的心理为什么会这样运作？"这个问题。你精心插入一两个关于她自己早期学习和记忆过程的反问句，以唤起她自己的无意识联结，然后再加入一连串记忆在其他方面如何运作的例子。在这个时候，你没对她提出任何要求。相反，你在进行一个意念动力聚焦过程。你关于早期学习和记忆的泛泛讨论，是在无意识层面自动地唤起她内心的意念动力过程。这些意念动力过程的某些部分，可能已经以她早期记忆的形式，进入了她的意识，也可能这时候它们保持在无意识层面。但是，如果在稍后的催眠中你要求它们，你关于这些过程的简单讨论，往往会唤起或让它们准备唤起一种生动的意识体验。在其他方面，由于你已经做过暗示，她想要的记忆便可能会随着时间的推移一点儿一点儿地浮现出来。

E：是的，当我说她不知道我也不知道时，我在突出她自己自然的记忆模式，而不是让她依靠某种她被人为教导的方式。注意这个散布其间的暗示，你"将记住"，她并没清楚地听到那个直接暗示，因为她的意识心理被聚焦在位于直接暗示"你将会记住"之前的"怎样"上。

为催眠诱导做准备的间接催眠形式

E：好吧，你认为我将怎样在你身上诱导催眠？

F：噢，我知道有一种方法，是通过从一数到十，我想。我对此知之甚少。

    R：你用一种间接暗示形式开始这次催眠诱导：问题，"你认为我将怎样在你身上诱导催眠？"这个问题已经在暗示你将诱导催眠，现在的问题只是如何诱导。这种问话往往会唤起她对催眠诱导可能有的各种各样的理解，这样你便有可能对之加以利用。这种问话也尊重了她的生活体验和个性，她有机会去表达她的认知和可能的选择。就其本身而言，这种问话往往会调动她的良好意愿，为接下来跟随的所有事情，都形成一种期待定势。

经由"不知道和不做"进行的催眠诱导：
早期学习定势诱导——无意识条件反射

E：请坐回到你的椅子里，脚平放在地板上，双手放到大腿上。两手不要相互接触，就这样看着这里单独的一个点。

你不需要说话。

你不需要移动。

你甚至不需要听我说话。

你的无意识会非常密切地

听我说话。

这才是唯一重要的事情。

现在有各种变化

在你身上发生。

你的心脏在以不同的速率跳动。

你的呼吸发生了变化。

你的各种反射发生了变化。

而现在，你正在做

与你第一次上学时所做的同样的事情。

你看着字母表中的

字母。

它们似乎不可能学会。

但你确实学会了它们。

并且你慢慢形成了一种字母

和数字的

心理图像。

你已经以各种形式为它们每一个都发展了一种心理图像，

它们将在你的余生一直留在你心里。

你已经盯着那个点看了足够长的时间，所以你有一种心理图像，而你并不知道它在你心里的哪个地方。

现……在……

你可以闭上眼睛

  E：当她通过坐回到她的椅子，两脚平放在地板上，开始做出反应时，她在对自己说她将进入催眠。开始时的这些调整，使得她对自己做出那种重要暗示，而不用我直接告诉她。让患者对他们自己进行这种重要暗示，这总是更妥当的事情。

  R：现在，经由视觉固着和大量准确有效的间接催眠形式，你开始实施你最喜欢的催眠诱导方式，因为没有人能够真的与你所说的进行争辩。患者被诱导着什么也不知道，什么也不做（不需要说话、移动、甚至去听），以弱化她的意识定势。你通过强调她的无意识功能，把解离助长成一种精妙的意识－无意识的双重制约形式。

  E：不需要听我说话，是一种间接形式，强调这是她自己的个人体验，不是我的。

R：然后，通过指出生理方面已经发生了怎样的变化（心跳，呼吸，反射），你把这种催眠体验过程确认为一种变动意识状态。你用早期学习定势（Erickson, Rossi, and Rossi, 1976）结束这个催眠诱导的开始阶段，当如此多的心力被吸引在自动或无意识层面上时，这往往会唤起早期童年学习方面的意念动力。现在，这些早期的学习模式可被激活，用来学习必须尽可能在自动层面上产生的催眠体验。然后，以一种缓慢平稳的、强调性的、略显急迫的方式说"现……在……你可以闭上眼睛"，你用这种直接暗示，促成眼睛闭上。用这种特殊的声音强调"现在"，获取一种重要的无意识"条件刺激"。下一次，当你使用这种带有类似强调性和略显急迫的低沉声音时，她往往就会进入催眠，但却并不真的知道为什么。如果你以后使用"现在"这个词来唤醒她，你要用一种清晰、快速、嘹亮和大声的说话语气，它将为唤醒获得一种重要的条件刺激。

经由条件暗示加深催眠：作为间接暗示的停顿

E：随着每一次呼吸，你会更深、更沉地进入深度催眠性的睡眠中。

［停顿］

现在你知道为什么

你想要进入催眠。

你并未完全明白为什么那些记忆中的某一些要被你遗忘。

［停顿］

R：当你现在通过把加深催眠与一种必然反应"呼吸"联结到一起，来促进催眠加深时，你是在使用条件暗示。

E：在告诉她"更深、更沉地进入催眠"之后，我停顿了一下，因为这的确需要一段时间。这种停顿本身就是一种间接暗示，让她现在就去做。

R：然后，你通过提醒她注意她寻求催眠的目的，进一步激发她加深催眠。这样，你利用她自己的动机去加深催眠。

联结网络助长对所丢失记忆的无意识搜索

E：但你在幼儿园

所形成的心理图像

仍然在你心中。

被遗忘很久的事情

在你心里

仍然有它们的心理图像。

失去脑细胞，你会失去学习。

但你从未失去与你分娩有关的脑细胞。

［停顿］

而那些心理图像是属于你的，

你有权利把它们取回来。

我认为，取回它们的最好方式

是这样做，取回一个小的心理图像，并满心欢喜地享受它。

不求更多，

只是享受这种愉悦

为那一段小小的回忆而高兴。

而接下来的事情，你知道

你会得到另一段将带给你很多快乐和喜悦的小的回忆。

而这样做

你将

非常迅速地

积累起你的快乐、舒适和轻松。

不是在时间上的迅速，而是规模上的，

数量上的迅速。

然后，有一天，你会知道

你确实拥有这一切。

而且，当一个人运用无意识心理时，

他便会以这种属于无意识的速度

去做。

你的无意识知道它自己可以运行得多快，

你的意识心理可以运行得多快。

你的无意识将会知道如何感觉到那些记忆回到你心里。

E：现在，通过说明早期的心理图像是怎样仍存在于你心里，我继续沿用我前面关于"那个被你遗忘的记忆"的说法。这意味着，那些被遗忘的记忆"仍然在你内心里"，并可以为她所用。

R：现在，你是在构建一个联结网络，在这个网络中你利用你先前唤起的早期学习定势，把它当作一种比喻或意念动力过程，它可以促使她的意识心理不会知道如何去做（那是她为什么前来寻求治疗的原因）。于是，比喻和意念动力过程便可以作为间接催眠形式在这里发挥作用，助长无意识层面的那种搜索。然后，你把它留给她的无意识，以最适合其自身功能的方式（或快或慢，马上很多或很少，等等）去中介这个过程。

E：我向她承认，有一种方式，失去脑细胞会失去记忆，但我断言她不是这种情况。

R：你由此带出了她对恢复记忆可能有的疑问，并弱化它们。

E：当我肯定这些"心理图像属于你，并且你有权利把它们取回来"时，我是在回顾我前面关于它们是如何"被你遗忘"的说法，并且暗示她应该取回属于她的东西。然后，我强调一个小的回忆可以给她的快乐。

R：这可以强化她，使她有可能恢复更多，最后形成一条复原的记忆链。

E："有一天，你会知道确实你拥有这一切"，这意味着一种不挑剔的接纳，当它浮现时，接受每一段小的回忆。我在试图消除她的自我评判。

R：那种有意识的自我评判会太多地限制无意识自发的创造性。

E：是的，我说它"属于无意识"，并且无意识知道它可以运行得多快。然后，把它与"你的意识心理运行得多快"进行对比，从而分离意识和无意识。

R：你强调意识和无意识的分离，确保她把它留给无意识，而不是试图用她意识心理过程有限的手段去处理它。这是你催眠方式的本质：*弱化意识心理的有限手段，增强具有更多潜能的无意识过程。*

E：是的，这种分离被以这样一种方式说明清楚，所以一定会被接受，因为我说的都是真实的。

R：催眠并不是一种直接安排人们以某种方式做事的手段。由于大脑中有数十亿的神经链接，试图编程控制人们是极为狂妄的。

E：这是一种非常无知的方式。

R：我们正允许无限多样的无意识涌现出来，而不是试图把某个愚蠢的想法或我们可能有的观点编程到某个人的脑中。有无限多的学习模式和做事的方法。我们的治疗方式可以帮助人们去除他们的习得性限制。

惊喜和愉悦以增强无意识功能：安全暗示

E：在过去的很多时候，你已经有过惊喜。

在你能想到要做什么之前，

你就做了

因为在你做之前

你的无意识知道。

［停顿］

这种情形

表明

你愿意让你的无意识心理

以它认为你应该取回的方式

把那段记忆还给你。

没什么可着急的。

但有种喜悦在等待着你。

［停顿］

R：你把惊喜用作另一种间接催眠形式，这往往会弱化可能阻碍她回忆的意识定势和习惯态度。你通过再次强调无意识被允许在自身中发挥核心作用，来强化这一点。你不断地暗示，"惊喜"和"愉悦"将会伴随无意识搜索和无意识过程。在某种程度上，这是一种事实陈述；在某种程度上，这是一种激励她更进一步的手段。事实上，确定这样一种喜悦暗示是否正在以意念动力方式中介并经由激活边缘系统正性奖赏中枢而得到的进一步强化，这将是一个有意义的研究课题。

E：如果有什么与这些记忆有关的阻抗或隐藏的创伤，我通过暗示她的无意识将会"以它认为你应该取回的方式把那段记忆还给你"来增加安全系数。然后，在下一个暗示中，我使一个否定和一个肯定相互抵消："没什么可着急的……但有种喜悦在等待着你。"这种否定更突出了肯定。

分离意识和无意识过程：催眠唤醒和确认——后催眠暗示中的训练

E：我将让你马上醒来

取得一份

享受你的无意识可以为你做事的经验。

当我唤醒你时，

我想让你有种非常充分的舒适感，好像一直睡了

八个小时一样。

我想让你去享受。

[停顿]

现在你可以开始考虑

从二十倒数到一，

每数一个数字，清醒二十分之一。

你可以开始从二十倒数到一，数到一时醒过来。现在开始数数！

[停顿，F夫人自己默默地数数，睁开眼睛，用二十秒的时间调整身体。]

E：我强调我要唤醒她，因为我不想让她的无意识唤醒她。浮现那些记忆是她无意识的工作。与她的意识心理联合唤醒它，这是我的工作。

我仔细地分离意识和无意识，并让它们维持这种分离状态。

R：你用一个易于接受的微妙的后催眠暗示开始唤醒她的过程。到现在为止，她的催眠体验已经显露出很深的舒适迹象和善于接纳的态度，有时难以与睡眠区别开来。因此，你利用这一点在清醒时确认她的催眠。无论患者在催眠期间表现出的反应是什么（专心，坐立不安，情绪，等等），它们都可被用来用后催眠暗示确认催眠，这种后催眠暗示允许他们用某种清醒时关于它的表达进行反应。这是你最初训练她跟随后催眠暗示所用的方式。最后，你用那种高亢而警醒的声音说"现在！"来唤醒她，那种声音会变成一种无意识唤醒的条件刺激。

后催眠暗示确认催眠：注意焦点放在患者的体验上

F：嘿！我怎么了？我刚才觉得睡过去了！你知道？好像我睡了一觉。真奇怪。

E：很漂亮的一个示范。

F：我进入了我应有的催眠状态吗？

E：你感觉怎么样？

F：它是睡眠，但又不是睡眠。它像是处在睡眠的边缘。

E：现在你在身体方面感觉怎么样？

F：更多一些放松。更多一些平和。我对此感觉到更多。我听到了你的声音，它变得更微弱一些，但一直在背景中存在。

E：但你不再听到个别单词和句子了吗？

F：是的，只是一种声音。

E：你有没有听到我的盒式录音机启动和停止？

F：没有，我没有听到任何其他的事情。

R：她在觉醒过程中的第一个词是对你的后催眠暗示"感觉好像睡了八个小时的觉"的一种明显的反应。同时，她也是在确认催眠。她描述了催眠的舒适、宁静和感官接受的种类，那时在任何方向上都没有意识努力在付出。这与 X 在催眠（出汗的案例中）中所特有的内心搜索、专注和紧锁的眉头形成鲜明对比。F可以于中听到背景中治疗师的声音但却听不到单个词语和句子的这种解离，是催眠的一个重要特征。

E: 我的声音处于背景中，这是我希望它在的地方。它在她的体验背景之中。她自己的体验处于注意的焦点。

R: 你唤起患者自己的内心体验来作为治疗的因子，所以，他们听不到无关紧要的事情（如盒式录音机）。这与太多治疗师的观点是完全对立的，他们坚持认为患者应该聚焦于治疗师的话语和意见上。

E: 我问她，"你感觉怎么样？"因为我不想让她思考。

R: 感觉就像她已经睡了八个小时，这可以是有根据的，但如果真的让她认为她已经睡了八个小时，那是谎话，你们两人都知道那不是真的。你总是精心避免任何可能导致对你所说任何话语的有效性产生怀疑和失去信心的情形。

E: 我总是把思考和感觉区别开来：思考可以是有效的，但它是受限的；而感觉可以是任何东西，即使从理性的角度来看它是一种幻觉。

梦行训练: 适合经由类僵进行催眠诱导的间接后催眠暗示

E: 你想不想要个惊喜？

F: 好呀，是什么呢？

［第一作者悄悄伸过手来，用一种非常轻微的引导性动作，接触她的右手。她的手举起并保持僵硬，悬浮在半空中。］

E: 闭上眼睛，睡觉。

你真的会感觉愉悦，

幸福，

和宁静。

E: 在她第一次催眠中，我提到，她过去应该接受过很多次惊喜，当时在她做某些事情之前，她的无意识就知道。这是一种无法识别的后催眠暗示，它现在被用来用惊喜诱导第二次催眠。

R: 这种经由类僵进行的催眠诱导（Erickson, Rossi, and Rossi, 1976）

也是一种用非言语方式深化她催眠性卷入的方式。你利用你当时知道她很容易体验到的"睡眠……愉悦……和宁静"这些体验来加深催眠。通过给她很多进入催眠和从催眠中醒来的体验，你在开始进行梦行训练。你还有什么其他方式来助长梦行状态吗？

E：这就像在生活中学习某些东西。当你第一次阅读一本教科书时，你可能没明白多少，而当你读过两三遍之后，你才开始感觉它言之有理。催眠排练、后催眠暗示和进一步的催眠训练都在同一时间被给出，以发展梦行式反应。

带有开放式后催眠暗示的催眠唤醒

E：如果你愿意，

当你醒来之后，

你可以把你的右手留在它现在的位置。

你可以开始从二十倒数到一，数到一时醒过来。

现在开始数数！

［F女士醒过来，她的胳膊在半空中保持类僵。］

R：你现在给了她一个非常开放的后催眠暗示，如果她愿意，让她的手留在那里。这种开放式途径是万无一失的，并且它往往会通过允许患者表达他自己的个性而唤起一种接受定势。这也是一种进一步评估的手段，可以弄清她愿意并准备体验更多催眠现象的程度。

经由患者自己的体验进行的催眠确认

F：嗯？我的胳膊怎么在那里？这是怎么回事？［她从类僵姿势撤回了她的胳膊］它怎么悬在半空中？

E：你认为你已经学会怎样进入催眠了吗？

F：我正在思考这个问题，也正在疑惑我自己是否已经完全领会了怎样去做。如果你不反对，我将回家试试。

E：我并不直接回答她的问题，而是问她一个将会唤起她自己体验式学习的问题。

R：你的问题是一种间接催眠形式，使她在内心搜索，并以一种往往会确认她催眠体验的方式，回答她自己关于她手的问题。她的手平常不会那样做，因此她必定进入过催眠状态。此时她关于想在家里这样做的回应，是对已经体验过催眠的直接承认。

第三次催眠：为学习而进行的诱导和后催眠暗示

E：你从来不会把优秀技能浪费在不重要的事情上。你只把它应用在重要的事情上。你不会把催眠麻醉用到被针扎一下上，但你会把它用到处理分娩、手术、断腿的疼痛上。那么，你想知道你学到了什么吗？

［第一作者通过引导她的胳膊向上，再次诱导一种胳膊的类僵。F夫人眨动并闭上眼睛，明显进入了催眠状态。］

当你醒来之后，你可以把你的胳膊留在那里，并意识到你学到了什么。

现在你可以通过数数醒过来。

［F醒过来，她的胳膊仍然类僵着。］

F：这是……哦！

［F放下胳膊。］

R：你通过首先告诫她只把催眠用于重要的事情上，来回应她关于自我催眠训练的请求。为什么？

E：我是在禁止任何无关紧要的实验。最重要的事情是让她恢复记忆——而不是看她是否能让她的手悬浮。

R：微不足道的实验往往会模糊催眠和清醒状态之间的区别，并减少它们之间的解离，这反过来又会减少催眠的有效性。诱导类僵之后，你给了一个重要的后催眠暗示，醒来之后，她可以把她的胳膊留在那里并意识到他学到了什么。事实上，她醒过来，胳膊确实仍保持着类僵，似乎内心一直有某些领悟，这时才把胳膊放下。想必她已经意识到手的悬浮与催眠之间的联系。

第四次催眠：通过训练和期待进行自我催眠训练

E：现在假设你举起你的手。

[F举起她的手，直到它以平衡张力（类僵）保持着摆成的姿势。她闭上了眼睛，显然进入了催眠。]

R：这次，要求她举起自己的手，你是在把催眠诱导更多地置于她自己的控制之下，把它当作自我催眠训练的一个阶段吗？

E：我并没告诉她进入催眠。当你告诉某人抬起或伸出手时，他们会期待某些事情。你是在利用在日常生活中习得的这种期待。

R：在这种情况下，除了催眠，还会有什么期待？你已经在手的抬起和催眠之间建立了一种联系，所以她会期待并去做，这实际上完全是她自己进入催眠状态。从表面上看，这可能看起来像一种条件反射（而从某个角度看，它就是）过程，但实际上，在这里，是期待的因素连同她自己的动机，让她体验到了催眠。

E：我并没把它定义为催眠。我让她自己的体验去定义它。

隐含式指令确认催眠：治疗师对沟通所做的仔细研究

E：当你意识到你在一种非常好的催眠中时，你可以告诉自己醒来。

[几分钟之后，F醒过来，并对她的全身进行调整。]

F：嗯！哎呀！我感觉到了几分惊喜，来自所有这一切。

E：一份令人愉悦的惊喜。

F：大脑真是个不可思议的器官，不是吗！实在太美妙了。

E：好吧。现在你知道你可以抬起手进入催眠，当你充分进入催眠时，你的无意识心理会告诉你醒来。

现在你知道你可以做到这一点。你刚才已经有这种体验。

F：是的。

R：现在你用隐含式指令作为一种手段，让她认识、探索和确认自己的催眠体验。这在自我催眠训练中是非常重要的，它在给患者认识和确认他们自己催眠体验的机会。

E：当她说，"我感觉到……的惊喜"时，你知道她是在跟随会有惊喜的后催眠暗示。这种体验的有效性是用她自己的话"大脑真是个不可思议的器官……实在是太美妙了"表达出来的，而不是我的。

R：这首先说明，催眠是体验式学习，而不是理性或抽象的知道。

E：我希望你能注意到，每一件连贯的事情是怎么回事，即使它全是即时性的。这是我曾学过的一种语言、一种精心的研究。我了解所有讲话稿，我了解所有词语的含义。因为我仔细地学过它，我可以很容易地说出来。

R：这看似随意，但它是在你脑海中反复排练过的。

有利于问题解决的普遍成功的催眠体验

E：现在，你也会知道，你的无意识可以做些必要的事情，以利于那个记忆的恢复。你可以相信它会以正确的方式做到这一点。

F：是的。是否有过这样一种情况，当你在催眠中时，无法从中醒来？就像门关上了，而你无法打开。

［艾瑞克森举了些例子，说明在催眠状态中的个体可以因为任何理由随意地醒来。］

R：你用一种具体的方式（经由进入催眠和从催眠中醒来）阐释她无意识的这种能力，然后做出一个重要概括，她的无意识也可以助长记忆的恢复。也就是说，你马上把她成功的催眠体验作为一种模式加以利用，说明她的无意识可以怎样促成她的反应，以及它可以怎样助长对她问题的解决。

无意识保护个体

E：你的无意识知道如何保护你。

F：有什么保护？我以为无意识是完全敞开的？

［艾瑞克森举了几个无意识会如何保护个体的例子。］

E: 你的无意识知道什么是对的，什么是好的。当你需要保护时，它便会保护你。

R: 认为你会失去所有的控制和能力，这是对催眠最常见的误解之一。催眠其实是一种非常具有选择性的专注形式。

R: 在你最早的一个研究项目中，你演示了用催眠强迫人们产生破坏性行为是不可能的 (Erickson, 1932)。现在你还认为是这样吗？无意识总是会保护个体吗？

E: 是的，但它往往以意识心理不知道的方式。

惊讶和间接暗示产生骶管麻醉

[一个关于催眠分娩的一般性讨论在进行着。在一个出人意料的移动中，艾瑞克森突然以下列方式暗示 F 夫人体验可能的骶管麻醉。]

E: 顺便说一下，你知不知道，现……在……，你可以产生你自己的骶管麻醉。

F: 嗯，可是这可能需要更多一些时间，不是吗？

R: 这个关于分娩的讨论似乎有点儿太幼稚，但它实际上是一种通过间接意念动力聚焦构建新心理框架的手段，这是通过讨论分娩来实现的，而这种讨论采用的都是最普通的措辞，但她的无意识会自动启动她在她最近的分娩经验中真实地体验过的许多意念动力过程。当然，其中包括通过化学药品手段产生的骶管麻醉。她的无意识中有与这种体验有关的记录，而当你问她"你知不知道，现……在……，你可以产生你自己的骶管麻醉"这个问题时，你是在应用两种间接催眠形式诱导催眠，并开启一个无意识搜索和无意识过程，这可以帮助她把她的骶管麻醉体验成一种催眠性反应：1) 以一种缓慢、低沉、引人注意的方式说"现……在……"，这往往会作为一种无意识的条件性反应，再度诱发催眠；2) 这个"问题"开启了无意识搜索和无意识过程，搜索她化学药品引起骶管麻醉的意念动力性记忆。尽管她的理性有所怀疑，"这可能需要更多一些的时间，不是吗？"，但这一切都是自动（催眠性的）发生的。

E：你还没意识到作为第三个因素的惊讶。

用以增强麻醉的惊讶和声音暗示线索

E：现在你听我说，因为你会由于你站不起来而感到非常惊讶。

[F女士看起来有点吃惊，当第一作者继续时，她的身体保持完全静止大约15秒。]

E：你不知道怎样站起来，是吗？

F：嗯，在我来这里时，我知道。

E：*你长了一个尾鳍！*

 R：因为她确实表达了一些疑问，所以你通过更加强调无意识功能令人惊讶的方面（特别是由于她较早前表现出喜欢这种惊讶），通过你目前已经与催眠反应有了稳固链接的缓慢、低沉、引人注意的声音暗示线索（以斜体字表示），来加强你的暗示。

催眠反应的消除和确认

[停顿，F夫人又保持了15秒钟的静止不动，然后，艾瑞克森用下面的话把它消除。]

E：现在你可以移动！

F：[她看起来有点怀疑，最后把她的下半身移动了一点点]这是个玩笑还是真的？因为我唯一可以与尾鳍一起动的是我的大脚趾。

E：很好。你看，我知道什么是骶管，我给你一个站不起来的催眠暗示时，你失去了使用你腿部肌肉的能力。

F：哦，老兄，我今天可是受益匪浅呀！

 R：你只让她保持静止不动十八秒。是因为你感觉到她怀疑她的催眠反应，并且如果测试时间太长，她会打破这种状态吗？

 E：你让她对这些事情产生一种感觉。我很清楚我想远离任何关于她大脚趾的怀疑。

保护并进一步确认催眠反应：经由延伸形成难以识别的后催眠暗示

E：现在不要试图向任何人解释你的学习。它们属于你，它们是特殊的，当你的孩子在逐渐长大过程中伤到他的胳膊时，你会想起我是怎样轻声告诉你"你站不起来"的，你当时未能站起来。你可以告诉你的孩子他会觉得现在没事了。你这样说，这也是你的用意。你的真诚和你的期待将使那个孩子接受这个暗示，他的胳膊将不会感到疼痛。［第一作者这时讲了个故事，描述了他如何教一个医生来应用麻醉的惊讶技术。］

一位农民走进了急诊室，身上有个严重的伤口，他恐慌地一遍又一遍地喊叫，"医生，你一定要帮帮我！医生，你一定要帮帮我！"护士试图让这位农民坐下，但他只是不停地来回踱步、喊叫。最后医生说，"闭嘴！坐下！不疼了！"我曾经告诉过这个医生他可以做到这一点，他尝试了。通常情况下，你不能对患者那样说话。那个农民很惊讶，他坐了下来，也不感觉到疼了。这就是惊讶技术。

R：这时，你是在通过告诫她不要听从来自其他人的任何怀疑的观点，来保护她的催眠性学习吗？

E：是的，当我把她目前的催眠性学习与将来难免会在她孩子身上发生的事情联结起来时，我是在把这些经验作为一种难以识别的后催眠暗示延伸到她的未来。

R：你在因此把她的催眠性学习延伸到未来的生活情境中。

E：现在，我用一个别的故事去延伸它，说的是我怎样教一个医生应用这种麻醉的惊讶技术。

R：这个故事往往还会进一步解决她内心对她催眠反应可能有的任何怀疑，从而进一步地确认它。

惊讶开启另一段无意识搜索

M：我想对她的回忆补充一件事，因为它将在图片中出现。当她回忆起它时，她将有一份额外的收获，它将是一个非常令人愉悦的惊喜。这将与（分娩过程中婴儿头部的）转动时间有关。我将就这样把它留在那里。它将是在蛋糕糖霜上的小花。

> R：摩尔医生的暗示，患者将会有另一个"额外的……非常令人愉悦的惊喜"，这是一种进一步激励她的手段，使她产生一种彻底的无意识搜索，去寻找那些她希望恢复的记忆。在下一次晤谈，我们将会明白这个暗示所显示的真相。

无意识搜索结束的指令：聚焦于患者的体验

E：还有一件事：你记忆恢复的进程将要开始。你说羊水破裂是什么时间？

F：上午六点四十左右。

E：回忆将从那个记忆、那个非常强烈的记忆的突然恢复开始，然后，你可以继续休息。你知道，你并不是在寻找羊水破裂。你是在寻找数小时后的某些事情。你的无意识可能会找回羊水破裂，然后继续下去。

F：是因为那是事件的开始吗？

E：是的。

F：我记得非常清楚。

［这时，F 夫人详细描述了她的羊水是怎样破裂的，她的孩子的出生是怎样的出乎预料。］

E：你已经给我大概描述了一段你以前不知道你曾有过的记忆。你将把它找回来。

F：记忆将会一段段地恢复吗？

E：我不知道你将如何做到这一点。你可以找回一段，你可以向后把它找回来，在把它们全部找回来之前，你将逐渐把它们理顺。

M：你可以先回忆一些美好的事情。

> R：为恢复她的记忆，你为什么要给她这些决定性的非常具体的暗示？

> E：我在给她一个她自己经验中的起点。她很清楚地记得6点40分，

这可以作为恢复更多记忆的基础。这是一个标记，她可以围绕着它去组织她的记忆。当她失去她的记忆时，她并不像我现在暗示的那样真的试图重建她的记忆。现在，当她开始详细描述她羊水破裂的那种情境时，她是在跟随我的隐含式暗示，在暗示中，我始终在告诉她"这是你的体验，它是属于你的。我只是一个背景，你自己的经验才是前景"。

第二部分：重组创伤生活体验和记忆的重新检视

自上次晤谈两周之后，F太太回来报告如下：

F：关于我孩子的出生，我回忆起两项内容。在那个介于清醒和睡眠的朦胧状态，我恢复了一段生动而详细的记忆，那是我曾经忘记的在医生治疗室的记忆。它为什么出现，我不能告诉你，但它就是出现了。医生进了门并问，"你有没有感觉到胎动？"我说，"有，从昨天开始。"医生说，"那是正常的，那是你应该开始感觉到胎动的时候。"然后，我就醒了，并在想，这真奇怪，我不知道为什么想起这个？我的脑子似乎把它从记忆库中拉了出来。

[F报告说，在上述回忆几天之后，她有了更广泛的记忆恢复，那是在另一种清醒与睡眠之间的朦胧状态之中。她回忆起那是在产房，而她的医生穿着手术衣，在准备接生她的孩子。下面继续呈现的是她报告的一个编辑过的版本]。

F：所有那段特定时间范围内的细节都浮现到我的脑海里。慢慢地——它是一个非常缓慢的过程，正像你说它将会是的那样，它不是一夜之间。整个分娩序列都非常缓慢地越来越多地呈现到我意识心理的前面。它非常缓慢地贯穿好几天。稍微清晰一点，再稍微清晰一点。而这一切，其关键似乎在我的心智不知怎么决定退出某些回忆或思考的那两天。怎么发生的，我不知道。我很惊讶。尤其是清晰地想起分娩的那部分。它全部都与恢复先前在那个医生治疗室就诊的记忆有关，在那里他问胎动的感觉。这就是我所认为的重要事情。

我也注意到，我更能理清那些我可以生动回忆起来的事情。我可以把它们按顺序整理好，而不是像它应该的那样，是一个无所适从的大杂烩。这就是自从上次见到你之后所浮现出来的东西。

E：在分娩期间有一个或几个瞬间变得非常生动吗？

F：最生动的记忆是医生穿的那些绿色隔离衣的裤腿。我知道我的大脑夸大了它们。它们非常巨大！

［艾瑞克森问了几个尖锐的问题，它们引起一系列联想，表明F在医生治疗室里关于胎动的记忆对她来说是非常重要的，并且与她在产房的记忆联系在一起，因为胎动是一种强有力的安慰，它可以抵抗她曾被告知的关于分娩危险的许多负面和可怕的故事。这些负面预期就在她孩子娩出前的一刻不幸地得到了强化，因为她听到了另一个刚生下死胎的妇女痛苦的喊叫。她带着愤怒继续讲述许多医院"不近人情"的做法，例如，在分娩期间绑着她的双手，好像她是某种没有任何感觉的野生动物，而且没有为她准备会阴侧切术。她对听到会阴侧切期间医生的手术器械剪切她肉体的"咔嚓"声而感到震惊。］

记忆恢复带来自发的人格成熟

E：你想知道你在催眠状态是不是可以比在清醒状态回忆得更好吗？

F：我想是的。

E：自从我们最后一次见到你，你有没有注意到在你身上作为一个人的某些变化？

F：各种各样的焦虑少了一些。你越紧张，你的记忆就越不好，这成了一种恶性循环。

E：你感觉长大了多少？

F：我觉得我的年龄。有时我觉得是50岁，但通常我觉得非常不错。这是个奇怪的问题，不是吗？

E：现在，你似乎年纪稍大了一点。不是外貌，而是从你说话的声音和方式看。你思想的条理性要更成熟一些。

F：怎么会呢？我怎么会在一周之内年龄变大呢？

E：因为那个记忆对你很重要，你如此地紧张，致使你不允许从你分娩之后所有可能的成长发生。我判断，就是这一点构成了你焦虑的原因。

F：哦，现在我明白了。

R：那个遗忘可以阻止自然的成长过程。在她内心的某个地方，她明白这一点，所以，她很在意以一种尽可能清晰的方式恢复那些记忆，以助长她的自然成长过程。

E：她的无意识知道一些她甚至无法梦到和有意接受的东西。现在你明白我所说的无意识的智慧是什么意思了吧？

F：意识和无意识，哪一个更聪明？

E：无意识更聪明，更智慧，更快速。它理解得更好。

F：这简直难以置信，不是吗！

R：你用一个关于她是否想知道她在催眠状态是不是可以回忆得更好的问题开始，你得到她的认同，然后跳到一个别的问题，说起她更成熟的方式。你显然看到了在这一点上，对催眠的一些反应上的阻抗，所以你把催眠诱导一直推迟到更晚。

E：[第一作者详细描述了一些临床案例，说明人格成熟的自然过程可怎样被由于生活体验未被整合而导致遗忘的创伤体验阻挡住。她要求恢复她丢失的记忆，其更深层的含义现在已变得清晰：这些记忆对她现在和将来的人格成长和成熟来说是非常重要的。]

催眠阻抗中的身体语言

E：对于今天进入催眠，你不情愿的是什么？［艾瑞克森注意到了 F 交叉着双腿］

F：我向你展现出来了吗？我没有什么不情愿。

E：你有一个小小的不情愿。

F：好吧，老兄，想必你是太敏锐了。我不知道，是什么让你有这样的感觉？

E：我不会提示你的意识心理，我更喜欢你的无意识告诉我。

F：我压根儿就没发现任何不情愿。是这种说话的方式，矫揉造作吗？

E：不用试图去猜测。你的无意识正在做着很出色的工作。它将会让你知道。今 天 你 是 否 想 进 入 催 眠?

F:想。

E:现……在……?

F:好吧。

E:[对罗西]你已经知道了答案,不是吗?

R:是的,我想我知道了。

E:我并没有说。[对F]请分开你的两腿。[停顿,她分开双腿,并采取一种利于催眠诱导的更典型的姿势。]

现…在…

[停顿,F的眼睛眨动,然后闭上]

深深地进入催眠。

[停顿]

    E:在上次晤谈的最后,摩尔博士暗示她将会记住某些东西,那将是"蛋糕糖霜上的一朵小花",但在最初的描述中,她并没有提到它,她可能不情愿进入催眠,否则她可能要面对它。

    R:我注意到,她也在交叉她的双腿,你告诫过催眠师在催眠诱导期间要注意这种姿势。在你最初用具有条件反射作用的"现…在…"进行努力期间,她保持着两腿交叉,而且在你要求她分开它们之前,不会进入催眠。这时你的"现…在…"是非常有效的。

患者用手臂悬浮加深催眠

E:完全为了你自己

以一种客观的方式

回顾你告诉我的每一件事情,

告诉我们。

慢慢地,仔细地,客观地回顾它。

如果你发现什么细微的不足之处,

纠正它就好了。

纠正它们并且不知道你已经纠正过它们，这对你来说也不错。

［停顿，F的右手开始以一种几乎难以察觉的方式，非常缓慢地向上漂浮］

E：现在，她通过抬起她自己的手来加深催眠，这样她就可以在不知道的情况下用言语来表达它。她通过确信她进得更深来满足那种需要。

R：她在通过更深地进入催眠，来保护她的意识心理。你用她可以在不知道它的情况下纠正一些"细微的不足之处"的暗示，来提供一些保护。

无意识的自我保护机制

E：我确实想让你重视你无意识心理的能力。

［停顿］

你的无意识心理感知事物的能力。

以任何无意识心理

认为最好的

细节

把它们释放到意识心理。

［停顿］

现在有一个问题，我要问你。

现在我将试着得到答案。

在会阴切开手术之前，

也可能在它之后。

但我不知道，是否在会阴侧切手术之前

在你的乳房里，你是否有些被忽视、被遗忘的感觉。

你不需要告诉我。

［长时间停顿，她的手现在非常、非常缓慢地漂浮到她大腿以上大约5厘米的地方］

你的无意识似乎是在

告诉我，

不让你知道。

［长时间停顿，手继续非常缓慢地漂浮］

E：当我一步步接近焦虑产生的题材，处理会阴侧切术时，作为一种保护策略，经由加深催眠，她的手漂浮得更为明显。

R：这好像是你经常谈到的无意识自我保护方面一个非常明显的例子。无意识正在加深催眠，以保护意识心理，使它不能知道它尚未做好接受准备的知识。

E：是的。

创伤记忆方面一种谨慎的开放式探索

E：在你进入催眠之前，

你的无意识力图告诉我同样的事情。

［长时间停顿］

据我判断，

你的无意识还没有下定决心

你到底应该知道还是不知道。

［停顿］

就像我最后一次告诉你的，

记录是由脑细胞构成的。

失去那些记录的唯一方式是失去脑细胞。

现在

或以后，

你是否找到所有的记忆，

这并不重要。

唯一重要的事情是

让你的无意识明白，你

对你确实拥有的全部记忆

真的感觉很舒服

［停顿，她的手继续抬起，但她的头部和身体向下倾斜］

我认为

从你的需要中

找出

使你放慢

个性成熟

的更为生动的记忆，

这对你来说是一个惊喜。

你的无意识已经做了一件非常漂亮的工作

它给了你那种成熟。

［停顿，她的头部和身体进一步向下倾斜］

现在慢慢抬起你的头。

再高一点儿。

慢慢地收紧你背部的肌肉

直到你最后挺直身子坐在椅子上。

［停顿，她慢慢地重新调整她的身体，她的手仍然高高地悬浮着］

不知道关于你乳房的事，

这非常不错。

稍后恢复关于它的记忆

这也非常不错。

如果我领会错了，这没什么问题。

［停顿］

你可以很舒服地

去看

那种

与会阴侧切术和那些镊子

有关的

震惊。

你对此无须感到任何遗憾。

事实上，知道

你可以对你双手被捆绑

感到震惊，

诧异，

和愤怒，

这是可喜的。

    E：我把所有怨恨从具体事情（会阴侧切术）中带走，我把它聚焦于她被捆绑的双手上。

    R：你在给她无意识一系列谨慎的开放式暗示，允许对她情境的记忆和认知以它们自己的方式和时间推进。你也在用你关于"如果你领会错了这也没什么问题"的话语，来保护她不受任何你可能有的误解的伤害。你在给她自己的系统以权威，去表明什么对她自己的体验来说是有效的。

助长新的参考框架

E：你需要知道

无论别人对你的反应

做出什么解释，

你都知道你的反应本质上是什么。

而如果他们过去做出

你在奋力逃脱的解释，

现在你正从心理上改变

你身心治疗的立场

以便包含医用镊子，

和对会阴侧切术已经改变的

看法，

你非常精确地说

你听到过咔嚓声。

当用"咔嚓"这个词时，

对于那个词，让我们不去理会它。

你听到这种剪切的声音

就像你听到剪布的声音，

这是一种非常类似的声音，

用大剪刀剪切厚布。

      R：她因为没被告知可能要做会阴侧切术所以没做好情感上的准备而遭受心理创伤。你在这里做了一系列的暗示，暗示她可以怎样重新组织她对她体验的感觉和认知。你并不告诉她究竟如何去做，但非常开放地听任它去发展"对会阴侧切术看法的改变"，她先前说"咔嚓"这个词时，听起来很可怕。你把这个词与对大多数妇女来说处于愉快体验范围的相对无伤大雅的裁布声音进行重新联结，这可以帮助她把"咔嚓"拿到一个更为舒适的参考框架中进行重新诠释。但它只是一个最一般的例子。你的基本暗示是为了让她的无意识把那种震惊体验重新组织和重新联结到一个更愉快的参考框架中。

淡化不相干的问题和创伤体验

E：现在你的无意识

可以排除

其他女人声音

的干扰。

让它们成为

微弱的声音，

微弱的回忆。

你的记忆有

属于你的那种

令人赏心悦目的生动。

你需要认识到

在每种第一次的经验中，

不知道

阻止了我们去注意

尽管我们其实都记录了下来。

[停顿]

R：在这里，你在进行有趣的暗示，目的是排除其他不相干的女人的声音，而正是由于它们，她自己对分娩危险恐惧的创伤部分，追溯到她不快乐的童年故事。就是说，你可以间接淡化她童年这些可怕图像，这样，她的大脑现在便可以自由地处理她目前现实的成年体验。然后，你做了一番有趣的陈述，说明心理创伤的本质是什么：大脑记录了某件事情，因为它在某种程度上是一种淹没性的首次体验，大脑没有或无法对它进行有效组织。

E：是的。

带有舒适后催眠暗示的一种精心的唤醒

E：现在再多坐直一点儿。

再多一点儿，再多一点儿。

再多一点儿，再多一点儿。

甚至更多，甚至更多。

让你的头慢慢地完全直起来。

那么现在，

当你慢慢地醒来时，

我想让你，

随着你

在某个时间清醒一点儿，

在某个时间

增加

一点儿

你的舒适感

和愉悦感。

享受生活。

[停顿，她的头抬起来，她醒过来，重新调整她的身体]

      E：这个缓慢而煞费苦心的唤醒过程，全都是为了让她避开任何她的意识心理还未做好准备处理的创伤性无意识素材。

      R：是的，你用你有利于"舒适…愉悦…享受生活"的非正式后催眠暗示来进一步保护她。

创伤体验的重组

F：你说了一些真正击中要害的东西！第一次经验！因为你以前从来没有体验过它，你不知道。它是未知的，尽管你的大脑记录了事情，但它对你来说仍然是未知的。它向你展开。那是多少有些轻微的震惊——关于第一次未知的经验。我不知道为什么。那确实击中了要害。它真的就这样出色！我不知道你是否有意这样做，但我看到了一个日历，向后翻了又翻，它上面有所有重要的日子。

它真的快速翻动了所有我会认为在家那天的页面。突然间，我出现在我客厅的桌子旁边。有很多曾经发生过的细节。你知道，一些小事，对话浮现到我脑海。更多的东西（遗忘的记忆）浮现了出来。

E：非常好。

F：这很怪异，为什么会这样呢？

E：我只是说了一些适当的话，这些话，你可以理解，但是用你自己的方式理解。

F：另外，这一切的混乱——这是对它的确切描述，混乱。你怎么也想象不到，整层产科楼，竟然只有一个护士。她让我自己招呼我的医生，而且歇斯底里便发生在隔壁（死胎）。反反复复，我在告诉你！电话响个不停！绝对的混乱！所有的混乱，现在变得模糊了。这就是当时的场景——混乱和噪声——而我什么也不知道——所有的一切都发生在隔壁。那似乎有些模糊。那似乎被变成第二位的了。

R：你自己的次级体验。

F：是这样。对什么事情在我身上发生的觉察得到了提升。

E：[对罗西]现在你明白了，不是吗？

R：哎呀，真是太美妙了！这种方法的特点是不是：让背景逐渐消退进入背景，使得有关事项变得更鲜明突出？

E：就是这样。如果每个人都意识到这一点，心理治疗就容易多了。

R：心理治疗的一个主要功能，是让不重要的东西逐渐消退进入背景，而只有相关的事情凸现到前景。这就是催眠治疗做得极为出色的地方。

E：的确如此。我并没有掌握这些背景中的所有东西。

R：你只是让它们成为背景。

E：我让她把它们交还给背景，她不知道为什么会发生，她只知道我说的事情真正击中了要点。

R：有一种意识记录，独立于认知和理解。

E：是的。

R：她很好地描述了这种导致其创伤体验的"极端混乱"和你的暗示所产生的效果，它淡化那种混乱，使她现在能够专注于一种提升了的觉知，去了解当时她身上正在发生的事情。这是一个很好的例子，它证明了你的基本观点：催眠治疗可促成不幸生活经验的重新合成和重新组织。

在生理过程中的人

F：我很好奇，并试图对我自己做一些分析。与你关于我乳房感觉的问题有什么关系吗？

E：知道你确实明白什么，这非常好。

F：[F再次叙述了那个创伤性的部分，那是由于理性上对会阴侧切术和产钳猝不及防，所以到手术结束时，她感觉自己一直在颤抖。这种颤抖实际上持续了几个小时才完全消退。]

E：摩尔医生提到过这一点。你需要我告诉你颤抖的其他意义吗？

F：好的，那个医生说这是正常的。我不知道。你告诉我，你说吧。

E：你说，"我不知道，你告诉我。"

F：嗯，我只知道那个医生说的是——这是正常的。他说这是所有神经系统的一种释放。

E：他甚至不知道。你在很好地描述它，甚至你其实不知道你在描述。我很高兴你出现这种原发性的颤抖。我很高兴你再现了它。

R：这就是摩尔医生在我们最后一次晤谈结束时所指的"蛋糕上的糖霜"。

E：是的。

F：所有这一切都有心理的参与！

［F概括了她的体验，说明她的心理（思想，情感等）是怎样非常大地受到那次分娩经验的影响。尽管骶管麻醉阻断了某些感觉，但她仍可体验到很大的压力和有节奏的收缩。她嘲笑她年轻医生认为这一切只是一个生理过程的观点。

E：有一个人参与在其中。

F：是的！一个有人格的人，所以我认为所有都与它有一定的关系。它可以解脱每一件事情。

E：你想要我告诉你，人是如何被卷入的吗？

F：是的。

R：她给我们做了很好的陈述，说明了在现代医学中常常被忽视的人及其整体人格的重要性。

E：要让很多医生明白这一点，实在是太难了。

分娩过程中的性高潮：认识和解决创伤体验的个人模式

E：稍微想一想。你很清晰地了解这一点，罗西医生这时知道摩尔医生的意思到底是什么。

F：［F现在投入到另一个详细情境中，去恢复分娩过程心理动力的记忆：那个医生处理婴儿身体的方式，她所体验到的恐惧和感受，等等。她对那个胎儿最终如何突然出来描述如下。］当婴儿出来时，真像是一个爆炸！我对此毫无准备。我完全是猝不及防！那是一种怪异的感觉——像一种爆炸！我感到茫然！我完全地茫然！真的，只能那样解释它，我很茫然！

E：［艾瑞克森讲了一个故事，说明当人们完成一个重要的目标时，他们会体验到的那种"欢喜的颤抖"。］一个女人可以有的最完美的性高潮是她生下婴儿时。

F：这就是我在想的！这就是我在想的！这是真的！非常类似，我决不骗你。这两者之间的相似之处是完全一样的，并且它们齐头并进……婴儿的哭声像音乐……我很茫然，我对此难以置信。［F现在恢复了更多记忆，包括她怎样不得不"教育"她年轻的产科医生关于婴儿运送的过程什么时候将是合适的，它将是多重，孩子的性别，以及分娩中的其他因素。］我总是领先那个男人一步。

E：无意识心理是非常英明的。

F：是我的无意识告诉我那些事情吗？

E：确实如此。有一定数量的妇女，她的无意识真的知道那些事情，包括孩子的性别将会是什么。

F：为什么，我的无意识调整得更到位，还是什么？

E：显然，你接受的训练方式是成为你自己。你的"教育"从来没有限制你的行为。

F：嗯，这是一种顺其自然的态度。

R：这让你得以形成自然的自我。

F：按事物自身的方式运作的不矫饰。

E：这样的女人，看不到任何对其自身进行阻止的需要。所以你经常会听到有人说，"我甚至不会考虑这个问题，"他们真的不会。

R：这样的人只学会了限制他们自己的感觉和认知。

F：［F再次投入到一种和善的长篇大论中，甚至更愤愤不平地回忆起她是多么想体验一种更为自然的分娩，却受到了现代住院分娩技术的打击。这次晤谈最后用一个一般性讨论收尾，讨论了妈妈可以期待的婴儿成长过程中各个有趣的自然阶段。］

R：现在，她批评性言论的那种和善，完全不同于她在她治疗开始第一次提到它们时所有过的那种恐怖和伤心的感觉。她不仅获得了她在最初治疗请求中想得到的一套完整的记忆，她还从根本上重组了她对它们的感觉和认知。她已经有效地处理了源于她记忆问题的心理创伤，甚至已经解决了一些某种程度上造成她这种创伤易感特性的早期童年体验。她现在可以理解她年轻的医生，他是他自己受教育不足的一个的受害者，而不再对他充满仇恨。她当然对她自己的感觉，情感、思想和她自己深刻的无意识过程方面，有一种提高了的价值感。

第 八 章
情绪处理

案例 11　用新参考框架解决情感问题和恐惧

第一部分：转换恐怖症状

　　A 太太是一个非常聪明、有吸引力的计算机程序员，最近刚结婚，她要求治疗"飞行恐惧症"。她说，她曾遇到过一次让她有点儿震惊的小的飞机着陆事故。这种惊吓从那次体验迅速地扩展到飞机在空中遇到的任何形式的空气湍流或振动。进入飞机，甚至飞机沿着跑道滑行时，她毫不害怕。她的"恐惧症"实际上是从飞机飞离跑道的那一刻开始。飞机起飞时，她处于巨大的痛苦之中，但当飞机接触地面时，又立刻感觉非常舒服。

　　她渴望体验催眠，她被证明是一个非常敏感的被试。正因为如此，第一作者觉得他可以在 A 太太的第一次治疗性晤谈时，从她那里要求一份有力的承诺。

意识和无意识层面的托付

E：我向 A 太太要求一份绝对的托付，她必须同意做我所要求的任何事情。我让她口头承诺做我所要求的任何事情——"无论是*好的还是坏的，是最好的还是最坏的。你是一个女人，我是一个男人。尽管我受到轮椅的限制，但我们毕竟性别不同*。"你当然不会知道她是多么不情愿地做出那种托付，她不喜欢这种托付，但她还是承诺了。她想了大约七八分钟，最后说，"无论你对我做什么，都不可能比那可怕的恐惧更糟糕。"然后，我把她置于催眠状态，再次经历整个事件，直到我得到了她在催眠中同样的托付。

R：你为什么必须在清醒和催眠两种状态中得到同样的托付？

E：你不必无意识地去做你在有意识的情况下说要做的事。在日常生活中，你可以接受一个晚宴的邀请，但接下来，你的无意识却让你忘了。

R：所以这便是个例子，说明日常生活中的心理机制可能会干扰治疗，除非你为之做好预防措施，就像你在这里所做的这样。你在她内心引起非常大的情感风暴，她真的被你要求的绝对服从所震撼，这种要求在现代心理治疗中实在是不同寻常的。

E：是的。这需要她拿出非常非常多的勇气。那么，我为什么要要求这种托付？她说她有"飞行恐惧症"，但我知道她没有，因为只有当飞机在空中而她对任何事情都无法控制时，她才出现恐惧。只要飞机是在地面上，就存在逃脱的可能。但上升到空中，她便处于一种绝对托付状态。

R：所以，她的问题出现在给予托付的过程中？

E：是的，我让她给予一种托付，一种完全的托付。这里的情况是，除非真实的问题呈现出来，否则你不能与她做治疗。除非患者带着一个疣走进治疗室，否则，你不能去除一个疣。

R：这就是这个情况的心理动力，你把她的恐惧具体化，并把它们带进治疗性晤谈中。

E：说得对，把她的恐惧变成一种我可以处理的现实，然后，放到她正在坐着的那把椅子上，并把它留在那里。

R：通过让她给你一种完全的托付，你把她对完全托付的担心带到治疗情境之中。通过你们之间性方面的暗示，治疗情境变得与她的恐惧症一般可怕。

E：说得对，这两种情况都有身体方面的威胁。我必须这样做，以便让它全部变成可怕的。只是要求她想象自己在一个密闭的房间里，我无法得到一种托付。它必须是这个房间，某些事情才会真的变得可怕。

R：她可能已经被一个老淫棍缠上了。

E：就是这样。

R：你有勇气努力完成这些事情。

E：在我对她进行治疗时，她必须让她的心理问题与她在一起。这时，她进入催眠相当容易。她竟然被要求承诺做任何事情。她没有任何形式的自由。她处于一种完全承诺状态。一旦进入催眠状态，我让她在她的想象中登上飞机，穿过暴风雨。看着挺可怕，她实际上经历了一种惊厥。看上去很糟糕。

症状表象的具体转换

E：我让她经历有巨大空气湍流的飞机旅行，然后我告诉她，她很快就会感觉很舒服、很自在。这时，她会突然发现，她所有的恐惧已经从她身上滑落到她正在坐的椅子上。然后，她被唤醒。她立刻跳出那把椅子！我招呼我妻子过来，并告诉她坐到这把椅子上。当她准备坐时，患者大叫："不，不，不要！"并且用身体阻止我妻子坐下。

R：你在测试患者吗？

E：不，我给她机会去验证椅子上承载着恐惧。

R：我明白了！这实际上是一种帮助她承认和确认她自己治疗性反应的方式，表明她的恐惧已经具体转换到了这把椅子上。

带有支持性暗示的后催眠暗示

E：然后，我给她一个直接的后催眠暗示，她将在现实中实际乘坐飞机去达拉斯旅行。她已经给了我绝对承诺。然后我告诉她，除非是在从达拉斯旅行回来之后，否则，不会再见到她。"你将从凤凰机场乘坐飞机。当然，关于这一点，你会有些问题。当你从达拉斯回到凤凰城时，你将会发现乘坐飞机是多么美好。你会真的喜欢它。当你返程抵达凤凰机场时，打电话给我，告诉我你是多么喜欢它。"

在结束那次催眠之前，我给她了另一些后催眠暗示："你已经摆脱了你的飞行恐惧症。其实，你所有的恐惧、焦虑和担心都留在你坐着的那把椅子上。将应由你来决定你想与那些恐惧一起坐在那里多长时间。"你真该看看她是怎样跳出那把椅子的！

R：这就是你唤醒她的做法。你把她所有的恐惧都转换到那把椅子上。这就是她为什么突然跳出那把椅子的原因。这样一种直接生动的反应也是一种你想要的反馈，这样你就知道她也会跟随你的另一个后催眠暗示，实际乘坐飞机去达拉斯。

E：这时，我想知道我该做点儿什么去确保那次单独催眠的有效性。我让我女儿给那把椅子照了三张照片——一张照片曝光过度，一张曝光不足，一个曝光正常。我给曝光不足的那张标注"你的恐惧和烦恼留存在此，并消散于无形"。曝光过度的那张照片，只有椅子的轮廓隐约可见，我在上面标注"你的问题在此陷入末日审判的黑暗之中"。曝光正常的那张被标注上"你的问题长眠于此"。我把那些照片每一张单独装入一个信封送给她。它们是她的圣·克里斯托弗奖章。

R：你的意思是，在她乘坐飞机时，让她随身携带着它们吗？

E：是的，我相信，不管人们受过怎样的教育，他们都会相信幸运符。那些照片便是她的幸运符，它是日常生活的一部分。

R：那些照片是支持性暗示，她可以把它带到治疗情境之外，以加强后催眠暗示。后催眠暗示不必运行，因为在催眠期间，想法是被深深地烙印在脑海中的。相反，后催眠暗示始终在动力过程中，并且就其本身而言，它需要外部和内部的刺激和暗示线索来唤起和加强。这就是为什么把后催眠暗示与患者在催眠之后将会体验到的一些必然的模式化反应联结起来会这样有效。

E：她遵从那些后催眠暗示，当她回来给我打电话时，她以一种兴高采烈的语调说，"这简直太奇妙了。下面的云层看起来太漂亮了，我真希望我有个摄像机。"几个月后，当她有机会返回到同一个房间里时，真是太有趣了，她竟然还是避开那把椅子，并且还阻止别人坐在上面。

第二部分：在恐惧的源头解决早年生活创伤

第一作者发展了大量有用的方式去处理情感创伤，助长理性和情感体验之间的适当平衡。这些最基本的情感和认知，在它们最终融合之前，每一个似乎都是相互分离的。

R：作为一种治疗方式，你怎样以及为什么要把生活体验的情感和理性方面区分开？

E：你区分情感和理性的内容，是因为人们常常无法面对体验的意义。有人哭了，但不知道他们为什么哭，他们突然感觉兴高采烈，但却不知道为什么。在使用治疗性退行过程中，你首先在催眠中恢复情绪，帮助患者识别出它们。然后让患者回到催眠中，这次，情绪被掩藏起来，理性内容被意识到。然后，让他们第三次回到催眠中，把理性和情绪两个方面放到一起，然后让他们带着完整的记忆从催眠中醒来。

R：你让他们分开体验情感和理性两个方面，然后把它们放在一起，完全地整合当下复原的记忆。

分离情感和理智

为了说明这种方式，作者决定请 A 太太过来，她的飞行恐惧症曾在第一部分得到过讨论。第一作者采用不同寻常的方式解离和转换她的恐惧，虽然这确实明显解决了她的恐惧症（现在是在治疗的两年之后），但一种更充分的解决被认为可以通过帮助她更大地发展对她自己的认知而得以实现。A 太太爽快地答应了接受进一步催眠治疗的主意，因为她对这种体验非常感兴趣，并愿意接受磁带录音和若干观察者在场。当这个小组在艾瑞克森的治疗室集合时，一种非常友好而积极乐观的氛围产生了，当时我们都被引见过，还介绍了艾瑞克森曾经是怎样用催眠帮助我们中的某个人的。当 A 夫人沉浸在高治疗性期待的氛围中时，融洽的关系、反应专注度和一个有趣的治疗性参考框架，便因此在她内心得到了助长，这是一个例证，说明了艾瑞克森是多么喜欢利用观众来营造一种治疗氛围。当我们所有人的注意力都被引导到她身上时，房间里逐渐安静了下来。艾瑞克森开始用数数进行诱导，他以前曾用这种方法训练过 A 夫人。

催眠诱导和助长后催眠暗示

E：一，五，十，十五，二十！

［停顿］

非常深地进入催眠。

［停顿，A 夫人闭上双眼，静静地一动不动，表情放松。她显然已经非常快速地进入了一种深度催眠状态。］

E：那么，A，当你醒来之后，我会

随意地问你，

"你醒了吗？"

你马上会说"是的，"

而当你说"是的"时，

所有你曾体验过的可怕感觉

将会向你涌来

有时

在 10 岁之前，

感觉有些事情

你可以向

陌生人

谈论，

但是

你将正好有这种感觉。

你将不会知道引起这些感觉的

事情是什么。

你只是会感觉到那种感觉，

你不会知道是什么让你

感觉如此痛苦。

你会告诉我们

你觉得多么的痛苦。

［停顿］

牢牢抓住那些可怕的感觉。

你不会知道它们，

除非我问你是否清醒

你说"是的，"

而在那一刻，这些感受会猛地击中你。

你现在明白吗？

A：嗯哼。

E：好吧，二十，十五，十，九，八，七，六，五，四，三，二，一。

R：这是助长后催眠暗示的一种基本方式。你要求像回答"是的"这样一种简单回应，对你的问题"你醒了吗"来说，这几乎是一种必然反应。然后，你把这种非常容易得到的回应与另一个极为复杂而困难的后催眠暗示——重新体验十岁之前的可怕感觉，却不知道引起这种感觉的任何原因——联结起来。你是在通过把它从引起这种情绪的原因中解离出来，促使她重新体验从前的情绪。这种容易的回应"是的"，往往可以为执行这种将要跟随的更难的后催眠暗示开启一种接受定势（Erickson, Rossi, and Rossi 1976）。如果你注意到某个特定患者在日常生活中常常会点头表达"是"，你就可以利用这种点头作为助长更难些的后催眠暗示的媒介。通过获取已经在患者反应等级中处于高等级的反应，你在助长最初的后催眠性反应中就更容易取得成功，最重要的是，你可以因此开启一种接受定势，以利于与之联结的更难些的后催眠性反应。

E：是的，这是一种很精彩的说法。请注意，我强调的是，她将"牢牢抓住"那些感觉，当我向下数数时，我先从20跳到15，再跳到10，然后，给她一种印象深刻的倒数，一个数字一个数字地从10倒数到1，以便她抓住即将出现的感觉。

执行后催眠暗示时的催眠再诱导

A：哦，我喜欢这种状态，它是如此宁静。我不想让你数数。

E：现在，你醒了吗？

A：是的。

［A太太看起来怔了一下，有一两秒钟变得非常自我专注。她脸上双眉紧锁，她明显开始体验到一些内部压力。］

> R：她轻微的惊吓和安静的自我专注，实际上是瞬间发展的另一次催眠的迹象，这时她开始执行后催眠暗示（Erickson and Erickson, 1941）。虽然做事像清醒时一样，她大概处于一种你定义的梦行状态之中，因为她体验到下面所记录的那种可怕的情绪。

不带理性领悟的情感体验

E：怎么了？ A。

A：我不知道，我不想看，有些事情我不想看到。

我不知道是什么，我不知道该怎么告诉你。

E：谈谈你的感觉，告诉我你感觉到了什么。

A：不，我害怕。那里有些事情，我不想看到，我也不想看。我害怕它是什么，如果我看……我不想看。

E：你不需要看，只是对我说说它。

A：它就是害怕。我，我想忘记。如果我不看，它就会自动消失，行吗？

E：我认为那种感觉不会消失。

A：是的，因为……因为我就是害怕。有一些事情我……我不知道该怎么告诉你，但我害怕，我害怕。

> R：A太太是真的害怕，她只是表面上清醒，她正在跟随你的后催眠暗示去体验一种可怕的感觉，却不知道她为什么在体验它。这样，通过

让她第一次体验这些与其来源和理性内容分开的感觉，你已经完成了这种催眠治疗性方式的开始部分。现在你通过再次数到二十，让她解脱，再次恢复一种舒适的催眠状态。

为实现理性领悟，用后催眠暗示再诱导催眠舒适：
保护催眠中的患者——一种感觉处理方式

E：一，五，十，十五，二十。

现在你感觉很舒服。

［停顿］

你将再来一次，

现在，

不是吗？

A：我正在开始。

E：非常好。

［停顿］

那么下一次我唤醒你，A，我有一项不同类型的任务给你。

当下一次我不经意地问你是否清醒时，

你会说"是"，

然后

会有某些几年前

会吓到你的事情

浮现到你的脑海。

但你完全不会有什么丝毫情绪，

这可以吗？

它不会吓到你，可以吗？

A：我会想起来，但我不会害怕？

E：你只是会想起来，"是的，我还是个小孩的时候，我被吓坏了。"这是你将想起它的方式。

你将能够笑对它，

并采取一种成年人的眼光。

A，

我会谨慎地，

弄清楚

你是否应该

辨认出它来，

好吗？

A：好的。

E：我问"这可以吗？"我要求她同意查看过去。我描述了她将做的事情，并征得了她的同意。我最后句子里的每一个停顿，都是一个独立信息，这是在告诉我将会保护她。每一部分都是一个单独的保证。

R：在为了她的利益会很谨慎的整个句子中，每个短语本身就是一个让人安心的暗示。

R：在她前面不舒服的情感体验之后，A夫人对于继续进行很是犹豫不决。因此，通过让她知道她将可以从一个成年人的眼光来笑对它，你使她消除疑虑，这是很重要的。大多数患者在催眠中是脆弱的，它们需要治疗师的保护。因此，你让她知道你会"很谨慎"，并保证她辨认出她的体验对她来说将是不错的。例如，如果它将形成创伤，或者它不是那种她可以与陌生人分享的事情，你可以很容易通过分散她的注意力，告诉她停下来，或给她数数的信号重新进入催眠，去终止它。

E：即便处理这种困难的素材，我的方式也是很随意的，这使得它对她来说更容易。人们对随意悠闲的方式很难说"不"。

R：这详细说明了你怎样经常在感觉层面进行工作：从理性上，一个人可能会说"不"，但在你表现在如此随意、热情、宽容的感觉层面上，这似乎是可笑的。它会让人觉得说"不"是不对的！

伴随理性领悟的催眠唤醒：转换痛苦的情感因素——伴随成人视角的真正的年龄退行

E：二十，十五，十，五，四，三，二，一。

不是一种安静的催眠。

A：不像前面的那样安静。

E：不像吗？

A：是的。我，我感觉到一种担心，我不知道为什么，我不知道是什么原因造成的，但我感到担心。

E：想问问罗西医生吗？你还清醒吗？

A：是的。

［停顿，A夫人看起来有点摸不着头脑。她显然再次体验到一种瞬间催眠，这时她开始执行后催眠暗示，不带情绪地回忆。］

E：告诉我们，好吗？

A：我的脑海中一片空白。这是，嗯，一片空白，我不知道该怎么形容它，但它是像在看，不…

哦…是的！太奇妙了！我知道它是什么了！要不要我给你描述那个情景？

E：哦，好的！

A：哦，是的，那是一座桥。你还记不记得以前我告诉过你我害怕桥？那个场景中出现了一座桥……

当你来到这里，你什么参照物也看不到，只有一片空白。我在一辆汽车或诸如此类的东西里，那一定是辆汽车，我正以这样一种什么也看不见的方式坐在它里面。我没有看到桥的上部结构，或汽车的车罩，如果它有的话。我放眼望去，出乎预料，什么也看不见。在那里，我在看向过去，并且看见——树、草或某些东西，牧场，这是我可以描述的。突然有一种空白，我看不到任何可以给予参照的东西。那是一座桥。我知道这座桥在哪里。我意识到了这座桥在哪里。我不能讲我有多大，或者我与谁在一起，或类似的什么事情。但是，是的，就是这样。

E：请告诉我一些关于桥的事情。

A：它在哪里？哦，它在加利福尼亚州北部去我祖父母家的路上。它是一座桥，有一个很陡的斜坡，所以当你驾车上升时，你会到达顶部，并且你会折转向下，所以当你上升时，你不会注意到什么事情，没有什么东西。你看不到什么相关的东西，除非你在向旁边放眼望去，而如果你直视前方，什么也看不见，除非你在那桥的顶部折转向下。

E：你认为你会多快知道你的年龄？

A：我不知道，因为作为孩子，我已经去过那座桥上很多很多次。"八"浮现到我的脑海，但我不知道为什么是八岁。因为我可以是任何年龄，不是只有一次，而是这么多次地经过这座桥。

E：这足够了吗？恩内思特［对罗西］。

R：是的，我也这么认为。

R：而在此之前，她因这种情感部分的体验曾遭受过极大的痛苦，现在，当她带着理性领悟恢复那个场景时，她似乎被迷住了，甚至有些兴高采烈（太奇妙了！）。因此，恐怕当你让患者单独发现这种体验的理性成分时，第二阶段的这种情感因素还没有完全消失。但是，所有负面情感因素肯定已经从记忆中解离出去了，她也确实用成年人的眼光体验了它。她作为孩子所体验到的恐惧和焦虑，已经被她作为成年人对这种体验可以感觉到的好奇和入迷所取代。

E：在我以前与她的晤谈中，我说过，从飞机上看风景会感觉很"奇妙"了，她在这里用了这个词。

R：这是在暗示，在她的催眠工作出现了某个方面的变化，它正在把以前痛苦的情感因素重组到一个它可被体验为"奇妙"的新参考框架中。

E：当她说"汽车……我在……我正坐在它里面，以这样一种我什么也看不到的方式……"时，这句话用的是一般现在时，这表明她真的在那里。

R：那种情况是一种真正的年龄退行，在退行中，她其实是在重新经历早期的生活体验，而不是简单地回忆它。

E：然后我要她告诉我有关桥的事，她体验到一种转变，原来的创伤变成一个更成熟的人的一种回忆。首先，她刚才是一个成年人，在以孩子的身份重新经历过去的体验，这时，她是一个成年人，并在理解它。她同时拥有两个身份，儿童和成人在一起工作，完成整合。

催眠再诱导和舒服

E：一，五，十，十五，二十。

现在，你已经出色完成了到今天为止的工作。A，非常不错的工作。那么这个时候

我将唤醒你，我想让你感觉确实非常舒服，

休息得很好，很放松，

感觉好像你已经休息了8个小时。

当你看钟表，注意时间时，你会感到惊讶。

我会再次问你，你是否是清醒的。

紧接着

你会说"是的。"

R：现在，通过暗示她首先将会感觉到非常舒服和放松，就像她已经休息了八个小时一样，你在让她为最终整合情感和理性两方面的体验做好准备。这是另一个例子，提供一个简单和非常令人渴望的后催眠暗示，为你将与之联结的更难些的后催眠暗示，启动一种接受定势。当你告诉她，她已经"出色完成了到今天为止的工作。A，非常不错的工作"时，这也是一种用来奖励和强化她做好她已做过的工作的方式。

E：暗示休息了8个小时，这也利用了我们在日常生活中体验到的东西：你经常带着某些事情入睡，以便在睡眠中处理它。

整合情绪和理性、儿童和成人的后催眠暗示

E：整个事件将会

伴随着完全……

伴随着完全而生动的画面

在你脑海中闪现。

那么，你明白我的话吗，A？

［停顿］

A：嗯？

E：你第一次看钟表。

你可能会吓一跳，还不太晚，

比这个，

稍晚点儿。

你可以感觉休息得非常好。说说你感觉精力多么充沛，多么舒服，你是多么喜欢这种催眠状态。

然后我问你

你是否清醒，

你会说"是的，"

然后立即

这整个事件

将非常生动地

闪现到你的脑海。

这样可以吗？

［停顿］

A：嗯。上一次

你说完整地。

你说完整而生动地。

E：你说得对。

完整地，

理性和情感方面的

完整。

所以，你会知道你的感觉那时是什么，

以及

关于那时你怎样去感觉的每一件事，

甚至知道那时的你自己。

A：我很混乱。

E：这非常不错，A。

A：我将会知道我的感觉，还是我将会感觉到我的感觉？

E：你将恢复你的感觉。［停顿］

E：就像很久以前，在春天的第一天赤着脚，我感觉赤脚真是太好了，我跳起来并落在一些碎玻璃上。我可以回忆起我疼得极度痛苦的尖叫和我沮丧的痛苦感觉，因为我将有几个周不能赤脚走了。但我现在可以对这事感觉挺好玩了。它确实令人痛苦，而我想起来它是怎样令人痛苦的。现在我还能在我右脚后跟，我的右脚后跟感觉到它。我可以对它一笑了之，那种痛苦感觉消失了。明天我可以赤脚走路了，那天晚上我刚刚说服我妈妈让我赤脚走路。现在我会对这件事感到好笑。你可以回想起你的事件，你可以完整地描述它，描述你那时曾有的那种感觉。现在你明白了吗？

A：嗯哼。

R：你现在正在努力帮助她整合情感和理性，儿童和成人。你为什么要给她举你个人的例子，来说明你的意思是什么？

E：我经常会（通过举例）展示给你看我的意思是什么，而不是去解释。你能描述一种死鱼式的握手吗？

R：我也不知道，这种形象具体的说明是否更大程度上是与人格整合正在发生的右脑相联结（Rossi，1977）。这种形象具体的说明也会比抽象理性的简洁陈述更快速地唤起意念动力性过程。也从这个角度来看，它可以被看成多层沟通。

从成人视角整合情感和理性经验：重整和重组内心经验

E：非常好。

二十，十五，十，五，四，三，二，一。

感觉舒服吗？

A：嗯？

E：感觉舒服吗？

A：我觉得我正在醒过来。

E：你觉得你已经睡了多久？

A：我觉得我好像已经睡了很长一段时间。好像是起床时间到了。哦，哎呀！

E：现在，你醒了吗？

A：是的。嗯，嗯。

［停顿，A太太似乎陷入了沉思。很显然，随着她开始执行后催眠暗示，她再次体验到一种瞬间催眠。］

E：那些"嗯"是什么意思？快说说看。

A：哦，有太多的事情要说了！这是一个多云的日子，我与我父母和我妹妹一起在一辆汽车里。我不知道我哥哥在哪里。我正穿着，我想不起来我穿着什么衣服。我正穿着一件像连衣裙的棉制围裙，我不理解我为什么穿着那样一件连衣裙，当时外面阴云密布。我们打算到我奶奶和爷爷家，那是，我当时怎么会知道那是星期天？那是星期天，我该怎么说？

我想，因为我父亲刚好不上班，他星期六上班，但今天是星期天。这是周日下午。我们正准备去我奶奶和我爷爷家，我奶奶已经答应我午饭吃鸡汤面。我们在一辆蓝色的汽车里，我不知道我父母是否有一辆蓝色的车？他们肯定有。这就像是我脑海里的纪录片。事情正在我脑海里发生。

我们在沿着路行驶，这是萨克拉门托河大桥。我母亲因为什么事不开心，她让我在座位上休息。我不知道为什么，或许是因为戴安娜在与我玩耍。我坐回到座位上，我在一直向前看着。不，我已经站了起来，并紧紧抓住座位的背面，从前窗向外看，我们正在行驶，什么事情也没有。

我闭上眼睛，因为我什么也看不见，我不知道任何相关事情，我知道我们正在越过桥拱，并且知道如果我们下一次冲上桥拱时，我就会看见些什么。就这些。

它就像个纪录片在我脑海里。如果我能够等待足够长的时间，就会有更多的事情发生。当我们越过第二个桥拱时，我睁开了眼睛。

E：你多大了？

A：我好像是八岁。由于某种原因，"八"这个数字进入我脑海。我感觉到"八"，但我不可能是八岁，但我认为，我穿的衣服正是那个年龄我会穿的。但我没见到我弟弟，我不知道我弟弟在哪里。如果我八岁，我弟弟应该是五岁，但我不知道我弟弟在哪里，但我妹妹在这里。

"八"进入了我脑海中，但我不能告诉你为什么。也许因为我早前说过我觉得是八岁，但我不知道为什么。不过，没有什么恐惧。我什么都不怕。

E：刚才怎么样？

R：似乎非常好。

A：什么怎么样？

R：你处理这些体验的效果。

A：它不再令人害怕了。

没有什么恐惧。

E：现在，对你来说，想起这些恐惧也不会有什么问题。

几分钟前，你刚刚给我们展示了它。

A：哦，现在它似乎很无辜。没什么事情让我害怕了。

E：几分钟前，你感觉怎么样？

A：以前我为什么害怕？现在，我不害怕，它丝毫也吓不到我。它只是我孩提时的一段插曲。

不过，当时我很害怕，我想起来了，这就是我为什么过去非常害怕的原因。

E：她的恐惧怎么了？

R：但愿我知道。

R: 现在，从成人角度对这种体验情感和理性两个方面的整合，使她能够复活那种经验，却不伴有儿童时的害怕。这是一种情绪矫正方法，可以帮助患者以一种治疗性方式，重新联结和重新组织她的内心体验。一旦体验的创伤方面发生一种量的疏泄（在第一阶段，不带有理性成分的情绪再体验），整个体验便可以凭借另一次相对简短的催眠中的成人眼光得到整合和处理。有趣的是，在让她重新体验那种经验情感和理性两个部分的第三次催眠中，她比每一次单独的时候都回想起了更多的细节。她报告说它就像是"在我的脑海里的一个纪录片"，在那里，它似乎是作为一个自然展开它自己的无意识过程自动地来到她的意识中，而不是一个意识心理劳神费力回忆的过程，这一事实表明，这已经不仅仅是对已遗失记忆的一种简单回忆。

E: 她能够重新建构她的早期生活经验，去除与之相关的痛苦。即使她确实重新建构了早期生活经验，你也总是可以，再次，把那种生活经验分离成其情感和理性两个部分，并让她重新体验孩子的痛苦情绪。

R: 当你说重新建构生活经验时，你觉得真正涉及的是什么？难道我们只是给它建立新的联结关系，这样它就不再以一种发病的方式相互分离着吗？那么什么是重新建构？

E: ［第一作者举了一个患者克服其游泳恐惧的例子。这名患者报告说，如果他像他经常做的那样在水里涉水到半腰，他就会在内心感觉到几分曾有过的恐惧。而当他改变姿势游泳时，那种过去曾有的恐惧就消失了。过去曾有的恐惧，其潜在的可能性仍然存在，但新活动可以产生新的情绪体验，它可以在旧情境的变形中替换或重构它。］

R: 在重构旧生活经验的过程中，我们在发展新的联结路径，助长对生活中老的恐惧刺激情境产生新的反应。那种老的记忆和联结路径仍然存在，它们将永远在那里。

E: 我们在给患者提供新的可能性，并且我们在消除令人不悦的属性。通常，最好能让患者先体验到这种情绪，稍后再体验那种理性，因为当他们非常强烈地体验过这种情绪之后，他们便需要获得它理性的一面。

R：我明白了，这种离解方式能够使情绪更容易地浮现出来，然后强烈地激励他们去获得理性认知。除了这种把情绪和理性分开的方式，你还有没有其他解离经验的方式？

E：有。你可以让患者回想起情感体验的某个单一的方面——然后一个不相关的理性方面，就像一个拼图游戏。只有当最后一块被放置到位的时候，全部的经验可被重新获得，完整的意义可被组合起来。

第三部分：促进学习：发展新的参考框架

在小组悠闲地讨论前述事项之后，A 太太描述了一些她目前的问题，它们与一个需要占用她大量时间的学术研究进程有关。第一作者现在决定利用她寻求更有效学习习惯的动机，助长她的学习过程。他用他平常的风格对她进行诱导催眠并且继续。

利用方式

E：我将要暗示的改变，首先是这样的：
家庭作业是乏味的，无聊的，消耗精力的。我认为
家庭作业
包含着
一种某些事情
做得很好，完成得很好
的感觉，
这种它将被完成
它正在进行，
以及已被完成
的感觉，
将伴随它
一种特别喜爱的感觉，
这将让你

更好地集中精力，

学得更快，

并享受这整个过程。

[A太太以一种快速、简短的方式点头表示"是"，这是意识有意而为的特征。]

你好好想想，

不急于点头或摇头，

好好想想。

E：你不想让患者太快地认同你。在买房子之前，你可得好好想想。

R：作为极具你个人特征的风格，你从首先接受她自己的参考框架"家庭作业是乏味的"开始。这开启了一种接受定势。然后，你加入你的初步暗示，"家庭作业包含一种某些事情做得很好的感觉"。你的暗示是一种事实陈述——任何人都必定会同意它——这进一步建立了这种接受定势。对此，你最后加上了一个易于接受的暗示，"一种特别喜爱的感觉，这将让你更好地集中精力，学得更快，并享受这整个过程。"你并不是直接命令她，你只是就更好地学习进行事实陈述，并以一种她不能否定的方式把它们与她自己的内部体验联结起来。她承认它们对她自己体验的有效性，也接受你的暗示。在这些暗示中，你没有附加任何新的东西。更确切地说，你唤起并利用她自己的真实体验，任何人，曾经在任何时间，只要他做过家庭作业（或任何其他形式的学习），他通常都会有一种成就感，这总是与"一种特别喜爱的感觉"相联系，认为他们总有一天会学得更好。这样，你关于更集中精力和学得更快的暗示，便可以强化你已经唤起的她自己某些方面的体验。你（1）建立一种接受定势，然后（2）唤起她某些方面的生活体验，这样，你就可以（3）利用这些体验去帮助她解决目前存在的问题。这是你治疗性暗示"利用方式"的一个典型例子。她的点头显示她接受得太快了，所以，你必须告诉她再好好想想。你想让她的无意识有足够的时间去搜索可以执行这些暗示的相关内心过程。

E：我用"一种特别喜爱的感觉"让她尝到点儿甜头，这样，她将很快告诉自己，她想要整个事情。先尝点儿甜头，然后想要整个事情，这是一种常见的生活经验。妈妈说："就咬一小口"。但我们的患者甚至没有听到我说"就咬一小口"。

推广学习参考框架以重构恐惧问题

E：其他改变是

这种飞行的问题。

最初的恐惧

可以

适当地转变

成

一种任务

的感觉，

完成这个任务的

责任。

对于任务，

有人总是会感觉担心。

你常常认为，你会失败，

然后你就上钩

并认为

你以前已经做过这种事情。你以前曾喜欢过它，而且你可以确实喜欢着手处理新的作业。而不是厌倦有这样一些时间

当你欣赏你身体中的存在时，

便会有一种如如不动的感觉，

舒服的感觉，

而你的心灵之眼

在探索

那些真正给你带来快乐的事情。

［停顿］

R：你现在推广你为了帮助重构她对其飞行恐惧症的认知而发展出来的这个参考框架，不久前你还用它来帮助过她。这有点儿像是一个惊喜，她可能不知道，为了寻找一种新的更充分的解决办式，你会把这个老问题再次提出来。

E：是的，现在，通过把它放到一个她是一个处理理性任务的真正专家的参考框架中，我在转化恐惧症问题。

R：尽管她是作为一个学生来寻求帮助，但相对而言，她才是解决理性任务的专家。

E：她有做好工作的强烈渴望。她在这方面是擅长的，所以我利用那种动力去处理她脆弱的地方——她的飞行恐惧症。

阐述开放而灵活的参考框架

E：我知道在夜间

飞往法国，

飞机是很拥挤的

那时候，我身体上是相当不舒服的。

我知道我们会在早餐时间抵达法国，

在我们接到早餐之前

我们勉强把我们的晚餐吃完。

但是，在这整个飞行过程中

我一直在想

我儿时对于海洋

的概念是什么样的。

它的浩瀚无边，

它与我现在的理解

对比起来怎么样。

我想到我儿时所有的白日梦

以及它们是如何演化的。

［停顿］

> R：现在你引入一系列阐述，说明一个人可以怎样保持开放和灵活的参考框架，以更好地适应不同寻常的生活偶然性。从你儿时开始的第二段阐述对她来说有特殊的关联，因为你关于海洋浩瀚无边的概念与她早年在翻越桥拱时对空无的恐惧极为相似。你正试图帮助她用一种更成熟的角度，来重新建构她早期对空无的某些可怕的童年联结。

联结治疗主题

E：在回溯第一个变化的过程中，

有一种完成某些事情的感觉，

有一种知道你有一份很好的工作要做，

知道你正在做好一份很好的工作，

知道你正在达到目标，

知道你已经带着一种快乐的成就感圆满结束的感觉。

> R：现在你回到学术研究的问题上来。通过把这种学术问题与这种恐惧症问题联结起来，你是在暗示，它们两者都可以通过学习采纳和保持更开放、更适合的参考框架这种相同的过程得到解决。

重构感觉经验：把治疗师的话转换成患者的

E：一位农民知道他已经干完了一整天的活，因为他的后背

疲劳得非常舒服。

所以你可以伴随着深深的成就感

带着对你可以睡得越来越香甜的了解，

完成家庭作业，

你的家庭作业已经完成，

而且，你家庭作业的

总的情况是

一件好事，并且还是一件在过去就该有的好事，

在这过程期间，一种美好的感觉涌现出来。

所以，

这整个过程是值得的，

不会让你作难。

这样还好吗？

而现在这种转化，

我曾暗示过这种改变，

与飞行有关我已经暗示过一种

方式。

但我希望你把我所说的一切，

这两种连接，

都转换成你的话，

你的短语，

这样，这种改变

便可以嵌入到你的话语中，

而不是我的。

我不需要知道那些。

你需要。

［停顿］

  E："疲劳得非常舒服"是什么意思？

  R：这个农民疲劳的后背是他的线索，他可以通过这种感觉很舒服地知道他已经干完了一整天的活。

  E：大脑把这种疲劳的感觉重构成一种舒服的感觉。你无法让哲学博士来做这种事！

  R：你用一个重要的暗示来结束这次晤谈，在暗示中，你鼓励你的患者把你的话转换成她自己的。这样，你的暗示便可以用一种开放的方式

被接收到,这种方式允许患者自己的个性以一种最佳的和个性化的方式去利用它们。

患者的反馈和进一步的治疗性阐述

E:我有一个

患者,从前是个酒鬼。

上次

他看到我

他说,"让我们出去好好喝一杯。"

我妻子和我与他同去好好喝一杯。

我们两人喝的鸡尾酒,而他喝了杯牛奶。

现在我们三个人都好好地喝了一杯。

现在,我在暗示

对你来说

一种很不错的感觉

在你的概念里

不错的感觉

有两方面:

家庭作业

和旅行

放松了吗?非常好。

A:嗯哼。在家庭作业的案例中,最终的结果是,你说的话,变成了某种成就感和愉悦感。这是专注听课辛苦了一天之后的一个过程,这需要很多专注和克制才能坐下来,然后,晚上再另外学习三四个小时。累了一整天之后,只有一件事可以再推动我去学习,那就是,当它完成时,我会快乐并感觉更好。当它完成时,我会睡得更香。所以,那就是这样做的理由。问题是认识不到最终的结果。我确实知道我想到的最终结果是什么,是哪一个。问题是这种专注和克制需要这样做。

E：好吧，现在，我会进一步解释。

我制订了这个计划。

我从图书馆借来六部小说。

我在一个家里没有多少书的家庭中长大，我知道

我的文学知识少得可怜，

所以我要坐下来，阅读一本小说的50页，

努力学习化学

20分钟，

转换到另一套安排上，学习

物理20分钟，

再花15分钟在我的英语作业上，

阅读下一部小说的一部分，

从小说到课本，

保持这种循环

也许是另一本小说，

另一本课本，全都转换到另一轮安排。

因为每次你从一种体力活动模式转换过来，

你可以从先前的活动中得到休息。

在农场里，我学会轮流用右手和左手投干草。

当我的右胳膊累了时，我就让它休息，用我的左手。

在劈柴过程中左右手轮换，总是可以让一只胳膊休息，然后再换另一只。

在花园里，左右两种姿势交替锄地，我也是这样做的。

学习

化学，

它与读小说完全不同。

阅读小说是一种活动，而看一章心理学的书则是另一种活动，

所以我总是以最快的速度致力于我正在做的每一件事，而让所有其他的
事情都停下来。

现在工作了一整天，让你感觉疲劳了。晚上做家庭作业也挺累的。

但是

放松你身体上因白天工作而疲劳的那部分

并且让你其他的部分投入到家庭作业上。

听演讲是一回事，

做付过报酬的工作，是另外一回事，

学习是第三种类型的

活动。

你使它们交替进行，并且知道

当你在做家庭作业时，

你可以让

接受讲座的身体器官休息，

而当你在做办公室工作时，停下家庭作业方面的活动。

因为它需要不同套路的运作模式。

你明白吗？

A：嗯哼。

E：现在，你可以用你自己的理解来阐述它吗？

当一个朋友进入医学院，

她听讲座，从早上8点一直到晚上5点。然后从6点到11点，她在实验室工作。

她花了一段时间发现，她可以用自己的不同部分，在白天听讲座，用她自己的不同部分在晚上做实验。当她回到她的房间，

她让她自己的全部都休息。

知道她可以怎样熟练而准确地根据她的需要把她自己划分开，她大吃一惊。而她又加上手工钩编围巾、婴儿毛毯和阿富汗披肩。她开始钩编阿富汗披肩时，是如此休闲。为她在埃塞俄比亚妹妹钩编阿富汗披肩的那种喜悦真的吸收了学习的那种疲劳。

以一种非常令人愉快的方式做件事，

以一种无意识方式

仔细地思考，

你可以想明白

你自己的优势功能，

这样你就可以

发展成

运行模式。

你认为你现在明白了吗？

A：是的。

E：你可以在你自己方便的时候，想想那些事情。你可以决定是否接受这些改变。

我觉得它们很好，

也许你可以发现它们很好。

但这是你的受益之处，

是我真的

想要提升的

你在学习

听讲座

在理解家庭作业

方面那种轻松

所给你带来的舒适。

当你心理上信马由缰之时

我想让

你的工作

让它伴随某些令人愉悦的事情，

如悠扬的歌声

越过山岭到奶奶住的地方

做得很出色，

对每个人

都很有吸引力。

于是，一路上

铃儿响叮当，

歌声和谐悠扬。

我不知道你对雪橇和铃儿响叮当

的了解是什么，

你肯定知道这首歌，

有太多的事情有，

和声般的快乐。

我能想到的是它将如何使我奶奶

比在家里更容易地搅拌黄油。

同样的工作，

但在不同的环境。

有什么问题吗，A？

A：没有，我没事。

E：那么

因为你可以做的就是可以成为你自己，

所以在将来某个时候，你可能会愿意谈起它。

R：在这次晤谈中，A夫人就她怎样接受你的暗示，给了你一些有价值的反馈，使你可以调整你的方向，更准确地满足她的需要。你就如何助长她自己的学习过程给她做了进一步阐释，并且不断地以一种开放的方式提供暗示，这样，她就必须持续地进行内部工作，把你的话语组织成她自己的表达方式。这是一种非常积极的催眠学习状态。她不完全是被动的。你们之间存在一种非常密切的关系，你们之间就像心有灵犀一般。

混乱和新的学习

A：我正遇到了麻烦。

我理解学习和家庭作业，那对我来说很有意义，但对于飞行，关于你前面所说的话，关于完成我面临的任务，

我感到很困惑

E：没关系，A。

认识到你面临的任务

有很大一部分

意义重大。

你用外科医生看待手术的方式看待你的工作方式。

这是一个简单的阑尾切除手术，但如果你是一个好外科医生，

你知道

在美国，

非常令人意外的是，

会有一定数量简单阑尾切除的患者死于

手术。

因此，

你知道并没有这样一件事情像简单的阑尾切除。

所以，你开始着手

使它

变成一个简单的阑尾切除手术。

小心别有什么遗漏

是很重要的。

有一种良好的感觉，这

将是一个简单的阑尾切除手术，因为你正在做着。

一个很好的外科医生认为

只是一个简单的手术，并且它将会被证明是正确的，因为

他不会遗漏任何东西，而且他会喜欢这样做

而患者将会喜欢这样做的结果。

你对手头的任务

给予适当程度的关心，

认识到

在必定会遇着

某个在其中发挥作用的人

的任何人为行动中都会有危险。

于是

期待明天做它，一个简单的阑尾切除手术

时的享受，

期待着享受明天的飞行，

期待着享受各种各样的事情，无论它是什么

的准备过程。

并让它取代厌倦。

厌倦会使你的视野变窄，

并限制你头脑思考的自由。

A：怎样享受坏天气的预报？

E：当你躺在谷仓里的干草上，

知道你至少不用在烈日下投干草时，

没有什么比屋顶的雨滴声

更令人愉悦的了。

知道在你下田之前

你把美味食物装进你的肚子，

然后雨来了。

对农民来说，最糟糕的天气是

与割草有关的。

哦，当然不是暴风雪。

如果它是一场暴风雪，

暴风雪是很可怕的

有非常多不同的方式。

而9000，10000米高度的

恶劣的天气，

与零米高度的

相比是一种不同的天气。

我常常在想，

当我在海平面以上9000米时，

如果我能感觉到

飞机在如何

以那个速度

与空气相互作用，

那会是什么样。

A：我做了，我那样做了。我做了两件你暗示的事情。我设法想起并享受突如其来的晴空湍流。我设法想起所有的感觉，无论是坐过山车的感觉，还是汽车颠簸的感觉。这种感觉实在太美妙了。

> R：在这次晤谈中，A夫人清楚地阐释了如何把催眠当作一种主动学习状态加以利用。她感到困惑，不知道如何把她对更适合学术研究的方式的接纳推广到她对飞行的恐惧上。当然，她的困惑本身就证明她正在放弃不适当的旧参考框架，接受一种她还没能理解的新参考框架，她正处在这个过程中。现在，在下面的晤谈中，你利用这种情况的有利势头进一步助长她参考框架的开放性。

弱化习惯心理定势：助长灵活的参考框架

E：但你没有任何参考框架。

A：当时，我努力思考那架飞机在结构压力方面发生着什么事，并且知道结构规范允许这种量级的压力。但当时我感到不舒服，当这一切都结束时，我感觉非常轻松。

E：好吧，我要给你举个例子

它说明我此前已经为你做了什么。

你能把十棵树栽成笔直的五排，每排有四棵树吗？

A：十棵树栽五排，每排四棵？

［停顿］

［在大量的无效尝试之后，第一作者向她展示了下面的五角星图案，这是这个问题的解决方案。］

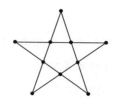

A：哦，我没想到。我正试图把它与空气湍流联系起来。

E：你不能理解空气湍流，是吗？

根据地面上的空气湍流，你无法理解它。

A：根据大气中所发生的事情，我可以从理性上理解它。

它是如何形成的，它是如何影响身体的，以及诸如此类的事情。我无法理解我情感上的反应。

E：很好，你会怎样理解

你有两种反应，理性的和情感的？

A：哦，是的，这是肯定的。

E：现在，有些事情你可以从理性上认识它，并且你可以在它之后从情感上体验到它。

A：在这种情况下，我不能把情感分离出去。从理性上说，我可以知道很多我所害怕的事情——在这个情形中是空气湍流。但有很多以前的恐惧，实际上只是一种不适感。

E：那么，现在困惑的是

笔直的五排，

每排四棵树，

只有十棵树。你所做的是生硬地理解了我的描述，一排，和一条直线，第二排的定义。

A：是的，我是这样。

E：如果这个难题可以是一种处理空气湍流的方法，这实在太好了，因为你只能在某一特定的参考框架中理解它。

A：我现在没有把它与空气湍流联系到一起。在理性上，我了解空气湍流。

［在这里，艾瑞克森通过夸张地撕毁他曾经向她展示栽树问题的那纸张，来转移她的注意力。然后他给她呈现另一个他打破定势的问题。他写了一个数字710，并要求A太太以所有可能的方式去读它。大多数人都没有能够充分地突破数字定势，当把它倒过来时，可以把它读作"OIL"。艾瑞克森通过先让患者在颠倒的710边上画个"S"，去有代表性地揭示答案。如果他们仍然弄不清楚，他让他们在颠倒的710的前面画个"S"，这样它读作"SOIL"。在这种情况下，大多数人能成功地从数字定势转换到字母定势。］

R：这是一个典型例子，展现了你弱化患者习惯心理定势的另一种方式，它可以引发体验更灵活参考框架的可能性。利用植树和710这两个问题，你让患者体验到他们自己心理定势的僵化程度，并且你给他们一点训练去发展更为灵活的参考框架。

E：在治疗中，你总是让患者尽可能多地体验他们自己和他们受限的心理定势。最重要的事情就是要打破患者僵化而受限的心理定势（Rossi，1973）。

恐惧症，一种受限的参考框架

E：你可以有大量的参考框架。

A：我肯定会有。

E：我知道，你从事计算机工作。那么，对于9000米高空的空气湍流来说，什么是合适的参考框架？是文字的还是数字的？

A：它是感觉，真的。

E：你在地面上所习得的感觉吗？

A：不，我并不知道那些感觉，在地面上所有的那些感觉。

E：你在地面上习得了某种恐惧的感觉，你把它们与你一起带到了高空。知道在天上你应该有什么感觉。

A：那么，你是在说，当我害怕空气湍流时，认为我只是在一种害怕的参考框架中，而不在一种逻辑的参考框架中？

E：既不是逻辑的也不是害怕的。有一种新的参考框架等待你去发现。

A：你认为我应该怎么看它呢？

E：是的。一种真正全新的参考框架，并且具有与你以前曾有过的感觉毫不相干的不同感觉。

静心想一想，宇航员在太空做什么？

A：完全不知道。

E：完全不知道！那么现在我在告诉你的是，空气湍流不能根据地面经验去理解，就像宇航员发现他们无法理解失重一样。他们可以向上倒水，他们可以向下倒水，或者向两侧倒水，我不知道他们如何吐痰。

A：那么，我该怎么做？

E：我不知道航天员如何学习失重，但他们学到了。

E：她在地面上习得了恐高症，而她把它带到高空的飞机上，那个情境与地面恐惧并不相称。在飞机里，你会碰上气穴并下落数百米，这可以是一种愉快的体验。当你在空中，你会有什么感觉？肯定不是地面的感觉！

R：在地面上，只下落几米就可能是一场灾难。

E：我在要求她采用一种全新而不同的参考框架。

R：你确实不知道她会如何体验那种新的参考框架。她的意识心理也不知道。作为治疗师，你的工作是指出并尽可能地弱化她受限的和带偏见的意识心理定势，这样，她的无意识便可以有更好的机会逐步呈现新的参考框架。这个案例阐明了恐惧症的理论本质。恐惧反应来源于在新情境中不适当地使用了旧的参考框架。这种旧的参考框架真的不适合，并且正是这种适合性缺乏引起了极具恐惧症特征的焦虑、消极情绪体验和回避反应。焦虑和回避反应实际上是一个准确的信号，表明患者旧的参考框架需要改变。当患者无法识别焦虑方面的信号时，它被体验为一种没有任何适当理性成分的消极情绪体验：患者体验到焦虑和恐惧却不知道为什么，只能归于她有恐惧症。我们可以推测，当恐惧症在一个似乎很熟悉的情境（如学校恐惧症，广场恐惧症，等等）中发展时，这意味着某些东西在患者与那种情境的关系中已经发生了变化，但这种变化是无法识别的，这种适当的内部调整（修改旧的或创建新的参考框架）也就从未发生过。恐惧症是源于过于受限的参考框架。它的永久解决需要对参考框架的领悟与扩展。这本质上是一种新的恐惧症理论，它很自然地体现在你的治疗中，而你却并不知道，是吗？

E：有很多的事情，我知道我不知道。

进一步阐述新参考框架带来的成长

E：你知道，测量显示，宇航员在外层空间长高了2.5厘米，而回到地球后，他们又非常迅速地失去了这2.5厘米。当孩子体验到一种突然的井喷式成长时，当孩子与母亲比身高时，

你知道会发生什么：

"我多么高啊！"

房间里的每个人都知道这一点。

A：他无意中碰到东西。

E：那时他经常无意中碰到东西！

用手打碎东西。

这种毛手毛脚的阶段便是成长的阶段。

他不得不

计算出他的胳膊有多长，

他一步能迈多远。

他不得不为自己建立新的测量定势。

那么你将为湍流形成什么测量定势呢？

［停顿］

在这里，你有机会发现。

［这时，第一作者举了另外一个例子，说明新的生活体验需要形成新的参考框架，而不仅仅是把旧的参考框架不适当地应用于新的情境中。］

E：快速成长的年龄是毛手毛脚的年龄，伴随着成长之痛。

R：是的，毛手毛脚应该受到欢迎，它是成长和新的学习的标志。

E：你举很多例子，这样，患者才更有可能遇到他个人相信的并可以真正帮助改变其反应的那一个。我对你说的唯一需要紧紧抓住的东西是那些可以用某种方式触动你体验的事情。你要经常研究你的患者，去寻找证据，表明他们在接受你所说的话。

自我催眠助长治疗性变化：心理功能的适应性

A：我对不再害怕飞行感到非常满意。我认为，要发现它充满乐趣，那要求有点儿多。你认为我会吗？

E：宇航员并不知道，在地面会有什么与在外层空间相像。

A：有种区别。尽管知道它最终会变得没什么事，但我还是会担心某些未知的东西。那种担心。但没有什么办法可以让我从逻辑上联系到害怕。但我就是害怕。从逻辑上讲，我知道我不应该，并且我知道没有什么可担心的，我能列举所有的这些资料和——

E：你知道，我可以多么容易让你进入一种恐怖状态中。

A：是的。

E：而消除它也可以一样地快，对不对？

A：是的，这种恐惧。

E：也可以消除你的幸福感。

A：是的。

E：就是说，你的恐惧或者你的快乐可以被消除和再次呈现。

A：我可以预先去做吗？在某种情况下，我试着催眠我自己，但我不能集中精力。就像当我们遇到麻烦时一样。

E：试着从1数到20。

A：现在吗？

从1到20［A太太闭上眼睛，并且显然立刻进入了催眠状态。然后她睁开了眼睛，移动了一下身体，显然她又醒来了。］

E：你没有完整地数到20，是吗？

A：是的。

E：非常好。

［停顿］

那么，将来的成就是将来的成就。

［停顿］

它们是值得享受的。［停顿］

A：我刚才正在考虑。我迫不及待地想离开这里去飞行。

E：好吧，任何时候你想要离开还是逗留，你完全可以自由决定。

A：太奇妙了，我迫不及待地想登上飞机！

E：当我提醒她，她的快乐和恐惧可被多么容易地消除和再次呈现时，我助长了某种心理功能的适应性。

R：当你给她可以用来帮助自己的自我催眠工具时，她剩余的飞行恐惧似乎得到了解决。如果把催眠定义为一种变动意识状态或参考框架的改变，我们便可以了解到，对于恐惧症或者任何患者需要处理消极情绪的情境，自我催眠为什么特别有效。她这时瞬间的自我催眠体验就足以让她知道，她正在从内心体验一种高度的治疗性期待——其程度是如此的高，以至于她迫不及待地想要登上飞机！

精选的简短案例：案例分析练习

暴露技术：解离理性和情感以揭示创伤性记忆

E：在暴露技术这件事情上，我认为最重要的事情之一是要认识到，如果你的患者有某些掩藏的东西，她出于一个非常好的理由把它掩藏了起来，你最好尊重这一事实。你让患者尊重这个事实：你个人并不认为它需要被掩藏，但你将服从他们的需要，*他们的真实需要*。现在你已经告诉他们，你会服从他们的需求，但他们听不出你把它限定在他们的"真实需要"上。

R：这是一个通过双层沟通进行间接暗示的例子。你关于服从他们需要的陈述，其第一部分可以很容易被患者的意识心理所接受，并常常会为顺从其"真实需要"的限制打开一个"是定势"或接受定势，这可能与他们所认为的"它们是什么"有很大不同。但是，无意识则注意到这个限制（可以巧妙地用一种细长的音调或手势进行强调），并用它启动一个找寻真实需要的内部搜索过程。在无意识层面上的这种搜索最终可以导致新的领悟，它将弱化患者以前的限制性参考框架，并由此促进治疗。

E：是的。在这里，你实际上有两个问题：它是否需要被掩藏？它可否被揭示？然后，你向患者指出，回忆事情有各种不同的方式。毫无疑问，当我们掩藏一段记忆时，我们通常掩藏了大量超出记忆本身的东西。就是说，一个剃光头的创伤可能会被掩藏成一种不舒服的记忆，但随之而来，它可能掩藏了事情发生的房间，或者那个特定地方的地址，以及那年所发生的其他事情。那个年份需要被掩藏起来吗？那年所发生的所有其他事情需要被掩藏起来吗？因此，你强调，患者无疑掩藏了很多并不需要被掩藏的事情，所以为什么不揭示每一件揭示起来不安全的那些事情，并且一定要一直掩藏那些揭示起来不安全的事情呢？然后，你把这种情形定义为患者可以在任何时候取消的情形。你指出，"假设你确实意外地揭示了你不想揭示的东西。你认为它会再让你用多久把它掩藏起来呢？"这是你常常给你患者的一点点保证。

然后，你向患者指出，记住某些事情的理性部分，而不是情绪内容，这是完全可能的，反之亦然。你指出，当你感到消沉和抑郁时，你无论怎样努力也无法弄明白为什么，但心理背后肯定是有原因的。你体验到情绪，但你没有理性内容。在恢复创伤记忆时，你可以发现深层的情绪，而没有理性内容。如果你想要，你可以记起实际的理性内容；你不需要想起你是否感到悲伤、疯狂或高兴。这将只是一次回忆，就像发生在别人身上一样。

这方面有个例子，发生在我医学院的一个学生身上，他将从医学院退学，他完全非理性地拒绝参加皮肤病学的课程和临床学习。他决不打开皮肤病学的书。他被警告，并被招呼到系主任面前被告知，"你必须参加皮肤病学的课程和临床实践并认真学习，否则你就要从医学院退学。我们不能允许任何人随意拒绝参加某门课程，"鲍勃说，"我不能。"系主任说，"你是什么意思，你不能，你会参加的！"但是，鲍勃的意思是，他过去不能。

鲍勃对此感到非常担心，前来找我。我知道鲍勃是一个非常好的催眠被试，我问他，我是否可以把他作为一个医学课的示范被试。他说，"可以。"我告诉他，关于他对皮肤病学的奇特反应必须要有一些解释。我让他在接下来的一周试着去回忆，对此他已经忘记的是什么。

鲍勃花了一个星期试着去回忆，然后来到了课堂。在课堂上，我问，"鲍勃，你想起很久以前你已经忘了的事情吗？"鲍勃说，"你怎么能想起你忘了很长时间的事情？你甚至都不知道向哪里去找！你已经把它忘了！这是不可能的，这是无法到达的，这是无法触及的！它已经被遗忘了——它已经消失了！"我同意并把他送出了教室，这样我可以向班级提出问题。他们一致认为，试图找回这样的记忆，将是一种极为盲目的事情。然后我把鲍勃给叫回来，并诱导他进入深度催眠中。我告诉他，"你知道你为什么在这里。整整一个星期，你一直在回忆你已经忘了的某些事情。你想起来了吗？"鲍勃说，"没有。"我说，"好吧，你处于一种深度催眠中。我想给你解释一些事情。你知道拼图玩具是什么吗？你可以用两种方式把这个拼图玩具拼到一起：你把它正面朝上拼到一起，然后你会知道这个图案是什么；你也可以把它反面朝上放到一起，这样可以呈现拼图玩具的背面。它上面没有图案，只有空白，有凹有凸，没有任何意义，但这些玩具将合到一起。拼图玩具的图案是理性内容——代表记忆有意义的内容。它的背面是情绪性的基础，它不带有任何图案。它将只是个基础。现在通过把两块一起放在一个角落，两块一起放到中间，两块一起放到另一个角落，两块放到第三个角落，两块放到第四个角落，然后，你可以把两块或三块一起放到这里那里。你可以把几块正面朝上放到一起，把几块正面朝下放在一起。你可以把它们全都正面朝下放在一起，你可以把它们全都正面朝上放在一起，你想怎么做就怎么做。"

他想做什么？我不知道，但是，那个问题把责任的担子留给了鲍勃——也就是说，他有一段拼图玩具似的被压抑的记忆需要被恢复并有意义地拼接到一起。我问鲍勃，"是的，你真的不知道该怎么办。假设你从你的无意识中就拖出那么一小块不愉快的记忆会怎么样。"鲍勃想了一分钟，然后汗水开始在他额头上渗出。我问，"怎么样？鲍勃。"他说，"我以一种有趣的方式在感觉不舒服。我不知道是一种什么样的方式。"我说，"很好，这样你在以一种有趣的方式感觉不舒服。你不知道是以一种什么样的方式。非常好，忘掉它。"由此，鲍勃发展了一种对让他感觉有趣的事情的遗忘。我再继续，"假设你潜入到你的压抑中，并带出几块图片会怎么样。"鲍勃基本做到了，并说，"噢，有水，还有一些绿色的东西。我想那是草，但那种绿不是草的颜色。"我说，"非常好，现在你把那些推下去。现在带出几块更具情绪色彩的图片。"鲍勃呈现了几块更具情绪色彩的图片，然后说，"我很害怕，我很害怕。我想跑，"他真的汗流浃背，浑身发抖。我说，"把它推下去。让我们带出一些别的图片。"

我们以那种方式轮流进行了一会儿，得到一些联结，然后，当情绪变得太具威胁性时，它们就被压抑下去。当我们得到了越来越多的材料时，鲍勃开始挖掘越来越大的情绪片段，所以我不得不把他带出催眠状态，并让他休息一会儿。鲍勃深深吸一口气，说，"我完全筋疲力尽了。我不知道在我身上发生了什么。我醒过来，我的衬衫全湿了，我的裤子也被汗浸湿了。这里发生过什么事情？"我安慰他说，课堂上的这些医科学生看到他每次体验到一种情绪而汗水从他额头渗出时，几乎像他一样不舒服。

最后，我暗示，"让我们重新把所有的空白面放到一起，并做一次全面的详细检查。"这样，他把它重新放到一起，而你应该已经看到他在颤抖和出汗。他确实在发抖，所以我间歇性地给他一个暗示，清空它并休息一下："再做一次深呼吸，并看着这些带有遗忘创伤体验的拼图玩具空白的背面。"他说，"无论这些玩具的另一面是什么，它都有些让人害怕——它就让人害怕。"然后我告诉他忘记整个情绪的一面。我们要把拼图玩具翻过来，只用理性去看它，不带情绪。他描述道，"有两个小男孩，大约八九岁，看起来像堂兄弟——他们正在一个谷仓里玩，他们在摔跤。哦！哦！一个在对另一个发火。现在，他们在相互击打。现在他们抓起草叉，开始捅向对方。哦！哦！其中一人捅了对方的腿。那人跑进屋子里去告状。捅伤他的那一个有些害怕。他也跑开了。男孩的父亲并没发火，母亲也没发火，他们赶紧叫来医生。男孩父亲让他坐在椅子上等待。医生赶来了。这个医生要把什么东西戳进男孩的身体里。噢，天哪，什么奇怪的东西。看看那个男孩的脸。他正躺在那里。他的脸肿了起来，他的眼睛肿得都合到了一起，他的皮肤变成了一种奇怪的颜色，他的舌头肿得太大了，医生都被吓到了。他还拿着什么东西。他拿着——它看起来像针或打气筒之类的东西，他正在向男孩的身体里注射什么，而现在，男孩脸的肿胀越来越轻了，他的舌头也越来越小了，他正睁开他的眼睛，每个人都长出了一口气。这个父亲抓住另一个男孩并且把他带到马槽边。父亲坐在马槽上，把男孩拖到他的膝盖上，开始打他屁股，他真的是严厉地责打。男孩向下看着马槽，他看到绿色的黏糊糊的东西漂在水面上，他哭了。关于这一点，有些很糟糕的东西，而我不知道它是什么。有些很糟糕的东西。"我说，"那么让它背面的一个角渗入，然后另一个角，让它的背面渗入，渗入。"你应该看到了可怜的鲍勃，他正在把这些概念性的内容与情绪因素合并起来。他浑身发抖，颤抖，大声哭喊，令人毛骨悚然，他说，"我受不了了。"

我再次告诉他发展一种完全的遗忘。"休息一下，鲍勃。你还有更多一点的工作要做。也许你休息五分钟之后，我们将有足够的力量去做更多一点的工作。"然后，大约5分钟之后，我让他继续。他停止遗忘，直到他不能再忍受，然后是另一次遗忘，休息一下，然后再一次恢复，直到最后，他说，"那个刺伤另一个人的小男孩是我。那个是我堂弟，那是我们用来清理谷仓的草叉，医生来了，给他注射了破伤风。他产生过敏反应，全身水肿，包括我在内，每个人都预料他会死。然后在医生给他注射了肾上腺素，他才好转过来，然后我父亲把我带到马槽边狠狠揍了我一顿。我简直无法忍受我堂弟看起来的样子，还有我父亲打我屁股，马槽里漂在水面上的那令人恶心的绿色黏液——那种可怕的绿色黏液和我堂弟的脸色。难怪我无法学习皮肤病学。"这就是那个的结尾。难怪他不喜欢皮肤病学。

太多治疗师试图马上恢复整个经验。在日常生活中，我们经常注意到态度冷漠的人。他们可能对他们的处境有一种理性的欣赏，却情感淡漠。那么，我认为在催眠治疗中，我们需要认识到这种冷漠、超然的巨大重要性，认识到从这里只撷取一个片段，从那里再撷取另一个片段的可能性。鲍勃恢复某些东西，然后产生一种遗忘，这就足够了，因为当他对它任何一个部分产生一种遗忘时，那是在我要求下产生的。那不是他自己在压力之下自发的非自愿性遗忘。这种事情表明他正在对暗示做出反应，所以，这种遗忘反应是在他控制之下的。它就像压抑一样有效，但它允许那些创伤性材料被拿出来检查——并不同程度适用于一小部分相关的情绪治愈和构想的内容。

课程从下午六点开始，当我结束与他的治疗工作时，我认为大约到了午夜。我告诫同学们绝对不能对鲍勃说任何事情，因为我知道第二天下午有皮肤病学课程。每个人都很合作，当他们到皮肤病学教室时，鲍勃不经意地进来了，实事求是地说，有可能是这样。我告诉他们只是随便跟他打个招呼，问他接下来将去哪里，但不说与此有关的任何事情。你知道，几乎是一个星期之后，鲍勃才想起他一直在参加皮肤病学课程。他只是这样就事论事地认为，他没意识到自己曾经缺勤以前的课程和临床实践。其实，这是一种我曾在很多不同患者身上用过的方法。

R：是否需要为这类特殊事情发展一种深度催眠状态？

E：这取决于鲍勃，但如果你得到那种无差异的状态，并要求这个人想象自己多少有些像在隔壁房间经历某种体验，则不一定要深度催眠。"当然你看不见，你听不到，但想象你自己，像是在经历某种体验——恢复很多创伤性记忆的体验，当你坐在这里，你并没有真的处于深度催眠中，你并没有真的处于中度催眠中，你只是在浅度催眠中。你觉得不愿意动弹，你觉得真的不愿意做任何事情，但你的心智似乎在非常遥远的地方，你正想象你自己在另一个房间——想起某些事情，我不知道你正在想起那段记忆的哪些部分？"你正在那里浮现联想，患者可以开始回忆。

R：你要求患者只是想象自己在另一个房间恢复失去的记忆，这本身就是一种间接催眠诱导方式。你（1）用这个要求*固定注意力*，如果患者认真地遵从了你的要求，你必定暂时性地（2）*弱化了他的习惯意识框架*。从而使患者忙于（3）*在无意识层面上搜索*，因为意识心理肯定不知道该怎么做。这种催眠诱导因你的暗示"你觉得不愿意动弹，你觉得真的不愿意做任何事情，但你的精神似乎在相当遥远的地方，"而得到了进一步的强化。你在以不做和解离的形式利用间接暗示，一种在与你同在的人格和"想象你自己在另一个房间"的心智之间的解离。患者自己的联结和（4）*无意识过程*这时接管和中介了（5）恢复丢失记忆的*催眠性反应*。

极端、突发、急性情感失调中的催眠治疗*

深入搜索患者遥远的过去，寻找人格和行为障碍背后的心理动力，关于这种需要已经说过和描述过很多。有人做过危言耸听的陈述，警告在未充分了解患者过往经验和人格结构的情况下，在严重的情感痛苦和失调的情境中使用催眠术所可能导致的危害。对这个作者来说，这种危言耸听的陈述只是表明，当面对其他人身上的紧迫问题时，他缺乏认知和个人的安全感。

关于遇到紧急情况时催眠干预的适应性，这两个案例可以在不改变自然生理和心理过程（与药理学的治疗和电休克对比）的情况下得以应用，表明催眠非常适合于频繁而迅速地应用于突发紧急情况。下面两个例子是很好的说明，由于它们本质上具有相似性，因此一个比另一个介绍得更为详细一些。为了读者能够理解，会向读者提供一些基本信息，它们是作者在处理急性危

---

* 以前未发表的一篇文章，由第一作者撰写，第二作者为本次出版进行了编辑。

机事件之后才获得的。

患者现在的问题被用一种非常紧急的方式得到处理，就像要处理一起因严重伤害摔断了腿的事故案例（就是说，首先用夹板固定腿，然后在获得详细的病史之前，进行彻底的局部治疗）一样。

这两个患者都是三十岁出头，两人都表现出本质上相同的反应，在每个例子中，这种反应都已经发展成夫妻之间的激烈争吵。这两个女性患者可以确定都是不安全的、依赖型的人，情感不稳定，很容易泪眼汪汪。两人都不曾被看作潜在的精神病患者，但都被认为是被动依赖、情感上缺乏安全感、有轻度精神症状的人，她们在无子女和受保护的生活境况中都适应良好。

消除歇斯底里类僵：病例报告一

这名患者是一个三十三岁的妻子，丈夫是一个内科医生。实际上，是这位丈夫和他的同事一起把患者搬进了第一作者的治疗室，把她放在了一把椅子上。她僵硬地坐在那里，瞳孔扩大，神情茫然地盯着空中，处于一种对所有刺激完全无反应的状态。

丈夫解释说，在办公室争吵期间，她就变得歇斯底里，她已经开始失声尖叫。这导致丈夫的合伙人进入办公室，想弄清楚出现了什么麻烦。两人都极力地试图安慰她，但无法引起她的注意。无奈之下，他们一致认为，也许通过猛抽一个耳光有可能使她醒过来。结果把她完全冻结成现在所呈现出来的状态。他们尝试过所有的刺激方式去吸引她的注意，但无济于事。由于担心她颅内受伤，他们对她双侧瞳孔的稳定扩大感到惊恐不安，但因为两个瞳孔同等扩大而稍感放心。他们曾试图通过用强光照射来减轻瞳孔的扩大，但她的眼睛一眨不眨地盯着亮光，瞳孔却没有任何变化。

基于丈夫痛苦的情绪状态，他和他的合伙人没被允许进入治疗室，这个丈夫要求给她做适当的药物静脉注射，让她"睡过去"，但他的声明"如果必要，我想也可能要用到电击"。第一作者更喜欢用心理学方式处理患者情感失调期间的心理反应。在对患者身体实施猛烈攻击之前，心理学途径理应被当作首选方式得到尝试。

由于两位医生已经在情绪障碍发作现场试过强光照射患者的眼睛，作者决定利用这个现实情况。第一作者弄来一个小的闪光灯（孩子的玩具），把它放在治疗室的对面，这样，它将位于她的视野中。他坐在她的身边，与光的闪烁同步，轻轻地重复一长串简短、温和的暗示。（过去的研究经验已经让第一作者知道，即使被试没能有意识地觉察到刺激，条件反射性的反应也可被有效地建立起来。）这些暗示是，"远处，看到一盏灯。现在，它亮了，现在它灭了。远处，看到一盏小灯，现在它亮了，现在它灭了。"这些暗示被千篇一律地重复了约20分钟。随着她眼睑的轻微颤抖，这些暗示有所变化，形成"灯亮－灯灭－试着更努力地看"这样一个三部分的暗示，第一部分和第三部分与灯光闪亮同步。

这个"三部分暗示"之后大约五分钟，她的眼皮开始微微颤动，她的瞳孔开始收缩。进一步的同步暗示被稍微更急切地给出："当灯亮时，你的眼皮会闭上，当它灭时，它们将闭得更紧。当灯亮时，你的眼皮会闭上，当它灭时，它们将闭得更紧。"两分钟之内，这个暗示变为："当灯亮时，感觉非常疲倦，当它亮时，感觉非常困倦，当它亮时，眼睛闭上，非常疲倦，当它亮时，眼睛闭上，感觉非常疲倦；当它亮时，不久就要睡着，当它亮时，很快就要熟睡，睡得很香很甜，现在睡得很香很甜。"由于她回应充分，紧跟着，"很踏实地沉睡，非常舒服地休息，"重复了很多次。然后她接到指令，"很舒服地休息"，"睡得很沉"，"完全舒适地放松"，"感觉非常好，休息得非常完全，很愿意告诉"第一作者任何他希望知道的事情，但"太疲倦了，已经没有任何担心，太困乏了，已经没有任何害怕，就这样轻轻地告诉"第一作者所有他想问的任何问题，并且"这样做，才会弄明白一切"。

45分钟之内，这名患者叙述了青少年时期的一个内容丰富的故事，当时，她曾看到一个邻居的妻子表现出一段似乎无缘由的尖叫，随即突然中止，变成一种哑音，一种精神紧张症，一种精神病症状的昏睡，结果被收容到一家州立医院。她把这个当作她已经"遗忘多年"的一段对过去的不幸记忆来进行叙述。当她被要求继续时，她表现出轻微的情绪障碍，并有点欲言又止地叙述了与她丈夫为休假旅行而争吵的情境。这已引起了她越来越多的愤恨。

这次旅行，她希望能把她带回到儿时的老家，而她丈夫却希望到别的地方。了解到他要有他的安排，她尖叫着陷入徒劳的愤怒中，然后，邻居妻子尖叫的记忆进入了她的脑海。她"不知道我是否能停止尖叫，那种尖叫让我非常地害怕，我不停地尖叫。然后有人——我想是我的丈夫——打我耳光，把我吓呆了。我就看不到，也听不见了。我只能无助地茫然地瞪着眼，一直就这样越来越害怕。只要一想起它就会让我起鸡皮疙瘩。它不会再次发生了，是吗？"她得到安慰并被要求继续。

"好吧，似乎有很长很长时间什么也没发生，然后我想我看见了一个明亮的小灯，我开始听到一个声音。刚开始我说不清这个声音在说什么，但似乎我开始更好地听，很快我能听得更好了，不久，我听到你在跟我说话。我知道我不认识你，但我又累又困，而在某种程度上，我知道你会照顾我。你会的，不是吗？"

她再一次得到了保证，她被问道接下来她想要什么。"告诉我丈夫"。她被问到当她醒来时她是否认为她应该记住刚才的整个情节。她的回答是一种询问，"我会再次感到害怕吗？"她收到的回答是"不会，除非你自己想要。""我不想"，这是她认真的声明。于是，她被唤醒，并且没有伴随任何进一步的暗示，她带着尴尬和对其行为极端性某种轻微的痛心，清醒地重述了整个故事。然后她被问道她是否愿意把这整个故事对她丈夫重述一遍。她的回答是，"哦，可以，否则他会担心我。"当她得知丈夫的合伙人也曾参与到这个事情中时，她也同意这个合伙人可以在场。

她丈夫问，"当你坚持那个度假旅行，包括去你的老家时，你正好想起了那个邻居吗？""哦，没有！我很多年没想到她了。只是我收到了一封来自安［少女时代的朋友］的信，那个女孩，我以前知道你不喜欢她，我想回去看看她。"进一步的对话和讨论并没有多少有益的信息。这足以说明，这次度假旅行确实包含她渴望的访问，并且在已经过去的这些年里，她的调整已经大有改善。她丈夫对妻子问题改善的评论是，"好吧，我想它确实可以帮助人们从他们固着的系统中摆脱出来，但我不确定我会建议那样起动它。"

对这个患者的整个治疗过程耗时不超过两小时，大约六年的经历表明这已经足够了。

条件反射，捕捉注意并开启内部搜索和反应的复合暗示。

消除歇斯底里类僵：案例报告二

第二个案例中的妇女，年龄是31岁，有着与第一个患者非常相似的人格结构，也没有子女，她的即时性情绪困境出现在早餐桌上。她曾怯生生地告诉她丈夫，在旅游返程的前一天晚上，汽车撞到了车库的边上。她把挡泥板撞得有些弯曲，碰破了前大灯，因为时间已晚，由于可能产生不愉快，她就没有告诉他。当这位丈夫详细解释她的病情时，可以知道，她预期的担心是有理由的。"我就像个白痴似的大嚷大叫，她变得越来越疯狂，我也这样。她最后抓起她的手提包，把它扔向我，它自己张开了，里面的东西散落出来。她的化妆镜滑落出来，沿着地板滚动，正好停在阳光照射到的地板上，这样，我可以看到它反射的阳光，结果照在她的右脸。她立刻愣住了，就像过去她曾有过的那样愣住了，满脸愤怒，怒目圆睁，她完全瞎了，完全聋了。"

"我冲她叫喊，问她怎么了，但她没有任何反应。所以我就摇晃她，最后她身体软了一点，我把她带来了。是我让她失去了心智吗？你能不能帮帮她？"

该名男子被简短地宽慰了几句，并被要求从治疗室中出去。这个女人，刚才她丈夫焦急地把她像个机器人似的推进了治疗室，现在她没精打采地坐着，眼睛睁得大大的，但显然是"视而不见"。

在对她的外观周密细致地研究了几分钟之后，第一作者轻轻地触摸她的肩膀以吸引她的注意。结果非常惊人。她的身体痉挛到僵硬，她的嘴张开得很大，像是要大叫。她的眼睛睁得大大的，瞳孔充分扩张。

想到当阳光照进她的眼睛时她就被吓愣僵住了，第一作者决定尝试运用一种技术，本质上与上个案例所用的相差无几。

把一个闪光玩具放在她的视野之内，在表达暗示之前，它一直被盖着，作者开始使用一种暗示技术，与用在第一个患者身上的非常相似。作者用了一个包含两部分的暗示，第一部分与光的出现同步，第二部分与光的消失同步。当然，这两个部分要用有区别的不同语气来说，第一部分被强调为一个事实，第二部分作为一颗定心丸。

约十五分钟，在单调的重复中，第一作者再三小心地表示，"你被吓坏了，但现在感觉好多了。"几分钟过后，第二部分被更坚定地给予了强调，直到最后，她开始身体上放松一些。然后，暗示以下列方式逐渐发生着变化："你不那么害怕了，你感觉更好一些；你不那么害怕了，你感觉更好一些，更放松一些；你正在感觉更少害怕，更加放松，感觉更好；越来越不害怕，越来越放松，感觉越来越好；只有轻微的害怕，感觉更加地良好；害怕消失了，消失了，放松，舒服；一切都变得更好，更彻底地放松、沉睡，放松，沉睡；越来越深，越来越深，越来越深地睡去。"

这种逐级变化的暗示进行了大约10分钟，产生了一种舒适、放松的深度催眠状态。

作者开始提供一个新的暗示："现在你可以回忆一下昨天晚上，就好像它是上周乃至上个月——现在谁会真的在意呢？只是去感觉这种舒服，就好像你是另外一个人。告诉我，在她厨房里那个让她害怕的年轻女人怎么了。"

在轻微催促之下，只带着轻微的情绪表露，她回答说，"灯光照在眼里，害怕，她认为汽车正在撞向她。害怕，不能动弹。"她被告知，"现在，我希望你能理解所有我所说的话。那个年轻女人是你，你被吓着了。但一切都结束了。现在你在这里，正在跟我谈这件事。就这样告诉我这一切。因为你知道我一丁点儿也不知道，所以一定要告诉我全部，即使你认为并不重要的部分（斜体字的目的是要尽量不那么引人注目地淡化整个事件）。"

她讲了一个故事，她与她弟弟激烈争吵，打了他，转身就跑，讲了她如何跑到街上，她弟弟如何喊叫，然后她开始朝他的方向看。那是在晚上，亮着前大灯的汽车直接向她冲来。她已经吓瘫了，无法动弹，即使汽车突然转弯与她擦肩而过，她还目瞪口呆地站在那里。她被她怒气冲冲的父亲强行拽离街道，他狠狠地把她和她弟弟揍了一顿。就她所知，这件事，早就被忘了，但与丈夫就汽车事故吵架期间，有关联的汽车前大灯，她把她的手提包扔向她丈夫的攻击，把阳光反射到她脸上的化妆镜，在一种极端的情绪氛围中全部组合到一起，复原成一种与过往体验类似的情绪氛围。

处理过程与对另外一个患者所做的类似。她和她丈夫被另外面谈了3小时，主要是为了满足他们目前的需要。此次治疗，尽管非常简短，但其有益的影响一直在持续。

固定注意力，带有声音暗示线索的复合暗示；双关语（light fright，轻微害怕、灯光恐惧），解离开启内部搜索和内部响应，双层沟通。

关于很久以后才因这两个女人身上所发展出来的极度混乱的状态而显现出来的潜在的经验元素和条件反射需要稍做说明。在各种思想流派归于术语的有限的含义中，这两个问题具有清晰的"心理动力"特征。但这个问题在心理治疗方面的处理，如果一定要固守一种惯例、正规或经典的方式，这对第一作者来说，既不合理，也无益处。患者面临一个急待马上处理的问题。这个问题已经远离了起源，近来只有表现。在紧张情绪事件的创伤过程还原成患者更容易理解的和可能更持久的伤害之前，搜索那些遥远的起源将是不可能的。很多类似患者身上的过往经验，表明现在这种方式的重要性，它可以直接处理这种即时问题。

你可以推测，如果采用药理学方式、电击，或大量的精神分析，将会发生什么事情。第一作者已经见过一些患者，有人用上面那些方式给他们治疗，产生了不良后果。

在给这些患者所做的治疗中，很明显，催眠是一种形式，它为接近用普通人际交往方式难以接触的患者提供了可能的途径。催眠也为在两种意识层面上与患者打交道提供了机会，这样，患者可以安全地接近一个完全了解的创伤体验，它先前因过于痛苦难以忍受而被压抑下了——就是说，先在精神活动的无意识层面，再在自觉的意识层面。

一个攻击性转换的例子 *

几乎从到医学院的第一天起，安妮就使得自己与同学和教授们都格格不入。她总是刚好提前一点儿出现在教室门口，但她仍然要迟5～20分钟才进入教室。每一次，她都会从教室前面穿过，沿着对面的墙边，找一个教室后面的座位坐下。如果她不得不从后面进入房间，她会沿着旁边的通道，穿过教室的前面，然后寻找一个教室后面的座位。

她曾被她的老师在私下和公开场合反复地制止过，有时耐心，有时带怒。她总是有礼貌地听着，向他们道歉，然后，在随后的课堂上，她会通过迟到得更久和更加地招摇来回击他们的指责。她的同学们对她表达愤恨，其中有些人态度强烈而粗暴，但毫无用处。每个人都在继续厌恶安妮这种经常令人恼火的行径。

一个新教授加入教学队伍，他管理学生的方式慢慢被大家所熟知时，大家欣喜地预测着安妮的转变。

那个学期安妮参加这个教授的第一堂课是在上午8:00。教授上午7:40到达，并且受到很多学生的热情迎接，也包括安妮。学生们一个接一个排队进入教室，并坐到他们期望的座位上。安妮不在其中。教授关上了教室前面的门，站在讲台——他的位置上，开始讲课。15分钟后，安妮进来了。教授立刻停下了他的课，伸出双手，手掌朝上，伸向期待中的学生们，悄悄地示意他们起立。然后，他转向安妮，并静静地行举手礼，同学们也这样做，直到她坐到她的座位上。然后继续讲课，如同从未中断过一般。

课时结束时，学生们冲出去散播消息。每个遇到安妮的人——学生、干事、教授、甚至院长——都静静地行举手礼，并且那天，她进入任何一间教室都是一种寂静的狂欢，充满敬意的举手礼。

第二天，所有的课程，安妮都按时到——事实上，她往往是第一个到达。

几个月后，她找到了那位教授，寻求进行集中的心理治疗，并与他建立

---

* 以前未发表的一篇文章，由第一作者所写，第二作者为本次出版进行了编辑。

了良好的关系。

对安妮的这种治疗，其基本原理很简单。她的迟到，无论其久远的发端是什么，都已经成了一种攻击性，这样被接受，这样继续，并普遍被她的同学和老师看作一种难以忍受却又持续不断的冒犯。整个情形需要一种针对安妮的有效攻击，它将拒绝并进而消除她的冒犯。

经由默行举手礼这个简单的过程，安妮的攻击性马上被转化成一种完全不同的事情，它提供的不是一个实施积极报复攻击的机会，而是一件由其他所有人参与的在攻击转换过程中的令人高兴的事。但其实安妮作为一个人安然无恙，因为在她身上依然残留着对攻击性的控制。这一点，她在第二天立即通过她自己消除自己的攻击性来证明。

不要考虑婴儿

这个报告涉及一个持续时间很短、明显急性的问题，特征上以恐惧、强迫观念、迫切需要为特点。

患者是一对二十出头的年轻夫妇。两人都在上大学，他们建立稳定的性关系已有近一年的时间。他们刚刚发现，女方有了近两个月的身孕。双方父母都很愤怒和无情，并断然宣称"最好把婴儿堕掉，或者不再上大学（两人都还剩一年多的时间就毕业了）。"父母过分和不讲理的强调，其重点被放在他们在所有亲戚和朋友面前丢脸了。这对年轻恋人计划过结婚，但要到大学毕业后。

这对恋人因为他们的处境和他们父母的态度而陷入极度的痛苦中，父母的态度已经发展到"如果你不体谅我们这种蒙羞，就不要上学，也不要结婚了。"小伙子的父亲为他提供了充足的金钱，并建议去哪里安全地堕胎。小伙子的一个朋友了解到这个情况，并意识到这对恋人严重失常的情绪状态，建议他们找第一作者，在承担非法堕胎的风险之前能够先"镇定"下来。

当第一作者坚决不赞成堕胎时，他们的痛苦大大增加了。他们再也听不进第一作者其他更具合理可能性的建议。用2个小时的漫长时间，他们执意地反复要求第一作者赞成堕胎，并且要求他接受他自己的任务，通过应用催眠引起生理活动，从而使堕胎"合法化"，并要求他开具镇静药，以使他们两人镇静下来。他们表示担心，由于第一作者的不合作，他们过度紧张的情绪状态，可能导致堕胎医生因太过冒险而拒绝他们，后来两个人无法控制，间断性地歇斯底里地哭了起来。

简短、零散的信息显示，两个人都是独生子女，受到专横严厉父母的严格保护，而且两个人在每一件事上，甚至在各个方面的看法上，都完全依赖于他们的父母。他们真心相爱，并期待在大学毕业后带着父母的祝福结婚。其中计划的婚礼礼物中，有这个小伙子在未来岳父公司中一个稳当的职位，和一个小伙子父母所提供的漂亮的家。现在这一切，他们整个计划和期望的未来，都可能落空，除非他们遵守父母之命确保堕胎。

整整两小时不顾一切的努力没能对他们急切的、歇斯底里的、高度强迫性的、不断重复的诉求产生丝毫影响。

最后第一作者决定利用这种严重的强迫性反应，这是他们两人通过应用其自身特有反应在不断使用的。每个人都知道，一个人不可能拿秒表来给自己计时，并在整整一分钟时间内不让自己想到一头大象。这个简单、幼稚的挑战似乎提供了一种有效处理他们现存问题的方法。

于是，作者重点嘱咐，"好吧，好吧，现在安静，安静——如果你想得到你想要的帮助。安静，让我来告诉你们如何得到你们急切向我证明你们想要的安全的堕胎。你们告诉过我你们想要堕胎。你们告诉我没有其他的选择。你们告诉我，你们将不顾一切地实施堕胎。你们最强烈、最坚决地声称，什么也不能阻止你们。*现在，让我来提醒你们，有一件事可以阻止你们，而且一定会阻止你们，对这件事，如果你们不提前受到提醒，你们将会完全地陷入无助。现在，安静！仔细地听，因为如果你们真的想要堕胎，如果你们真的打算去堕胎，你们必须知道这一点。现在，安静而专心地听。你们在听吗？*"

两个人都默默地点头，在期待着。第一作者继续说，"有一件重要的事情，一件非常重要的事情，你们不知道。基本信息是这样的：你们不知道，婴儿是男孩还是女孩。你们看不见，也不可能看见这个问题与你们所告诉我的流产之间的生死攸关的联结。*但是，这个问题将会阻止你们实现流产，因为你*

们不知道答案。你们的个性，你们的良知使这个问题变得很重要。你们不知道为什么，谁期望你们知道？让我来解释吧！如果这个婴儿会被你们留下，不知道它会是个男孩还是女孩，你们不得不为它考虑一个可以适合任何性别的名字，例如帕特，它可以是帕特里克也可以是帕特里夏，或者为女孩取名弗朗西丝，为男孩取名弗朗西斯。*现在这是一件非常之事，你们必须不惜一切代价去避开。在你们离开这个治疗室之后，在任何情况下，让你们自己一次也不要想到为这个婴儿考虑一个名字，一个适合任何性别的名字。如果想了，并不断地想，便会迫使你们在心里想留住这个婴儿，不去堕胎。因此，在任何情况下，你们都不敢为这个婴儿考虑一个名字。请，请不要这样做，因为那样的话，你们就不会去堕胎。每当你们想到一个名字，这种想法肯定会阻止你们去堕胎。你们就会被迫花费你们所有的钱，去找一个太平绅士证婚。你们想要堕胎，如果你们为这个婴儿考虑过名字，你们也不会拥有它，所以，不要，真的不要，不要，在你们离开这个治疗室之后，不要考虑婴儿的名字，无论什么名字，因为如果你们考虑了，你们就会留下它，所以，不要，不要，不要考虑它的名字，任何名字。现在不用说别的话，一句话也不用说，一个词也不用说，特别是不要说婴儿的名字，马上离开这个治疗室*"。于是，第一作者用手拉起他们，并快速地领着他们到门口，催促他们快点儿离开。

几天之后，他们带着微笑回来了，用一种尴尬的神态说，"等我们结婚以后——因为我们确实无法不去考虑那几十个名字，*而且每一个名字都让我们感觉这个婴儿弥足珍贵*——我们就会知道，你所做的就是，在我们做某些可怕的蠢事或犯某些可怕的错误之前，把我们交给我们的感觉。当时，我们完全没有了主意，我们已经失去了我们的心智，我们的父母也不帮忙——这就是为什么我们在你的治疗室表现出如此糟糕的愚蠢。"

询问显示，双方父母都带着一种如释重负的感觉接受了这种私奔，而不是堕胎。当这位丈夫毕业时，成为年轻伉俪的原初计划得到了执行。

这位年轻的母亲不得不推迟一段时间毕业。当时，奶奶和外婆轮流照看小孩，这样年轻的母亲便可以继续完成她的大学学业。目前小莱斯利已经有了几个弟弟妹妹。

从最初与这对心烦意乱的情侣访谈开始，他们行为、思想、情感方面这种极端强迫的特征是最为显著的，作为人，他们似乎是健康的，但却被困在这种他们无法处理的情境之中。催眠明显不是一个合适的程序，但它却被实施了，由于他们的观察还在继续，催眠性的暗示技术，表面上被表达成了喜欢不良结果，实际上产生了积极的结果，并且，一种似是而非的心理上的意外事件可用来有力地向他们暗示，他们自己歇斯底里的强迫行为将使它在确保达到满意的最终结果中发挥作用。*在治疗室以外不去考虑适合任何性别的名字*，只是顺便提到找个太平绅士证婚，并没有建议他们必须去做，如此断然的问题的陈述，排除了他们可能有的任何反抗倾向，因为他们已被告知要做什么。这为他们自愿找一个太平绅士证婚创造一种有利的氛围，因为这些话是如此的具有教育效果，而又难以被识别。对这一结果演变起到重要作用的是他们自己的罪恶感，他们自己对婚姻的渴望，他们做些事情的需求，没有得到释放、没有认识到的对他们迄今慈爱的、宽容的父母的愤怒，他们在愤怒中气愤的感觉和要求他们服从父母的命令的要求，他们的朋友要求他们寻求"镇定"的建议。所有这一切导致了一种不安的情绪状态，让他们在本质上处于一种非理性状态。这时，作者简单地有意*利用*他们自己的非理性思维状态，以一种即便处于过度紧张的情结状态中也让他们易于接受的方式，通过运用一种催眠性的意念陈述技术，产生一种有益的结果。此外，这种暗示技术把这个问题巧妙地从"我们必须堕胎"转变到"我们一定不能考虑这个婴儿的名字"。这只能是一场必败的仗，他们孤注一掷的不去考虑一个合适名字的努力，只会起到带他们越来越靠近婚姻的作用，事实表明，结果也正是如此。

在这个案例中，*否定*的应用（他们一定不能考虑婴儿的名字）是具有决定性意义的。由于他们的整个情况弥漫着否定（他们的父母不会帮助他们，他们无法完成大学学业，*不能有孩子，不能结婚*，等等），第一作者正是通过以一种否定形式来描述他的暗示，去利用一种占主导地位的思维定势。由于否定是占主导地位的思维定势，要达到预期的效果，它是最有效的。

利用患者自身强迫性的思维模式及其影响，开启无意识搜索和无意识过程的问话，否定性暗示，绑到必然反应上的后催眠暗示。

第 九 章

助长潜能：转换身份

案例 12　利用自发催眠：探索整合左右脑半球的活动

第 1 次晤谈：自发的催眠及其利用：象征治愈

吉尔是一个有魅力的 30 岁的母亲，她大学毕业，非常具有艺术才华。她拜访第一作者想弄明白她自发的幻想状态实际上是否是一种催眠形式。她说当她在绘画时，有时她在一段时间里陷入一种自发的幻想之中，在笔触中间，她的身体会突然变得完全静止，她体验到她自己正在被深深地吸引到像生动的梦境穿过她大脑一样的幻想和幻觉之中。这段时间她可以在任何地方持续几分钟到几个小时。她说，在这期间，她经常会体验到深刻的有意义的洞见，并且时至今日，她的许多内心体验为她的艺术提供了灵感。

第一次进入治疗室后，在开口之前，吉尔马上把注意力集中到一个木制的海豚上，这是书柜上许多不寻常的雕刻之一。她坐着，注意力仍然集中在海豚上时，她开始以一种轻柔而"遥远"的声音，说起"远离大海的海豚，海豚迷路了。"对两位作者来说，显然吉尔已经陷入了一段她自发的幻想时间，从临床的角度来看，她出现了妄想。谈论了海豚几分钟之后，在艾瑞克森专心观察她，罗西摸索着操作磁带录音机的情况下，吉尔似乎眨了眨眼，回到现实治疗情境中。X医生，一位参加实验性催眠学术训练的心理学家也在现场。艾瑞克森首先礼貌地询问吉尔她是否一直在服用某种药物，但她微笑着羞红了脸，并向他保证，她从来没服用任何致幻药。对她来说，她的这种反应是正常的。

催眠反应中的个体差异

E：刚才你离这里有多远？

J：像远隔海洋。

E：好吧，我在那里吗？

J：不在。

E：你独自一人，我想是这样。[对罗西说]她表现出动作缺乏，这是没有其他人在场时，我们都会表现出来的。她右胳膊的解离是非常彻底的。左胳膊稍微有一些。有一种头部动作的欠缺。她的眼皮下沉到一半的水平。此刻她举止得体，与刚才相比更多地处于一种（与现实的）接触中。

R：所以那是经典的催眠反应。

E：在这里，她正在证明她自己的催眠反应模式。再没有什么事情比这个更像纯粹的催眠反应了。

R：再没有什么事情比这个更像纯粹的或经典的催眠反应。每个人都有自己独特的模式催眠反应。但是，某些反应，如身体不动和变化了的眼球反应则是很典型的。

自发催眠相当于快速眼动睡眠吗？

J：有时，当一个人处于这样一种状态——称之为"出离"或者你想称呼它的任何名称——这可以被看成是睡眠吗？有时候，我会非常疲倦，我会想去画点儿东西。我感觉疲倦，但无论如何我会决定要画画。但常发生的情况是，我会在作画，我会一直认为我是在作画，我其实没睡着，但看起来，又有点儿像睡着了。完全地睡着了。这不只是一个想法，像在思考什么别的事情。

就在前几天的夜里，我意识到我是这样做的。我以前并没意识到我是这样做的，直到，哦，4天前，我看到我的手以相同的姿势拿着画笔至少20分钟或半个小时。我认为我是在这种想象性对话的某个时空中。但我意识到我不是［在梦中］，因为画笔还在这里。而且我也不再觉得怎么累。我画了几个小时的时间，然后我很惊讶地发现甚至天都快亮了。我有点儿羞于谈论它，因为它本来是我所做的一种非常隐私性的事情。

E：这是一件非常好的事情［停顿］

E：这是一种类似催眠的状态，你可以休息，你可以是很舒服的。你可以画画。你可以相信你的无意识心理。

E！她做了一项出色的解释工作。鬼知道你怎么才能让一个人明白你曾体验过一种完全不同的感觉？她知道在催眠中她有不同的感觉，但她其实并不知道如何描述它们，我也不知道。

R：感觉是个体独有的，所以，她没有什么外部参照去发展沟通的桥梁。她对这种自发催眠的描述意味着，对她来说，至少，在催眠与做梦的快速眼动睡眠之间有等价关系，因为她从催眠当中出来时精力充沛，如同她刚睡过一般。

相继阶段中的负性幻觉

［现在，当J在听艾瑞克森说话时，她显示出细微的进入催眠的征兆。她的眼睛一动不动地盯着他，她的身体保持完全不动。］

E：现在，你已经忘记了其他人的存在。

［停顿］

你是多么彻底地忘记了其他人的存在？

［停顿］

多么彻底？

J：我不知道如何衡量它。

E：对你来说，刚才他们只是极为模糊的，是吗？

J：是的，是的。虽然我觉得我刚才只是表面上的。

E：通过首先失去在场人数，然后在场人的性别，直到那时人的身份确认，你失去了对他人在场的认知。当你失去你的身份或对在场观察者的识别，这时，你终于可以失去他们全部的存在。我不知道这是为什么，但它总是遵循那种进展。她关于不知道如何衡量它的话，是很能说明问题的：意识心理无法获得存在于无意识中的全部知识，实际上是后者在决定我们的观念和行为。

R：首先失去在场人数是有道理的，因为数量可能是大脑左半球最抽象的功能。然后这种失去再逐渐地进展，直到你最后失去识别，或者情境中最具象的大脑右半球的知觉。

日常生活中的催眠：催眠中左右脑半球的解离？

X：当你问到她对我们其他人的注意时，她从它，她的状态中出来了。

E：你看到她从其中出来了。

X：很快。

E：你看到她认出这种状态。她从某个地方来到这里。那么，你可以把这一点用于非常具有建设性的目的。关注情感上的建设性、艺术上的建设性乃至思想上的建设性。

J：这可以被有意地做到吗？我的意思是我可以做到吗？我可以用那种方式来应用它吗？因为我知道，当我在进行某种绘画时，我感觉更好，而我，我不知道用什么样的词语描绘它，我什么时候进入那种状态，什么时候那种事情发生，什么时候我体验到那种状态。

E：是的，你可以有意识地做到这一点。

J：这与你在听音乐时你有种确实融入这段音乐的感觉是一样的吗？或者融入色彩中，而不是只在外面使用它们？说起来非常有趣，因为它不只是所谈论的某个东西，确实如此，我觉得有点害羞。

R：这种稍微陷入恍惚或幻想是日常反应中常见的一种情形。你和

X医生是训练有素的观察者，可以马上注意到。你们可以利用对自发开始的催眠的这种认识，选择最适当的时机，诱导或进一步增强催眠。你会等待这样一个时机来诱导催眠吗？

E：他们将对是什么使我觉得他们能被导入催眠感兴趣。所以我只是利用他们的兴趣，并避开正式的催眠诱导。

R：你怎么利用他们的兴趣？你把它指向他们自己的内心世界部分？

E：是的，我和他们一起待在那里。

R：当她继续强调不知道"当我进入到……时，用什么语言"来描绘它，这清楚地表明，在左脑功能的言语部分和右脑的催眠体验之间有一种解离，在催眠体验中，人们会有一种融入音乐和在颜色里面的感觉。

通过聚焦于内心体验进行催眠间接诱导

E：不必害羞。有个女人，她像艺术家一样思考，她参加了我的一次讲座，并告诉我她不会被催眠。我告诉她这没问题，问她喜欢什么类型的音乐。她说她很喜欢管弦乐。我问她能不能辨认出在场的第二小提琴手。她把他认了出来。她描述了他的衣着，她发现一个红头发的音乐家。你知道吗，那个乐队后来演奏了她喜爱的所有音乐片段。从她说话的方式，我知道她能做到这一点，但她不知道。她进入那种解离状态，可以听到音乐，并且可以看到这些非常漂亮的人。那是一件可以做得非常出色的事情。莎拉·伯恩哈特在她的表演中与她戏中的丈夫有一场争吵。她无意识地摘下了她的结婚戒指，她真的把它摘下来了。

你确实领会了里面的东西，关于它，并没有什么错误或异常。每个有很多感觉的人都会担忧其他人会怎么感觉它。那么你喜欢什么乐趣？你喜欢游泳吗？

J：是的，所有的乐趣。所有的快乐！就是这样！［她这时开始哭泣］我尽量不，我不希望是这样，但我确实对享受所有我喜欢的事情感到内疚。不论是在做我在艺术方面的事情，还是真的融入其中。这就是我为什么哭的原因。

R：你可以简单地通过让一个人聚焦于他们最感兴趣的事情，来最巧妙和最容易地诱导催眠。当他们开始专注于他们真正感兴趣的事情时，催眠便开始了。这是所有间接催眠诱导的基本原理。

E：是的。我并没问那个女人她是否想进入催眠。我只是问她是否能辨认出第二小提琴手。

R：你能够找到一个人们感兴趣的领域。一个领域，它有着嵌入到个体内心的强有力的程序，你正好聚焦到那里来诱导催眠。

E：就是这样！

R：但是，为什么你的被试在其感兴趣的领域变得如此地专注，致使催眠反应非常明显？我们都在谈论，在每天正常的交谈中，在不进入催眠的情况下，引起了我们强烈兴趣的事情是什么。

E：因为我坚持那一件事情！

R：谈话不再跳转到其他事情上。你聚焦于一件事情，你强化那种专注，催眠就是那样。

E：我不让谈话再跳转到其他事情上。是的，催眠便是聚焦在一件事情上。沃特金斯曾经写过一篇文章，把催眠描述为丢弃所有次要的焦点，把它收窄落到一个焦点上。我同意这种说法。

快速年龄退行和治疗性重新定向

E：我认为这是一件非常好的事情，它值得你喜欢。

J：我也这样认为。它不是现在的我，很可能是童年的事。作为一个孩子，它总是被贬低。就是这样！这就是它的来源。似乎我现在感觉流出的眼泪，不是我现在在这里哭。这是很久很久以前的孩子的感觉。这是一种很老很老的感觉，现在涌了出来。

[艾瑞克森这时问吉尔她的家庭背景、兄弟姐妹的人数和她早期生活中的其他细节。]

E：现在你非常想去海里游泳吗？

[停顿]

J：[用一种非常轻柔的、遥远的声音]你一说我在那里，我马上就会去。

E：闭上眼睛，寻找一段独自一人长时间在海洋中愉快游泳的时光。从三岁开始游过很长的路程。

[停顿]

一段很长的路程

从3岁开始

到你现在的年龄。

享受它的每一次拍打。

[长时间停顿，这时吉尔闭上眼睛，明显在跟随内心的意象，因为她的眼球正在紧闭的眼皮下快速地转动。]

在水中，我的声音会有耐人寻味的音效。

[长时间停顿]

你会看到那个小女孩，

[停顿]

一个大了一些的女孩

[停顿]

一位年轻的女士。

仔细看看她，

[长时间停顿]

你将了解到非常非常多关于她的美好的事情，而在此之前这是你所不知道的。

R：她非常详细地描述了当时正在哭的怎么成了她身边的一个孩子。你选择这种诱导方式，是因为她已经演示了，在这次晤谈的开始，在她对海豚的联想中，海洋中游泳的主题已经自发地诱导出一种催眠了吗？换句话说，你只是在再次利用被试自己的内部程序来诱发催眠吗？

E：不，在这里，我的兴趣点主要放在让她尽量远离她的家庭，因为它正变得太情绪化地涉及这个情况。我想通过把她的注意力从她的悲伤情绪中分散开，用她的眼泪来帮助她。我在创建一种情境，让她可以摆脱紧张，尽情享受。患者必须像她一样有能力可以做出如此快速的跳跃，但治疗师必须有能力可以识别出这种情形，并且知道患者应该在哪里跳跃。

我选择三岁，因为有理由假设，到三岁的年龄，她有兄弟姐妹——问题或许与他们有关。由于她在呈现的是童年早期的情绪，而早期情绪通常是从三岁左右开始，我假设那就是她情绪实际开始涌现的年龄。我让她游得远离他们，以得到她在这方面所需要的一种缓解。她在她的情绪中退行得太多，我想把她拉回到她现在的年龄。我让她成为一个大一些的女孩，最后成为一位年轻的女士。

R：你用一段非常短暂的年龄退行，去轻轻地触碰悲伤情绪的来源，然后让她迅速地离开。你允许一种短暂的宣泄，允许对当时存在的问题的一种非常迅速的解决。然后，你通过暗示她了解一些关于自己的美好事情，对她童年早期进行一种治疗性的重新评估，因为她前期告诉过你她的匮乏感和内疚感。于是，你利用她的需要进行积极的自我肯定，以深化催眠，并同时进行有效的治疗。

确认内心的催眠工作

[在 J 自发地微笑、舒展、醒来之后，长时间停顿]

E：嘿！

J：嘿。我的海豚也在游泳。

E：现在，只分享那些你可以跟陌生人分享的事情。告诉我们那些你能够回忆起的美好事情，有些事情你已经忘了。

E："嘿"是不拘礼节的。在治疗中，你保持对事情的非正式态度，这是极其重要的，这样你给患者一种特权，她可以掩饰其中某些事情的重要性。

R：因为如果这个内容变得太重要了，意识心理将会开始阻止它。她似乎是自发地从催眠中醒来，但实际上，她或许是在跟随你所说的进行一定数量的学习之前醒来的隐含式暗示。

E：通过隐含式暗示，我在要求她致力于所有的事情，但只交流她可以分享的事情。现在通过隐含式暗示确认了其他所有的事！她不得不从很多催眠性反应中只挑选出一个片段。当她这样做时，她也是在证实或确认其他事情，而这正是你想要你的患者去做的。这也意味着也可能有很多不好的事情。

象征性语言：脑半球经验转换的语言线索？

J：一条美丽的小路，光线透过这些需要进行修剪但又根本不应该被修剪的灌木丛。这个早晨，我看到它们，这条小路，阳光闪烁地透过树叶，这些嫩枝正在绘制图案。它是如此美丽，我希望园丁不会修剪它们。它非常的漂亮。我希望我能让人们知道，告诉他们，这些灌木在其自然状态下是多么的美。

E：那时你多大呢？

J：就是现在。今天早上。

E：现在吗！？有多少明暗度不同的绿色在灌木丛的叶子上？

J：起初，我看到这么多的明暗度，但我不想看到所有不同的明暗度。我只是想讨论一种。当我最后盯着它足够长的时间，它变成了更像黄绿色。

E：但是你可以看到不同的明暗度。

J：是的，我看到了它们。这是一种很好的感觉，非常好。

E：有朋友说，"修剪一下那些灌木。"

R：修剪你的反应，排成一线。但她在这里说她不希望被修剪，她希望能够以她自己自然的方式自由地成长。

E：没错！她在意识层面并不知道她在说什么。她不是在谈论灌木丛，只不过她以为是。这时，我赶忙避开这一点，并用谈论颜色的明暗度来分散她的注意力，因为我不想给她施加任何情绪上的压力。这是一种治疗性的开放，但她并不是来寻求治疗的。

R：在说"我只想讨论一种（颜色的明暗度）"时，她在重复她先前所说的"真正地融入音乐……或在颜色里面的"主题。我不知道这样的语言是否意味着她的自我同一性（与左侧脑半球功能有关）正在允许它自己被处于更具艺术性体验的大脑右半球包围，或者处于它的支配之下？

E：是的，我认为很可能是。你经常听到患者说，在催眠中就是置身于他们自己的一个不同部分之中："你知道你是你，但你又是在一个不同的你之中。"

R：那个"不同的你"是更为强烈的，是大脑右半球的体验功能。斯佩里（1964）说过，我们都存在于至少两个经验（左、右脑半球）的世界中。催眠可以是更清楚地区分这些存在范畴的一种方式。当她说到"进入"催眠中时，她实际上意味着到大脑右半球的经验世界中去。根据这个观点，艺术才能主要取决于向大脑右半球经验（罗西，1977年）让步的能力。艺术发展会涉及一种对大脑左半球的训导，使它学会让它自己服从于右脑体验，然后以一种一致认可有效的艺术形式做出它的某些表达。

催眠中的生活回顾：时间扭曲

E：游得怎么样？有没有什么事情你可以与陌生人分享？

J：有，我在游泳。起初，我独自一人，然后海豚来了。但我一点儿也不觉得尴尬，因为它们没有任何目的地。而当我开始往回游时，我得到一网玩偶和旧玩具、童年时的一些事情。我眼下的事情是从它中间游过。但我知道我不能这样做，因为我的拳头卡在了网中。所以我把我的拳头拔出来，这样我仍然可以游泳，我觉得我的腿在非常有力地踢水。我轻轻地从童年事情组成的网上游过，并把它推到海里，这样，它又自由了，而我也可以游得更多一些。不管有什么障碍，也不管有什么来自我家庭的不同事情，凡此等等，在那之后，我只需轻轻地游着穿过它们就行。

当我在游泳时，我的身体发生了变化，它变得年龄更大了。当我十岁时，我穿着一件格子衣服在游泳，当我在青春期时，我穿着我买的一件长披风在游泳，然后是我结婚时买的套装。真是不可思议！然后，当我有了孩子，我记得我穿的东西，我也在那些东西里游泳。还有迄今为止我穿过的各种东西。直到忽然之间，我以一种令人愉快的方式观看着大海。

E：在这里，通过强调她应该仅透露她可以与陌生人分享的事情，我再一次让她保持在清醒状态。我在保护她。然后，她概述了她想要讨论的治疗过程。

　　R：如何处理这些童年时的事情。她实际上在如此短暂的时间里，经历了一个带有如此多细节的生活回顾，而她可能体验到相当大的时间扭曲（库伯和艾瑞克森，1959年）。

　　E：她回到了现在，并准备处理目前的情况。

助长创造性

E：好吧。闭上眼睛。

[停顿]

去寻找在某种东西中的另一次游泳，

那是你从未穿过的东西。某种感觉非常开心的东西。

　　R：这是一个助长创造性的例子吗？当你要求她穿某种她以前从未穿过的东西时，你可能是在要求她合成一些新的心理结构。

　　E：是的。当她开始知道有其他的东西可以穿，而那是她以前从未见过也未体验过的时，这便是一种对过去的突破。这也是在给她权利，让她去做某些她以前从未做过的事情。此外，从象征意义上说，那种你以前从未穿过的东西可以是一种体验！它不一定是我们正在谈论的衣服。

确认催眠反应

E：经历一次长时间的累人的游泳，

但令人非常愉快。

结束时，你会感觉精力充沛。

[长时间停顿]

　　E：为什么累人？当你真的做了一整天的工作，扎扎实实一天的工作，你便会觉得累。

　　R：所以，通过暗示她累了，你正在引进某个元素，可以与做工作联系起来，从而确认她在催眠中将会做或已经做了重要的工作。

E：是的。"今天的辛劳已经赢得了今晚的休息。"——朗费罗。只管享受它，并觉得精力充沛。

利用时间扭曲

E：很多时间将会流逝。

而且流逝得非常迅速。

[停顿]

去发现在如此劳累之后是多么的精力充沛

这将是一个令人愉悦的惊喜。

[长时间停顿]

只说你可以与陌生人分享的部分。

[长时间停顿]

在你进入那种不错的休息状态之前，正好再疲劳一点儿。

[长时间停顿]

在最后

有个惊喜给你。

[停顿]

目的地变得更加清晰。

[停顿]

几乎到达。

[停顿]

在你醒来之后

你可以继续享受

这种精力充沛的感觉。

[停顿]

E：首先你让患者知道他们有充足的时间，这样，他们将去做他们所有的工作。然后，你扭曲时间，这样它便可以在很短的时间内被完成。

R：这是你利用时间扭曲的方式：给定大量时间，然后让它很快过去，这样，工作很快就干完了。

　　E：这意味着处理的事情有很多，其中她可能分享的只是其中的一点点。然后，你通过证实她的疲劳进一步确认。当你在进行时，你一直在对你的暗示进行验证。

　　R：你在验证她已经做了重要的工作。当你暗示她已经做了重要工作时，这强化了她在这个方向上已经做了的所有试探性步骤。她可能已经做了一点点，但它立刻得到了强化，这样，她便可能在下次催眠中做得更好。

惊喜和创造性瞬间：在促进心理发展过程中的秘密

E：并且对你所获得的新的和令人愉悦的认知，感到极大的惊喜。
[长时间停顿，直到J开始醒来，重新调整自己的身体，睁开眼睛]
只告诉我们你想与陌生人分享的事情。

　　R：这种对惊喜的强调，是助长新反应发展的一种方式吗？由于惊喜通常伴有新的领悟，暗示惊喜往往会有利于形成一种氛围，使创造性和新的心理结构可被合成。

　　E：是的，没错。什么东西可以取悦小孩？惊喜和秘密。所有的孩子都喜欢它们！[艾瑞克森讲了一个诱人的故事，介绍了他是如何在她一个女儿尿床成为一个真正的问题之前，把它治好的。这个女儿在她弟弟出生时开始尿床。这种尿床一个周之后，艾瑞克森告诉他妻子，去告诉他的女儿，在她的床保持干爽一个周之后，她可以去艾瑞克森的治疗室，并说他必须给她25美分，但他不能知道为什么。这是一个秘密。爸爸不能知道他为什么要给她25美分，因为这是她的秘密。在她的床保持干爽一个周之后，她进来，并要求她的25美分。没被问任何问题，她得到了它，所以她的秘密保持完好。下个周，她进来要另一个25美分。第三周，她忘了要，并且从此她一直保持床的干爽。她已经完成了她自己秘密的愿望，因为她也不喜欢潮湿的床。]

　　R：所以，秘密和惊喜可以激励孩子！

E: 让孩子保住秘密，这样他们会给成人带来惊喜。

R: 当你感觉惊喜时，我会认为一个创造性瞬间正在发生，此时新的蛋白质结构正在大脑中被合成，随后，它会充当新的现象学体验的有机基质。惊喜体验是意识反应，一直统治意识心理的旧参考框架或定势，在惊吓的作用下，产生一种刚刚被合成的新蛋白质结构，并且现在第一次在现象学层面上呈现出来。这种惊喜意味着旧参考框架现在必须被扩充或改变以适应这种新蛋白质结构（Rossi, 1972, a, b c; 1973a b）。

E: 是的，你给孩子的每一次惊喜，都拓展了他们的反应范围。

R: 每当成年人"惊愕"之时，你也拓展了他们的反应范围。因此，我们总是在试图助长作为治疗中的创造性瞬间的惊喜。

E: 是的。当你保守秘密时，你拓展了你对事情如何运作的理解。

R: 等一下！那是如何运作的？

E: 一个人必须拓展许许多多的感觉器官去发现一个秘密。每当你试图保守秘密时，你必须要找到隐藏它的方法。这也是一个重要的学习过程！保守一个秘密，让你学会如何建立守卫、防御。它拓展你所有的认知来保守秘密。

R: 当你增加你的防御时，你也在增加你的认知？！这是与经典精神分析相反的观点！当然，能够限制你认知的无意识防御与你所说的其实可以增加认知的有意识的防御之间还是有区别的。实际上，在某些情况下，你可以通过要求他们保守秘密，去助长一个人的心理发展。例如，通过告诉孩子保守秘密，你是在告诉那个孩子把某种防御置于其意识自我的控制之下，去发展一种创造性的机智，等等。

象征性语言：在幻想中修复创伤内容

J: 所有这一切！这个时候我独自一个人在游泳。没有动物，什么都没有，只有我在水里。这些水具有很强烈的色彩。我不想只在水面上游泳，所以我尽量向水下游。当我从下面到达那里时，这些颜色一点儿都不像顶上太阳所能形成的。我非常高兴。我自始至终感觉非常高兴！我真的可以在水下游泳。对我来说，在一个真正的游泳池里，很难保证不沉底。当我潜得越来越深、越来越深时，有一些像是你从未见过的贝壳。然后，我甚至发现了一些看起来像石头和宝石的东西，甚至可以在水下呼吸。我捡起它们，我只是非常用力地把它们向上抛出水面，它们改变了外部的颜色，因为我可以透过水看见。我一直在做这个。我就这样在水下游泳，发现这些美丽的贝壳，乃至这些丢弃物，嗯，像餐具，我不知道它们是什么，但它们很漂亮，而当我扔它们的时候，它们发生了变化。在游回海岸的路上我一直在做这个。

当我游到岸边时，我能感觉到，我可以在水下看到它——你知道——当你沿着岸边走时，你可以感觉到海岸是如何逐渐建立起来的，经过那么多的脚踩之后，岩石发生了变化。像是地理变迁。

E：当她说"只有我"在水里时，她是在说她是裸体的。她什么也没穿。没有必要掩盖。"我不想只在水面上游泳，"表示她正在走向深入。贝壳是空的过去的东西，贝壳，曾经有什么事情、问题、痛苦在它们当中。她可以把它们看作是空的，但她不知道，在这里，她正在检视她的过去和它的问题。

R：她在象征性地看，不像我们现在用意识去认识它的意义。

E：她在净化这种状况。

R：此刻，她正在为她的意识心理净化这种状况，因为它可能太具创伤性了，再次回顾这些旧的伤痛，会爆发泪水和沮丧。当你说贝壳现在是空的时，你的意思是，她已经成功地处理了它们曾装过的那些问题吗？如果贝壳是满的，那就意味着她仍然承载着所有的那些老问题。

E：是的。有种意愿让过去的辛酸、挫折和失望留在过去。她正在朝着认识到她不再背负着它们的方向迈出第一步。

R：所以这是一项很好的心理治疗活动，她在这种幻想中实施。幻想可以成为净化或处理情感创伤内容的一种方式。

E：她正在这里描述用她抛到水面上的这些石头和宝石所做的治疗！她正在以一种象征词汇描述治疗，但她只知道这些词语，而不知道它们背后的含义。

R：治疗就像是把宝石从地表之下扔到意识心理。宝石应该代表有效的洞见。

E：石头可能是不那么好的事情。在有成效的生活中，你总是可以承担得起扔掉大量的宝石，因为对你来说，一直有很多更有价值的东西。那些宝石般的童年友谊可以被放弃，因为对成年人来说还有其他事情。有一个玩伴以前给你的打击——那是一块你扔在一边的石头。

R：所以，她正在描述一项很好的治疗活动。

E：她的无意识正在用象征词汇在工作。她的意识心理没能完全地理解它。但有一种现在的认知，允许她以那种方式去说这些事情。

E：海岸指社会。你越接近它，它便越复杂。

通过象征达到心理治愈：右脑对左脑的治愈？

J：我知道我即将到达海岸，情况顺利。但我想随身带着它们中的一些。我不想把它们都留在那里。所以，除了颜料，我什么都没穿。这是我想穿的。这不是普通的衣服。从脚趾到耳垂，我涂满了颜料。我的脸还是清楚的。各种各样的图案，我意识到我身上的这些设计反映了水下的图案。它很像是水下的图案。

所以我从水中出来，而这些图案依然存在。但我脱下了图案，这听起来很怪异，但所有的图案都有点儿脱落，我把所有的宝石都裹在它们里面，我把它们像拉网似的拉到岸上。它们形成了一个圆圈，当我看到时，我便拿起其中一块宝石随身带着。我没做打算，但反正我做了。当我注意到它时，它变得非常明亮！并且，我越看它，它越亮！直到它似乎要燃烧起来，但它不是一团炙热的火焰，它只是一团泛红的火焰。我躺到它里面，它是如此明亮！如此明亮！它非常美丽，但愿你也真的在那里。我躺到它里面，它包裹着我，我不需要任何颜料，我并不需要任何衣服。我并不需要任何装扮，我不需要任何东西。我就这样躺在它里面，它包裹着我，把我关在里面。它有些变长了，充满了海岸，我只是看着它。它非常漂亮，也非常明亮！

如果你在这里看见它，我认为你无法直视它。我非常强烈地感觉到那种美好，像在我身体的每一个细胞里！

E："从脚趾到我的耳垂，"相当怪异的说话方式。脚趾属于身体触觉的，而耳垂属于听觉器官：触觉和听觉都包含了，而颜料是指视觉。

R：那么，你是在说她有许多种感觉（类型）在那里聚合：她是一个感性的人。

E：是的。当她脱下图案，并像拉网似的把它们拉上岸时，她是在描述她正在对过去的创伤做些什么。

R：图案是她正在成功处理的过去创伤的象征。

E：它可以是童年友谊的丧失、一段童年的伤害，或者其他任何事情。

R：它可以是任何事情，但这个图案和宝石的意象是她大脑在无意识层面处理它的方式。

E：是的，在无意识层面。她正在非常聪明和非常易于理解地处理它。她在把每一件事都放下，因为意识心理以后会明白。

R：那么，你会说这是一种象征层面的治愈吗？

E：它是一种象征层面的治愈。

R：所以，当她在回顾这种象征经验时，治愈的过程也正在发生。她告诉你这种象征经验，但她的意识心理仍然不知道治愈已经在发生。

E：她把它跟我——一个陌生人分享。她告诉我，并且她不能再收回她所告诉我的那些事情。不再有任何方法能让她否定它。

R：通过用这种象征词汇把它告诉你，她已体验了这个治愈过程。她已经确定把它铭记在心里。所以她可以在很深的象征层面治愈自己，一旦她把它说出来，她就无法收回去。你认为当她处于催眠状态时，一个治愈过程在发生，这是催眠治疗可以治愈人们的方式之一。

E：是的。

R：在这种体验以某种方式得到治愈之后，她正从你的治疗室走出来。你不知道以什么样的方式，或达到什么程度，但你却知道一些创伤已经得到处理。整个问题或许没有完全解决，但在这种幻想中解决的程度已经增加了，有一种成功的色彩，并在做结论时与这种幸福的感觉联系到一起：光的象征和良好的身体感觉。

E：随着一阵突发的光亮，发出一声感叹"哦，那就是它的真相！"曙光初照。

R：光与新的洞见和学习有关。她正在说这种光、这种洞见非常美丽。

E：是的。

R：想到那是一个治愈过程正在发生的真实瞬间，这非常令人兴奋。我更愿意假设这是一个创造性瞬间，此时新的蛋白质在大脑中被合成，并且新的现象学结构可以进入意识心理。

E：是的，治疗就像读书。首先，你读字母表，然后是不同的字母组合。开始是短一些的，接下来是长一些的——单词。然后是连接起来的组合——句子。然后是一个主题和情节。她正在认识和描述在这次晤谈中治疗的基本步骤。

R：她正在用象征描述这个治疗过程中解决程度的增加：她在这里的体验不过是在她整个生活重建过程中的一个步骤、一个字母、单词或句子。

E：你让患者用他们自己的语言去描述这个过程。

R：你让他们利用已经存在的结构去表达新的。对于吉尔来说，宝石和石头以及贝壳是她的心理等价物，用来表达这个治疗过程的变化和成长。治疗在象征层面上使用患者的语言。成长过程可以用任何词汇来谈论。无论你使用什么词语，都可以仅仅因为被体验和表达，而助长它的过程。由于这些是非常意象化的词语，很容易诱使人们推测，这种象征治愈形式是右脑的一个特征，反之，更为经典的回到真实生活事件中去分析问题的弗洛伊德式治疗，则更具有左脑的治疗特征。那些受左脑强烈支配的患者，他们在经典的领悟治疗中会做得很好；但那些受右脑支配的患者会在象征治疗中做得更好。这也可以解释在经典领悟治疗和具有艺术气质的人们之间常常存在的对抗倾向。艺术家们总是有很好的理由去怀疑弗洛伊德的精神分析！弗洛伊德往往通过现实取向、左脑的自我意识把一切都转化成可理解的词语；而艺术家的自然倾向使他们更倾向于大脑右半球的象征方式。有信仰的人们发现通过福音传授或超自然的体验所进行的治疗也会利用其右半球的象征治愈能力。

E：一个好的作家可以勾勒出一个故事或情节主线，但后来发现，他笔下的人物不受他的控制。人物角色似乎有它们自己的意志，而故事的结果与原来作者所设想的大相径庭。结果再次显示，你可能让大脑右半球赶走了左半球的计划。在这种作者的内省陈述中，他们会说，"我决不打算如此这般地去结婚，但他却结了。当时我想他应该有两个孩子，但却变成了更多。"

R：让我着迷的是，无论患者的语言是什么，当你用那种语言谈话时，你都可以产生治疗性的变化。当她利用那种语言，产生一种催眠体验，进入到一种积极的、建设性的、给她留下良好感觉的幻想中，这时，一种治愈程度的增加或成长就发生了。无论在何种象征层面上，只要在幻想中有"好"事发生，治愈就已发生。这么说，你会同意吗？

E：是的。即使我们其实并不完全知道它到底指的是什么，我们也可以通过向患者表达对它的那份好感来增强那种体验的价值。你不知道患者将会需要多长时间去消化这些新的材料。它可能是一天或一个星期，等等。所以你不需要让患者照着一个严格的时间表去进行。最好的方式是他们需要时，让他们打电话。治疗师在他的日程安排中应该有一定的灵活性以适应患者的需求。

R：这样，当他们个别的治愈过程需要加强或延长时，他们便会来治疗。

助长左右脑半球功能的自我整合

E：你可以在你想要的任何时间感觉良好。

R：你可以利用这些状态。

J：我真的想学习如何做到这一点。

E：我将让你发现你可以做到。在另一个房间里是一幅印第安人画像，是一个绝对没有受过任何艺术训练的年轻女子画的。你去看看吧，找出画中所有好的东西再回来。

[J 出去检验画像，并在几分钟之内就回来了。]

E：你喜欢吗？

J：是的。我喜欢画上的嘴、眼睛、肌肉这些部位。它很漂亮。

[这时，艾瑞克森就这幅画的背景说了一些事情。关于艾瑞克森一个成功案例的闲聊进行了大约五分钟。]

E：在这里，我把良好的感觉、治愈的过程都置于她自己的控制之下。她是个艺术家，所以我想让她对另一位艺术家进行评判，从而强化她心里的这个艺术家。

R：你在帮助她证实她自己。你通过在她不知道你在帮助她的情况下给她一个任务去抬高她。通过让她来评判一件艺术作品，你在利用和助长或加强她天生的大脑右半球的倾向，并使它们与其左半球进行整合。评判可能是大脑左半球的功能，你把它与她大脑右半球对艺术的敏感性联结起来。

E：通过讨论和对其他艺术家赋予真实感，我在给她的评判赋予更多的真实感。

R：你可能正在这里培育一个完整的新的现象学世界，使她可以整合大脑左右半球的功能。

用反问句设计反应

E：现在我要问你一些我还没问过你的事情：你不得不做什么？

J：没什么事情要做。什么也没有。我只是在充分享受与你谈话。

你的眼神有些不可思议！

我可以更近一些看看它们吗？

[J 弯腰离艾瑞克森更近一些，并研究他的眼睛。]

E：你不想让你的患者觉得，他们好像肩负着巨大的责任，所以我精心给她一个说出这个答案的机会。

R：你是怎么引导她说出这个答案的？

E：我问的问题似乎是如此地明确，但它实际上一点儿也不明确。它其实很含糊。对于一个如此含糊而毫无意义的问题，你会怎么办？其实，我设计的问题就是要她回答"我已经没什么事情要做了"。

R：事实上，你引导她说，"医生，我已经没什么事情要做了，我现在非常满意。"我几乎不能相信你真的有预谋地做到了！真是太奇妙了！

E：我已经练习这种引导有一段时间了！

自我催眠训练：进一步的象征治疗

E：我将告诉你到别的房间去，并在五分钟内返回，告诉我你去过哪里。

[在艾瑞克森说明他想让她通过她自己做些发展变动意识状态的练习之后，吉尔离开了五分钟。截至目前，她的变动意识状态对她来说是自发的、非故意的。现在，她要学着把它带到她想要的时候，从而学会控制和建设性地利用她的天赋，去进入变动意识状态。当她回来后继续如下。]

J：我对于我对人和事情的态度很感兴趣。我想它主要是一种矛盾，位于我目前所持有的态度和我应该持有的态度之间。当我在那里的时候，我坐了下来，并去往某个地方。我在一片沙漠上，突然，我注意到一只孔雀从仙人掌里出来。突然间，它变得非常大，我跳到它的背上，并拔下一根羽毛，突然天黑了。我莫名其妙地感觉在孔雀上，它张开它的尾羽——那是它的美丽所在。我知道这很怪异，但不知什么原因，我会在这里发现我对待事物的态度。

当我骑着它穿过黑夜，我拔开那些羽毛，我想看看下面是什么。有别的颜色——各种各样的颜色，甚至超过你所能想象的，这样我知道这是我的孔雀，可以这么说。

然后，当我们抵达时，突然一些手指开始指指点点，我笑了，因为我知道它们是我内心里的老的、错误的态度。突然间，我们不得不停下来，因为邮递员拿着一封信在这里。

E：所以，你已经有过好几次旅行。现在你不得不外出到那里，成为你自己。

J：我是！我是！但是当你在这里取得成功时，也有很多的变化在里面。在我最后一次在那里旅行的地方，我正在点亮几个灯笼。我认为这是我现在对待事情的态度。对此，我感觉挺好。

R：很显然，她成功地进入了一种自我诱导成的催眠状态中，这让她体验到与孔雀在一起、她的身体变大等等这样一种梦幻状态。

E："黑夜"和"尾部"这两个词，俚语都有性的含义。她是在说，性是美丽的。她在探索她与性相关的事情的态度。颜色代表情感方面。

R：当她在取笑指点的手指时，这是大脑右半球象征治愈的另一个过程在发生吗？她已经解决了所有那些指点的手指所暗示的内疚问题，并且现在可以取笑它们。她可能已经克服了与所有这些涌现出来的性的感觉有关的内疚，但在这里，通过不让自己陷入内疚中，她增加了这种治疗性变化。这些象征的梦幻旅行实际上是在无意识层面解决内心的问题。只要一个人在进行这些具有良好结果的梦幻之旅，他们就是在更多地解决内心问题。

E：是的，他们在为实现意识心理认可的目标而解决它们。

第二次晤谈第一部分：促进自我探索

这次晤谈是第二天从一个关于催眠的闲谈开始的。当时，艾瑞克森举了一个详细的例子，介绍了他妻子回忆她早年记忆的催眠体验。J逐渐变得越来越安静，闭上了眼睛，对艾瑞克森声音温柔的节奏做出了反应，明显进入了催眠状态。

经由间接联结聚焦进行的催眠诱导

E：如今，我女儿凭借催眠研究了很多事情，当她在那个时间真正地看到它们并在稍后明白了它们的意义时，才算真正地认识了它们。换句话说，婴儿仅有零碎的记忆：一只举着的手就是一只举着的手。不涉及胳膊。要把手和小臂、大臂、肩膀、自我联系起来，这需要一些时间。要发现髋骨与膝盖骨有联系以及其他诸如此类的联系也是这样。需要一些时间才能发现。成人很少会意识到所涉及的这种学习过程。作为一个艺术家，你应该会对那些记忆感兴趣。

你必须是创造性的。

颜色对于孩子来说，是明亮而刺眼的。一种明亮的刺激到底意味着什么？

[停顿]

那么，举起重物的那种快感。那也算。

[艾瑞克森用大约五分钟讲了一个故事，来阐述个体和文化的差异——他女婿如何带一个越南孩子回到美国的家里，并努力教这个孩子像美国人一样吃固体食物。]

你已经有了那么多你不知道你有的记忆和认知，所以可以用非常多的方式去充实你的认知。

[这时，艾瑞克森讲了一个简短的故事，讲述一个海洛因成瘾者，他是一个艺术家，也是他的患者。艾瑞克森让他坐在草坪上，去发现某些东西。患者发现了在草地上观察树的光影、朝向等等的方法。]

E：我经常使用个人的例子，因为它们最为我熟知，也承载着更坚定的信念。

R：你用很多自我探索和早期学习的例子开始这次晤谈。所有这些例子一起指向她自己内心努力的方向。你并没告诉她具体做什么，你只是铺设一个暗示性的网络，允许她自己的无意识通过领会并阐释你铺设网络的这个或那个方面来进行反应。在第二章，我们把它称为间接联结聚焦的过程。

E：你依靠患者的自然联结过程把事情放到一起。如果我想让你谈你的家庭，最简单和最不容易引起你阻抗的方式就是我先谈我的家庭。

R：如果你有一个目标区，X，这是你想让患者谈论的，你先谈论相关的主题A、B、C、D等，它们都向X靠拢。X区逐渐被刺激到了一定程度，便会由患者表达出来。你正在开始这次晤谈，通过谈论许多事情，让她产生具有很多反应可能性的联结过程。你的目标区似乎与童年、个体差异和创造性有关。当我们知道她对你的诱导产生什么反应时，我们很快就会看到你取得了怎样的成效。

E：间接地做是令人满意的，这样患者不会觉得受到攻击。这是消除防御的一种方式。

自发动作汇集成治疗框架：条件暗示

[J 开始用她的手做点儿小动作，然后她的整个手臂开始优雅而流畅地移动，好像在漂浮。她的整个身体逐渐呈现出一种节奏，好像在游泳或飞行。甚至她的腿在以慢动作抬起，以一种优雅流畅的动作配合她身体的其他部分。她仍然坐着，但在她的座位上很轻松地到处活动着。]

E：当然现在我不知道你在做什么。有一种可能，那就是你正在探索——

婴儿的学习

后来的学习，

并达到理解。你正在进行认知的重组、词语的重组。

[停顿]

我女儿问过我一件事："爸爸，我第一次有眼泪的时候是多大？因为我知道我非常小的时候，我哭的时候没有流泪。"

我告诉她，确实是这样的。不同的个体开始流泪的月份是不同的。

[停顿]

她在到一定年龄之前，没流过眼泪，居然不知道是何时开始有眼泪的，她的这个发现让她对眼泪有了新的认识。

[这时，艾瑞克森用了几分钟，概述了从婴儿到成年人愤怒发展和表达的阶段。]

我想要你做的是开始成为你自己。

[停顿]

接受你自己。

并且知道你可以控制你自己。

[艾瑞克森讲了一个他最喜欢的故事，他的宝贝女儿，她尖叫了好几天，因为人都可以走路，而她知道她也是一个"人"。她终于站起身来，毫不犹豫地走了她第一个一百步。]

你想要做点事情。你控制你自己。你专注于你的努力。

[另一个故事，讲了他女儿的坚持和努力，最终她成功地进入了医学院。]

    R：她显然处于一种深度的内心卷入状态，伴随这些明显自发的动作。不难想象，即使你，用你所有50多年的经验，也无法真的知道她正在做什么。但是，你正好利用这些瞬间通过重组她的认知，暗示她正在实施治疗过程。无论她动作的本来意义是什么，你正在把它们引导成治疗框架。这是一种条件暗示，你把你的治疗暗示绑定到她正在进行的反应上。

促进自我探索

这是一件美妙的事情，可以探索，

发现，

自我。

[停顿]

现在你会有一些发现。

有些是私密的

只属于你，

而有些是可以与某些特定的他人分享的，

有些是可以与一般意义上的他人分享的。

其中一件与它有关的美好事情是这样的：

你不会知道你将发现什么，

但你将有一段愉快的时间去寻找它。

[J 的动作现在变得更全面、更丰富。她不时地充满笑容。房间里洋溢着快乐的氛围。]

就像一个小孩子，他说，

"我正在建造着什么，

当我把它做完时

我就知道我真正开始的是什么。"

同样的事情，也适用于摇篮中的婴儿。

[长时间停顿]

对于任何在观察你

并解释你行为的人来说

这可能被看作是无用的

就像

是在看着摇篮里的婴儿

她真的不知道

她在做什么。

但她确实正在做着什么。

[停顿]

你可以发现

你正在做什么。

因为你有认知的背景，

并且要了解它，一定是靠你的

背景。

[长时间停顿]

[艾瑞克森描述了婴儿会如何反复地伸他自己的手，而每当这只手移动时，却不明白在发生着什么。正在观察婴儿的成年人对婴儿正在做的这种接连伸手的动作会感到很茫然。]

刚才，我说过，

试图给你

一个一般的

背景

你可以

从中

开始你自己的自我探索。

[艾瑞克森举了许多临床上的例子，来说明压抑了自我探索的精神病理

学根源，它们往往起因于养育模式和社会构成。]

R：所以，一般情况下，你与新患者工作的开始步骤之一便是启动自我探索程序。当你用这些自我探索程序去引导催眠时，你实际上是在为将来催眠中的深度专注奠定基础。

E：是的。你鼓励患者去做所有那些简单的小事情，这是他们自己作为一个成长中的生命的权利。你看，我们不知道我们的目标是什么。我们只能在走向那里的过程中获取目标。"我不知道我在建造什么，但是我将享受建造它的过程，当我完成对它的建造，我就知道它是什么了。"在做心理治疗的过程中，你把这一点让患者铭记在心。你不知道一个婴儿将长成什么样。因此，你等着，好好地照顾它，直到它变成它将成为的样子。

R：你不知道，这一确定的事实，会让你特别好地照顾它。

E：生活并不是你今天就得给出个结果。你应该享受这个等待的过程，这个让你变得如其所是的过程。没有什么比撒下花种但不知道将会长出什么样的花更令人喜悦的事情。

R：所以，你正把吉尔放到一个自我发现的程序上，事先并不知道她将会发现什么。这非常符合你和你工作的特点。你会精心策划某些事情，但你也喜欢闭着眼探索。

E：没错。

促进个性：用以引发幻觉体验的间接意念动力聚焦

我在暗示

一个舒适的检查。

一个检查

它会向你显示

你的认知是如何成长和改变的。

[长时间停顿]

现在，我要增加一个新的

维度

到你正在做的事情上。

那就是：

[艾瑞克森描述了有一次当他在演示手的漂浮时，在他证明被试出现了手漂浮的幻觉之前，所有的观察者怎样认为被试失败了。]

这种幻觉与真正的手的动作具有相同的效果，因为它是非常重要的内心体验。

你可以在任何你所希望的

时候

去利用

记忆印迹。

我想你会知道这个词的含义。

各种学习和体验的痕迹。

但你并不需要肌肉

骨骼和肉体。

[停顿，这时 J 像前面那样优雅地移动]

闭着眼睛。

你照样可以看到颜色。

[停顿]

当你的身体保持舒适时

你也可以感觉到热和冷。

[艾瑞克森进一步举了个例子，来说明催眠状态中幻觉性的心理感受和躯体感觉。在某个点上，他让 J 睁开眼睛，去发现他治疗室墙上的挂毯，她对它一无所知，艾瑞克森教她与挂毯有关的一点儿前哥伦布时期象征起源等方面的知识。]

  E：这也让人们进入他们自己的个性中。在心理治疗中，我们就是在寻找个性。患者，实在太经常是，没有多少个性。

  R：这是一种用自我探索引起更多自我认知，去促进他们个性的方式。之后，当你谈论幻觉性的手部动作时，你是在间接触动她自己的手部动作可能具有的所有意思，同时也通过意念动力聚焦间接助长可能的幻觉体验。

E：是的，但我特别聚焦于"重要的内心体验"。她真正重要的内心体验是什么？

R：是的，当你说她可以"利用记忆印迹……各种学习和体验的痕迹"时，你大部分的暗示最后在这里非常清楚地表现了出来。这很符合你的治疗方式的特征。你先开始讲故事并举很多有趣的例子，然后你更直接地暗示患者现在可以做到。你对患者间接联结和意念动力聚焦的启动，在患者内心开启了许多自发的搜索过程，这样，当更直接一些的暗示出现时，无意识已经准备好了它自己的心理动力，并且意识心理渴望接收任何它可以接收的东西。

真正创造力的标准：心理统整性

E：现在我要对罗西医生说话。

没有任何方式可以恰当地解释这些动作中的任意一个。

我们赋予它们的任何意义都只是我们的意义。

它们可能完全是由成人肌肉所表现出的婴儿的动作。

R：也许有一种不同的时间定向。

E：一种不同的心理定向。一种不同的情感定向。

R：这是一种全面的探索程序，你已经把她放在了上面。

E：她可以在任何她希望的层面想起来。

我知道我能记起三个星期大时发生过什么。

如果我能，其他人也可以。

[J继续她的动作，看似未注意到艾瑞克森和罗西之间的对话.]

R：让我感兴趣的是，她可能会经历一种情感上的矫正体验。有什么办法我们可以发现吗？她的大脑实际上正在合成新的心理结构吗？在这一刻，她正在合成新的蛋白质来作为新现象学体验的有机基质吗？我们究竟怎样才能发现呢？像X医生日前所说的，他喜欢手的漂浮诱导，因为这给了他连续的反馈，让他知道，作为被试，他身上正在发生着什么。我喜欢获得更多的反馈，但又不会打扰她的体验。

E：你允许患者发现，他们能够解决一个以前无法解决的问题。所以，你确实知道，有些新增加的东西。

R：是的，某些东西被合成。某些东西被放在了一起。[艾瑞克森举了一个详细例子，说明一个成年人对一条街道看似无意识的命名，实际上是如何受到这个成年人童年的影响的。所以，那些似乎是自发的或新合成的东西，其实只是来源于我们所不知道的过往经验。]

R：没有什么办法可以确切知道正在发生着什么，但你感觉到某些好的事情正在发生，所以你就让它继续。

E：我不知道它重要与否。她显然在经历一段美好时光。

R：是的，我期待一段非常具有创造性的时间。它必须让她高兴地知道她可以为任何建设性目的凭她自己的力量做到这一点。

E：你不会了解，她的慢动作可以被主观地感知为快动作。

[艾瑞克森举了一个这方面的临床案例。]

E：你知道有某些东西"被合成"，用你喜欢的话说，因为当患者发现某些新东西时，他们绝不会再用旧的不完备的方式去运行。他们的世界被永久地改变了。

R：真正的创造性或心理统整性，其最不言而喻的规范是患者的世界观、态度和行为确实发生了改变。少于这三方面改变的任何事情，意味着无论患者据称发展了什么洞见，这只是患者对治疗师的曲意奉承。

E：什么时候患者会有美好时光？某些事情已得到了治愈时！

R：所以在这种情况下，患者心中有一段好时光、积极情感，意味着一些事情正在被治愈。

E：某些令人满意的事情正在发生，不管它可能是多么的令人不悦。

R：所以积极的情感因素是工作令人满意的另一个重要标准。

催眠的三种类型：自我专注、默契和梦行

R：你会认为 J 现在处于一种梦行状态吗？你会如何描述她的催眠？

E：可以说它是"深度的"，它是自我导向的。梦行状态意味着你有某种外部联系。她可能正在实现某种目的，但它们都是在她自己内心。

R：似乎至少有三种在治疗上有用的催眠基本类型：(1) 像这样的自我专注型，患者在自我探索中是如此专注，以至于他们似乎忘了治疗师；(2) 当患者与催眠师的默契和对暗示的反应非常高时，所出现的更通俗意义上的催眠，以及 (3) 梦行，此时，患者的眼睛可能睁着，他们可能如同清醒般地说话，但会催眠性地对治疗师的暗示进行反应。

E：在实践中你会遇到它们之间的各种各样的混合，但那些将是极端情形，在它们之间可进行有效的催眠治疗。

自发的觉醒和出乎意料的再诱导

[随着一个轻微地惊吓，J 醒了，在这一点上显然是自发的。]

R：你会如何比较你自发的催眠体验和你今天与艾瑞克森医生在一起的催眠工作？

J：首先说，这个时间更长。但也……

[这时，J 的眼睛闭上，她的胳膊再次呈现它们自发的催眠性动作。]

R：在醒来后最初的几秒钟，个体仍处于一种浅催眠状态 (Erickson and Erickson, 1941)。这连同我关于催眠的问题，显然足以再诱导她进入另一次深度催眠中。

第二次晤谈第二部分：利用自发催眠进行有利于新学习的自动书写和解离

[当 J 在催眠中时，第一作者继续。]

E：现在还有别的事情我希望你能学到。

[停顿]

我想给你机会去学习一种全新的东西。

[停顿]

你愿意学习某些全新的东西吗？

在无须多少努力的情况下？

[停顿，J最后非常慢地点头。第一作者在他与J之间的办公桌上放了四张纸和一支铅笔上，所以他和J都可以很方便地使用它们。]

E：请注意我在这次晤谈中的停顿。要求某人学习某种新东西是一种威胁，所以我停顿，然后我慢慢地说"在无须多少努力的情况下"，使其较少具有威胁性。

把自我专注转换成默契

E：现在无论你正在做什么

都可以暂时停一下。

你可以回到治疗室，加入我们。

可以把你的椅子移近些吗？

J：嗯？

E：把你的椅子移得离办公桌近些，并开始书写材料。

[她调整好她的椅子之后，J的眼睛睁着，但她眼睛凝视的性质和缓慢的身体动作表明她还在催眠中。]

R：在这里，你在要求她回来，进入与你更深的默契中。在这次晤谈的第一部分，你让她沉浸在自我专注型的催眠中。现在，你的话语开始使她转换催眠类型，使她处于与你密切的默契中，这样她就可以通过更紧密而准确地跟随你的诱导，去体验新的催眠性学习。

自动书写、年龄退行和解离

E：现在我将像对孩子似的对你。这样可以吗？

J：当然。

E：这里有纸和铅笔。

J：我可以像孩子一样行事？把我看成一个孩子？

E：不，你会停止假装像——

我将停止像对孩子似的对你。

[停顿]

但是你可以向前倾斜。

现在，当你看着我时，你猜你的手会做什么？

J：拍手！[带着一种孩子似的幸福的笑声] 我不知道它会做什么。

E：拿起铅笔到纸上。

J：这很难控制 [这时，她笨拙地拿起铅笔]。

E：你可以控制，你可以书写。

[停顿]

你可以写点什么，而你不知道你正在写。

J：不知道我在写？

E：你可以写一个问题，你无法有意识地知道它的答案。

只有你的无意识知道。

[停顿]

R：你通过先建立一个童年或早期学习定势，去诱导可能的自动书写。就像她在孩提时第一次学习写字一样，你希望一种更加儿童化的定势将可以帮助她自动书写。但她太急切地把自己放到孩子的角色，所以你不得不纠正它。其实，她是在非常字面化地反映你刚才的话，你将像对孩子似的对待她。

E：是的。她正在像个欲求不满的孩子似的进行反应。我只好让她脱离开，因为孩子可以是非常不负责任的。

R：她在拿铅笔时所体验到的笨拙是显露她年龄退行状态的一条线索。这时，你给出你的第一条与自动手写有关的直接暗示：她可以写，却不知道自己写什么。无疑，这种不知道，进一步助长了她与她成年人意识之间的解离。

间接意念动力聚焦助长自动书写

我要给你举个这方面的例子。

[第一作者在这里介绍了一个自动书写的例子。一个感到受某些事情困扰的患者，请求让她写下一个问题，然后再写出一个答案。当她在一张纸的不同部位上书写问题和答案时，艾瑞克森通过交谈来干扰她。他把那张纸折叠起来，并把它放在她的钱包里。三个月后，她报告说，她找到了她问题的答案，并请求允许看一下那仍然折叠着的纸。这时她展开那张纸，看到她实际上写了两个问题。第一个是，"我会嫁给比尔吗？"答案是"不会"。第二个问题是，"我与霍华德在相爱吗？"答案是"是的"。她当时真的嫁给了霍华德。因此，3个月前的自动书写反映了她当时在与比尔和霍华德感情方面的主要冲突，稍后通过与前者分手并嫁给后者而呈现出来。]

E：其实我们所有人都有这样的问题。

那个患者从我的反应中知道，我不会读她写的问题和她写的答案。

握着那支铅笔，让你的手随意划动。

[停顿。J拿起铅笔。]

现在，你要知道，除了你的手要书写之外，你还要跟我谈其他事情。

R：这是非常典型的方式，当被试似乎需要在催眠中得到帮助时你常常会采取。当一种新的催眠性学习还处于第一次被表述或被表达的过程中时，你开始悄悄地、随意地给出很多可能产生所需催眠性反应的例子。这似乎在激励被试，并就如何进行给他们一些无意识线索。它也提供时间去进行必要的内部联结，这将为被试提供可能的反应时间，让她知道你真的想要这样，并且你愿意等待它们。这又是一个基本的间接意念动力聚焦过程。你提到，"其实我们所有人都有这样的问题，"这常常会助长无意识搜索过程，在她内心寻找某些有意义的材料，并把它在书写中表达出来。你通过要求她除了在自动书写外，还要跟你谈其他事情，来尝试另一种解离方式。

遗忘和在催眠中保护患者

[停顿。J一眨不眨地盯着艾瑞克森的眼睛，而当他洞穿她的眼睛时，她的手以令人吃惊的敏捷和坚定写下了一个清楚的句子。当她的手写完这个句子，并显然没有什么要马上再写时，他迅速而巧妙地把四张纸翻过来，这样，字迹被盖住，空白的纸面朝上。J继续盯着他的眼睛，显然没有注意到他翻纸的过程。]

J：这是个问题吗？

E：嗯哼？

J：这是个问题吗？我写过什么问题吗？

E：哪里？

[这时，J看到空白的纸面，困惑的表情慢慢呈现在她脸上。]

你写什么问题了吗？

J：我写过一个问题？

E：在哪里？

J：这里。[更明显的困惑]

[停顿]

我感觉铅笔有点移动，我想。

[停顿]

我感觉我没有。我在捏着铅笔。为什么我在捏着铅笔？

[停顿]

我刚才做梦了吗？我睡着了吗？不，我没有睡着，因为我对事情有生动的记忆。

R：你为什么把她刚刚书写的东西盖过来？

E：你把它盖起来，这样她会觉得更安全，表明你并不试图去窥探。你也在教她一种持续的遗忘。

R：即使在催眠中，你也在保护她，避免看到太多的那种材料。

E：是的。这给了她一个机会去写得更多。然后，她知道，你不会占她便宜。我不去窥探，这时候我自己不去读它。

R：所有这种困惑和怀疑的自我反省都显示出她正在发展的遗忘和解离。因此，不确定的是她的自我意识，她不知道她是否一直在做梦或者睡着了。

对解离的经典描述

E：你可以分享那些生动的回忆吗？

J：可以，有一个对我来说非常重要的。你真的想听吗？

E：是那个被认为非常重要的问题吗？

J：我不知道。我只是感觉到重要、一定程度的重要。我刚才正拿着一支铅笔，我的手觉得它仿佛没有移动。我觉得很僵硬。当你拿铅笔在写字时，你把手指并到一起。但铅笔并没夹在我的手指里。这就是为什么我觉得好像事情有些奇怪。我正在拿着一支铅笔，我能想到的唯一原因，我应该在捏着铅笔写字。

但我并不觉得我是在捏着铅笔。它没有任何感觉。我不觉得我刚才确实正拿着铅笔。但我看见铅笔在我手里，所以我以为我在拿着它，对吗？但我的手还是感觉有点僵硬。没有僵硬到像木板一样。但它不是——我不知道如何来描述它——它几乎是一种麻木。它有一种不同的感觉在那里，就是现在。

E：这个问题似乎说得通吗？你的手想要再次书写吗？

J：再次？它感觉想要写，但它不能，因为它不想握着铅笔写字。你知道我在谈论什么吗？

E：我知道。

J：你握着铅笔，你必须用你的指尖按住铅笔，这样，你可以控制它，让它去往你想让它去的地方。

E：她正在描述的是她的书写与她意识觉知那部分之间的解离。这是一种从被试角度对解离的经典描述。她的无意识想要她与她在平常状态下有所不同地握着那支铅笔。

R：为什么呢？

E：因为它的无意识材料！就像你在度假时，你会有不同的穿着。多么地不同？就是那样的不同！

R：铅笔被以一种不同的方式握着这一事实是一个迹象，表明自动书写现象的真实性。

E：是的。

身体解离与去人格化的语言

J：我的手握着铅笔，它感觉好像它将要书写，但它没有，它并没捏着铅笔去写。它并没捏着铅笔以一种可接受的方式去写。

E：也许这是自动书写。［停顿］

J：这也可能。我以前从来没有想过。

但它如何才能这样？你的手仍然不得不——好吧，等一会儿。肌肉仍然不得不捏着这个东西来让它工作。

难道不是吗？我感觉不像是我还在捏着铅笔！

［在整个讨论过程中，她其实一直在捏着铅笔。］

但我看到我正捏着铅笔！我并没感觉到用力。

E：平常一个人知道他正捏着铅笔，他不一定非要看到他捏着铅笔。

J：对，这就是我的感觉，但我并没觉得我像是真正地在捏着铅笔，但我看到我在捏着铅笔。

E：是的，就是这样。也许是因为你的手想更多地做一些自动书写。

［停顿］

把你的手放到某个位置，让它有机会。

［停顿］

也许你会喜欢看着它并看到它在写什么，不过，当然，你不想知道它在写什么。

［长时间停顿。J的手终于开始果断坚定地移动，迅速写了几个句子。］

J：我可以读读它吗？这里有字迹，是我的笔迹吗？

我的手感觉很奇怪，好像这是我的手，但它刚才并没有写什么东西。

E：注意当她提到她自己的手时，她的语言："它感觉它好像将要书写，……"它不再是她自己。

R：她的解离导致被解离的身体部分及其活动的去人格化。

E：她必须确实看到铅笔，才能知道它正在被捏住。这再一次成为意识和无意识解离的证据。

E：注意我是如何用"它"并把它与我称之为"你"的她这一部分相比较，来接受和强化这种去人格化的。她可以看到她正在写什么，但是这本身就意味着她不会知道她正在写什么。你可以在不知道看到的情况下看到。例如，我能只是看到了那些书，但没有意识到看到。她的怀疑和奇怪的感觉都是解离过程所特有的。

思考和感觉之间的解离

E：看看这个地方。

[这样，第一作者分散一会儿她的视线，然后麻利地把纸翻过来，这样 J 再一次面对着一张空白的纸。]

你看起来被什么事情搞糊涂了。现在，你想要读它？

[停顿，J 徒劳地在那张空空如也的纸上寻找笔迹。]

J：我梦见的它吗？（以一种非常轻柔的、遥远的声音）

[停顿]

我梦见的它？

[这时，第一作者给 J 显示了她所写过的纸张中的一张。]

E：是这个笔迹吗？

J：这个笔迹是怎么回事？它看起来不是很像我的笔迹，是吗？这是我自己的吗？你必须先告诉我，这是我写的吗？我认为我一定写过，但我不觉得我写过。

我发现自己正捏着一支铅笔，所以我把它联系到一起：我肯定写过什么，因为我通常不会捏着铅笔，除非我在做与它们有关的事情。但我不觉得我是否写了什么。这只手[指她没有写字的左手]是我的手。这只手[她刚才写字的右手] 感觉比这支 [她的左手] 更有分离感。但它们不知道，它们不觉得它们是否真的写过。

E：现在，只在这里表达你理性的想法：你在其他的纸上写下过笔迹吗？

J：我不觉得我做过。

R：她的话语，"我认为我一定写过，但我不觉得我写过"，这表明在思考和感觉之间有一种明显的解离。有趣的是，可以注意到与她大脑左半球思考有关的她的自我意识作为她身份的一部分被保留着，而可能更多地与她大脑右半球体验有关的感觉是被解离开的。

E：所有这些逻辑和合理化方面的怀疑与尝试，非常符合真正解离状态的特征。

R：看起来好像她擅长逻辑功能的左脑正在试图合理化一种超出其体验范围的行为，就像右脑有损伤和有缺陷的患者，会在未认识到其失调的情况下，用他们无损伤的左脑的逻辑功能去对他们的行为进行合理化一样（Luria, 1973）。

促进解离：思考和感觉之间的冲突

E：好吧，让我们看看你的手的想法。让你的手去表明你写的笔迹。那么就从这样观察你的手开始表明。

[J 的手抬起来。]

它可能拿起铅笔写"是的。"

[J 的手写出了"是的"。]

J：如果我不知道，它怎么能知道？我觉得它可以知道，但我的大脑认为我觉得那样，我觉得它知道它写过什么。什么东西，在什么地方！但我

[停顿]

我写过什么，但它非常

[停顿，这时 J 似乎陷入思考中]

E：非常什么？

J：现在我的想法还不是很清楚 [遥远的声音]。

E：为什么呢？

J：我很放松。我的想法——更像是我的感觉，特别不希望我的头脑去思考。

E：让你的手"表……明"自动书写的笔迹。

J：但是它会表明什么也没有。

E：也许它会写"是"或"否"。[J的手拿起铅笔。]

> E：当我说手可能会写"是"时，我是在强加一个"是"给她。这增进了解离，因为它显示她可以自动书写，但她也可以做应答性书写（响应艾瑞克森的暗示写"是"）。在这一点上，她并不想认为她会乖乖地写"是"，所以她的感觉特别不希望自己的头脑去思考。
>
> R：你已经促成了她的思考和感觉之间的冲突。

解离的主观体验

E：那就是我们所说的"自动的"。你想不想试着猜一猜它会写什么？

J：不，我不想试什么。我只是想让它由着它自己去。

E：但你可以猜一猜。你的手将写出正确的答案。

J：我认为应该是"是"和"不"——因为当我想到我捏着铅笔它感觉怎么样时，它并没感觉到像是我写的。

E：我的问题是：它刚才写过吗？[她的手开始写。]

J：它自己在动。它自己在动。奇怪，我确实意识到了。[很轻柔地低声说]它在进行。

[停顿]

它正在拿着一支铅笔。它感觉，我不知道，它感觉我的手是一只宇宙之手。我看见它像是我身体的一部分，但它就像一只来自云朵的宇宙之手。

E：你认为你会喜欢尝试更多吗？

J：并非我的前脑，是我的剩余部分的存在，感觉好像要书写更多。但确实不是我的前脑。好像我的前脑现在正在与躯体的其他部分拉扯。

E：让你的手拉过去，放在纸张的上部。

J：嗯哼？［遥远的声音］

E：写。

J：我应该开始书写还是只是等待？我不知道怎么做。我的意思是我不知道怎么做。

E：足够了吗？有什么你想做的未完成的自动书写吗？

J：是的，我是这么认为。

E：让你的手开始写。

［当她看着艾瑞克森的脸时，她的手开始写了几个句子。像往常的自动书写一样，从手拿起的速度，到它书写的激烈的速度，似乎比正常的要快得多。当她完成后，她完全不自觉地把这些纸洗乱，这样，又是一张空白纸在最上面。］

E：通过问她第一个问题，试着"猜一猜会写什么"，我助长这种解离，并且我让她确信是她自己想要自动书写。然后，她对头脑和身体之间的解离给出了许多漂亮的主观说法，对催眠相对缺乏经验的人常常会如此。

构建遗忘的问题

E：现在我们可以问：你认为你可以进行自动书写吗？［如同自动书写还没有发生］

J：请再说一遍？

E：老实告诉我：你认为你可以进行自动书写吗。

J：我想我可以。在这个世界上，一切皆有可能。我认为任何事情都是可能的。

E：我只是在说你。

J：我对此知道不多。你怎么开始？我的意思是我的手感觉就像是——你知道，它只有一点点属于我。因为它看起来像是我的，但事实上它不是——我写字的唯一一方式是，用我手指的正面握着铅笔。有一次，我用我的脚趾试了一下。也用我的嘴和牙齿试过。［她的自动书写有时做得像孩子的第一次努力一样，用握紧的拳头笨拙地把铅笔握在食指和中指之间。]但是现在，完全诚实地说，我的手感觉并不像它在拿着铅笔写。你知道我在说什么？我觉得我像是在胡言乱语。

E：你在讲话，并且言之有理，只是你不知道。罗西医生明白了。这张纸用来自动书写没什么问题吧？

J：嗯，当然，我将试试，但我的意思是，还是告诉我如何开始，精确地。我让我的手去感觉它，行吗？它感觉就像我正在用的不是我的手。所以，我怎么知道它是否感觉它写了，恰好？它感觉像是一只来自云里的手，如果我看着它，或许我可以观察并看见它移动。

R：在这一点上，这个问题往往会使她产生一种遗忘，忘了她刚才写过什么。你实际上是在书写发生之前，及时地把谈话调整到一个点上，这样，这种书写活动往往会落入遗忘的空隙中。这便是我们所谓的建构遗忘（Erickson, Rossi, and Rossi, 1976）。

E：是的，它在它自己的时间区间内安排书写行为。于是，她给出了许多关于解离过程的经典表达："看起来它像是我的，但它不是。"

R：她感觉她只是在胡言乱语，这是她内心解离的另一个标志。她的话对我们非常有意义，因为我们可以了解意识和无意识两个方面。尽管她在尝试，但她无法用认知把图片拼在一起，于是她自己的努力对她来说，听起来像是"胡言乱语"。

自动书写的经济性：多变的语言"是"和"不"

E：好吧，现在我要做点什么。我想你会感兴趣和喜欢。

[这时，第一作者揭示了她自动书写的第一张纸——图1。]

J：我写的吗？哦，天哪！

E：你惊讶于你确实自动书写了？

J：是我写的？我可以读读它吗？

E：你不知道写的是什么，据我所知，你还没看过。你可能想读它或者你可能不想读它，随你的便。

J：我想读！

E：这是第二张。［同样揭示了第二张——图2］

J：我真是不太会拼写啊，是吧？

E：自动书写的特点是拼写错误。

J：哦，真的。

R：你已经做得非常好！

　　R：就自动书写来说，她非常清楚地写出了她的话。

　　E：是的，通常这费事更少。答案"是"可被浓缩成一条垂直线，而"不"成了一条水平线。

　　R：所以一条垂直线实际上是一个抽象的"是"，而一条水平线是一个抽象的"不"。

　　E：没错。"我不知道"可以是带有不同角度的横向线，意味着它更像"是"（朝向垂直）或更像"不"（朝向水平）。例如：

是 |　　　　　　　　　不 ＿＿＿

我不知道 ／／／

　　表示"是"的线，写在纸的反面，可能意味着"不"。表示"是"的线，写在纸的顶部，表示"是"，但如果它被写在了纸的下部，可能意味着相反，"不"。

自动书写中的多重含义：解读中的注意事项

J：我可以大声读出来吗？［她读。］

"停下来，与太阳合而为一便好。

再次落下，正好滑落到月光上。"

哎呀，那意味着你必须要等到夜晚太阳冷却直到落下。

［第一作者现在揭示了她自动书写的第三张——图3。］

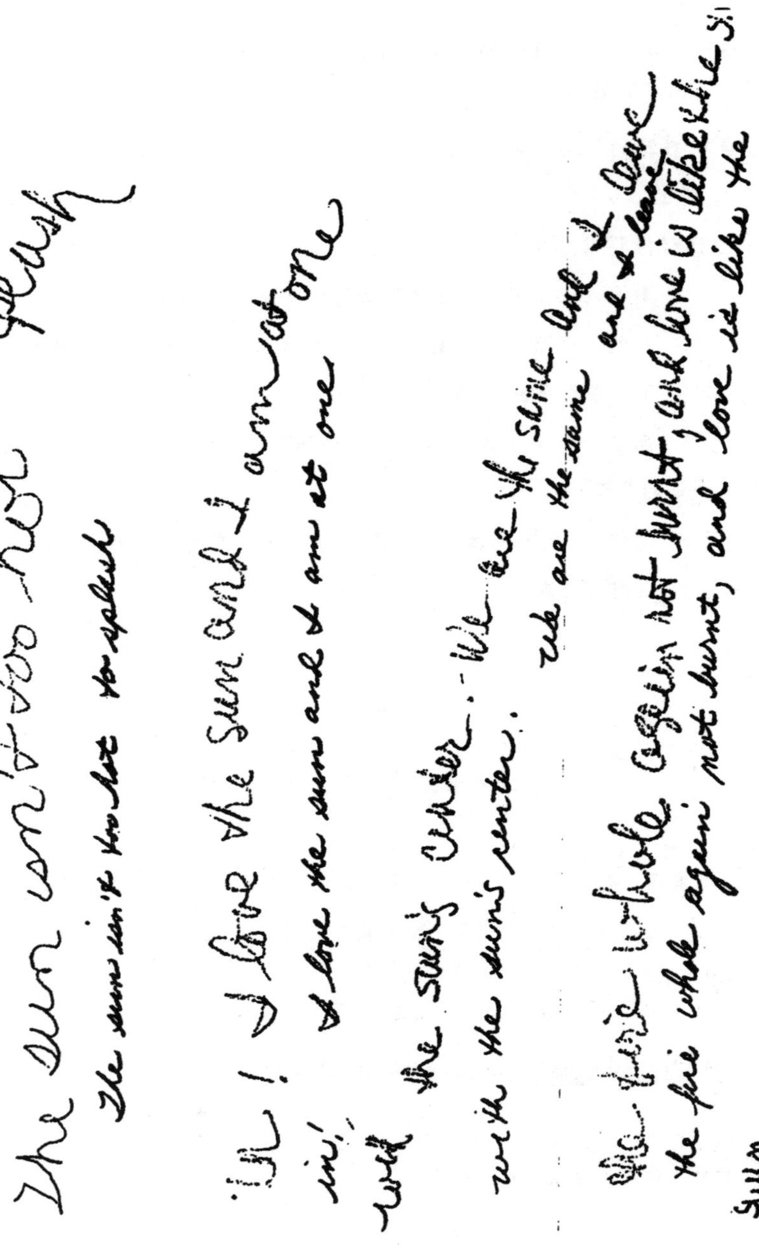

图 1：吉尔自动书写的第一张。较大的顶行笔迹是自动书写。为了比较，下面每一行是吉尔后来正常成人态所写的同样话语的笔迹。

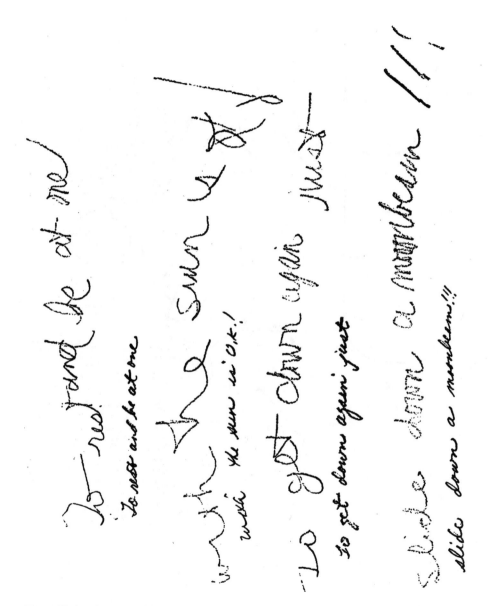

图2： 吉尔自动书写的第二张。大的笔迹是自动书写，为了比较，下面每一行是吉尔后来正常成人态所写的每一个字的笔迹。

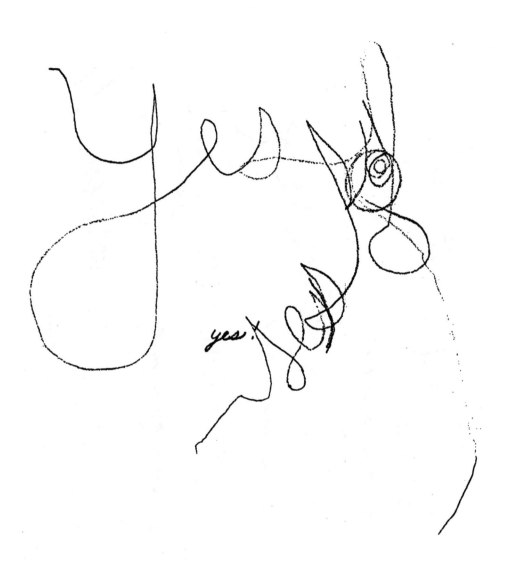

图3：吉尔自动书写的第三张，她写的"是"在规模上有十倍大，有时会重叠笔迹。小的清晰的接近底部的"是"是她后来正常成人态写的。

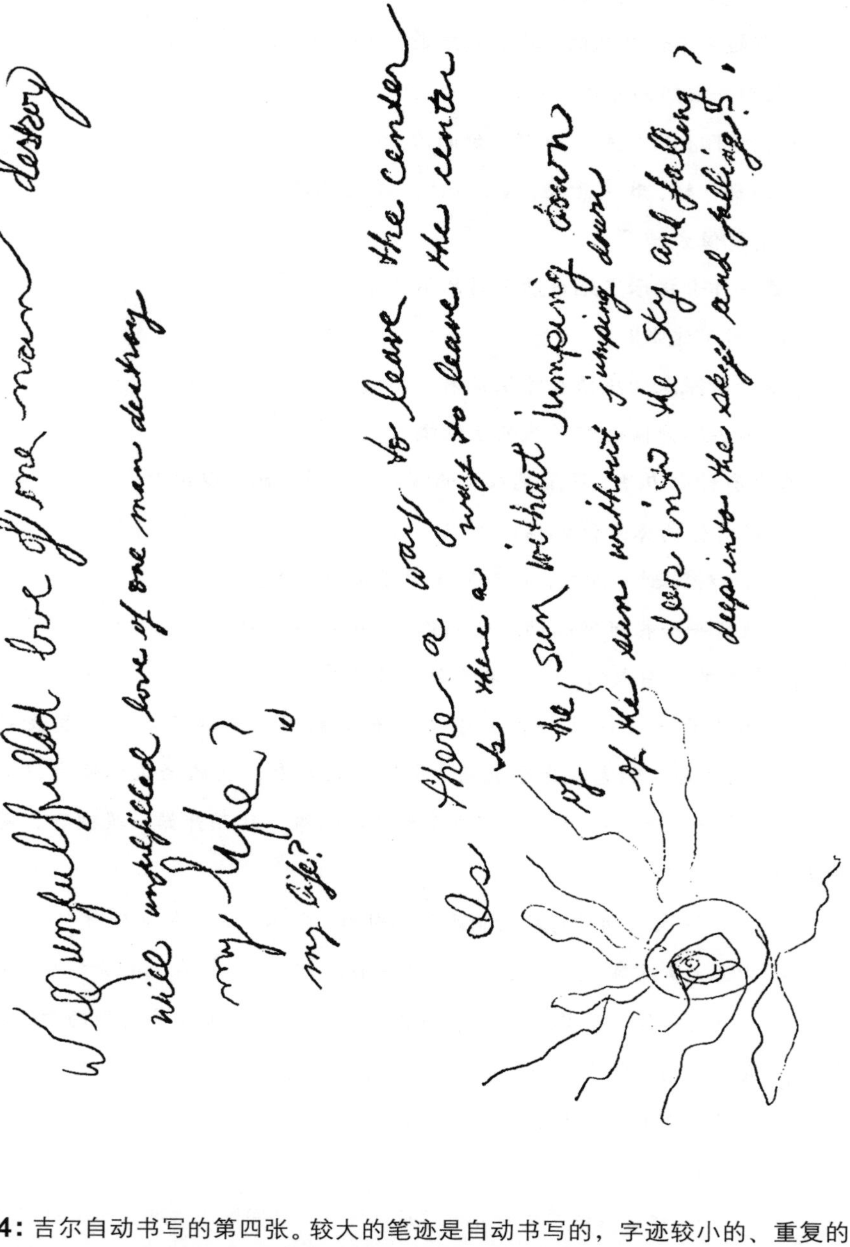

图 4：吉尔自动书写的第四张。较大的笔迹是自动书写的，字迹较小的、重复的同样的话是接下来她正常成人态的笔迹，目的是为了比较。

我写的？

哎呀，多么奇怪的笔迹！

它看起来不像是我的，其实我知道！［她读。］

"太阳并没热到光斑四溅。

我爱太阳，我与太阳的中心合而为一。

我们都一样，我离开火，重归完整，没有燃烧。

爱情就像太阳。"

［第一作者揭示了她自动书写的第四张纸，见图4。］

我还写了这张？

［她带着深深的感情和眼泪读着。］

"新逝去的爱情会毁了我的生活吗？

有没有什么办法，不用跳入火的深渊和坠落，就可以离开太阳的中心？"

E：这对你意味着什么吗？

J：以一种深刻的方式，而不是浅尝辄止的方式。

E：我有一个很可笑的问题想问你：你的头发是什么颜色？

J：金色的。染成的金发。我自然的发色中有些金色。

E：因为我女儿问我一件关于金发女孩的事，而我不认识金发女孩！

［开玩笑地说起艾瑞克森是个色盲］皮特·汤普森，我已经认识他有好多年了……［第一作者继续说了几分钟关于金发的事，从而开始一段闲聊，避开手头的心理工作。］

> E：大声朗读与默读相比是不同的，所以，她必须等到特别的许可，才去大声朗读。这是她解离的另一个方面。这时，我不去努力地了解她的意思是什么。当她说这是"陌生的"笔迹，这意味着它对她的意识来说是陌生的。你必须知道有些单词可能有双重含义，例如"太阳（sun）"可能是"儿子（son）"。你总是要寻找那些可能性。关于它的含义，我可能有我的想法，但我不会要求她透露它。

> R：她说起她的生活有被毁掉的可能，这实际上表明你认为这些问题很微妙是对的，所以你的谨慎是有道理的。

E: 尽管在这个游戏的早期阶段我并不觉得我有权利知道它，但是，她还是想透露些事情给我。于是我让她给我透露点什么，但我选择让她透露的是：她的金色头发。

R: 你通过将这种透露转到她的人造金发这种相对无伤大雅的事情上，来利用她想仓促透露的冲动。

E: 然后，我进一步把谈话从这种透露转到我的女儿、我的生活，最后到我的朋友彼得身上，把她带离这些确实紧迫的事情。出于心理治疗的需要，你把学习带离情境，并以新的方式使用它们。

起因遗忘

E: 顺便问一句，你是怎么知道的？［谈到治疗室墙上的挂毯］

J: 这是哥伦布时代之前的东西吗？我猜得不对吗？

E: 是什么让你认为它是哥伦布时代之前的？

J: 我看到那上面的图案。这个图案？这个图案看起来像一个，我不知道？我真的不知道。虽然表面看着有点像它。可能我是错的，但我不知道——它太引人注目了——但我对此知道得实在不多。

E: 是我告诉你这是哥伦布时代之前的吗？

J: 谁，你？

E: 是的。

J: 嗯，我从来没有问过你这件事，这一点，我是知道的。为什么？是你推测你曾经（告诉过我）？

［停顿］

你推测你曾经告诉过我关于它的事情吗？

E: 不是推测——我的确做了！

J: 你做了，真的！

R: 在这里，J 正在展示一种起因遗忘：她知道哥伦布时代之前的标志，那是较早前当她在催眠中时你对她说的，但她现在不知道这个知识的来源。

经由许多自我意象的幻视实现年龄退行

间接联结聚焦以助长确信，催眠诱导中的指令

艾瑞克森用半小时，讲了一个关于两个小女孩被收养的经历的有趣案例，讲述她们为接纳所做的挣扎，讲述她们居住在不同家庭的很多生活情节，在讲的过程中，吉尔逐渐固定了注意力，眼睛一眨不眨，好像在进入催眠中。最后，她的眼睛闭上。几分钟之后，她的手开始自发地向上抬起，悬浮在空中。她显然处于紧密的默契中，因为她时而微笑，时而啜泣。

E：那么，吉尔

在你的一生之中

你确实曾经是

很多不同的小女孩。

而现在，有一件事情可以做，吉尔，你可以睁着眼睛做，也可以闭着眼睛做。把那些女孩排成

整个的一行。

让她们每个人都处于某种有重要意义的状态。

> R：当你讲这个关于小女孩的有趣案例，启动这个激活她自己个人联结和她自己童年记忆的过程时，你实际上是在再次使用间接联结聚焦。她完全被吸引到你的故事中，她的注意力被聚焦和固定，所以她自然开始呈现出催眠初期的迹象。
>
> 在这里，你从你的案例顺利过渡到你用以助长吉尔当前催眠体验的第一个明显指令。
>
> E：是的，如果她内心对能否看见这些小女孩有任何的怀疑，你可以通过让她选择睁眼还是闭眼去弱化它。然后我用"重要意义"这两个词帮助她找到对她自己来说有意义的材料。

客观旁观者

E：至于你，吉尔，你可以是抽离在一旁的一个客观的智者，高兴地看那些

小女孩，排成一条长队的小女孩。你可以如你所希望的那样自由地描述她们。

  R：在这里，你给她意识心理的任务是充当一个客观的观察者。在这个治疗之初的揭示阶段，对意识心理，这也许是最好的职责。你让无意识心理经由意识心理可以完全接受的一系列女孩的意象去做揭示性工作。这样，意识被置于一种接受模式（催眠的理想模式）中，使得它不太可能指导或干扰从无意识中自发浮现出来的意象。然后，短语"如你所希望的那样自由地"对你描述她体验的许可式暗示给予强化，让她更好地适应。

宣泄与积极情感和客观观察者保持平衡：隐含式暗示

E：你可以是高兴的，愉快的。你可以同情
这个小女孩，但你将是一个超然的智者。

  R：告诉她她可以是"高兴的"和"愉快的"，这助长了带有积极情感的体验。允许她"同情"，是允许情感流动和可能的宣泄，同时仍然用客观观察者保护她。

  E："高兴的"和"愉快的"唤起她内心生活不同方面的余像（spectrum）。你可以对坏女孩感到有趣，对好女孩感到满意。所以，她有极大的自由，暗中在她的过去，探索所有这些可能性。

  现在，因为你是那个超然的智者，你不必知道你是吉尔。你是单独的某种东西。不过，是某种有洞察力的东西。你无须知道，那些小女孩是一系列的吉尔。我想让你极好地享受这种体验。

涵盖多种反应可能性以弱化怀疑

E：你看见那些女孩，好像她们是有形的幻觉，你可以在你的心灵之眼中看到他们，或者你可以看到她们而不知道她们是心理意象。你看见她们，并认为她们是鲜活的，是有血有肉的。

  R：你现在涵盖了她能看到这种意象的许许多多的方式：像幻觉、像心灵之眼中的图像，或者在她们现实中一种整体看法，如同血肉之躯就在那里。

E：是的，你通过给她许多可能的反应模式，也弱化她的怀疑。

用不知道弱化左脑功能？

E：你不需要知道每个人都与其他人有关系。但我想让你非常彻底地完成这项任务，在催眠状态中你可以去做，或者你可以完全清醒，像一个极其生动的梦一样，回忆起这种体验，梦中你可能涉及我和罗西医生。你可以随意地讨论那个小女孩或稍大一点的女孩或更大一些的女孩。对于这种事情，你可以用某种方式做得远远好于你的预料，以一种可以使你很高兴地了解到你可以做得如此好的方式。现在，让你的手停在你的大腿上，就这样舒服地休息。

R：我不知道，是否不需要知道这些意象是联系在一起的，这是不是一种消除或弱化左脑功能的方式？

E：那很可能是。当我读这个誊抄本时，我惊讶地发现，长期的经验如何教会我每次探索患者的内心世界时，去涵盖多种反应可能性。

R：是的，你罗列了许多反应可能性，从在催眠中构建图像，到后来像梦一样回忆起它们。

声音轨迹作为视幻觉的暗示线索

E：感觉非常、非常舒服，无论何时，只要你想开始，你就把那些女孩排列起来 [此时，第一作者把他的身体从吉尔的方向移开45度，这样，他现在面向那个方向上一堵虚拟的墙] 紧贴着那面白色的墙。[J睁开眼睛，并茫然若失地眨眨眼] 你正在寻找，这里有足够的人墙可以让你来看见她们全体吗？ [J看往艾瑞克森已经给她确定的新方向。现在，她瞳孔放大，眼睛焦点移来移去地盯着看。显然，她睁着眼睛产生了幻觉。]

J：这不仅仅是一面墙。

R：这很有趣，你把声音轨迹和身体重新定向当作一种暗示线索，引导她体验视幻觉。

卖关子短语促进自我表达

E：我知道。

我可以说它是一面墙，但你可以说它是一个——

J：门廊，它是一个门。但它是白色的，一些油漆有些脱落。有个小女孩站在它后面，但它有点儿就像一个大门的玄关栅栏。有一棵大树，当你把你的手指甲放上时，它褐色的树皮破裂开了，她正在这样做。她正在看着它倒下，阳光感觉很温暖。她正穿着一件连衣裙，用或旧或新的床单修补而成。它上面有些补丁。她比喜欢她的连衣裙更喜欢补丁的图案，因为它在她的手指下感觉毛茸茸的。并且它上面有一朵红色的花。她在想，她在想这棵树是她家后院的树。这是个周日，她父亲带回了冰激凌，但她知道其实这不是真的。

E：但这样想很不错。

J：她有个小的印花棉布狗，红底上有小白花，它的鼻子部分是橙色的。它像一只很多补丁组成的补丁狗。她很喜欢它。她觉得，现在她正在抚摩它，她正在拥抱它。

R：在这里你使用一个不完整的卖关子短语，让她去完成。

E：是的，卖关子短语给她一个表达自己的机会。

R：只要有可能，你总是让患者去填空。治疗师总是以这种方式找出患者的参考框架和联结，而不是把他的想法强加给患者。

E：是的，治疗应始终以适应患者为目的，而不是让患者适应治疗。她作为一个孩子，"当你把你的手指甲放到它上面时"，她如何弄裂褐色树皮的生动描述，是那些坦率的个人信息之一，它们往往有助于确认催眠。

用身体、头部和眼睛的定向作为视幻觉的暗示线索

J：她正在观察某个走在泥土路上的人。这条路未做铺设。它上面有石头，他踢到一块石头，她很喜欢它。而因为他踢到了这块石头，她也喜欢他。她现在正在向他招手。她知道，她要推开这个栅栏，但她将不得不沿着栅栏走，而不只是就在那里推开它，那里有个开口。她将走到他面前。她想要拥

抱他。

> R：当她在说这些话时，她的身体、头和完全睁着的眼睛朝着一个方向，那是她似乎正在幻觉中看到有人在踢石头的地方。当她谈到栅栏时，它看起来仿佛比她自己高。

唤起情结

J：她觉得她没有父亲。她多么希望这个男人是她的父亲。我能感觉到她的确是这样。

E：她不知道，还有其他稍大一点的小女孩正站在那里。

J：她有个父亲，但她不能确信，因为她正走在人行道上，有一名同行的男子在想象中是她父亲。她觉得她正在假装，真的，但她想让那种假装变成真的。所以她将努力假装是真的，并且虽然她不认识他，她将朝他走去，她觉得她很勇敢，你知道。

> R：吉尔显然是在把你关于被收养女孩案例的元素合并在这里。它几乎就像你的前诱导案例现在作为一个被植入的情结在发挥作用（Huston, Shakow, and Erickson, 1934）。

> E：她正在利用我提供的一些材料，至于她利用的是什么则是由她的，而不是我的——个性决定。她对这个细节的利用，表明她多么像大多数女孩一样，曾有一种被收养的幻想。我的前诱导故事唤起她内心的这个情结。

催眠中多层面同时运行

J：我能感觉到它，她在感觉什么，我从她脸上可以看到它，但她也很高兴并且手舞足蹈。她向前走并说我有一幢新房子。她不再是在栅栏边上了。她完全不在同一个地方。她在一个社区，那里有整齐的房子。有一些围栏和出入口，但它是不同的，她的确是不同的。

她走近他，她说，"我可以握着你的手和你一起走吗？"于是，她知道，他将会是，他真的将会是她父亲。他们走进一幢房子，它前面有一些台阶，红色的台阶。

E：当她说"我能感觉到它，她在感觉什么"时，这表明，这时，她正同时在许多层面上运行。

R：超然观察者助长这些多层面运行。

双态解离式退行助长客观洞察和左脑运行

E：她认识第一个小女孩吗？〔停顿〕

J：不，我不这么认为。 不。

E：那么，你已经看到了第一个小女孩，第二个小女孩。

J：是的，但是——

E：有很多她们。

J：但是她不 我不认为她知道有另一个小女孩站在栅栏附近，但她们是不同的，她们感觉不同。

现在，她在学校。

她确实住在那幢房子。

她去上学，还有另一个小女孩在一个聚会中。

她们两人莫名其妙。一个在学校，一个在聚会中。

R：现在，当你问第二个女孩是否认识第一个小女孩时，你是在强化这两个女孩意象之间的解离。

E：是的。这是我称之为"双态解离式退行"（Erickson, 1965a）的另外一个例子。在这样一种解离状态中，你可以把事情看得更清楚。解离帮助你了解不同的体验状态。如果这些不同的体验状态相互间不知道，他们的这种观察可以更具客观性。

R：这样，客观观察者和这种双态解离式退行，可以成为促进左脑对整个人格许多维度的客观洞察力的手段。由于吉尔太容易陷入右脑体验中，她的心理问题可能源于她左脑功能的相对劣势，她的自我同一性和稳定性可能太容易变化。这时，你助长的客观洞察力可能是加强她左脑功能的一种手段。

助长客观观察者：解决童年问题

E：我想向你的智慧澄清，你将成为那些小女孩，她们其实全都是在不同年龄段的同一个小女孩。但是你可以看到你想见的任何其他女孩。

J：有一个一点点大的小女孩，她看起来像某个我认识的人。她正在向那些高中女孩走去。她非常小。她大约只有两三岁，还裹着尿布。

她就住在那所高中附近，有很多的台阶，因为她住在一家商店上面，但她行走，她喜欢出门，走下这些台阶。有时她不得不爬下去，她喜欢回头看看，想知道是怎么回事。

她有着胖乎乎的小腿，她头上长着一头卷曲的头发。她正拉着一只小狗。不是一只真狗。她冲着这个大的高中女生，这个真漂亮的与她男朋友在一起的女孩，微笑。

他们似乎在谈论跳舞之类的事情。虽然她很小，但她知道跳舞是什么。

R：这种客观的智慧可以认出，尽管每幅图像（或与某一年龄相关的自我状态）都与所有其他图像保持着分离，但所有的图像都是同一个人。

E：客观的智慧，它可以看见和描述当下现实，它也可以改变和变换早期的童年现实。

R：这真太神奇了！大脑是一个具有自我改进功能的系统，它可以从更成人化的视角，改变过去的曲解和创伤体验。我描述过一类具有治愈作用的梦，这似乎是做梦过程中梦体验的建设性作用之一（Rossi 1972a）。

助长客观观察者：不同年龄层面相互作用的语言暗示线索

E：找到所有那些叫吉尔的女孩，看着小吉尔、稍大一点的吉尔、再大一点的吉尔和更大一些的吉尔。因为她们确实不知道对方。当然将会有其他的男孩和其他女孩。但小吉尔……

[停顿]

每个小吉尔都有 　她自己的时间，她们中的每个人，她们都不会真的看到对方。她们甚至不会知道她们都在这里。你的智慧可以看到她们并理解她们。

[停顿]

J：有另一个女孩。她只有4岁。不，她甚至还不到4岁，她将近4岁了。她喜欢林荫大道，因为有太多的事在发生。照看她的女孩正在到处找她。她很高兴地走下那些台阶，来到大街上，有一部大电影在放映。她正从它旁边走过。这时，有另外一个男孩。她转过一个拐角，有一个巨大的公园，它看起来是那么的大，中间有草，而这位大家都叫她疯狂妈妈的女士正在捡一些纸。在她巨大的屁股和一只大大的胳膊上有一条白色的围巾、一件白色的围裙和一件棕色的衬衫。她有根手杖，她用来捡起那些纸。这个小女孩正在看着她，非常入迷，因为他们说，那个女人吃了自己的父亲，把他放在一个锅里，煮了他。这会是真的吗？然后，还有另外一个女孩，她住在那栋楼里，但她要大一些。她有5岁半。她很伤心，因为她正要搬家，而她不知道去哪里，只知道很远，非常的远。

[现在，吉尔对从乡下的一个地方搬家到另一个地方以及她几个更大一些的年龄层面的看法，做了又长又详细的解释。贯穿这段时间，她的眼睛交替着睁开和闭上。当它们睁开时，她显然处于视幻觉状态，因为她四下环顾描述那个场景，就像她看见了它。她得出结论如下。]

J：她大约10岁，她在上四年级，她对她所有的功课都非常好地掌握了，知道她的功课这么好，他们让她跳级进入高年级。她感到非常骄傲。她不像其他人那样有漂亮的裙子。鞋子上还有补丁，但她不介意。她喜欢补丁上的图案。这无所谓。但她做得非常好。她有两本拼写书，因为她在做高年级的功课和她现在的功课。他们正让她跳级。当她起床并知道所有的正确答案时，她很骄傲。但他们又搬家了。[停顿]

R：你再次暗示尽管客观的智慧可以把它们联系成一体，但每个女孩都不会认识其他人。为什么？

E：如果她们不必相互认识，就可以在众多自我意象中有一种更自由的认识和痊愈。成年人不喜欢回忆他们婴儿期潮湿的尿布或孩提时流鼻涕的经验。

R：所以即使从她的成年自我来看，讲述她们的那个客观观察者也是超然的。

E：在这次晤谈中，我们也目睹了她词汇和知觉层面的转换。象"林荫大道""高兴极了""巨大的"和"入迷"等词语属于成人。但它们被以充满童趣的方式，用来描述童年时的印象，例如，当她说到疯狂妈妈的"巨大屁股"和她的问题——她把父亲放在锅里并吃了他"这可能是真的吗"时。这种超然的客观观察者可以用成年人的理解去弥补童年时的认知。这是催眠的一个有效特征。超然的观察者是一个中心点和稳固的现实，围绕着它，患者可以用成年人的词汇去探索很多童年时的经验。记忆不都是一大块，它常常是成人和儿童相互作用的碎片。

后催眠暗示让时间扭曲产生长时间休息和痊愈的效果

E：你想休息吗？

J：我很疲惫。

E：好吧。

就这样闭上眼睛，休息一会儿。

非常舒适地。

休息。

多休息一会儿。

休息上几个小时。

几个小时的时间，几个小时的舒服。

[停顿]

随着这种舒服，在承载那个智者的你的身体当中，不断积累，看着那更多数量的小女孩，她们每个人的名字都叫吉尔，但每个时期不同的吉尔，感觉不同，做法不同，想法不同，完全不同，但那都是吉尔。很快这个智者将重新开始它的好奇，入迷地看着那长长一队都叫吉尔的女孩。没有哪一个可以看到其他的，每一个都只有关于小吉尔们的模糊的记忆、部分的记忆，对于更大的吉尔像什么只有部分的概念，这个智者可以好奇地、饶有兴趣地、满心欢喜地看着并描述那些吉尔当中的每一个。现在一种休息得非常好的感觉，仿佛你刚经过了八小时充分安静的睡眠。

[长时间停顿]

睁开眼睛并开始谈论那些女孩，将是一件让人很开心的事。

> E：这时，我使用时间扭曲，让她调整到清醒状态，但允许她保留所有关于不同吉尔身份的记忆。

> R：你给她有数个小时时间扭曲的后催眠暗示。我们将看到她醒来以后这个暗示会是多么地有效。

催眠和做梦的混淆

J：我觉得我像是睡着了。但在这里，我想我知道有所不同。有面巾纸吗？

谢谢。

[她深深地打着哈欠]

我觉得我像是睡着了，做了一些梦。我真的睡着了吗？真的吗？我不认为——我觉得我像是睡着了，真的睡着了。

我刚才正梦到我非常年轻的时候。

E：这是一种休息很充分的睡眠。

J：我知道。那不大礼貌。

我不是来在椅子上睡觉的。我的身体感觉像是在睡觉。我刚才正梦到——

> R：她首先在对她催眠的评价中描述感觉和思考之间的解离。然后，她混淆了催眠与做梦的体验。

经由做梦的暗示进行催眠再诱导：幻视的语言暗示线索

E：但梦仍在继续。

[J 马上闭上了眼睛，似乎陷入催眠中。然后，她睁开眼睛，继续。]

J：我刚才正梦到我非常年轻时。它看起来是如此生动。几乎像是我可以看到自己站在那边。

E：坐在这里不断长大。

J：当时我还是个小女孩。当然我穿的正是这一件格子连衣裙，我可以看到自己就站在那里。我穿着它，直到再没有哪个人能穿上它。我真的可以看到自己正站在那边，并往家走。我们住在一条被称为 X 大道的街上。这个地方最好的部分，是我父亲用栅栏和开满鲜花的棚架围成一个"门"字形。我喜欢那样。房子很好，但它不大。但是，当你穿过棚架，走进房子，你觉得好像你正进入某个地方。

E：你可以看到你自己。

J：这事很奇怪。我可以看到自己就在那里。站着在做什么。我几乎可以伸手触到那些棚架。

R：你通过简单地暗示梦在继续，再诱导催眠。

E：是的，我们目睹了她从当时用过去时说"她刚才正梦到"时的更清醒一些的状态，快速转换到她接下来用现在时说"它看起来是如此生动"的催眠状态。

R：睁眼幻视的迅速发展，也通过从"几乎像是我可以看到自己站在那里"到"我可以看到自己就在那里"再到"我真的可以看到我自己就站在那里……"，这期间她语言的变换中得到说明。然后，她承认她很困惑，当时她说"这事很奇怪"，她可以看到自己就在那里，站着在做什么，她几乎可以伸手触到那些棚架，她显然是处于幻觉中。

双态解离退行

E：我希望你能发现缺了点什么。现在，有两个你在这里，一个比另一个高一些。只是高的这个不知道矮的这个在这里，但你可以看到它。

J：这个高的是——有个人穿着格子连衣裙，穿着连衣裙的我从学校回到家。还有另外一个女孩，穿着旧衣服，她在上高中，回来看看这个房子，因为她曾在这里住过。但她穿着一件绸的粉色格子裙，其实是她自己制作的。她学过裁缝，所以她可以制作它们。非常漂亮，她把它们洗干净，她自己很爱惜它们，所以它们总是很鲜艳。她将去看看那房子。她并不难过，只是怀旧，因为她想看看是否还有万寿菊生长在那里，因为她曾在那里住过。她喜欢这些长在这里的花。这就是她要来找的东西。这另外的那个正从学校走回来的女孩，她感觉像是停在这里，问她那些花是否仍然生长在那里。她甚至想问，她是否可以再进入那幢房子并四外看看。

    R：在第一个句子中，她先用一个短语描述个高一些的大女孩，然后转到穿格子连衣裙年轻些的女孩。在第二个句子中，她又回到在上高中的大女孩回来看她的故居，在那里她将看到她年轻的自我。于是，片刻之间，她创建了一种情境，让她年轻和年长的自我意象可以貌似真实地相互交流。你暗示高个女孩不知道有矮个的在这里，但这次晤谈的最后，很明显的高个的正在看着矮个的。所以现在你必须尝试加强这种双态解离式退行。

强化双态解离式退行：催眠中的创造性的合理化

E：较小的女孩不知道较大的女孩在这里。

J：她没再看到什么人。她正走进屋里。但高个女孩认为她正在做梦或怎么地，因为她认为她看到这个女孩想和她说话。但她刚才正在看着那个棚架，她看了看，这里真的没有什么人。她有种奇怪的感觉，仿佛它刚才是一种回忆。或者，有人能那么快地跑进来？我认为她感觉像是她——我不知道，像是她在做梦。［第一作者继续暗示更大一些的自我意象，直到吉尔接受了有意义的童年时期、青春期和成年时期，进入她目前的婚姻生活。尤为突出的是，从她出生的美国东海岸搬家到她现在居住的美国西部的一系列记忆。］

    R：现在你推翻你先前的暗示，让较小的女孩不知道有较大的女孩在这里。吉尔马上通过合理化"但高个女孩认为她正在做梦或怎么地，因为她认为她看到这个女孩想和她说话……这里真的没有什么任何人"来回应这种反转。

唤醒：转移注意力助长遗忘

E：现在让我们拉一个帷幕，把所有发生的事情留在帷幕后面。闭上眼睛。已经发生的一切将在昨天的帷幕后面，今天你将睁开眼睛进入今天，准备开始新的工作。就这样睡，好像非常平静地睡了好几个小时。等到你的左手落到大腿上的时候，似乎休息得非常充分的几个小时的睡眠已经过去，然后你可以醒来。

J：对不起。哦，这么大的个哈欠［吉尔伸展躯体，显然醒来了。］

E：现在有一些事情，我想在这里介绍一下。

［这时，艾瑞克森用一些与他家人有关的趣闻轶事，在心理发展中的记忆过程，不同个性类型如何通过理性与情感联结、身体联结的比较去回忆，等等，转移吉尔的注意力。］

遗忘测试：开放式问话和隐含式暗示

E：那么，我们今天要做什么工作呢？

J：嗯？

E：我们今天要做什么工作？

J：只要你喜欢，什么都行。我想我觉得有点儿困。

R：飞机旅行让你困倦？

J：其实我并不累。我不觉得我会睡过去。

R：在你用你大约5分钟的故事转移她的注意力之后，你用一个开放式问题"那么，我们今天要做什么工作？"——测试遗忘，带着一种确定的语气，实际上在暗示今天还没做过任何催眠工作。当她说她感觉"有点儿困"有可能提到催眠时，你通过问是否因为乘飞机旅行到这里才让她困倦把它岔开。这个问题一般会把她重新定向到她乘飞机来到凤凰城这一天的早些时候，并暗示她刚刚抵达，尚未做任何催眠工作。

成功的后催眠暗示：用时间扭曲确认催眠

E：仔细感觉一下，不看表，现在是几点？

J：大约5？

E：5什么？

J：我的意思是，大概大约五点钟左右。我刚起床。

J：我身体有种清晨的感觉。但我知道不是，因为我早上五点不会在这里。

E：你什么时候到的凤凰城？

J：我认为我早上五点起床。反正。我忘了。我什么时候到的？大约十一点半？十一点二十？

E：你到这里要多长时间？

J：大约二十分钟。

E：那么，现在是五点钟？你一直在做什么？

J：我不大知道。我们刚才在说话吧。

E：说什么？

J：嗯，刚才你提到与人格类型有关的事情，是吧？

E：是的。

J：基因的结构。

E：你想看看你的手表吗？

J：我到过别的什么地方。我真的到过别的什么地方，是吗？

R：只有两点。你怎么估计到五点？

J：它不像早上五点，但它似乎是在晚上的五点。但它只有两点？我真的一定到过别的什么地方。

R：你关于时间的问话，确认她体验过主观时间的一种延长的或扩展，这是催眠非常典型的一个特征（Cooper and Erickson, 1959）。但是，三个小时的时间扭曲比平常更多，也表明她在成功地体验你先前"休息上几个小时"的后催眠暗示。

间接评估遗忘

E：这种时间数据非常重要。

R：是的，真的重要！

E：她不知道这会发生，你也不知道。

R：确实这样。它是一种自发的情况。

J：那意味着什么？

E：偏巧我自己知道它会发生。

J：真的吗？

E：是的。它感觉像上午五点，你认为它是下午五点

　　E：在这次晤谈中，我的很多话语是在开始为她安排机会冲破她的遗忘。但这些暗示线索都没有帮助。我不愿像在实验程序中经常做的那样，直接地告诉患者时间扭曲，我更喜欢用间接方式去评估它究竟多么有力。

时间和地点的混乱确认催眠

J：混乱。

E：你是真的不累。但你觉得你曾经出离过。

J：很多混乱。

　　R：她在清醒时所体验到的这种混乱是判断深度催眠卷入的另一个标准。

用问话间接评估催眠遗忘：合理化催眠联结以保持遗忘

E：那么，你认为你肯定到过其他某个地方，那是哪里？东？西？南？北？

J：怎么了？

E：你说你觉得好像到过其他的某个地方。

J：是的。

E：那是东、西、南还是北？

J：东和西两个都是。我不知道为什么。为什么是东和西？

E：没错。

J：我感觉不像是东和西。为什么我在东和西？

R：它有什么样的意义吗？

J：没有，它只是感觉在我的肩膀，好像我在东和西。我无法具体找出哪个方向。

E：现在我们再说点儿别的事。篱笆有多高？

J：视情况而定。

E：篱笆有多高？你觉得篱笆有多高？

J：首先，我觉得很高。真的很高。嗯。为什么我有这样的感觉？当我坐下来时，也许它是那么高。因为我在坐着，一定会觉得它高。

E：树有树皮。它是怎样的感觉？

J：容易脏也容易碎。你是不是曾经喜欢这样做呢？有吗？

R：哦，是的，我喜欢那样。尤其是在一片大的红树林中。红树的树皮容易脏也容易碎吗？我认为褐色树皮容易脏也容易碎。［第一作者提供了进一步的催眠联结，却都无济于事。吉尔仍对她的催眠体验保持遗忘状态。］

R：你问了她一系列问题，以间接评估她的遗忘，并给她机会去突破遗忘？

E：是的。由于她的催眠记忆与从东海岸搬家到西海岸有关，我关于方向的问题，可能使她建立起通往她催眠体验的联结桥梁。

R：她承认东和西的联系，但她不知道为什么。从而，她在感觉关于你的问题相关性的某些事情，但催眠的体验仍处于遗忘中。

E：由于没有突破她的遗忘，我提示性地说到篱笆，它在她的幻觉中是如此之高，她不得不仰视。

R：她的反应"它真的很高"，再次表明有些催眠联结一定浮现出来了，但基本的遗忘仍未被突破。事实上，当她用她坐下时栅栏很高试图合理化时，她走入了歧途！虽然她承认了你提供的催眠联结，但她把它们合理化到别处了。我不知道，在日常生活中同样的过程是否也常发生。

有时关于某些事情，我们可能有当下的意图，我们的右脑知道它，但我们的左脑往往会把它合理化到别处去。

E：通过说起树有树皮，我做另一番努力，试图建立一个催眠记忆的联结桥梁，让她想起她孩提时用她的指甲划过褐色树皮。

R：我带着关于褐色树皮的更多联结参与进来，但她未能利用它们。她的遗忘仍然原封不动。

[这次晤谈至此结束了。 吉尔被看到还参加过几次晤谈，这期间，她学会了利用她自发的催眠去进行艺术创作和自我发展。]

案例 13 器质性脊髓损伤的催眠治疗：
新身份解决自杀性抑郁 *

几年前，一名年轻女子坐着轮椅找到第一作者，声称她极为痛苦——其实是自杀性抑郁。她的理由是，在她二十出头时遭受的意外伤害给她留下了横贯性脊髓炎：她腰部以下没有任何感觉，她大小便失禁。她来见第一作者的目的是她想获得一种可以支撑她活下去的人生哲学；大小便失禁和被限制在轮椅上，让她觉得无法忍受。她听过第一作者关于催眠的讲座，得出一个结论：也许通过催眠可以在她个人态度上产生一些神奇的变化。她进一步解释说，从孩提时，她就一直对烹饪、烘焙、缝纫、玩洋娃娃非常感兴趣，也想象过她长大后该有的家庭、丈夫和孩子。二十岁时，她就坠入爱河，并准备在大学毕业时结婚。她已着手工作，准备用手工缝制的床单和自己设计的婚纱礼服填充嫁妆箱。所有她曾经渴望的是一个丈夫、一个家庭、孩子和孙子。她对自己祖母和外祖母的爱是她生命中一个强有力的因素，她与她们分享极多的情感认同。

不幸事故导致的横贯性脊髓炎断绝了她所有的梦想和期望。在经历了十多年风雨如磐的磨难和并发症之后，她开始能使用轮椅，并重拾她的大学学业。即使她的情况有了这种改善，她还是无法看到自己在学术界的未来，开始变得越来越消沉，伴有不断增加的自杀念头。最后，她到了觉得不得不做出一些明确决定的程度。因此，她希望作者能够诱导一种"非常深的催眠性恍惚，为我讨论各种可能性和潜力。不要说太多轻柔或温和鼓励的话，因为我将用我所有的智慧去听，如果你试图低调处理我的情况或误导或给我提供错误信息，我将理解为你对我未来的幸福看不到真正的希望。我想让你公平地对待我。我给了你一个巨大的难题，由它决定我是否会接受某种可以使生

---

* 第一作者以前未发表的文章，第二作者为了本书的出版进行了再编辑。

活变得有意义的人生观，或者我最好还是放弃，这样就不再是个终生依赖、大小便失禁、臭气熏天的轮椅人了。"

"我想下周六再回来听你的答案，因为我知道你会需要时间去思考这个问题。"

"但现在你可以催眠我。我已经读过不少有关催眠方面的书，我知道如果对我来说已经没有任何希望，你便不能给我后催眠暗示，以阻止我自杀的意图。因此，我应该仔细聆听你暗示的确切含义。所以，请，把我训练成一个好的被试。"

最初的催眠训练：两种同时的思维训练

她的请求被接受了，可能由于她深层的动机，一种非常深的梦行式催眠被诱发。我小心翼翼地测试了她呈现深度催眠现象的能力。不光去人格化、解离、时间扭曲和过往幸福的超常记忆完全被避开，暗示的措辞也非常小心，绝不会有任何看似要改变她观点和态度的企图。

真正来到脑海的一个具有治疗性特征的暗示，是一首众所周知的怀旧类歌曲，她被要求在视觉和听觉上产生管弦乐队和歌手的幻觉。这首歌是一首关于趾骨与脚骨相连，脚骨与踵骨相连，踵骨与踝骨相连等等的歌。为了用任何她可能自发做出的猜测去误导和迷惑她，通过让她虚幻地感觉在同一时间一个别的管弦乐队和歌手掺和到第一组歌手和管弦乐队中，我要求她接受这种烦扰。第二组正在表演歌曲《顺其自然》。对这种似乎相关的策略，我给她的合理化解释是，我想让她能够同时容纳两串不同的思路，我可以考虑仍然会让人厌烦的方式去让她明白，她可以在心理上接纳，并对不同的想法进行评价性的比较。无害的流行歌曲是我所能想出的完成这个任务并发出这种指令最无伤大雅的方式。

患者毫不怀疑地接受了我的解释，并开始对"在同一时间聆听两个不同的乐队和两首不同且相当无厘头的歌"感兴趣，而不再厌烦。在回答中，我说到，弄清楚她是否在用一只耳朵听我说话，而用另一只耳朵听歌（这是另一种分心），这应该是个相当重要的问题。

她证明了自己是一个最能胜任的催眠被试，并且顺利地显示出对我基于清醒状态的完全信任。她特别善于体验催眠遗忘。显然，当她处于催眠状态时，她想要用万分的谨慎仔细检查我的话的意图，产生了一种把催眠期间所达成的所有理解和记忆都归于无意识心理的效果。

用与个人有关的事实陈述助长"是定势"

在接下来的几天里，第一作者从患者的一个亲密朋友处得到了翔实的病史。从这样的信息中反映出各项事实，它们可被用来帮助患者对作者的陈述给予关注和信任。通过这种方式，她可以根据自己的个人知识更有效地相信治疗师的陈述，而不是去相信刻板的病历。这是一种更有效的方式，它可被用于从患者那里引起无意而有益的合作。

> R：因为这是一个特别难对付的患者，她对你设了很多的限制，所以，通过收集和表达对她来说特别重要的事实（涉及她个人的事实陈述）达成一种"是定势"就显得特别重要。你所收集到的各项信息是什么，你怎样去利用它们？

制定治疗方案

下一个周六下午，从下午1:00开始到下午5:00结束，都花在这个患者身上。起初，她是警惕和怀有戒心的，但她很快就得出结论，作者关于她的指导意图非常诚实，开放，对待她的问题和任务非常坦率。

对她问题的概括和分析被制成一份打印清单。给她看的是这份材料的一个单独的复写本，上面的一些短语和句子已被删减，她拿在手里的一份复写的清单，是被不小心留在了桌子上面的。我设计的所有计划好的程序没有删减的完整复本被小心地锁在办公桌的抽屉里。编辑过的材料上有些话语的应用已被删除，像是"治疗性质的暗示""合理化""不怀疑"作为对她性格综合分析部分的话语。换句话说，其目的是为了让她相信，她的愿望正如她需要的那样在得到满足，相信我在谋求的只是让她确认我对她愿望的理解。她仔细地阅读这份打印的清单，赞同我的引证中已经归因于她的这些材料充分概括了她的想法和愿望，并同意，如果我愿意，我可以继续。但后来，她中断了，询问我用那份打印的清单想做什么，我给出的回答是如果她确信我所提供的人生哲理是有价值的，我可能会公布一份我与她工作的清单，但如果她认为它不能令人满意，我肯定会丢弃它——还会有什么呢！她表示这似乎最合理（她没有意识到这种轻率的"还会有什么呢"是对那一轮询问的有效中止）。

双层沟通

当她仍处于清醒状态时，作者向她说明，"任何时候，只要需要，"她就可以并且应该从催眠状态中醒来。"她所考虑的"，这句话是有意说的，并不是多余的。这个隐含式暗示在这里是对她的无意识心理说的，对她的意识心理来说，这个指令意味着任何她认为需要的时间。如果我所说的正是她在想的，她的无意识心理也就更容易接受它，并对它启动一个仔细的无意识评估过程。但是，我希望，把她的无意识只限制在所使用的词语上。无意识是拘泥于字面进行反应，往往只接受所说的话本身。患者无法领会这一点，因此她在意识和无意识两个层面诚心诚意地不加鉴别地准确接受了那些话。

双重制约利用患者的好奇心

然后，她被告知，她将——可能系统地，也可能随机地——被给予一系列琐碎的、有根据的、好奇的和有趣的信息，她的任务将是从中找出所有最令她满意的意思。（这样，没有任何迹象显示，那些想法的呈现顺序在意义上可能是深思熟虑的，是有意排列成一种可以产生某种效果的顺序）她再次若有所思地同意了，但未用太长时间深思。

然后，她被告知，这些相同的说明将在深度催眠状态重复说给她听，也许不是话语上十分完整的相同，但会是实质上的相同，并且，她的无意识心理可以对照意识认知检查她无意识的理解。这样，通过一种不完全的指令表达，通过让她对照意识认知检查无意识理解的请求，作者再次故意地在两个意识层面上，给她完全充分的认知幻觉。她无法识别出这种双重制约，其重点放在让她形成关于这种做法的意识认知，还有无意识认知。

  R：这是意识和无意识之间双重制约的一种巧妙运用。这恰恰对她是特别有效的，因为她对在所有层面上了解你在做什么非常感兴趣。因此，你可以利用这种好奇去形成双重制约。这种做法可能对好奇心少的人起不到双重制约作用，因为他缺乏执行它的内在动力或能量。这是一个很好的例子，可以说明双重制约是如何依靠患者的个性特征来发挥效力的。

"无中断的聆听"定势

  这时，一种深度的梦行式催眠状态被引发，她被要求在理解作者所说话语的过程中，对所有的歧义或疏漏保持一份耐心和体谅（这是一种延迟技术，用以确保充分的考虑。）

  这个过程的第一步是要求她像以前一样产生两个乐队和歌手的幻觉，从而为系统地评估这些想法和认知搭好舞台。一旦舞台搭好，乐队和歌手即被移除，然后她不再让任何事情去干扰她的任务。患者没有意识到的是，她的任务是要对将提供给她的全部沟通做出评估，而且不能有任何草率的中断或停止。于是，她被不知不觉地、故意地以一种未被认知到的方式投入到一种对各种各样想法延迟的接受状态中。

  R：聆听乐队和歌手的准备工作建立了一种定势，用来不中断地接受全部完整的沟通，因为当我们听音乐时，我们通常会一直跟随它到结束。因此，你可以间接建立一种无中断的聆听定势。但是，这种方法可能对所有的音乐评论家不会适合，他们习惯于在他们自己的脑海中中断音乐去批判性地对之进行评价。在这里，你再次小心地利用你的患者的个性特征，而不是把通用的方法同样地用到每个人身上。

接受患者的参考框架：利用否定为价值转换打开一种"是定势"

  因此，带着残忍的真实，又带着极为单纯的漫不经心，她被告知，她不仅因事故成为残疾人，而且很遗憾，她既不能真正被称为一个漂亮的女孩，甚至还称不上比较好看。这个简单的事实是在说，她当然是以朴素为特色，一般说来，男人主要是被相貌所吸引，但幸运的，尽管她被限制在轮椅上，但她有良好的智力和迷人的个性。

E：这种残酷的开始，带着这样一种否定的说法，只是用一种有限讨喜的描述平衡一下，除了让她相信我完全真诚的目的之外，可能没有任何其他效果。不管我是对还是错，我不能让她指责我在试图说服她听从我的意见，通过花言巧语确保她的顺从。她对我说了什么的评价，远比我实际说了什么更重要。这种有些残忍的坦诚也表明我在面对令人绝望问题时的无畏。这是在她所希望的方向上，为寻找对她问题一种无畏的、非自杀的解决方案所迈出的第一步。

R：你仔细地注意到，并进而利用她自己的消极评价，这样她就可以接受你的话。我敢肯定，她来找你至少有部分原因是因为你也被限制在轮椅上，你必定也曾体验过某些她的痛苦情感。她在拼命寻找一种与你的认同，这将使她找到一种非自杀的解决她问题的方案。你残忍的无畏满足她的意识需要，并为与你产生进一步的治疗性认同开启一种"是定势"。通过敞开心胸接纳她的心理参考框架，你在制造她最终可以接受你的可能性。这样便建立了一种"我－你"关系，它可以实现真正的融洽关系和价值观的交换。

诗、比喻、双关语和隐喻：引起变化的意念动力过程

第一作者继续说："但是，男人都是这样好奇的动物，只要是女人，他们就会被吸引并与之结婚。仅凭想象，似乎任何一个心智正常的男人也不会与一个乌班吉鸭嘴型的女人结婚，*但事实上他们确实做了*。甚至你能够想象与一个缅甸带着一套长长颈圈的女人亲热吗？但她们的丈夫却爱她们。看看历史上的幸福，幸福满足的豆秆侏儒和他猪油桶似的妻子。她究竟看上他什么，或者，他究竟看上她什么，只有天知道，所有的权威人士都说，*爱情是盲目的*。[就其本身而言，这是一种无法识别的重要沟通。]请千万不要告诉河马先生，河马小姐没有可爱的笑容。[没有任何方式可以保证，只

能希望患者在她一塌糊涂的情况下，在深度催眠中能够领会这种与她有关的三重双关语。在其他场合，其他患者曾在催眠状态中轻易地领会到更晦涩的双关语。这个患者强烈讨厌她的臀部，她提到便桶像个罐，提到她的臀部一团糟。通过让患者相信，治疗师并不害怕他的任务并清楚地确认它，这种直言不讳，特别是用那时未被认出的患者自己的语言，常常加快了治疗。]

当然，是不是曾经有一种爱，可以比富于幻想的霍屯督青年在情色遐想中幻想美丽的肥臀更加神圣，是他梦中少女长满脂肪肉瘤的丑陋的臀部吗？谢天谢地，还有高斯曲线、自然分布曲线存在 [在那种曲线的某个地方她不得不适合]，'对应每一个雷切尔都会有一个鲁本，对应每一个鲁本，都会有一个瑞秋' [来自一首改写的古老儿歌]。'东是东，西是西，二者永不相会' 说的不是男人和女人。"

E：从一上部分的沮丧和消极开始，一种明显积极的结局出现在这一部分。有快乐的童年、诗意的青年、有目标的成年三者的混合，它们都因无可争辩的诗意的细微差别而结合在一起。她找不到任何可以争辩的单件事情。她陷入思想的溪流中，那些思想经历了一段艰苦的情感旅程，但结局合意。

R：诗、比喻、双关语和隐喻（爱情是盲目的）用一种实际上利用了她对自己的否定看法的方式，全都汇流到一起。双关语往往唤起无意识搜索过程，诗、比喻和隐喻打开心量，指向某些超越其意识心理限制观点的事情。她是一个非常有天赋的人，在努力寻找一种生活哲理，你通过先用你的话语表达出她的负面现实，再用你诗意化的隐喻和比喻超越它们，去满足她的需求。你大量使用"好奇""想象""爱""天堂""可爱的""希望的""神圣的""充满幻想""梦幻""情色遐想""美丽""梦想"等词语，它们都倾向于唤起非理性的意念动力进程（大脑右半球），这可以成为强有力的转化工具，助长她转化她生活情境中那些固着的和受限的消极观点。

更多的诗、比喻、双关语、隐喻：唤起治疗性转化的内部搜索和无意识过程

然后，在患者可以对所提出的个性化想法做出评估之前，快速突然地改

变声音的语调和看法的语气，我用警告的语气告诉患者，"永远不要忘记那个踮着脚尖、屏住呼吸、眼中闪烁着期待的小孩，不要忘记它展现喜悦、信任、自信和肯定的每一个动作和*没有动作*［患者从这种类型的措辞中怎样能有意识地领悟到隐蔽的'从腰部以下麻痹'的想法？］，他确信正在提供给他的礼物，是向往已久的［'向往已久'是一个恰当而有力的词］来自圣诞老人［一个神话人物，一个来源，人们带着无限的、充满希望的信仰相信着，察觉到患者正在寻求一个来自期盼中的圣诞老人的神奇礼物。］的礼物。"

"期待的眼神、自信的态度，存在和认知的安全性，只是在等待接受，它由此继续，年复一年，一代一代又一代。"［除了"一代一代又一代"之外，患者想要什么，所有这一切除了用孩子的话，还能用什么方式说，想起对圣诞老人的信仰，把童年时期坚定的信念、记忆和认知与成人的话语联结起来？除了用它们所有的接纳性态度，以非常幼稚的信念和情感进行表达，再没有什么方式能让患者明白。还记得她是多么喜欢她的祖母吧！］

"另外，想想那种唯利是图的愚蠢商人以及担心、担心、担心，直到他头脑中的担心正好在他肚子里挖个洞。他带着他楼上的担心下楼，徒劳地希望能够摆脱他楼下的痛苦，它落在他的胃里。可怜的傻瓜！他不记得，在互助会会堂，他怎样看到某个可怜的互助会兄弟吃苹果酱，把它吞到'楼下的胃里'，然后，带着'甜美的'单纯，问道'你刚才吃的是苹果酱里的虫子吗？'取笑这个可怜的家伙，他跳起来去往别处，想把'楼下胃里'的东西带到'楼上嘴里'［作者在诗意地表达'呕吐'］，这样想把想象中的虫子从楼下的胃里弄到他身体之外。无论在那个可怜家伙［患者也是一个可怜的家伙］楼下的是什么，他总可以把它从楼下弄到楼上。"

"为什么，我甚至可以拿着这张打印的纸，把它转向你或朝向我［示范］，因为我可以上下颠倒着读，我们都可以很高兴。"［并排的一男一女，两人都很高兴。被提及的基本要素显然毫不相干，要理解它们，便变得更具挑战性。我是个男人，她是个女人，我们并排在一起；我们可以愉快地阅读同一样东西，一起做某些事情，我以我的方式，她以她的方式。她想要的是什么？一个两人相互中意的并排着的丈夫。但是，无论怎样也不会使者变得惊慌。

相反，她只是跟随着那份好奇，从她完全领悟中逃离出来的符号值仅仅成了一系列被部分接受的始终如一的象征的一部分。]

"哦，对了，'顺其自然'！"[返回到第一次晤谈，回到第二次晤谈的开始部分—— 但为什么呢？]

"在所有民族中，从最原始的到最文明的，都有隐喻式的语言，所有的方式，从'当你自己……将要越过零星散落在草地上的客人，并……到达那个地点……把空杯子倒过来'到'他不知道他的脑袋从地上的一个洞'。"[杯子和洞两者都是空的，都有某种相关的意义，但在表达虚空方面又是多么地不同！患者将进行比较和对比，并"弄明白什么是自然产生的"。所有这一切当然不是在吸引意识心理，而是为了它不可避免的无意识的内容，它正在有意无意地瞄准已知和未知的事情。]"例如，我可以要求你现在进入深度催眠，哪个是你的优势拇指——也就是说，你是右利拇指还是左利拇指？——你不知道，而更糟糕的是，你不知道怎么去发现。[数年的调查显示，一些幼稚的学生实际上可以理解这个问题。]你的身体知道，但你不知道，无论是有意的，还是无意的，是吗？[她摇摇头，困惑地皱了皱眉头，从而表明她不知道。]好吧，双手握到一起，举过头顶，保持它们在一起，把它们放到你的腿上。哪个拇指在上？这就是优势拇指。你知道你是右利手已经好多年了，但你从来没有注意到，你不是右利拇指。你甚至都没有想到这一点。你的右手拇指在上是'不自然'的。"

"上个周，我注意到你是左利拇指、左利眼睛、左利耳，而且，我坚持认为，你的意识心理知道你身体的一些事情，但它却不知道它知道，有些事情，你的身体本能地知道，而你的意识心理和无意识心理却都不曾公开地知道。*你倒不如很好地利用你所具有的所有知识，身体或心理的知识，并且很好地利用其全部。*你的身体知道并且很充分地知道的是，意识和无意识，哪一个你知道并很充分地知道？这只是种小事！你认为勃起组织是在生殖器里，只在生殖器里。但你的身体知道什么？只要用你的食指和拇指猛拉一下你柔软的乳头，看着它就这样立在外面抗议。它知道它有勃起组织。你已经有过那种知识，尽管知道它的时间还不长。你什么地方还有勃起组织？在纽约州，你走到零下30℃的门外，觉得你的鼻子变硬。理所当然！它有勃起组织！为什么会变硬？观察一个热情的宝贝情不自禁地向她爱着的男人献吻，看到她上唇变得厚而温暖吗？勃起组织在上唇！［这种粗鲁的形容词的使用是蓄意和故意的。患者需要接受这种想法。因此，为了确保接受，她正在被给予一些要拒绝东西，也就是这些粗鲁的形容词。在呈现治疗性认知过程中，像在饮食方面一样，有点儿粗的东西是必不可少的。治疗师如果坚持认为他们所提供的一切都是好的和可接受的——而且必须是可接受的，因为它始终是以谦恭的语言和态度被提供，那他们肯定是错误的。有必要给患者一种认真的、强制性的要求，以保护和尊重哪一方面是可以接受的。因此，让患者改述当时的想法以取悦他们自己。然后，它们会成为患者自己的想法！］

"现在，我们来看一下趾骨与脚骨相连以及所有其余的*连接*。［每个单词，其意义都不止一个，特别是鉴于上述材料。］让我来逐字说说它们！外生殖器与内生殖器相连，内生殖器与子宫相连，子宫与卵巢相连，卵巢与肾上腺相连，肾上腺与嗜铬系统（chromaffin system）相连，嗜铬系统与乳腺相连，乳腺与甲状腺相连，甲状腺与颈动脉体相连，颈动脉体与脑下垂体相连，所有这些内分泌腺体系统与所有的性感受相连，所有的性感受与所有其他感觉相连，如果你不相信的话，让某个你喜欢的人触摸你裸露的乳房，你会感觉到脸上发热和尴尬的感觉，感觉到你的性感受。于是，你就会知道我说的每句话都是真的，如果你不相信，尝试一下，但你脸上的绯红就是在说你现在知道它就是如此。"

"所以继续深深地睡，仔细回顾我对你说的每一个字，尝试着去怀疑它，去反驳它。以你最好的水平去争辩，但你越努力地去试，你就越能认识到我是对的。"

"它将为你做出什么善意的回应呢？你！我指的是你吗？正好停下来想想！你进入一个房子！那里站着一个婴儿，浑身抹得很脏，头发乱蓬蓬的，流着鼻涕，又湿又臭又脏，它的脸发着光，它如此开心地向你蹒跚着走来，因为它知道它是一个好孩子，而且*你会很高兴地喜欢它，你会想要把它捡起来。你*知道你将做什么！这个宝宝也知道！*你情不自禁*。［一个带有肯定意义的否定陈述。] 然后你进入另一个房子，那里站着一个漂亮的小孩，头发梳理得很干净，整洁，处于一种完美的状态，但它的脸说，'谁，究竟谁会带我走？'当然，你不会，你同意孩子的想法，你想要找到它父母，并因为虐待孩子而扇他们的耳光，因为你永远不希望再遇到这个孩子以这种方式迎接你，永远不再。"

"现在，在你脸上表现出一种充满幻想的期待，赋予你自己一种幸福自信的样子。你的浪漫就在拐角处 [一份重要声明]，我不知道哪个拐角 [一份声明，留下了难以判定的问题，所以需要进一步地考虑]，*但它就在拐角处！* 永远不要忘了每个鲁本都会有个雷切尔而每个雷切尔都会有个鲁本，每一个珍都会有她的杰克每一个杰克都会有他的珍，*而拐角处就是你的'约翰·安德森，我的乔'*"。

"你会有一个疑问，但当然你错了！你的身体知道，你的意识心理知道，你的无意识心理也知道。只有你，这个人，不知道。*所以，我要说那个傻子就是你！* [她只能否认她是个'傻子'的指控，但这样做，她便不得不承认她知道作者所说的关于她的事是真的。]

"有什么比少女第一次甜蜜的真爱之吻更令人心醉神迷的吗？会有一种更美妙的高潮吗？或者，婴儿贪婪的小嘴唇第一次放在你的乳头上！或者，借助于你爱人的手杯吸你裸露的乳房？当被吻在脖子后面时，你有没有感到一阵战栗在你的脊椎里上蹿下跳？"

"男人只有一个地方有一个高潮——而女人有很多。"

"继续你的催眠，评估这些想法，不要错误估计它们的有效性。"

"五点钟，我将让你滚回到来接你的车里。下周六你同一时间来见我。在车里醒来。"

于是，晤谈突然结束。她被推进了等候的汽车里，第一作者把手指放在嘴唇上示意司机不要出声。

> R：你继续你诗意的方式，这种方式有着难以置信的思维奔逸，特别强调唤起态度转换的意念动力过程，这种转换触及童年人格(圣诞老人)，并延伸到她的成年期（丈夫，家庭和儿童）及更远处（一代又一代）。你融合了几乎所有间接暗示和你已发展出的无意识方式，包括分心、散布

其间暗示、对立面并列（男性的和女性的，带有诗意的残酷语言）。你完全淹没了她，结果有太多超载的认知，她的意识心理无法进行处理。由此使她进入到激烈的内部探索中，以寻求其意义和可以应对你狂轰滥炸的参考框架。这种内部探索将自然地唤起朝向治疗性方向的无意识过程。这时，你突然停止，并在沉默中把她送回家，以免她的意识心理有机会限制和消除你已经开启的这个过程。

催眠治疗与一般咨询的交替：治疗结束

下周六是极为有趣的一天。患者想要对研究生毕业工作进行讨论并听取建议。患者没提任何治疗性的要求，当然作者也没提供。作者显然充当了一个合格专业学术顾问的角色。概略地描述了研究生的职业生涯，她的来访就结束了。（似乎出现了一种广泛意义上的遗忘，但没做任何努力来对之进行核对。目标是临床结果，不是实验性的核对）。

R：我见到过同样的现象，在经历过一次特别紧张的带有明显遗忘的催眠治疗性晤谈之后，患者将会回来，他们只是需要就他们的生活情况和计划与一个顾问而非一个深奥的治疗师进行一番讨论。对于讨论前期催眠治疗性晤谈的结果，似乎有一种真切的厌恶。当然啦，患者似乎在无意识层面把它整合，而意识心理现在想要接着进行下一件事情。我的很多治疗在节奏上有这种交替，深层催眠治疗与较浅的一般辅导工作轮流进行。

一个为期十年的随访

在两年不到的时间里，她结了婚。她丈夫是一个专业研究人员，他的兴趣领域是人类肠道的生化研究。他们已经幸福地结合了十几年，现在有四个孩子，全部经过剖宫产手术。

结婚十年后，作者碰巧在她所居住的州讲学。她注意到关于作者的一则新闻故事，并打电话找到他，邀请他第二天和她一起吃午饭。在见她之前，作者把一套问题打印输出了三个副本。其中一份填满了答案，密封在一个信封里。另外两份被分装在单独的信封中。

见到她之后，作者先问了两个问题："你为什么要请我吃午饭？"她有些吃惊的回答是，"我知道这是一件奇怪的事情，但你几次在大学里到我们班讲课，我想我愿意请你吃午饭。"

"还有其他原因吗？"

她不好意思地回答说，"没有，我意识到我有些冒昧，因为我对你不太熟悉，或者你对我，但我希望你不要介意。"

作者回答说，"这是一个密封的信封。把它放到你的手提包里。然后你坐在这个桌子旁，读这个未密封的信封里的问题（递给她一个），并用铅笔在纸上回答它们，请开始。尽可能用'是''或'不'。"

她呆呆地看着作者，读着这些问题，满脸通红，并说，"如果不是你，我会在对方脸上扇一巴掌，并让服务员叫警察的。但由于某种我内心深处的原因，我不知道它是什么，我会很高兴地去做。"

作者说，"当你在做的时候，我会背对着你坐在另一张桌子旁，并写下我所认为的你可能的答案。然后，我将会知道我们的答案是多么地一致"。她又脸色绯红地说，"尽管我不知道，但我同意。"

于是，两组问题都有了答案，问题和答案列示在下列总结性的表格中。

（根据作者对人性的理解，在这个程度终止这个问卷是最好的，尽管想要得到更多的信息，但你不能为了某种学术说明的可能性，而在临床成功上冒险。）

作者让她把密封的信封从她手袋中拿出来，并与她在这里所写的答案进行对比。

她带着对作者很多惊讶的眼神在做着。最后作者说，"我刚才写下的答案与密封信封中那张被标志为3号纸上的一致，那是我昨天晚上标注的。我拿的是2号信封。你的是1号。"

过了好一会儿，她问，"这是什么意思？我知道你不是巫师。但显然，我产生了某种遗忘，否则，你不可能得到关于我的如此可靠的信息，了解这样私密的详细的特征。我是你某个时间的患者吗？"

"你觉得呢？"

问题	她的答案	作者的答案	密封信封里的答案
你丈夫每周做爱几次？	3-4	3-4？	3-4？
你有性高潮吗——有还是没有？	有	有	有
右边1，或1和2，或两者*	有，全部	1与1和1与2	1与1和1与2是的，全部
左边1，或1和2，或两者都	有	1与1和1与2	1与1和1与2
有时左边1，右边2，反之亦然	有	有	有
有时右边1，左边2	有	有	有
用三个单词尽可能贴切地解释上述两个答案	乳头，乳头和乳房，是单方还是两方视情况而定	单个和两个乳头和两个乳房，或每一种的单个或组合	单个和两个乳头和两个乳房，或每一种的单个或组合
脖子	有时底部	或许	或许
嘴唇	上唇	上唇？	上唇？
耳垂	没有	？	？
鼻子	没有	？	？
头顶	没有	？	？
颈后	很少	？	？
其他地方	乳间	肩胛骨间	肩胛骨间
有其他的性快感吗	有	不关我事	不关我事
你是否了解对这种询问你总是可以随意地产生你期望程度的遗忘——如果有作用	有	不关我事	不关我事

*一（1）是指乳头，二（2）是指作为一个整体的乳房。在数年前这种最初的催眠工作开始之时，这种代码就已经确定了。

问题	她的答案	作者的答案	密封信封里的答案
你是否知道，即使仅仅因为认识你的快乐，我也极为感谢你？	我很感谢你，但我不明白你为什么感谢我	我希望如此	我希望如此
如果你非常愿意，你是否会把我看成一个对科学探索有共同兴趣的朋友？	是的	我希望如此	我希望如此

"很明显！让我看看能否想起来。我有种感觉，你给过我一些很好的东西，然后就脱离了那个场景，所以我无法感谢你。如果我记起来，我必须一直记着吗？"

"不，你不必记着。现在我已经了解到，我曾有过的一些想法是正确的，对此我很高兴。"

"你会发表吗？如果我读了它，我会想起来吗？"

"我会尝试着隐藏所有的身份信息。如果确实涉及你，你也不会记得你知道，我也知道有另外一些人和你一样，并且你不知道我认识多少和你相似的人。但我会说到这一点。我对我治疗过的每一个人进行一定程度的回访。而且我也回访我没有治疗过的那些人。有人自发地学习，并启发我如何去教别人。那些自发地学会的人，使我相信，只要可以，我就应该去做一些回访。你便是其中之一。我的说明将是有理有据的，所使用的任何掩饰将只用来隐藏实际患者的身份，对此我非常确信。"

> R：这个案例历史，假设和推定，它们的有效性和适用性，还有许多有待改进的地方。毫无疑问，患者真正受益匪浅。多年的时光变迁之后，这被确定无疑地证实了。应该给第一作者多少的颂赞是个严肃的问题。至少开启痊愈应受的称赞是明摆着的，但一旦确定方向，这种痊愈是来自身体自身治愈的自然能力？还是这个心理过程本身被用来开启反应的新神经通道，从而唤醒非此便不能实现的潜能？简单地说，这个报告提出了关于心理－神经－生理相互作用关系方面的一些重要问题，并为它们的激活提供了可能的方法。

案例 14　心理震惊和惊喜促成身份转换 *

梅格当时24岁。她完成了高中学业和文秘培训，她已经为一个医生圆满工作了三年，在一个商业公司工作了一年。在一个由兄弟姐妹、长期寡居的母亲和两个老处女姑姑组成的联结紧密的家庭中，她是最大的孩子。她向家庭贡献了她除必要生活开支外的所有收入，她的个人支出受到严格限制和严格监督。

在二十一岁时，她在教堂认识了一个年轻的陆军二等兵，彼此之间感觉到一种强烈的吸引。他们的相会被限制在教堂、母亲家，或者，如果他们去其他什么地方，便会有其中一个或两个老处女姑姑跟随着。尽管有这些困难，但6个月之内，这个年轻人完成他的服役年限返回到3000公里外的老家后，还是向她求了婚，并在全家人的一致认可下被接受了。他希望把梅格作为他的新娘娶回家，但她说她需要等到6月份，用未来的半年去做好准备。随着6月的临近，她的信中包含越来越多的恳求，要求12月举行婚礼，直到这个年轻人最终同意。但12月的婚礼又被推迟到来年6月，这样两次三番地推延，近三年时间过去了。

第三年，梅格离开了她与那个医生共事的职位，在一个商业企业找了一份工作，她找到另一个医生，向他提出了模糊的、不实际的抱怨。他是坦率而友好的，但对她的抱怨很不耐烦，坦率地表达了对它们的怀疑。梅格几个星期后回来，抱怨听到白天跟她说话和晚上弄醒她的声音。当她诉说她的故事时，她会有一两分钟陷入短暂的沉默中，这时，她会默默地发呆。这个医生，一位全科医师，被吓慌了神，试图让她求助于心理医生——最近的一位也远在200公里之外——但她不肯去。当他试图引起她对家庭的关心时，他被告知要关心她。他试图这样做，但认为他的能力不足。最后，经过几个月艰苦的努力，他说服了梅格的家人把梅格带到第一作者这里。在火车上陪同

---

* 以前未发表的文章，第一作者撰写，第二作者为本次出版进行了编辑。

她的有她的母亲、两个姑姑、两个成年的弟弟妹妹。

与梅格的面谈是最让人长见识的。她所声称的已经体验了六个月的幻听不足以令人相信那是真正的精神疾病。她突然陷入发呆发愣，与其说这是一种症状，不如说是一种装模作样。

用了两个小时了解了上述病史和更多的事实：她害怕离开家，她的未婚夫不会同意住在亚利桑那州，她不能放弃结婚的希望，医学帮助必须要能够改正所有这些事情。

此外，她强调她幻听的有效性，坚持认为，如果没有家人的陪伴，她便无法乘坐公交车、火车、飞机或汽车旅行。在访谈的后半部分，她放弃装模作样地盯着远方。她还绝望地表达了一种绝对信念，她认为医学帮助已经对她无能为力。

催眠诱导和后催眠暗示

下次就诊与第一次就诊一样带着她的那些随从人员。第一作者断然拒绝听她的抱怨，除非她"去睡觉，用她的无意识心理说，但不说任何她不想说的事情"。通过精心措辞，安心的暗示，在大约30分钟之内，中度催眠被诱导出来。这种催眠被用来给她印象深刻的后催眠暗示，大体意思是，为了报答第一作者在这次晤谈余下的时间，倾听她所有的恐惧和她对幻觉的描述，她应该用心去听她在下次就诊之际不得不说的很多事情，在那之前，她将几乎绞尽脑汁地想要知道他可能要对她说什么。这个指令用稍微有些变化的措辞被重复了多次，确保她能完全理解。

她从催眠中醒来，投入到对她幻听的冗长述说中，她简短地提到离开家是不可能的，更不可能离开亚利桑那州，仅仅来与第一作者见面，她就需要有四五个家人陪伴。第一作者再次得出结论，她所提供的关于她自己的精神病学画像不过是一面掩藏其真实问题的屏风。

又过了三个星期，才再次看到她，这一次只有4个家人陪伴着她。她显然渴望、期待、好奇、但又害怕第一作者会说什么，她试图预先阻止他，她宣称她有一些"新的烦恼"。

R：你在以一种微妙而精巧的方式利用她目前的反应。她的主要反应是想呈现她对她困难生活状况的抱怨。在这次晤谈期间，你堵回了她的抱怨，正好留下足够的时间去诱导催眠。然后，你通过给它附加一个条件，用心聆听你下次会面会说些什么，去利用她想要进一步抱怨的需要。上次晤谈的其他时间，她一直在向你抱怨，所以接下来她现在一定会听你的。你通过告诉她，"她将几乎绞尽脑汁地想要知道"你可能会说什么，然后形成三个星期的期盼，以此来提高她的期待！

E：是的，我（用期待）拴住了她。

弱化阻抗时的直接暗示

她被告知，如果她愿意，紧紧地闭上眼睛，去听，甚至去睡觉，但她必须听。当她闭上眼睛时，开始了一系列诱导：(1)她必须搬出这个女人家庭，并与其他女孩合租房间，本周内做到。她可以向她的家人解释这是医嘱。（家庭医生已经同意确认这一点，他确实被咨询过。）(2)她要把她自己的薪水存入银行，并支付她自己的账单。(3)她不能接纳她家庭的任何成员作为游客住在她的新宿舍里。（她的老处女姑姑数周来每天晚上的某个时间在那条街上巡逻。）(4)她不能去看望她的家人，也不能给她的家人打电话，也不接他们的电话。(5)她与她的家人接触要被限制在教堂中不超过三分钟的简短问候。(6)她要与她未来的室友一起到剧场看演出，到餐馆吃饭，一起去轮滑。（家庭医生提供了很多有用的信息，包括哪两个可以作为她未来的室友。）(7)她要邀请她的室友快乐地乘坐巴士穿过市区再回来。(8)两周内她要完全独自地踏上下一次与作者会面的旅程。(9)对于前面的指令——一个且只有一个——她可以更改和违反，绝不能超过一个，这样对她可以是一种安慰，使她完全遵守所有其他的指令，只满意地更改一个。

这些指令被一遍又一遍地重复，直到她发展出一种到这次晤谈结束才被唤醒的催眠状态。然后，这个指令被再次地重复，告诉她下一次约诊时间在两周之内。

E：允许违反和更改这些指令中的一项，其目的是在心理上迫使她接受所有其他指令。这样，通过合理地违犯一项，她可以至少部分地反对作者的权威式指令。

R：当你给予直接暗示时，你精心给她提供一些她可以拒绝的选择。你把这说成患者的权利，他可以选择成功和失败（艾瑞克森，1965年）。允许患者拒绝某些暗示，其效果是弱化阻抗，这样其他指令就可以得到执行。

E：当你允许患者违反你的某些暗示时，他们便会感谢你，并执行其他暗示。

她肯定对她的成绩得意扬扬，在她试图对于她妈妈的出现提供解释时，被及时地打断了。（让她感觉到对第一作者内疚要好过感觉对她家人内疚。）马上对她诱导一种催眠状态。

在中度催眠中，她被要求执行以下指令：（1）与朋友们开着私家车旅行，越过州分界线（这是她从未越过的，虽然它离她的家只有几公里），与那些朋友在离家至少100公里的某个餐馆一起吃饭。（2）与朋友们乘汽车到某个一天之内往返300公里的城市。（3）要认真考虑从她的家乡搬到凤凰城，去找一份新工作，靠她的积蓄生活，直到找到一个新的职位。（4）花费接下来的半小时去哭泣、战栗、颤抖、害怕，担心所有这些任务，同时意识到一个星期必须完成一项任务，第四个星期，她要独自一人来凤凰城，准备待上一个礼拜，同时她要寻找工作和生活宿舍，遵守与第一作者的约诊。

在以前和现在的晤谈中，"那种声音"还从来没被提起过。但是，随着最后一系列暗示的完成，她颤抖着说："那种声音——"，不料却被大声说出的声明打断，"我们都不曾真正相信过那些声音。你让 X 医生相信它们，但我不信。现在，你去做每一件我告诉过你要做的事情，要不然 X 医生和我将要让你马上去做你最害怕的事情。如果你顺从，我们会让你建立你的力量。"

E：除了放弃顺从，还有什么能让一个女孩完全支配她所有的生活？这种持久的服从为这种治疗发挥作用提供了可能。

R：我注意到，你在做出指导性暗示时，通常是针对一种人格，它已被以前的生活经验训练得可以接受它们。因此，你又是在利用患者自身的个性需求，来确保接受你的暗示。

打破家庭依赖

一个月后，她进入治疗室报告，所有的任务都已完成。她用了一天的时间找宿舍，再用一天找到一份从下周一开始上班的工作。（她强迫自己来凤凰城已经浪费了这周中的三天时间）。然后，她十分紧张地问，她什么时间可以回家看望一下。她得到的回答是完全随便，"今天下午有一班公共汽车开往你家乡。你可以制造一个惊喜，突然回家看望你妈妈，晚上赶回去吃晚饭。你可以在那里过夜，早上去教堂，并在下午乘最后一班车离开，它将在晚上十点到达凤凰城。因此，你将有一个愉快的周末回家探望。这会是一个好主意，每个星期一次或每两三个星期一次。"

她静静地坐着，在接下来的十五分钟里，盯着作者沉思。然后用一种柔和的声音问道，"我可以把我的新地址给我妈妈吗？"关于这一点并不曾给她任何限制，她的要求被解释为她自己的重要愿望，要开始结束她家庭的控制，切断她依赖的链条。她得到回答，"你妈妈知道我的地址和电话号码。只要给我你的地址和电话号码，在任何紧急情况下，你妈妈可以很容易地通过我与你取得联系。"她愉快地点点头，写下地址电话。离规定的结束时间大约还差半个小时，她就离开了。

> R：她现在住在你所在的凤凰城，只探望她的母亲和姑姑。现在，你在她与她家庭分离的这个过渡时期充当代理家长。

催眠绕过意识限制

下一个周一中午，在她午饭时间，她似乎报告了一段"令人愉快的时间"，要求另一次约诊，并为以前的治疗付费。

她被告知，下一次晤谈对她来说，将是最不寻常的一次。作者提醒她，虽然她会游泳，但这种活动过去一直是与其他女孩一起，只在基督教女青年会进行。一个惊恐担心的表情出现在她脸上。第一作者继续，"你总是穿高领衣服，你衣服的下摆总是到膝盖以下，甚至在夏天你也穿着长袖。在游泳池男女混合的伙伴中，游泳衣可以是遮掩很少和吸人眼球的。"一种痛苦恐怖的表情出现在她脸上。"但我将不会要求你做任何这样的事情。"她叹了口气，紧张有所缓解。"我所希望的只是你穿着一套被称为短打扮的衣服准时参加你下次的约诊。"她恐惧的喘息被打断："现在闭上眼睛，睡得很深、很深，现在听着！你的下一次来访可以按约定前来，前提是你必须穿着一套被称之为短打扮的衣服。你可以随身携带一件你常穿的衣服，把它放在购物袋中，你离开治疗室前可以穿上，如果这样做可以让你感觉更舒服的话。现在醒来，尽管你可以假造最可怕的恐惧，但你完全知道你将要做什么。但是请记住这门亲事，这是你想要的，但却在四年时间里一再推迟两到六个月，现在它正在越来越近地到来。现在是六月下旬，我希望今年能收到你和你丈夫的圣诞贺卡。一张这样的圣诞贺卡你将送给我。你将很高兴地把它送出，当你醒来时，你将同样高兴地把你未婚夫写给你的最后几封信拿给我看。现在醒过来。"

当她醒来时，她脸上情感表达的活动一变再变，涵盖了从担心、恐惧、深深的难为情到一个乐观期待的表情。她被告知让第一作者看看最近她未婚夫写给她的信。她迟疑地打开她的手提包，赶忙解释，"我可以告诉你他在每封信中说的什么——如果今年夏天我不嫁给他，他将找别的女孩子。所以，我已经答应他，我会在9月份嫁给他。"

她被第一作者的话吓坏了，"是的，实在太好了。你将在9月份嫁给他，与他喜结良缘。"

下次会面，她穿着最极致的那种超短裤出现了。她感觉尴尬极了，但她又被作者弄糊涂了，他似乎疏忽了她的衣着，只在讨论她过去听到声音、目瞪口呆、告诉她未婚夫她将在某月与他结婚然后又变卦等等的欺骗，又似乎不带任何目的和指向地讨论人类历史、人类事件的不可预测性，人类个体行为和决策的不可预测性，其中有些很快将出乎意料地发生。她最后约定下次7月1日就诊并辞职。她非常不解地走了出来，请求允许换成她的连衣裙。

　　R：你对人类活动之不可预测性看似无关的讨论，实际上是在为你下一次晤谈中将应用震惊和惊喜做准备，但她并不知道。这种讨论为后面将要跟随的事情打下了基础。她以前的生活太"可预见"了。因而，你对生活不可预测性的讨论，是在引入一种新的治疗性参考框架，并且同时，不论与它有什么样的相关性，它可能会安排许多无意识搜索去运行。她的无意识知道，到目前为止，你所做的事情没什么是真正重要的。这样便为下次晤谈非常关键的震惊唤起一种高度的期待和渴望。

震惊和惊喜弱化并转换旧的身份

她7月1日进入治疗室，结果却发现有一个很好的监护人。她被问道，"这是7月，是吗，你不是答应这个月嫁给你的未婚夫吗？"她的回答是一个有些迟疑的"是的"，然后急切地说，"不过，我答应你，我会在9月份嫁给他。"

慢慢地、令人印象深刻地，她被告知，"纵观过去四年，因为一旦你有什么最后的托词，你就变得非常地不确定，所以，你今天就要证明你完全可以本月结婚，并且这个月你将会结婚！我告诉过你，9月份你将结婚，喜结良缘。现在，我们要看看，是否有什么你不想结婚的理由，我们将知道，你是不是正缺少某种方式去证明你推迟婚姻的正当性。"

"现在站起来，一件一件地脱掉你的衣服，当你把每一件整齐地放在椅子上时，说出它的名称。"

她无助地看着那监护人沉着镇静的脸，然后红着脸站了起来，犹豫了一下，然后脱下了鞋子，更加犹豫地脱下丝袜，然后，带着很多拖延的动作，脱下她的连衣裙，最后是她的内衣。

"这还不够吗？"她哀求地问道，先看了看作者，然后哀求地看了看那个监护人，但没得到反应。

她尴尬笨拙地解下她的胸罩，犹豫了一下，然后脱掉她的内裤，挑战性地裸体站在第一作者面前。这时，他转过身对那监护人说，"我看她很不错。你看她还好吧？"监护人点了点头。

然后作者转向患者，并表示，"我想要确定你能说出你身体各个部位的名称。我不希望我指向或触到你身体的任何部位，你的监护人也一样。但如果必要的话，我会这样做，不过请不要让它成为必要。不过不要试图跳过有名称的任何地方。当你说出每个部位的名称时，用一只手或另一只手触摸它，因为你必须用你的右手才能碰到你的左胳膊肘。现在从肩膀开始，逐步向下，然后转过身，背对着我们，同样尽你所能地做好。现在开始，不要有任何遗漏。"

她的脸上泛着红晕，她做得很到位。她因此受到了称赞，于是她的脸红消失了，以一种最为随意、平淡的方式，她开始穿回衣服。

当她这样做时，她被问道她是否认为她会在 7 月 15 日结婚。她的答案很简单，"那太早了点。那得放弃我的工作。我不喜欢不提前通知就这样做，但我的老板会理解，然后，我就得前往北部，与乔的家人见面，并把他带回家，我得告诉我家人我想要什么样的婚礼。我看到过他们为我妹妹举办的那种，我不想要那样的婚礼。他们要按我的方式去做，或者我来凤凰城，这里除了证婚人，再没有任何人。我最好一离开这里就给乔发封电报。"

稍微超过两个星期之后，她带着乔来到治疗室，解释说，她希望为他们两个人分别进行婚前辅导，然后两个人一起做。她的意愿得到了满足。她用长途电话让第一作者相信，经过很多斗争之后，妈妈和老处女姑姑投降了，允许她举办她单独选择客人的婚礼，而不是在整个社区张罗。

> E：从她采用她自己的结婚方案来看，这表明她对她自己和现实看法的根本性变化。

> R：是的，从她脱掉衣服后脸红消失然后又以一种平淡的方式穿回衣服来看，表明这是一种创造性的自我改造运动。然后，她以一种最实用、最恰当的方式继续讨论她的即期计划和即将到来的婚姻。

随访：第一、第二、第三、第七年

说好的圣诞节贺卡到了，第二年，又收到一张出生通知书和一张圣诞卡片。到结婚后大约七年，收到过三份这样的出生通知书，后来再没收到更进一步的话语。后来，患者又找到作者。她随身带来她三个孩子来自豪地炫耀，然后，她解释说，她夫妻不合，因为她丈夫在随她迁居亚利桑那州后，发现他很难适应新的职业调整，并且会无理由地自怨自艾。她帮她丈夫找了一个职位，在那次访谈中没有发现什么严重问题。

案例 15　身份转变中的体验性生命回顾 *

这名患者打长途电话来诉说，她曾由一个朋友转介想预约两周内一个星期四的下午时间，她会在此前的周三打电话到治疗室确定具体时间，她的名字是 X 小姐。说完这些话，她就挂了电话。星期三，她打电话到治疗室，问她的预约时间，拒绝与第一作者说话。第二天 X 小姐在约定的时间到达，一个似乎三十出头的女人，憔悴疲惫，脸上有泪痕。

她的故事概括起来就是，她是个被领养的孩子，这个家庭有四个较大的孩子，其中最小的一个也比她大 12 岁。出于一些未知的原因，当她还是小孩时，她的养母就变得有些病态性的多疑和好问，曾经没完没了地审问她，想知道"这个孩子是否已经是个坏女孩"。养父非常冷淡，不露声色，他把所有孩子完全交给他们的母亲照料。四个年龄较大的孩子已经大学毕业，虽然他们住的距离不是太远，但很少打电话到父母家，即使打来，也极其简短。正因为如此，这个母亲有很多时间审问她，她做了什么或说了什么，使得其他孩子躲避父母。

患者曾试图通过专注于她的高中学业来保护自己，总是恳求要做功课，避免她母亲重复审问她是否是个"好女孩"，她是否做过什么"不好的事情"，以及她是否有过什么"不好的想法"。她赢得过很多高中荣誉，但她仅有的社交生活被她母亲牢牢地"陪伴着"。她进入大学，但被迫在她家乡上大学，并住在家里。通过让自己专注于学习、上暑期班和参加特殊课程，填充假期和空闲时间，她逃脱了很多，但不是全部，她母亲的病态审问。她被迫考取文学硕士研究生，"因为你似乎还没成熟到可以被允许尝试着自己谋生，也不知道离开家会不会有什么不好的事情发生。"

随着她取得文学硕士学位，在一种非常紧张恐惧的状态中，女孩声称，

---

* 以前未发表的文章，由第一作者撰写，第二作者为了本次出版重新编辑。

她已经22岁，有离开家的合法权利了。随之而来的是一个极其痛苦的情感事件：父亲冷淡而决绝地做出了终结，他声明"如果你不想与你母亲和我住在一起，你可以对我们已为你做过的一切和所有对你的保护说声感谢，然后离开。但是，不要让人说是我们不给你提供任何东西，把你赶出去的。明天在银行，我将会把5000美元存到你的信用卡里。带着你的衣服离开，而无论什么不幸降临，都是落在你的头上。"母亲的临别语是，"我知道你做了坏事。勇敢地告诉我。"

女孩哭着离开了。她去往另一个城市，把工作弄稳妥，然后试图与她寄养家庭的兄弟姐妹建立关系。他们拒绝了她，辩称，"如果我们和你在一起，母亲会突然来找我们，我们与她之间的麻烦应该已经够多了。"他们还告诉她说，他们每个人都被以同样的方式对待过。他们的父亲曾付过他们同样的钱，只是一种孝顺的责任感让他们简短地给父母家打个电话。但是，他们曾被来自他们母亲的信件和电报轰炸过，她要求他们报告"我最后一个做错事的孩子"的情况。

女孩不情愿地切断了一切联系，搬往另一个城市，在那里她作为一名秘书顺利地工作，却发现自己无法发展任何社交生活。她变得越来越沮丧，在花费不菲的度假中徒劳地寻找幸福，最终寻求心理援助。心理医生告诉她，他在弗洛伊德学校接受的是精神分析训练。误解很快就出现了，因为在治疗性晤谈中唤起了性的问题。她拼命地寻找一个又一个精神科医生，却总是唤起性的问题。她开始把"性"一词与精神病学画上了等号。

通过孤注一掷的努力，在寻求就业过程中，她呈现出了良好的表现。她谋取了一个职位，是与美国陆军有关系的文职雇员。起初，她调整得不错，但几个月过后，她变得越来越消沉。她在学习语言中寻求慰藉，逐渐精通了三门外语，但却更加地郁闷。

陆军精神科医生建议她回美国接受精神治疗。她反而请求转移到欧洲其他地方，接受可以发挥其语言能力的新任务。她两次获得这种任务。第三次请求是转移到远东的某个地方。在那里，她被赋予一个教学职位。她试图学习另一门语言，让自己沉迷在自己的工作中，但她的抑郁症变得更糟了。这时，另一位军队精神科医生坚持要求她返回美国治疗，她最后极不情愿地这样做了。

她开始找她以前见过的精神科医生治疗过几次，但又以同样的原因拒绝了他们。她寻求新的精神科医生，但迟早会唤起性的话题。然后，她学习催眠。一位第一作者以前的患者把第一作者推荐给她，她急忙在畏缩之前打了电话。

她宣称，她想要的是催眠，催眠术将永远抹除她脑海中所有与"问题"和"性"有关的想法。作者会不会毫不迟疑地安顿下来催眠她，满足她的需要？

由于这是她在第一次约诊中开始的请求，第一作者费力地给她解释，大意是她正在要求作者完全盲目地工作，而且，考虑到她满眼含泪的样子，他不想盲目工作，以免无意中他可能会说出或做出某些对她有害的事情，或者尴尬粗拙地做一些事情，可能引起她的情绪困扰。她的反应是爆发出持续了几分钟的难以抑制的哭声。

作者利用这个机会解释道："你看，尽管我试着温和理性地跟你说话，我还是不小心破坏了你的情绪控制。因此，让我们以这种你可以保持情绪控制的方式来工作，无论你需要对我说的多么少，但至少说说那一点儿，算是试着为我指出正确的方向。首先，为了使对话更易于理解，我需要知道你的教育程度——程度，仅此而已，不需要地点或形式。可能你的工作经历，不用说在哪里和为谁，只知道什么样的工作经历就能使我更好地完成我的任务。"

一点一点地，夹杂在啜泣中，第一作者得到了以上的个人经历信息，没有具体日期，地点或名字。避免询问事实的具体名目非常有助于促成她的合作。

作者告诉她，上面所提供的资料足以开始工作了，并且不会再问她任何问题，除非她提出要求。然后，她可以提供任何她想提供的额外信息。作者还解释，治疗将需要一段时间，它包括很多个小时，间隔开符合她的学习能力，因为，如她所知，学习是一种任务，需要付出努力。催眠治疗就需要认真的努力，而不是被动的服从，甚至站在作者的立场上，它需要聪明的努力。[在"聪明的"一词上的强调，是要允许作者有一定的行动自由，并且她自己利用学习当作一种逃避的个人经历，暗示那种持久的利用是由它（聪明）造成的。]她同意了，并且作者给了她另一番漫长、费力的说明：催眠是一个学习过程，某些方面与获得"新语言的感觉"相似。这种比喻说法对她最有吸引力。

不会把努力花费在报告以往那些不同的访谈上，因为令人感兴趣的主要是这个过程，而不是那些特定时间的事件。

带有早期学习定势的间接诱导

作者使用的完全是间接催眠治疗方式。她被要求在三块镇纸中选择一块看上去最有趣的。她选择一块带空腔的玛瑙。她被要求舒服地坐着，手放在大腿上，目光固定到抛光的表面上，去欣赏各种各样的颜色，完全静止地坐着，保持头部静止不动，保持耳朵不动，让她自己沉浸在对玛瑙分层颜色的欣赏中，不见得要去注意第一作者在说些什么。这个指令重复变化几次之后，她脸上呈现出一种非常固着僵硬的表情。于是，她被要求仔细考虑学习一门语言会遇到的问题——不是德语、法语、意大利语，而是一门更复杂的语言，如同婴儿学习英语。用一种缓慢、轻柔、几乎是喃喃自语的方式，第一作者描述了一个婴儿躺在床上，听着声音，不知道它们是什么意思，逐渐清晰的婴儿的声音，它缓慢的身体发育，它容貌的变化，它的手和脚，新的动作，新的声音，洗澡，吃饭，排便，睡觉，它在哭声中的挣扎，它在咿呀学语中的喜悦，伸手去拿东西，等等。慢慢地，作者为她广泛理解孩子的身体发育，它在发音、吃饭、排便、活动、说话、运动以及所有前5年要学的事情，打下一个总体的全方位的基础。最初，这是作为一种讨论被提出的，似乎是为了说明第一作者编造的一些观点，但不知不觉间，评论的要旨悄悄地发生了转移。这时，作者做出更有力、更直接的暗示，她把自己迷失在疑惑中，只剩下她在其生命最初的五六年里自己曾体验到的大量学习的智力评价。

用宣泄唤起早期的压抑

很快，在十分钟之内，很明显，她已经处于一种很深的催眠中，现在已经注意不到玛瑙以及她周围的其他东西了。在作者的要求下，她投入到对她早期童年记忆系统的检验中。通过加入这些话，像是"在一岁时，那么多基本的学习，从尿布到漂亮的东西、声音、颜色和噪音；"或者，"然后你长到两岁，爬行、走路、跌倒，像个*乖小孩*那样用马桶，说短句子；"和"当然，长到三岁，语言表达在发展，词汇，那么多，你的身体各个部分，你的肚子上的小洞，你甚至知道你头发的颜色。"治疗师支配和指导着这种检验。

对于最初六年的每一年，都这样去检验，每一年里，有些前面提到的事项会不再提起，会强调排便习惯方面的教养，对身体的好奇，饮食、睡眠、洗漱方面的教养，学习所有做事的规矩，几乎感觉她自己可以做所有这些事情。这由患者在大约三个小时完全专注的工作中完成。

有一天，原打算向下个治疗时段发展，患者抽动着进入治疗室，她的脸通红，一脸狂怒的表情。她爆炸式地宣称，"我很生你的气，我很想扇你的脸。我只是想不出什么足够坏的名字来称呼你。"

作者简单直接地回答"为什么不叫我狗娘养的臭私生子，因为这可能是你可以做的最解恨的事"。

"我会，"她大喊并这样做了，不料竟突然开始痛苦而尴尬地哭笑，歉意地说，"我不知道是什么让我这么说，但这让我以一个有趣的方式感觉好多了。"

她被问道，"既然它让你感觉更好，你想不想或许稍有改善再重复那些话？"

"哦，不，我要告诉你一件我不想告诉你的事。已经有两天了，现在，我已经可以正常排便了，我吃的时候，并没有伤到我的胃，对你说这样的事，我感觉难堪得要死。以前我宁死也不会告诉你。我不知道你对我做了什么，但有些事情正在发生，我也不想再哭了。那该死的心理医生，他在欧洲说我有可怕的关于充满血水的浴缸的强迫观念，我剃腿毛，他说表明我有自杀倾向，他完全是错误的。总有一天，我问你时，你会告诉我那些愚蠢的废话是什么吗？但现在还不是时候！但是，现在我们可以继续，让我看着那块镇纸吗？"

双层沟通

应她的请求，当她自发进入催眠时，作者轻声地指示她对她6岁到10岁*真正的*童年的记忆和*个人的*体验进行全面的搜索。（"真正的"和"个人的"这两个词旨在把她限制在自我体验上，而不是与他人的体验——尤其是与她母亲的。）作者一般很少给她提供暗示，"你遗漏了什么属于你7岁时的东西吗？"作者含糊地提到"那些大女孩，你可以知道那时她们是大的"和"女人看起来像大女孩，不过还是有些不同。"作者用"个体保持良好规律的身体健康状态，"更谨慎地暗示排便，作者还提出了关于"长大进入到生活语言阶段的小知识"的推测。

应该牢记，患者正在以成年人眼光做这种审视，生动地观察、感觉大量体验性学习的细节。这样，即使谨慎的一般暗示，也可以由被试轻松地转换成更完整、更充分的细节。就像后来才知道的"长大进入到生活语言阶段的小知识"被她转换成她自己涉及生殖器探索和兴奋的催眠状态之一。第一次听到时，它有"一种充满诗意的声音，然后慢慢地我给它赋予一种性的含义，但我不记得是什么时候了。"

> R：这是一个非常清晰的双层沟通的例子。费些时间去发展它，因为她需要一种广泛的无意识搜索，她不记得什么时候，恰恰是因为它是一种无意识的"精心制作"，它慢慢渗入到她的意识心理。

身体语言是意念动力过程的一种表达

意想不到的快速和轻松把10到14岁这段时间一带而过了。第一作者曾预料会有紧张和困难，并在他强调*真正的、实际的、个人*经验只属于自己不涉及他人时，表现得慎之又慎——"一个人学习语言不是通过他对它的听力，而是通过在他自己嘴里和思想里对它的感觉，品味它难以言传的细微差别，一个德语喉音字的美是一种属于德语的美，但在未受过教育的耳朵听起来，它是很难听的，自我体验的美属于自我，而所有其他人可以徒劳地称之为不怎么样。"

她似乎快到十四岁时，她被要求"抽出时间回到一开始，去填补所忽视的自我学习，去纠正疏漏，去留意误解和片面的认知，并从单纯的，一个14岁，真正14的女孩应有的自尊方面检视它们。"可以充分体会到，由于她14岁之前可能还没来月经，作者的话中有冒险成分，但又抱有一线希望，想通过对她脸上从6岁开始逐步增加的情感表现进行观察和研究，检测到这样的错误。从10岁到14岁表情的演变，呈现出从一个10岁女孩的脸到一个14岁小大人的脸的变化。

患者最初的个人经历凸现了避免直接提问的重要性。但是对第一作者来说，她的想法才是重要的临床和学术问题，它在服务于一个对患者更重要的治疗性目的，这也是治疗的首要目的。

深度催眠治疗与咨询辅导交替的周期

接着对10～14岁的这种回顾，下一次，她走进治疗室说，"我们可以谈会儿治疗之外的事吗？"在得到同意后，她继续说，"好吧，我搬到一个不错的地方，我找到了一份工作，我不郁闷了。我其实正在开始更多地喜欢我自己。我不怎么漂亮，如果我努力一下，我不会很丑。但我体形不错。如果我母亲听到我那些天的嚎叫，她会死过去的。这是第一件我真正想起来的事。而无论我相不相信，我都对不起我母亲。她病了。对她来说这一定也是一种痛苦的疾病，而且我父亲也病了，但不像我母亲病得那样重。这五千美元真的是他能够给我的全部。他们并不想让我难受。他们只是好心做了错事。好吧，母亲想让我保持处女，她成功了。但对此我将归功于我自己。在欧洲的那个可怜的精神科医生，因为我那可怕的关于充满血水的浴缸的强迫观念和我手里的剃刀，他以为我有自杀倾向。除此之外，他还能想到什么呢？我当时正在洗澡，我突然意识到那是我的生理期，我在剃我的腿毛，我不知道它怎么会感觉像是在剃我的阴毛，然后是我母亲喋喋不休地在我耳边说过无数次成为一个好女孩这句让人极其讨厌的话，和自慰的想法，这时，除了血水和剃刀，我无法思考别的东西。那时真可怕。那时我觉得对不起自己。以那种方式去说它，听起来很可笑，但我做了，我说真的。我的意思是，我觉得对不起我父母。我不爱他们。他们只是两个曾经尽力帮过我的人，非常努力但却失败了。这对他们来说意义重大！"

"还有一件事！我来到你的治疗室，我坐了一段时间，我走了，我什么都不做。你说过催眠是一种学习。我没有学过任何催眠。所有发生在我身上的是，我感觉到不同，我认识到不同，我是不同的。我不介意告诉你关于我的排便活动。在憋了两倍的时间之前，我鼓起足够勇气去看医生，但我太害怕，不让他检查。当我带着这副病体去海外时，我服用过安眠药，所以我能够忍受它。它们使我平静下来，但没让我进入睡眠。"

"你认为我需要见你吗？我知道你的答案是'是'，我同意。但愿我知道为什么答案是'是'。"

"你可以问，"她被告知。

"哦，我知道了，但我没问。我不知道为什么，但我肯定是不想妨碍你，但我不禁感到好奇。你知不知道你下一步打算做什么？"

"哦，知道。"

"好吧，这不错。我知道你知道。用剩下的时间来谈谈，可以吗？"

那次会面剩下的时间，她表现得非常聪明伶俐、阅读广泛，见多识广，她显然迫切渴望一个社交表现的机会。

下次会面，当她进入催眠时，作者马上告诉她，"好吧，让我们完成高中时代和大学的岁月。"这个做起来似乎很容易，但经常会突然显现出极端的身体紧张。

下次会面时，她轻描淡写地说，"我们谈了这一天，就这样吧，我把检查的东西分了一下类，对此，你还有什么要说吗？"

作者回复她，缓慢、声音柔和而有力地强调，"是的，我有，有很多，远远超过你想听的。"

她带着一种完全愤怒的表情，从她的椅子上跳起来喊道，"你个臭私生子，你是不是想告诉我，我太能说会道，太流畅，太随意，太理性了，你个臭狗杂种。"

回答是，"对，完全正确。坐下，看着镇纸，然后安静地，沉下心来，带着致命的仇恨、怨恨、屈辱和恶意，让该死的眼泪从'一个好女孩'（带着嘲讽的口吻说）眼里流出来。"

这时出现的是一种引人注意的、几乎无声的情绪展露——扮鬼脸，扭动着，握紧拳头，痉挛性地呼吸，牙关紧闭，呻吟——事实上，几乎展现了每一种激烈的痛苦情绪。一个治疗小时接近终了时，她开始放松，最后被要求返回她的公寓，感觉累了，困了，去睡觉，并"完成任务"。以一种自我陶醉的方式，她离开了治疗室，她没有注意到衣服已被汗水湿透。

回顾生活经历过程中的记忆增强

在下次访谈中，她的面部表情和态度，是一种莫名其妙的尊重。她的态度警觉而专注，不再胡乱说话。她向作者正式地讨论她自己，频繁地尊称"先生"。作者问她感觉怎么样。

她的回答是，"艾瑞克森医生，不知从何说起。我有种记忆，模糊、不清晰、汇总了前几天的感觉，但是，先生，我不记得我说过什么了。我只记得，我所说的部分是对的。但自那时以来，我身上一直在发生着变化。我觉得仿佛经历过一场大病，肯定是可怕的病，但现在我挺过来了，只是处在康复过程的虚弱阶段。但是，我不是身体上虚弱，先生，只是说，我很好，但还没恢复我所有的力气。当我在最后一次来这里的那天下午醒来时，我就开始感觉这样。床单全被撕成碎片。我撕裂了枕套。我全身被汗水湿透。我仍穿着我的衣服，它也是一团糟。但在我起床、清理床、脱光衣服、洗澡之前，我只是躺在床上，一点点儿地回顾我的生活经历。我从没告诉过你真实的细节。那是非常可怕而痛苦的，只不过所有这一切都成了过去。我几乎觉得自己像个陌生人一样在看着所有的那些事情——我深切感受到，这些事情发生在我身上，并让我承受了这么多。这一切都是真的，这一切都属于我，但现在，它让我全都感觉不一样了，先生。它全都属于过去。"

"当我躺在床上，我开始回到我的童年。我想起那些事情的详细程度令人难以置信——即使是我在婴儿时在地上爬这样的小事。它们对我来说是非常地生动，我就顺着它一年一年地走。我原以为永远忘了的事情，详细地浮现了出来，生动到令人吃惊地详细。一年级我吻的那个小男孩——现在我可以真切地感觉到他的嘴唇在我的嘴上。孩子的感情是如此的不同、如此的温暖、如此的美妙，如此的天真。我在感觉我生命的每一年，一年接一年。我不知道我在床上躺了多久。当我听到我8岁时母亲在对我说的话，实在太可怕了。那时我不知道。我想她的意思是我应该做个好女孩，饭前洗手。像那样的一些事情。但是，当我想起我当时想到和感觉到的事情，我知道并且理解，如同我是一个旁观者，同时，我又觉得自己就在它中间，那个母亲正在对我说，对长大了的我，也对8岁的我，说那些话。"

"它每一年都变得更糟。我试图把自己沉浸在我的学习中，但我从来做不到。我不停地告诉自己，我把每一件事都忘了，并且我认为是这样，但其实我不是。高中是一场噩梦，有些男生走过去的时候碰到我的乳房，我妈妈说的每一件事都变得非常生动。我刚到大学才一天，它让我害怕。现在我知道，他只是邀请了一下，但那时我觉得非常不纯洁。我一遍遍地祷告，并且认为神已经抛弃了我。"

"然后是家中那可怕的一幕，然后是逃离我自己，不断地换工作。我跑去任何我能找到我自己的地方。我知道，我快要疯了。我跟着自己到欧洲各地、到日本和菲律宾。我变得越来越糟糕，精神科医生知道，我知道，但我不愿意相信。"

"然后我在女休息室里哭，我绝望透顶，你的那个患者告诉我来找你。我知道再没有什么好办法，没什么希望了。我什么事也做不了。但我希望你能做点什么，所以我不让你说'不'。所以我来了。"

伴随成年观察者的真正的年龄退行

"当我有那种恐惧时，我开始想起在治疗室里发生过什么事。直到在你的治疗室里进入催眠状态，那时我才知道。我看着那块镇纸，接下来我所知道的是，*我是一个婴儿，在家里的地板上爬。我也是一个长大了的人，正在看着我*。在这些记忆浮现到我脑海中之前，我从来没有想过这个。"

"我把整个事情又重新经历了一遍。我看着我长大。我听到我母亲对我说话。那个大的我可以听到你。那个小的我可以听到母亲——看到、感觉到，是那个小的。我全身心地回忆在治疗室里所发生的所有事情。我看着那天我在告诉你事情时的那个我。我那时在听我跟你说话，我为此感到骄傲。那时，我是在催眠状态中吗？我对我所完成的一切真的感觉很自豪，然后是下一次，我走进你的治疗室，我有种感觉，我将说些重要事情，然后我觉得，好像你用一根可怕的棍棒给了我一击。我看到了一件件事情像被揭去了伤疤裸露着。我知道你所做的只是揭示我不得不做的可怕的工作。我知道只有我才能做到，我对你感到遗憾。我看不出你是如何做的，但突然间，我就到了最混乱的、非常致命的、可恶的情绪中间。我想死，但我不能。我已经疲惫不堪。"

"然后我听到你送我回到我的房间，我不断地在沉思我有多累，床会感觉起来有多好。我没看到我进入房间，也没看到我砰地摔到床上，因为接下来我看到的是我在床上做了什么。我看着我因恐惧和绝望而发疯。当时，我就这样审视着发生的一切。"

"现在我所能说的就是，艾瑞克森医生，治疗已经完成了。过去的已经过去了，它属于我，它不再具有伤害性，我不想说这些令人不快的事。不过，对于如何规划我的未来，我可能需要一些成熟的思考和建议。"

第 十 章

创造新的身份：超越利用治疗？

到目前为止，我们已经强调过，催眠治疗涉及对患者自身生活体验的利用，间接暗示形式是为取得治疗性变化而唤起这些体验的手段。但是，如果患者在一些基本生活经验方面极其缺乏，会怎么样呢？治疗师可以用某种方式为他们提供代理吗？敏感的治疗师很早就意识到了自己作为替代父母的角色，实际上，他这样做是在帮助患者体验已经错失的生活模式和关系。

在这最后一章，我们将介绍第一作者以某种方式为患者提供人际关系的一些方法，它们在患者内心锚定一种更为安全的内部现实，她可以围绕着它来为她自己创造一个新身份。这个案例是一个年轻女人，她完全缺乏做母亲的经验，所以她严重怀疑自己做母亲的能力。通过一系列的年龄退行，第一作者假扮"二月人"（一种可以成为安全的朋友和知己的慈祥叔公类型）拜访了她。一连串的这种体验使她发展出一种新的对自己的信心和身份感，最终使她产生一种对她自己孩子有益的母性体验。

实际上，在他整个职业生涯中，第一作者已经和许许多多的患者扮演过"二月人"的角色。但是，在这种情况下，他治疗的细节非常复杂，以至于他从来没有完全完成他关于这方面的手稿。因此下面的案例是一种综合，是由第二作者对第一作者关于这方面讨论的几份原稿整理而成。

请读者与我们一起探索某些与"二月人"治疗有关的方法和问题。关于这种治疗，有很多是超出了我们自己的理解的。利用间接暗示整合催眠的和现实生活的记忆，创建一种自洽的内部现实，这是一种艺术，它并不完全适合于理性分析。但是，我们会尽力，充分认清我们的不足，需要读者的创造性去填补某些空白，并把这项工作传播得更远。

案例 16　二月人

初始访谈：孤独的童年

我们医院的一位年轻医生的妻子，在她第一次怀孕的中期，找到第一作者寻求心理帮助。她的问题是，虽然幸福地结了婚，并对她的怀孕感到高兴，但她担心她自己不幸的童年经历将在她对待她孩子的方式上反映出来。她说，她"研究过太多的心理学"，后来，这让她意识到，可能她无意中不适当地对待孩子，便会造成孩子的心理创伤。

她解释说，她曾经是个最不招人待见的孩子。她母亲从未在她身上花过任何时间。她得到的关心全来自她母亲不幸福的老处女姐姐，她，作为对家庭的回报，充当着保姆、管家和一般杂工。她学龄前的日子几乎完全是在幼儿园里度过的，她被留下来设计她自己的游戏和娱乐。偶尔，有某个社交场合，她会被母亲短暂地带出去炫耀一下，有人会说她是一个多么甜美、可爱的小女生，然后就让她离开。除此以外，她母亲在社交应酬间隙，会短暂地临时看看在幼儿园里的她。她曾被送到一个特殊的幼儿学校，后来她便到各种私立学校接受小学和中学教育。夏天期间，她被送到特殊的夏令营接受"进一步"的教育。在这些年里，她"母亲从她一轮轮紧迫的社交活动和出国旅游中抽出时间"，每当"人力所及"时就去看望她的女儿。从本质上讲，她和母亲一直是陌生人。

至于父亲，他也是个大忙人，天天忙于他的商业企业，大部分时间在出差。但是，他对他女儿确实有真感情，甚至在她还是个小孩时，经常抽出时间带着她出去吃晚饭，去马戏团，去游乐园，以及其他令人难忘的愉快的地方。当时，他还给她买了玩具和礼物，满足她的需要，在对待那些"极为昂贵"的娃娃上，形成明显对比的是，她妈妈给她洗澡都让她带着它，而她姨妈却不让她玩，因为它们太"漂亮"、太"昂贵"了。她从她母亲那里只收到过"最好的东西"，但她父亲经常给她"许多真正不错的小东西"。十八岁时，她坚决不上"女子精修"学校，带着对她母亲强烈的烦恼和怨恨，坚持上了一所州立大学。她母亲争吵的主要理由是女儿欠她的债，因为她为了生下她几乎毁了她的身材。被妻子有力控制着但却深爱着她的父亲，在她做决定时，曾偷偷教唆女儿，并以所有可能的方式鼓励和帮助，但并没有溺爱她。

她曾经循规蹈矩地很好地适应大学生活，但她觉得她对她的社交机会利用不够。在进入毕业班前期，她遇到了一个比她大5岁的实习教师，她与他坠入爱河。一年后她嫁给了他。这刺痛了她母亲，因为这个实习教师没有什么"社会地位"，但父亲私下表示赞同。

因为这种经历，她现在不知道她会成为什么样的母亲。她在心理学方面的阅读让她相信，她遭受母亲的拒绝和她孩提时的情感饥渴，会以某种方式在她对待她自己的宝宝方面产生不利影响。她想知道，是否可以通过催眠探索她的无意识，不但让她的焦虑得到缓解，而且让她知道她的不足之处，从而进行改善。她请求第一作者充分考虑一下她的问题，并且当他感觉他有可能满足她的需要时，再给她一次机会。

她被告知，在这之前，她有必要充分描述她所有的焦虑、恐惧和不祥的预感。在这样做的过程中，她要尽可能给出便于理解的关于它们的性质、种类和发展的图片。这被解释为，这种描述的主要目的是确信，在实施任何试图查明原因并进行补救的努力之前，第一作者能够尽可能充分地领会她的感觉和想法。当然，他私下希望从这种额外的材料中了解她生活经历中更多的细节，以便他能够利用它们助长催眠治疗性工作。

第二次访谈：自发的宣泄

在接下来的访谈中，患者极度恐惧、焦虑和伤心。她断断续续地表达了担心伤害、怠慢和厌恶她的孩子。她担心感觉到被它（指婴儿）拴住，担心变得过度焦虑，担心给它过度补偿性的注意，担心把它变成她生活中一种可怕的负担，而不是一种乐趣，担心失去她丈夫的爱，担心从来不会爱这个孩子，等等。

她详细描述这些想法，虽然不充分，却关系到孩子最终发展的每一个可能的阶段。

整个访谈过程中，她泪流不断，同时，她也理性地把她的恐惧看作问题的根本，她强调，它们强烈的强迫特征是导致让她感到恐惧的原因，直接反应是失眠、厌食和严重的抑郁。

如果她试图阅读或听广播，印刷的页面或广播节目会因她自己童年不幸的生动强迫记忆而变得模糊。她意识到，她所有的恐惧有种不正常的夸张，但她感到很无助，对它们无计可施。

除了无数的焦虑之外，几乎没得到什么真正的个人经历的信息。她含着眼泪问，作者是否认为他可以帮助她，因为她觉得自己正在比以往更迅速地崩溃。她得到第一作者的宽慰，表示在她下一次晤谈之前，会制订出一个针对她的治疗计划。

第三次访谈：植入性催眠，年龄退行和遗忘。

下一次访谈，她得到保证，精心设计的计划已经制订出来了，结果无疑会是最令她满意的。这个计划是什么还不能透露给她，但通过催眠，她的无意识会有足够的了解。所有她的意识需要知道的是，将会用到催眠，而且，如果她愿意，这项任务可以马上开始。她急切地表示同意。在这次晤谈中，花了约5个小时来充分训练她成为一名催眠被试。特别是，把重点放在了年龄退行上。作为一名被试，她的智力和教养，使她可以把这种煞费苦心的训练看成必要的计划流程。

在这种缓慢而谨慎的训练期间，她多次在时间上退行到过去某些安全的情境中，作者可以用某种方式，直接或间接进入其中，却不使退行情境变形。这样，第一次退行是退到与她的第一次访谈。让她重温那次访谈，把一个原本不属于那个情境但却可以很好地与之相适应的元素引入其中就变得很容易。为符合她对那次访谈的重现，作者只是说，"你介不介意我打断并引入一个刚刚浮现到我脑海的想法？它刚刚让我想起，你可以很容易地成为一个好的催眠被试，而我不知道你介不介意闭上眼睛，并催眠性地小睡一会儿，然后醒来，并从我打断的地方继续？"这样，一段植入性的催眠被引入到第一次访谈的再体验中，而其实原本的第一次访谈中没有发生催眠。

R：第一段催眠产生一种使患者从周围现实解离到她内心环境中的效果。然后，当你把第二段催眠植入到第一段里面时，它会产生一种退行，让她更深地进入她自己内心。植入性催眠的基本目的是让患者进一步移除外部共识性现实。这对年龄退行来说特别有用。

E：是的，用这种植入性催眠，我不必帮她从外部环境中退出。当她回到现实中时，对她来说，要恢复那种植入性催眠将是非常困难的，因为那使她产生一种遗忘，甚至是在催眠状态的遗忘。

R：所以植入性催眠是另一种产生更深催眠性遗忘的方式。

E：在未来的催眠中，她将会对这个植入性的催眠产生遗忘，但她将不得不通过它去获取它发生于其中的第一次催眠的完整记忆。在植入性催眠期间，我给了她许多积极的支持性暗示。这有助于强化第一次访谈中所有的积极作用。

R：这就像一个反馈回路，后来的东西强化前面已经发生的积极作用。

E：是的，它正在凭借我已经移植到初始访谈中的"往事"的功效，来强化现在发生的事情。我在所有的方向上进行治疗。在日常生活中，当陌生人见面时，他们可能会以一种常规方式随意地交谈，直到他们发现他们过去的某些共同之处：他们可能曾在同一个地方度假或来自同一个州或城市，或上过同一所学校。有时，他们很高兴地发现，他们有几个共同的熟人，而现在他们可以分享他们生活中一些更私密的细节。他们现在已经完全在过往经验的基础上建立了一种牢固的融洽关系。

R：他们已经创建了通常意义上的"共有的现象世界"（Rossi，1972a）。他们已经建立了联结的桥梁，它现在用友谊把他们绑在一起。这是平时很常见的一个社交过程，你现在利用它强化你与这名患者之间的融洽关系。植入性催眠是一种快速建立真实"个人经历"的手段，它可以增进当前的关系。

融洽关系保护：间接暗示和条件性可能

然后，让她退行到一次与实习教师的聚会中，那里有许多第一作者从前的医科学生。在退行的过程中，植入如下暗示：在那次聚会上，她可能遇到他，或者有人会提到他的名字，毫无疑问，当有人走近她，通过轻轻地握住她的手腕引起她注意时，这便会发生。然后，当这个意料之外的事情发生时，她可以对手腕的压力做出完全的反应，并对需要发展出的任何情境做出适宜的反应。首先，这将引入一种身体暗示线索，允许随时准备在再体验过往事件期间引发催眠状态，哪怕事件发生在见到第一作者很久之前。借助于她丈夫私下提供的特殊信息，各种这样的退行被诱导出来。这些被利用来在任何设定的心理事件中让她形成对催眠诱导的条件反射。

E：当时我正在用这个过程去建立融洽关系保护。有一次，我让一个克拉克大学的被试退行到 10 岁。退行时，他解释说，他在干一个差事，给他母亲买个面包。我们都可以看到他脸上那种惊吓之下的可怜样，因为他不认识那个房间（当时他正作为成年人在那里接受催眠）里的任何人。我花了令人难受的四个半小时，试图挽回与他的融洽关系，因为他被我吓到了，也被其他每个人吓到了。这给了我一个教训，从此以后，我就有了与被试建立融洽关系的第二种方式，例如轻握手腕。这是一种注意力吸引，但另一方面是一种没有明确意义的暗示线索。被试不能简单地将其纳入年龄退行的反应模式中。

R：你并没有直接告诉她，她手腕上压力是一种进入催眠或密切关注你在暗示什么的提示线索。

E：如果我直接说，她可能会拒绝。所以，我把它放在一个条件性可能的间接框架中：她有可能遇到我。有人会走近她，她可以对手腕的压力做出完全的反应，并对需要发展出的任何情境做出适宜的反应。这些（斜体字）都是不确定的。这一切之中没有任何要求或威胁，因此也就没有必要抵抗或拒绝。

R：在日常生活中，我们通常不会拒绝不确定的可能性。相反，可能性和或然性通常会唤起我们的惊喜、推测和期待的感觉。可能性实际上启动了无意识搜索的压力，它存在于我们内心，它有可能激活有用的无意识过程。无论什么情境性的需要，也都涵盖了所有可能性，包括你给她的任何暗示。在这里，你给她一种最一般形式的间接暗示。

E：一种最普遍的可以由患者的特定认知去填充的形式。

植入新生活体验：二月人

她被训练用愉快的方式发展广泛的退行，所做的只是为新植入的行为反应提供一般的背景和情境。她被退行到过去的情境中，那种参考框架仅仅被用作背景，以利于新催眠性反应的植入。当足够的训练已经完成，可以确保产生良好反应时，她被引导退行到四岁的童年。选择二月份，因为那是她的生日。她被调整到她童年的客厅，正好在走过时。她经常走过她的客厅。由于退行状态被限制在走过的行为上，它将仅仅构成一个参考框架。在不改变或歪曲现状的情况下，这种穿过可以被阻止，新的行为可被引入到那个情境中。这样，引入到那种情境中的新行为，可被暂时与那种年龄退行期间的事件联结起来。

当她在梦行式的退行状态中醒来时，她收到了第一作者的问候："你好，小姑娘。你是你爸爸的闺女吗？我是你爸爸的朋友，我在等着他来跟我说话。昨天他告诉我，他每天给你带来一个礼物，你非常喜欢它。我也喜欢你爸爸。他告诉我，你的生日很快就要到了，我敢打赌，他会带给你一份极好的礼物。"接着是一阵沉默，第一作者似乎心不在焉地啪啪地开关他猎表的表盖，没有试图与她更进一步地交谈，也没有吸引她的注意力。她先看了看他，然后开始对那块猎表感兴趣，于是他把它举到了他的耳朵旁说，它"嘀嗒嘀嗒"地走得很准。

　　E："你好，小姑娘"给她指派了一个催眠中的角色。

　　R：在她从梦行式催眠中睁开眼的第一秒内，你立刻强化她的年龄退行，所以对此没有任何怀疑的余地。她将看见作为艾瑞克森医生的你，还是她过去某个不认识的人的你？你公开的评论把她定向到过去。

　　E：在她的过去曾有人说过这样的事。

　　R：当时，你通过把玩你的猎表来适当地吸引她的注意。这对一个4岁的孩子来说是恰到好处的，你并不是以一种直接或强人所难的方式介绍自己。你的行为非常像在她孩提时到她家的一个访客。

手腕暗示线索作为提供梦行状态元暗示的非语言信号

　　几分钟后，第一作者给她暗示，她可能会喜欢咔嗒打开表盖，或者听听那块表。她点点头，腼腆地伸出手。第一作者抓起她的手腕，好像要帮她，把表递给了她。她看着它，把玩它。第一作者暗示，如果她听一小会儿，它就会使她感觉非常困倦。紧跟着是说明，一会儿第一作者将要回家，但不长时间他会再回来，如果她愿意，他会带来他的猎表，这样她可以开合它，并听着它。

　　她点点头，她的手接过递给她的表。第一作者慢慢下压她的手腕，并提供催眠性暗示，也许明年夏天第一作者还会再来，也许她会认出他来。

　　E：我必须从她家出来。我以一种适当的方式用手腕暗示线索（用表把她的手引向到她的耳朵），并暗示她当她听它的时候会觉得困倦，结束了植入的生活经验。

　　R：对于一个听猎表的4岁孩子，让她去睡觉是一种非常合适的行为，她睡觉，便使得你可以离开。这也使你可以给她后催眠暗示：明年夏天可能会见到她，并且她可能会认出你来。这些可能性适合于她的年龄，因为4到5岁的孩子可能认不出来经过了一年多的朋友。但是当你加入这些暗示时，你为什么要通过挤压她的手腕，给她这种融洽关系的暗示线索？

E：虽然她处于梦行式催眠中，但还是需要进一步的催眠诱导，使那种状态发生改变，以诱导其他现象。

R：我明白了。即使在梦行状态，要实现重要暗示，也需要特别的融洽关系。手腕暗示线索是一种提供元暗示的调整信号，你将用它来引导梦行状态，它告诉她重要的暗示即将到来。在与某些被试打交道时，我曾遇到过困难，在梦行状态期间，他们是如此固执，我几乎无法从侧面得到只言片语。这种被试，就像以自我为中心的孩子，他们会很快地接管情况，而且只活在一种内部体验中，我在他们外部无法与他们联系。这可能对宣泄目的是有价值的，但它不允许治疗师植入新的体验，就像你在这里所做的。

E：你需要另一种催眠性参考框架，让她适应重要暗示，就像这样无须口头阐述，也无须改变我作为一个陌生人的角色——爸爸的朋友。

R：经典的年龄退行曾经是有代表性的对过往生活经验的简单再体验。宣泄或脱敏过程作为治疗手段，在解决生活创伤中被压抑的情绪发挥重要作用。

E：那不添加任何东西。在这里，我正在向过去添加某些东西。

R：这是整个过程的目标。你让她退行，建立一个参考框架，你可以在其中插入具有治疗作用的生活体验。你正在向她的记忆库中添加新的体验，你正在添加与她在现实中已错失的东西有关的新的人性元素。

E：如果你足够经常地重复它，你便可以把信念添加到并不存在的某个东西上。这就是为什么我必须给她许多与我作为二月人在一起的经验。我是在把现实加入一个不存在的东西中。

R：从内部现实角度讲，它变成了真的。用这种方式，你可以改变患者的信念系统，你不能真的改变她的过去，但你可以改变她自己关于她过去的信念。

E：你可以改变信念和价值观。与其说这让我们可以相信谎言，不如说让我们发现更多的东西。患者在发现更多的现实之前，他们只相信有限的现实。

> R：我不知道我们是否可以把发现更多现实等同于创造新的意识？但还是有一个基本的问题在这里。你（1）真的在其人格中加入了某些新的东西，或者是你（2）只是帮助她发现和体验一种自然的、内在的、她极其需要和渴望的人类关系模式（亲子关系的原型）？利用理论想强调第二个可选项，你是在建构情境，允许她唤起和利用为正常发育而必须表达的固有（带有物种属性的）行为模式。但你肯定在这个固有模式的框架内加入了新的内容。

持续体验二月人：确认年龄退行体验的历史现实

然后，她被允许体验了约15分钟意义深远的催眠式睡眠。这次睡眠是一段我的离开和最后返回（像已经暗示过的那样）可能发生的时间。这时，她的手腕又被轻轻地挤压，并被给以暗示，她最好在院子里，因为从去年冬天她的生日之后，鲜花正在首次绽放，而且也许她爸爸的朋友会再次来访。在所有事件中，她可以真的把她的眼睛睁得非常非常地大，去看那些鲜花。当作者从后面向她打招呼说，"你好，小姑娘。你还记得我吗？"时，她睁开眼睛，并且似乎非常享受她的视幻觉。她转过身来，仔细打量着他，笑了，说，"你是爸爸的朋友。"她回答说，"我还记得你的名字。你是 R。"以这种方式，在不对现实造成冲击和歪曲的情况下，只是通过经由一个简单的时间联结过程添加到她的过往现实中，第一作者便开始成为她过去生活中的一个真实人物。于是，一种随意的谈话便在儿童层面展开，说到红色、粉色和黄色的花朵（她说，它们是郁金香），于是她提醒作者他的猎表，而且本质上相同的事件经由像此前曾发生过的那样接踵而至。作者举了许多更有可比性的例子，以确保他更能进入到她的过去，不需要毫无价值的退行状态。她被给予了大量与二月人一起的经验，这个人物已被越来越多地建构在她的生活经历中。

> E：我曾经在初始访谈中了解到，她小时候家里确实有一个大花圃，种有红色、粉色和黄色的花。通过假装我对过去拜访她记得不太清楚，我就会进一步确认过去的经验。人们对一年前的经验能记得多清楚？

两年前呢？四年前呢？我还引进了变化的观点。当她变得更大一些，她便有了看待事物的不同角度。我会说，"你那第一个洋娃娃真的很不错。还记得你第一次看马戏团时的热情吗？"我可能会对10或12岁的女孩发表这种关于6岁女孩的评论。

R：你在不同年龄层次的催眠体验之间建立联结桥梁，它建构了你与她聊天的历史事实。

间接后催眠暗示

最后，她被置于非常深的催眠中，并被给予了广泛的后催眠暗示，确保对所有催眠事件全面遗忘，并确保继续合作。我轻轻地捏着她的手腕说，"你现在已经完成了那个任务。我想让你这时进入到一种非常深的催眠中。我希望你能享受这种休息，我想让你醒来后，觉得神清气爽，舒服地享受非常清醒的感觉，为新的一天的活动做好准备。"

E：后面的暗示"为新的一天的活动做好准备"意味着我们才刚刚开始，她要为更多的治疗做好准备。

R：这就是你如何在不直接告诉她将不会记住的情况下，还在暗示一个后催眠性的遗忘。这样，你可以再让她返回到催眠状态去进行与二月人的另一次体验。

催眠工作的时间

在后续的晤谈中，通常是几个小时的持续时间，基本上遵从相同的步骤。

E：我不得不用了几个小时，以便让她在一个年龄层次有了与二月人在一起的体验，然后，其余时间，在另一个年龄层次上有另一次体验。时间是可以延长也可以压缩的，但仍需要一定量的实际时间来进行细致的工作。最初，你真的不知道患者的能力是什么。需要一些时间去探索它们。

整合催眠的和现实生活的记忆：创造一种自洽的内部现实

这时，大量催眠治疗性晤谈循着同样的模式发生。她被退行到许多她生活的不同时期，通常是按时间顺序逐步递进，注意不要让创建出来的情境与过去的真实现实形成对立性冲击。例如，有一次，被退行到9岁的水平，她睁开眼睛，看到第一作者后，表现出了强烈的惊讶。谨慎的询问之后才知道，当时（退行中）她正首次拜访一个远房亲戚，而且前一天晚上刚刚抵达。几个问题引出足够的信息，让她适应第一作者，这样他就可以声称是她亲戚生意上的朋友。这为他后来在她生活体验中的无处不在打下所必需的基础。有助于她接受他的无处不在，是基于这样一个事实：她父母两人都游历广泛，而且经常出乎意料地出行，他们有无数的熟人和朋友。因此，这容易设想，第一作者是爸爸的朋友也同样如此。同样重要的是二月人对于她曾游历过的各个城市的了解，以及他还有她都研究过心理学这一事实，所有这些都提供了一种广泛的允许她毫无异议地接受的背景。随着这一过程的继续，促成应答性反应的技术性逐渐降到最低限度，一个小时的时间内可以发展出十几种退行状态。这些都被她利用来促成一种转述，报告从目前到退行期间的事情和看法以及大量被预期和期待的事件。被预期的事件在使第一作者有效地将退行状态引导到安全期的过程中发挥了极好的作用。但是，练习必须非常地小心，因为预期并不总是能够得到实现。但是，因为前述的退行状态是最后一次访问，所以通常情况下，这次访问致力于叙述大量已经发生的事情。她学着把第一作者看成是一个经常来的访客，看成一个值得信任的人，她可以把她所有的秘密、悲伤和欢乐都告诉他，并与他分享她的希望、恐惧、怀疑、愿望和计划。

不时地需要诱发全面遗忘，从记忆中抹除第一作者访问的各种痕迹，并且让她退行到一个比较早的年龄，去更充分地检查她生活中已经被部分遗忘的时期。这样，她生活中某些在先前年龄退行中所无法预料的突如其来的变化，便会在下次退行之前变得固定下来，从而创造一种与已经建立的认知有所区别的情境。在这种情况下，最后的年龄退行将通过遗忘暗示从记忆中被抹除，朝向较早时的一次新的退行将被诱导，以确保相关资料的安全。

R：你做了非常细致、全面的努力，去整合催眠性记忆和真实记忆，这样，它们被塑造成一种自洽的内部现实。这将确保你在她内心所助长的看法的持久性。如果催眠性记忆与真实记忆之间出现矛盾和缺乏一致性，无意识中的自我纠正过程将倾向于逐步消除外部植入的催眠暗示。这也许可以解释为什么过去那么多的催眠治疗只有暂时的或部分的效果。即使患者处于非常深的梦行状态，所做的直接暗示，也不能以一种生硬的方式永久铭刻在人们的脑海中。人类的大脑是一个在不断地进行自我调整、修正和重新构建的动态过程。不一致既可以用一种令人满意的方式，也可以用一种问题（情结、神经症、心身症状等）方式被制造出来。因此，你的方法之有效性，并没有什么神奇或神秘的：它是基于非常谨慎、周密的工作，把真正的记忆与催眠体验整合到一起。

助长治疗性态度：生活展望治疗——梦和催眠

她从她母亲那里所体验到的始终如一的、持续不断的抛弃，为重组她的情感与认知提供了许多机会。通过这一程序，第一作者的角色变成了一种友谊、同情，有趣和客观的角色，从而让他有机会提出问题，让她知道她以后可以怎样评估一种被给予的体验。于是，在表达她因打破父亲送给她并且她非常珍惜的那个廉价的小瓷娃娃而感到的悲伤时，她可以声称，当她长大当了母亲，如果有个小女孩，当她打破了她的洋娃娃的时，她就会知道这并不是什么多么糟糕的事，但她会知道她的小女孩会怎样感觉。同样，她十几岁时在舞池的跌倒被她视为一种完全彻底的毁灭性体验。但是，她表现出愿意理解第一作者的说法：她现在恰恰应该非常感激它，但同时，她也应该明白，将来它如何能真的被视为一件轻微的、完全无关紧要的事情，甚至可能还是好玩的。她青春期的初恋，她被男孩抛弃，和她对于理解她自己与那个事件的关系的极大需求得到了处理。她离开女子精修学校进入大学的决心，她的学业选择，她的学术努力，以及她有限的社交生活全都被遗忘了。与那个成为她丈夫的男人的相遇，她对他的疑虑和不确定，母亲对他、对这门婚姻以及随后怀孕的态度，都以现在正在她身上发生的方式向第一作者做了详细的说明。许多被她母亲和父亲抛弃、忽略和失信的其他例子被激活，并被拿来与二月人进行了讨论。真正快乐的记忆也被激活，并与催眠性记忆整合到一起，以确保它们成为一种综合性的整合。

R：无论何时，只要她有了创伤性的生活情境，她就可以与她父亲的朋友，二月人，来讨论它们。实际上，在这种时候你变成了一个治疗师。这正是事态的古怪之处，作为她目前治疗师的你变成了她过去的治疗师，帮助她在她过去遇到困难生活情境时处理它们。我注意某些事情与在梦中相似。有些患者似乎在梦中检查自己的过去，但用当前成人的观点调整他们过去某些方面的创伤（Rossi，1972a，1973c）。这再次表明了心灵自我纠正的能力，它是一个持续的自我重新构建或重新合成的过程，以实现更具统整性的运作模式。你用你作为二月人的角色，利用和助长精神运行这方面的重新合成。你在利用催眠做那些经常在梦中自然发生的事情。

E：是的。[第一作者现在回忆起他自己的这样一个梦，当时成年艾瑞克森医生在观察作为孩子的自己（Erickson，1965a）。] 梦让我们有机会重温过去的事件，并以成年人的视角批判性地评价它们。

R：梦是自我治疗过程，它帮助头脑纠正和整合其本身。我也相信在梦中我们在合成新的现象学现实，梦成了新的身份和行为模式的基础（Rossi，1971；1972 a，b；1973 a，b，c.）。

现实的扭转：深化治疗性参考框架

接近她对过去看法广泛重组的尾声，一段新的记忆被唤起：她几年前有个秘密决定，当她结婚并怀孕时，她想要产生一种催眠性麻醉。当她那时再考虑这种可能性时，她从母亲那里收到了一封有不祥预感的信，要求"外婆"一词不要被用在她（指母亲）身上——本质上，这是拒绝未出生的婴儿。这封信重新加剧了患者的焦虑和恐惧。

为了处理这些再度出现的焦虑，我们催眠过程中的一个变种被进化出来。在这种变化中，一种对所有她之前催眠工作的总体遗忘首先被诱导出来，她被要求再次描述她所有的恐惧和焦虑。在这种状态下，不出所料，她的说法与她原来在催眠治疗之前对她问题的表达相差不大。

这时，一种总体遗忘被删除的新催眠状态被诱发。当时她被退行到收到她母亲的信一个星期*之前*。在这种催眠状态中，她被要求充分回忆所有她曾与作为父亲朋友的第一作者的那许多次访问、谈话和讨论。当她回忆起他的多次访问以及他们在如此众多主题上的谈话时，她被给以暗示，她应该要考虑在那个整体背景下目前较小的担忧。当她在此刻收到它过去的不幸想法并开始着手处理它时，她开始发展出惊人的领悟、认知和情绪安慰。

重新确定了在催眠治疗中发展出的新看法之后，接下来，第一作者让她进入了一种年龄退行状态，正好涵盖收到母亲来信之后的时间。在表达了关于她母亲问题的一些合理看法之后，她被要求说明，如果她不把"她所知道的她过去的一切"包括在她的想法中，她可以发展出什么样的反应。她被告知，她应该大胆推测，她如何能仅仅通过她那种不全面的思考，真的把她的反应放大成夸张的恐惧和焦虑。她被怂恿着提供推测性陈述，用以表达这种焦虑。这时，当她认为如果她"不去理性地思考"才有可能（提供）时，她继续用语言描述它们。这种推测性陈述，与她最初在治疗刚开始之前，和先前随着对所有催眠治疗性工作的总体遗忘所给出的解释是一致的。但是它被作为一种"推测性的"解释说出来，这明显不同于她情感生活的新现实，后者现在包含了它与二月人之间已经发展出的新参考框架。

随后的退行状态得到了相似的利用。她关于她怎样才能夸大她的恐惧的"推测"总是给出与她最初在催眠治疗之前所给出的相似的解释。这些推测总是与她在爸爸的朋友二月人的帮助中所发展出的"真实看法"形成鲜明对比。现在，她带着各种被植入的与爸爸朋友的体验，全面描述她"真实的"过往经历。在此期间，与她目前全部问题明确相关的大量过往经历浮现了出来。随着这类活动的继续，她发展出了具有明显矫正作用的洞见。

> R：这是一个巧妙的折转：原本是痛苦的现实的东西现在变成了"推测性解释"，而被催眠诱导出的新看法成为不变的现实。也就是说，她现

在正在把她与二月人发展出来的扩展了的认知框架当作她"真实的"看法，而她以前的反应现在只是被看作一种推测性描述：如果"她不理性地思考"，事情会是多么糟糕。这个过程可能正在帮助她在更深的层面上整合二月人的参考框架。事情明摆着，因为当她体验到这种扭转的现实时，她已经在深度催眠状态了。

结束：对所有催眠工作进行最后的意识整合

最后，随着她在这方面的进展，当她在催眠中时，她越来越多地提到了为她分娩进行催眠麻醉的话题。她被安慰道，随着怀孕月份越来越大，可以绝对肯定的是，她所有的焦虑将得到全面而充分的理解，从而成为一种已得到解决的过往经验。站在它们的角度，将产生一种领悟，她会以某种方式遇到可以教她理解自己幸福的人。由于她处于一种年龄退行状态，这自然是有所指，暗指第一作者便是她将来会遇到的那个人。这样做，她将被训练成一名优秀的催眠被试，从而使她大学时要做催眠分娩的决定将会得到满足。

治疗的结束非常简单地得以完成。她被退行到她到第一作者治疗室初诊准备的时间。他仍以爸爸朋友的角色让她相信，她的行程将以多于她所能真正预料到的方式取得圆满成功。然后，场景转移到了治疗室，看到二月人，她感到十分地惊讶。第一作者也很惊讶！她对他的在场感到困惑，解释说，她是来见艾瑞克森医生的。她得到保证，她会见到艾瑞克森医生，他将充分满足她的愿望，但是，她会最深地睡上几分钟的时间。在这次催眠期间，大约一个半小时被用来诱导她，以便她醒来之后可以按时间顺序从头回忆起来她曾有过的每一次催眠体验，连同她曾经对桌上报纸显示的日子所发展出来的所有洞见和理解。在访谈结束时，她被告知用几天愉快的时间，检视她的记忆，确保她能以一种校正的方式理解、记住、并接受她所有的过去。至于催眠麻醉，她可以完全放心，但具体细节将会被安排在下次访谈中。

R：这是对她所有治疗进行最后意识整合的最终概括。现在，她终于知道了你如何扮演二月人角色，你如何扭转她的现实，等等。但是，这并不影响你帮助她发展出的新看法和新参考框架的有效性。为什么不会呢？在你所有极其复杂的发展新参考框架、整合它、深化它的这些努力之后，你为什么用这个完整的结局来结束治疗呢？

E：因为我可能有过一些错误。她也可能有过一些错误。让我们确保我们的错误得到了完全的纠正。

R：你并不害怕这会影响你的治疗性工作，因为你实际上已经帮助她发展了新的参考框架，并且认识到那已经治疗性地改变了她的感情生活。这种情况与那些你希望对所有催眠治疗工作保持遗忘的情况形成了鲜明的对比。这两者的区别是什么呢？

E：有些个性需要遗忘，有些则不需要。区分它们，这是一个临床经验问题。

R：那些你判断对治疗有消极意识意向的患者最好能遗忘。

E：其实，这个患者也有些遗忘，忘掉的与在跟她母亲的关系中所体验到的消极情绪有关。我最后对她所做的后催眠暗示是"用几天愉快的时间，检视她的记忆，确保她能以一种校正的方式理解、记住、并接受她所有的过去。"这排除了任何退行到灾难性消极情感反应和她在治疗前正在体验的焦虑的可能。

产科麻醉训练：为期两年的随访

在几天后的下次晤谈中，她说，她一直把兴趣主要放在想着她的催眠分娩上。她与丈夫深入讨论之后，期间第一作者主要是个倾听者，她已决定，只要有可能，她就要进行催眠无痛分娩。她解释说，她希望体验分娩时能采用她曾有过的类似方式，孩提时，感觉在吞咽整个樱桃或冰块，感觉它舒服而有趣地顺着食道下咽。她想要以类似的方式去感觉宫缩，感觉婴儿沿产道下落的经过，体验产道扩张的感觉。她希望在没有任何疼痛感的情况下体验这一切。当被问及侧切的可能性时，她说她希望在没有疼痛感的情况下侧切，此外，她还想感觉到将要做的缝合。当问她是否愿意在某个时间体验某种只是作为取样评估的疼痛感觉时，她解释说："在生宝宝过程中，疼痛不应该有份。这是一件奇妙的事情，但每个人都被教导要相信会痛。我想以我应该的方式生下我的宝宝。我一分钟也不想让我的注意力被疼痛的想法所打扰。"于是，作为满足她愿望的手段，她被教导发展完全的催眠麻醉。（这个过程通常要从麻痹开始，到痛觉缺失，再到完全麻木。）因为在这种情况下痛觉缺失是主要目标，所以先广泛地诱导麻木，然后再系统地转换成痛觉缺失。（从麻木到痛觉缺失可以实现完全的转换，这一点是值得怀疑的，但无论剩下什么样的麻木，它都只是痛觉缺失效应的补充。）

当她被充分地训练，可以满足痛觉缺失的各种临床测试时，她被给予广泛的训练，以便随着"你已经学到的痛觉缺失的程度和类型"产生一种深沉的梦行式后催眠性恍惚的效果，这样她就可以在无须与第一作者有任何进一步联系的情况下，进入到分娩过程。

附加的说明是，在分娩完成时，她将带着对整个体验完整而即时的记忆醒来。然后，当她回到她的房间时，她会进入到持续大约两个小时的宁静、舒适的睡眠中，此后她将有一段最令人愉快的住院时间，开心地筹划着未来。

分娩后约七个周，她和她丈夫及宝贝女儿拜访第一作者。他们报告说，当她进了医院，她就发展出了一种梦行式催眠。阵痛和分娩期间，她丈夫一直在场。她还随意地与丈夫和产科医生交谈，并饶有兴趣地向他们描述她的宫缩。她当时知道会阴侧切的完成，头部从产道露出，婴儿的完全分娩，以及她会阴侧切的缝合——所有这一切完全不觉得痛。感觉到胎盘的娩出，她问是否是双胞胎，因为她觉得"另一个东西向下移动"。当得知那是胎盘时，她还能取笑她自己的错误。她数着修复她会阴的缝针数量，并询问医生是否"骗了"她给她做了局部麻醉，因为当她能感觉到缝针时，那是以一种麻木的、无痛的方式，她把它与牙科局部麻醉之后她面颊麻木的感觉联系了起来。当得知没被局部麻醉时，她放心了。

婴儿被展示给她看，她仔细看着它，并要求允许醒过来。她曾被指示要完全地与她丈夫和产科医生保持默契，并根据情况需要来做事情。因此，由于在这种情况下没有经验，所以，通过问明白现在是否适合醒来，她小心翼翼地满足服从情境需要的要求。她再次仔细打量这个婴儿。然后，告诉她丈夫，她有整个体验的完整记忆，而且已经发生的每一件事，都正好与她渴望的一样，说完这些，她突然宣布，她要睡了。在她离开产房之前，她已经熟睡过去，睡了一个半小时。她的住院是最开心的。

　　两年后，她通知第一作者她有了另一个孩子，并要求让她参加进修课程，只是为了弄明白。在深度催眠中大约3小时的一次晤谈，足以满足她的需要。这个时间的大部分被用来确立她调整的充分理由。它们（指这些调整）被发现在各方面都是适应良好的。

参 考 文 献

Bakan, P. Hypnotizability, laterality of eye-movements and functional brain asymmetry. *Perceptual and Motor Skills*, 1969, 28, 927-932.

Bandler, R., and Grinder, J. *Patterns of the hypnotic techniques of Milton H. Erickson, M.D. Vol. 1*. Cupertino Calif.: Meta Publications, 1975.

Barber, T. *Hypnosis: A scientific approach*. New York: Van Nostrand Reinhold, 1969.

Barber, T. Responding to hypnotic suggestions: An introspective report. *The American Journal of Clinical Hypnosis*, 1975,18, 6-22.

Barber, T., Dalai, A., and Calverley, D. The subjective reports of hypnotic subjects. *American Journal of Clinical Hypnosis*, 1968,11, 74-88.

Barber, T., and De Moor, W. A theory of hypnotic induction procedures. *The American Journal of Clinical Hypnosis,* 1972, 15, 112-135.

Barber, T., Spanos, N., and Chaves, J. *Hypnosis, imagination and human potentialities*. New York: Pergamon, 1974.

Barren, F. *Creative person and creative process*. New York: Holt, Rinehart and Winston, 1969.

Bartlett, F. *Thinking: An experimental and social study*. New York: Basic Books, 1958.

Bateson, G. *Steps to an ecology of mind*. New York: Ballantine, 1972.

Bernheim, H. *Suggestive therapeutics: A treatise on the nature and uses of hypnotism*. New York: Putnam, 1895.

Birdwhistell, R. *Introduction to kinesics*. Louisville, Ky.: University of Louisville Press, 1952.

Birdwhistell, R. *Kinesics and context. Philadelphia:* University of Pennsylvania Press,

1971.

Bogen, J. The other side of the brain: An appositional mind. *Bulletin of the Los Angeles Neurological Societies*, 1969,34, 135-162.

Cheek, D., and Le Cron, L. *Clinical hypnotherapy.* New York: Grime and Straton, 1968.

Cooper, L., and Erickson M. *Time distortion in hypnosis.* Baltimore: Williams & Wilkins, 1959.

Diamond, S., and Beaumont, J. *Hemisphere function in the human brain.* New York: Halsted Press, John Wiley and Son, 1974.

Donaldson, M. M. Positive and negative information in matching problems. *British Journal of Psychology*, 1959,50, 235-262.

Erickson, M. Possible detrimental effects of experimental hypnosis. *Journal of Abnormal and Social Psychology*, 1932,27,321-327.

Erickson, M. Automatic drawing in the treatment of an obsessional depression. *Psychoanalytic Quarterly,* 1938, 7, 443- 4-6.

Erickson, M. The induction of color blindness by a technique of hypnotic suggestion. *Journal of General Psychology,* 1939,20, 61-89.

Erickson, M. Hypnotic psychotherapy. *The Medical Clinics of North America,* 1948, 571-583.

Erickson, M. Deep hypnosis and its induction. In L. M. Le Cron (Ed.) , *Experimental hypnosis.* New York: Macmillan, 1952, pp. 70-114.

Erickson, M. Pseudo-orientation in time as a hypnotherapeutic procedure. *Journal of Clinical and Experimental Hypnosis,* 1954,2, 261-283.

Erickson, M. Self-exploration in the hypnotic state. *Journal of Clinical and Experimental Hypnosis,* 1955,3, 49-57.

Erickson, M. Naturalistic techniques of hypnosis. *American Journal of Clinical Hypnosis,* 1958,1, 3-8.

Erickson, M. Further techniques of hypnosis-utilization techniques. *American Journal of Clinical Hypnosis*, 1959,2, 3-21.

Erickson, M. Historical note on the hand levitation and other ideomotor techniques. *American Journal of Clinical Hypnosis,* 1961, 3, 196-199.

Erickson, M. Pantomime techniques in hypnosis and the implications. *American Journal of Clinical Hypnosis,* 1964, 7, 65-70. (a)

Erickson, M. Initial experiments investigating the nature of hypnosis. *American Journal of Clinical Hypnosis,* 1964, 7, 152-162. (b)

Erickson, M. A hypnotic technique for resistant patients. *American Journal of Clinical Hypnosis*, 1964, 1, 8-32. (c)

Erickson, M. A special inquiry with Aldous Huxley into the nature and character of various states of consciousness. *American Journal of Clinical Hypnosis,* 1965,8, 14- 33. (a)

Erickson, M. The use of symptoms as an integral part of therapy.*American Journal of*

Clinical Hypnosis, 1965,8, 57-65. (b)

Erickson, M. Experiential knowledge of hypnotic phenomena employed for hypnotherapy. *American Journal of Clinical Hypnosis,* 1966,8, 299-309. (a)

Erickson, M. The interspersal hypnotic technique for symptom correction and pain control. *American Journal of Clinical Hypnosis*, 1966,8, 198-209. (b)

Erickson, M. Further experimental investigation of hypnosis: Hypnotic and nonhypnotic realities. *American Journal of Clinical Hypnosis,* 1967,10, 87-135.

Erickson, M. A field investigation by hypnosis of sound loci importance in human behavior. *American Journal of Clinical Hypnosis*, 1973,16, 92-109.

Erickson, M. and Erickson, E. Concerning the character of posthypnotic behavior. *Journal of General Psychology,* 1941,2, 94-133.

Erickson, M., Haley, J., and Weakland, J. A transcript of a trance induction with commentary. *American Journal of Clinical Hypnosis,* 1959,2, 49-84.

Erickson, M., and Rossi, E. Varieties of hypnotic amnesia. *American Journal of Clinical Hypnosis*, 1974,16, 225-239.

Erickson, M., and Rossi, E. Varieties of double bind. *American Journal of Clinical Hypnosis,* 1975,17, 143-157.

Erickson, M., and Rossi, E. Two-level communication and the microdynamics of trance. *American Journal of Clinical Hypnosis*, 1976,18, 153-171.

Erickson, M., and Rossi, E. Autohypnotic experiences of Milton H. Erickson. *American Journal of Clinical Hypnosis,* 1977, 20, 36-54.

Erickson, M., Rossi, E., and Rossi, S. *Hypnotic Realities*. New York: Irvington Publishers, 1976.

Evans-Wentz, W. *The Tibetan book of the dead.* New York: Oxford University Press, 1960.

Freud, S. Jokes and their relation to the unconscious. In *Standard Edition of the Complete Psychological Works of Sigmund Freud Vol.* 8. Strachey (Ed.) London: Hogarth Press, 1905.

Freud, S. The antithetical meaning of primal words. In *Standard Edition of the Complete Psychological Works of Sigmund Freud* Vol. II. Strachey (Ed.) London: Hogarth Press, 1910.

Galin, D. Implications for psychiatry of left and right cerebral specialization. *Archives of General Psychiatry*, 1974,31, 527-583.

Gaito, J. (Ed.) *Macromolecules and behavior* (2nd Ed.) New York: Appleton-Century Crofts, 1972.

Gazzaniga, M. The split brain in man. *Scientific American,* 1967,217, 24-29.

Ghiselin, B. (Ed.) *The creative process: A sympsoium.* Berkeley: Menton, 1952.

Gill, M., and Brenman, M. *Hypnosis and related states*. New York: International Universities Press, 1959.

Haley, J. *Strategies of psychotherapy.* New York: Grune and Stratton, 1963.

Haley, J. *Advanced techniques of hypnosis and therapy: Selected papers of Milton H. Erickson, M.D.* New York: Grune and Stratton, 1967.

Haley, J. *Uncommon therapy.* New York: Norton, 1973.

Harding, E. *The parental image: Its injury and reconstruction.* New York: Putnam, 1965.

Hartland, J. *Medical and dental hypnosis.* London: Bailliere, Tindal and Cassell, 1966.

Hilgard, E. *Hypnotic susceptibility.* New York: Harcourt, 1965.

Hilgard, E., and Hilgard, J. *Hypnosis in the relief of pain.* Los Altos, California: Kaufmann, 1975.

Hilgard, J. *Personality and hypnosis.* Chicago: University of Chicago Press, 1970.

Hoppe, K. Split brains and psychoanalysis. *Psychoanalytic Quarterly,* 1977, 46, 220- 244.

Huston, P., Shakow, D., and Erickson, M. A study of hypnotically induced complexes by means of the Luria technique, *J. General Psychology,* 1934, 11, 65-97.

Jaynes, J. *The origin of consciousness in the breakdown of the bicameral mind.* New York: Houghton Mifflin Co., 1976.

Jung, C. G. *Symbols of transformation.* New York: Pantheon Books, 1956.

Jung, C. The transcendent function. In *The structure and function of the psyche, Vol. 8 of The collected works of C. G. Jung.* Bollingen Series XX, 1960.

Lassner, J. (ed.) *Hypnosis in anesthesiology.* New York: Springer-Verlag, 1964.

Kinsbourne, M., and Smith, (Eds.) *Hemispheric disconnection and cerebral function.* Springfield, 111.: C. C. Thomas, 1974.

Kroger, W. *Clinical and experimental hypnosis.* Philadelphia: Lippincott, 1963.

Le Cron, L. A hypnotic technique for uncovering unconscious material. *Journal of Clinical and Experimental Hypnosis,* 1954,2, 76-79.

Luria, A. *The working brain.* New York: Basic Books, 1973.

McGlashan, T., Evans, F., and Orne, M. The nature of hypnotic analgesia and the placebo response to experimental pain. *Psychosomatic Medicine,* 31, 227-246.

Meares, A. A working hypothesis as to the nature of hypnosis. *American Medical Association Archives of Neurology and Psychiatry,* 1957,77, 549-555.

Melzack, R., and Perry, C. Self-regulation of pain: Use of alpha feedback and hypnotic training for control of chronic pain. *Experimental Neurology,* 46, 452-469.

Nichols, D. Language, projection, and computer therapy. *Science,* 1978,200, 998-999.

Orne, M. On the social psychology of the psychological experiment: With particular reference to demand characteristics and their implications. *American Psychologist,* 1962,17, 776-783.

Ornestein, R. *The psychology of consciousness.* New York: Viking, 1972.

Ornstein, R. (Ed.) *The nature of human consciousness.* San Francisco: Freeman, 1973.

Overlade, D. The production of fassiculations by suggestion. *American Journal of Clinical Hypnosis,* 1976,19, 50-56.

Platonov, K. *The word as a physiological and therapeutic factor.* (2nd Ed.) . Moscow:

Foreign Languages Publishing House, 1959. (Original in Russian, 1955) .

Prokasy, W., and Raskin, D. *Electrodermal activity in psychological research.* New York: Academic Press, 1973.

Rogers, C. *Client-centered therapy.* Boston: Houghton-Mifflin Co., 1951.

Rossi, E. Game and growth: Two dimensions of our psychotherapeutic zeitgeist. *Journal of Humanistic Psychology*, 1967,8, 139-154.

Rossi, E. The breakout heuristic: A phenomenology of growth therapy with college students. *Journal of Humanistic Psychology,* 1968, 8, 6-28.

Rossi, E. Growth, change and transformation in dreams. *Journal of Humanistic Psychology,* 1971,11, 147-169.

Rossi, E. *Dreams and the growth of personality: Expanding awareness in psychotherapy.* New York: Pergamon, 1972 (a) .

Rossi, E. Self-reflection in dreams. *Psychotherapy,* 1972,9, 290-298 (b) .

Rossi, E. Dreams in the creation of personality. *Psychological Perspectives*, 1972,2, 122-134 (c) .

Rossi. E. The dream-protein hypothesis. *American Journal in Psychiatry,* 1973,130, 1094-1097 (a) .

Rossi, E. Psychological shocks and creative moments in psychotherapy. *American Journal of Clinical Hypnosis,* 1973, 16, 9-22 (b) .

Rossi, E. Psychosynthesis and the new biology of dreams and psychotherapy. *American Journal of Psychotherapy,* 1973,27, 34-41 (c) .

Rossi, E. The cerebral hemispheres in analytical psychology. *The Journal of Analytical Psychology,* 1977,22, 32-51.

Schneck, J. Prehypnotic suggestions. *Perceptual and Motor skills,* 1970, 30, 826.

Schneck, J. Prehypnotic suggestions inpsychotherapy. *American Journal of Clinical Hypnosis,* 1975,17, 158-159.

Scheflen, A. *How behavior means.* New York: Aronson, 1974.

Sheehan, P. Hypnosis and manifestations of imagination. In E. Promm and R. Shor (Eds.) *Hypnosis: Research developments and perspectives.* Chicago: Aldine-Atherton, 1972.

Shevrin, H. Does the average evoked response encode subliminal perception? Yes. A reply to Schwartz and Rem. *Psychophysiology,* 1975, 12, 395-398.

Shor, R. Hypnosis and the concept of the generalized reality-orientation. *American Journal of Psychotherapy,* 1959, 13, 582-602.

Smith, M., Chu, J., and Edmonston, W. Cerebral lateralization of haptic perception. *Science.* 1977,197, 689-690.

Snyder, E. *Hypnotic poetry.* Philadelphia: University of Pennsylvania Press, 1930.

Sperry, R. Hemisphere disconnection and unity in conscious awareness. *American Psychologist,* 1968,23, 723-733.

Spiegel, H. An eye-roll test for hypnotizability. *American Journal of Clinical Hypnosis*, 1972, 15, 25-28.

Sternberg, S. Memory scanning: New findings and current controversies. *Quarterly Journal of Experimental Psychology*, 1975,22, 1-32.

Tart, C. (Ed.) *Altered states of consciousness*. New York: Wiley, 1969.

Tinterow, M. *Foundations of hypnosis*. Springfield, 111.: C. C. Thomas, 1970.

Watzlawick, P., Beavin, A., and Jackson, D. *Pragmatics of human communication*. New York: Norton, 1967.

Watzlawick, P., Weakland, J., and Fisch, R. *Change*. New York: Norton, 1974.

Weitzenhoffer, A. *Hypnotism: An objective study in suggestibility*. New York: Wiley, 1953.

Weitzenhoffer, A. *General techniques of hypnotism*. New York: Grune and Stratton, 1957.

Weitzenhoffer, A. Unconscious or co-conscious? Reflections upon certain recent trends in medical hypnosis. *American Journal of Clinical Hypnosis*, 1960,2, 177-196.

Weitzenhoffer, A. The nature of hypnosis. Parts I and II. *American Journal of Clinical Hypnosis*, 1963,5, 295-321; 40-72.

Weizenbaum, J. *Computer power and human reason: from judgment to calculation*. San Francisco: Freeman, 1976.

Woodworth, R. and Schlosberg, H. *Experimental psychology*. New York: Holt and Co., 1954.

Zilburg, G., and Henry, G. *A history of medical psychology*. New York: Norton, 1941.